Springer

*Berlin
Heidelberg
New York
Barcelona
Budapest
Hongkong
London
Mailand
Paris
Singapur
Tokio*

Refresher Course

Aktuelles Wissen für Anästhesisten

Nr. 24   Juni/Juli 1998, Frankfurt

Herausgegeben von der
Deutschen Akademie für Anästhesiologische Fortbildung

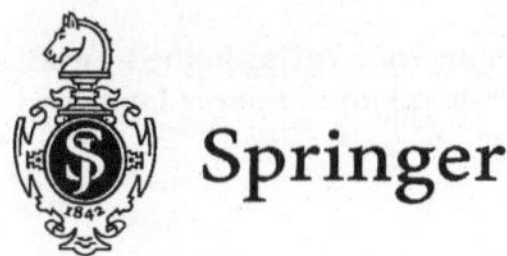 Springer

Professor Dr. R. PURSCHKE
Abteilung für Anästhesiologie
und operative Intensivmedizin
St.-Johannes-Hospital Dortmund
Johannesstraße 11
44137 Dortmund

Mit 42 Abbildungen und 32 Tabellen

ISBN-13: 978-3-540-63803-2   e-ISBN-13: 978-3-642-72040-6
DOI: 10.1007/978-3-642-72040-6

Die Deutsche Bibliothek CIP-Einheitsaufnahme
Aktuelles Wissen für Anästhesisten: Refresher Course / hrsg. von der Deutschen Akademie für Anästhesiologische
Fortbildung. – Berlin; Heidelberg; New York; Barcelona; Budapest; Hongkong; London; Mailand; Paris; Santa Clara;
Singapur; Tokio: Springer
Früher im Verl. Stemmler, Kerpen

Nr. 24. Juni 1998, Frankfurt. –1998.

SPIN 10576142   19/3133 – 5 4 3 2 1 0 – Gedruckt auf säurefreiem Papier

Geleitwort

„Nichts veraltet heute schneller als Wissen" (Bundespräsident Roman Herzog, 1997). Die ständige lebenslange Fortbildung ist daher eine originäre ärztliche Verpflichtung, will man dem obersten Gebot unseres Berufes – „nil nocere" – gerecht werden.

Über den neuesten Kenntnisstand des Fachgebietes flächendeckend zu informieren in Refresherkursen, Repetitorien und Seminaren, sieht die Deutsche Akademie für Anästhesiologische Fortbildung (DAAF) als eine ihrer wichtigsten Aufgaben an.

Zum erstenmal findet der jährliche „Refresher Course" der DAAF eingebettet in einen europäischen Anästhesiekongreß statt. In 24 ausführlichen Referaten werden aktuelle und wichtige Themen aus Anästhesie, Intensivtherapie, Notfallmedizin und Schmerztherapie abgehandelt. Kompetente Kliniker haben sich für diese Aufgabe zur Verfügung gestellt. Sie bieten die Gewähr für hohe wissenschaftliche Qualität, die mit der Konzentration auf eine klinisch relevante Stoffauswahl einhergeht.

Darüber hinaus zeichnen sich die Beiträge wiederum durch hohe Aktualität aus; die Mehrzahl der Autoren hat die Literatur bis 1997 berücksichtigt. Auch dieser Refresher-Course-Band bietet also „aktuelles Wissen für Anästhesisten".

Verbunden mit einem herzlichen Dank an Autoren und Referenten wünsche ich den Teilnehmern des „Refresher Course" ergiebige Diskussionen und diesem Buch die verdiente Akzeptanz.

Prof. Dr. REINHARD PURSCHKE
Präsident der Deutschen Akademie
für Anästhesiologische Fortbildung

Inhaltsverzeichnis

Verzeichnis der erstgenannten Autoren

ADAMS, H. A., Prof. Dr.
Abt. Anästhesiologie
Medizinische Hochschule Hannover
Carl-Neuberg-Str. 1, D-30625 Hannover

BACHMANN-MENNENGA, B., Priv.-Doz. Dr.
Institut für Anästhesiologie
Klinikum Minden
Friedrichstr. 17, D-32427 Minden

BARCKOW, D., Prof. Dr.
Medizinische Klinik und Poliklinik, Intensivstation
Klinikum Rudolf Virchow, Charlottenburg
Freie Universität Berlin
Spandauer Damm 130, D-14050 Berlin

BAUM, J., Prof. Dr.
Abt. Anästhese und Intensivmedizin
Krankenhaus St.-Elisabeth-Stift
Lindenstr. 3–7, D-49401 Damme

BECK, H., Prof. Dr.
Abt. Anästhesiologie
Schmerzklinik, Universitätskrankenhaus Eppendorf
Martinistr. 52, D-20246 Hamburg

BOLDT, J., Prof. Dr.
Abt. Anästhesiologie und operative Intensivmedizin
Bremser Str. 79, D-67063 Ludwigshafen

BRAUN, U., Prof. Dr.
Zentrum Anästhesiologie
Rettungs- und Intensivmedizin
Robert-Koch-Str. 40, D-37075 Göttingen

BÜTTNER, W., Priv.-Doz. Dr.
Klinik für Anästhesiologie und operative Intensivmedizin
der Ruhr-Universität Bochum
Marienhospital Herne
Widumer Str. 8, D-44627 Herne

FREYE, E., Prof. Dr.
Klinik für Gefäßchirurgie und Nierentransplantation
Heinrich-Heine-Universität
Moorenstr. 5, D-40225 Düsseldorf

GERLACH, H., Priv-Doz. Dr.
Klinik für Anästhesiologie und operative Intensivmedizin
Virchow-Klinikum
Augustenburger Platz 1, D-13353 Berlin

HEMPEL, V., Prof. Dr.
Abt. Anästhesiologie und Wiederbelebung I
Klinik für Anästhesiologie und Wiederbelebung
Krankenanstalten Konstanz
Luisenstr. 7, D-78464 Konstanz

KUHLEN, R., Dr.
Klinik für Anästhesiologie
Medizinische Einrichtungen der RWTH Aachen
Pauwelsstr. 30, D-52074 Aachen

LANDAUER, B., Prof. Dr.
Abt. Anästhesiologie und operative Intensivmedizin
Städtisches Krankenhaus München Bogenhausen
Akademisches Lehrkrankenhaus
Englschalkinger Str. 77, D-81925 München

LIPFERT, P., Prof. Dr.
Institut für klinische Anästhesiologie
der Heinrich-Heine-Universität Düsseldorf
Moorenstr. 5, D-40225 Düsseldorf

PIEPENBROCK, S., Prof. Dr.
Schmerzambulanz
Medizinische Hochschule Hannover
Carl-Neuberg-Str. 1, D-30625 Hannover

SCHERER, R., Prof. Dr.
Klinik für Anästhesiologie und Intensivtherapie
Universitätsklinikum Charité
Schumannstr. 20–21, D-10117 Berlin

SCHOLZ, J., Prof. Dr.
Abt. Anästhesiologie
Universitätskrankenhaus Eppendorf
Martinistr. 52, D-20246 Hamburg

Sefrin, P., Prof. Dr.
  Klinik für Anästhesiologie
  Sektion für präklinische Notfallmedizin der Universität Würzburg
  Josef-Schneider-Str. 2, D-97080 Würzburg

Stephan, H., Frau Prof. Dr.
  Zentrum Anästhesiologie
  Rettungs- und Intensivmedizin
  Georg-August-Universität Göttingen
  Robert-Koch-Str. 40, D-37075 Göttingen

Sydow, M., Priv.-Doz. Dr. med.
  Zentrum Anästhesiologie
  Rettungs- und Intensivmedizin
  Georg-August-Universität Göttingen
  Robert-Koch-Str. 40, D-37075 Göttingen

Weyland, W., Priv.-Doz. Dr.
  Zentrum Anästhesiologie, Rettungs- und Intensivmedizin
  Universitätsklinik Göttingen
  Robert-Koch-Str. 40, D-37075 Göttingen

Wulf, H., Priv.-Doz. Dr.
  Klinik für Anästhesiologie und operative Intensivmedizin
  Christian-Albrechts-Universität
  Schwanenweg 21, D-24105 Kiel

Zander, J.F., Priv.-Doz. Dr.
  Abt. Anästhesie
  Städtische Kliniken Dortmund
  Beurhausstr. 40, D-44137 Dortmund

Zickmann, B., Priv.-Doz. Dr.
  Herzzentrum Siegburg
  Ringstr. 49, D-53721 Siegburg

Paracefan®
Clonidin

i.v. 0,15 mg   und   i.v. 0,75 mg

Bei Alkoholentzugs-Syndrom

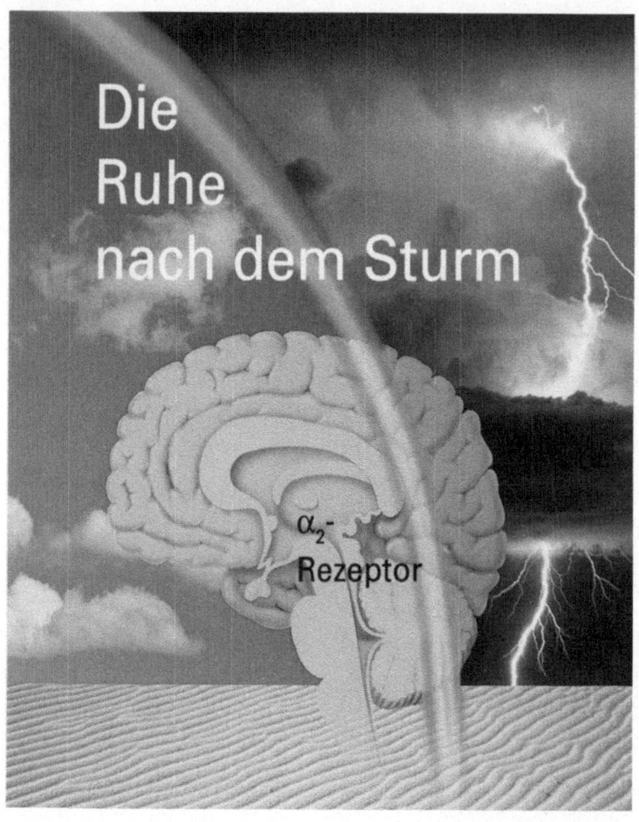

erschreibungspflichtig

usammensetzung: 1 Ampulle mit 1 ml/5 ml Injektionslösung enthält 0,15 mg/ 75 mg Clonidinhydrochlorid, entsprechend 0,13 mg/0,65 mg Clonidin sowie Natriumlorid, Salzsäure und Wasser. Indikationen: In der Intensivmedizin zur Behandlung er Symptome sympathoadrenerger Hyperaktivität (Tremor, Tachykardie, Hypertonie, chwitzen, Unruhe, Tachypnoe) im Rahmen des akuten Alkoholentzugssyndroms. inweis: Eine Therapie mit Paracefan i. v. darf nur unter kontinuierlicher EKG-Monitorberwachung und regelmäßiger sorgfältiger Überwachung der gastrointestinalen lotilität durchgeführt werden. Gegenanzeigen: Überempfindlichkeit gegen den /irkstoff Clonidinhydrochlorid oder einen der sonstigen Bestandteile, Erkrankung des inusknotens (Sick-Sinus-Syndrom), Bradykardie unter 50 Schläge/min, ausgeprägte ypotonie, endogene Depressionen, Schwangerschaft und Stillzeit, vorbestehende ·krankungen des Erregungsleitungssystems des Herzens (AV-Block II. und III. Grades). elative Kontraindikationen sind: Koronare Herzkrankheit (insbesondere bei frischem erzinfarkt), schwere Herzinsuffizienz, fortgeschrittene arterielle Verschlußkrankheit, aynaud-Syndrom, Thrombangiitis obliterans, Niereninsuffizienz, zerebrovaskuläre ısuffizienz, Obstipation und Polyneuropathie. Nebenwirkungen: Häufig treten auf: lundtrockenheit, dosisabhängige Sedierung: Müdigkeit, Benommenheit, Darmträgeit, Hypotonie, Bradykardie. Gelegentlich können auftreten: Übelkeit und Erbrechen, opfschmerzen, Abnahme von Potenz und Libido, Verminderung des Tränenflusses, chwindel, orthostatischer Kollaps, Parästhesien, Raynaud-Syndrom, Parotisschmerz.

Austrocknen der Nasenschleimhäute sowie Allergien in Form von Exanthem, karia, Pruritus und Alopezie. Clonidin kann zu einer Verstärkung bereits bestehe Herzrhytmusstörungen (AV-Blockierungen, AV-Dissoziation) sowie selten zu Sc störungen, depressiver Verstimmung, Wahrnehmungsstörungen, Sinnestäusc gen, Alpträumen, vorübergehendem Anstieg des Blutzuckerwertes, Verwirrth zuständen, Gewichtsabnahme, Gewichtszunahme (Natrium- und Wasserretent Gynäkomastie, Akkommodationsstörungen und einer Minderperfusion der N führen. In Einzelfällen sind Miktionsstörungen, eine Verstärkung einer besteher Herzinsuffizienz, eine Beeinflussung des Coombs-Tests und der Leberfunktionst sowie initial für einige Minuten systolische Blutdruckerhöhungen beobachtet wor Bei Patienten mit Alkoholentzugssyndrom kann spontan Darmträgheit bis hin paralytischen Ileus auftreten, die durch Paracefan i. v. verstärkt werden kann und Dosisreduktion/Absetzen erfordert. Nach plötzlichem Absetzen von Paracefan i. eine überschießende Sympathikusreaktion mit Kopfschmerzen, Übelkeit, Unr Nervosität, Zittern, Herzrhythmusstörungen, Tachykardie und eventuell leben drohlichem Blutdruckanstieg möglich. Diese Beschwerden sind durch ein schleichen der Medikation zu verhindern.

Boehringer Ingelheim Pharma KG,
55216 Ingelheim am Rhein

1/98

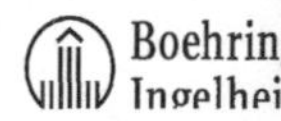

Perioperative Hypothermie – Pathophysiologie, Prophylaxe und Therapie

W. WEYLAND, M. ENGLISH

Hypothermie (36–34 °C) gehört heute immer noch zum operativen Alltag. Die Gleichgültigkeit gegenüber dieser perioperativen Nebenwirkung bestand lange Zeit vornehmlich aus 4 Gründen: 1. Die Inzidenz wurde als gering angenommen, 2. wurde der milden Hypothermie keine medizinische Bedeutung beigemessen, 3. wurde auf die postoperative Patientenbefindlichkeit wenig Wert gelegt und 4. fehlten die Methoden und das Wissen, um eine adäquate Prävention oder Therapie durchzuführen.

Sind dies heute noch triftige Gründe, um eine Auskühlung zu tolerieren? Wohl nicht!

Die Inzidenz perioperativer Hypothermie hat durchaus epidemiologische Dimension. Nach nordamerikanischen Studien wurden immerhin 60–80% aller Patienten im Aufwachraum mit einer Körperkerntemperatur von <36 °C aufgenommen.

Auch die medizinische Bedeutung einer milden Hypothermie wird zunehmend im Sinne intra- und postoperativer Nebenwirkungen quantifiziert. Intraoperative Folgen milder Hypothermie waren bisher kaum bekannt und sind rein klinisch schlecht zu erkennen. Im Vordergrund scheint der Einfluß auf das Gerinnungssystem zu stehen. Patienten, die während einer Hüft-TEP-Operation auskühlten, mußten einen größeren Blutverlust und eine in Folge größere Menge an Transfusionen in Kauf nehmen [14].

Postoperative Folgen sind offensichtlicher. Ausgekühlte Patienten klagen über Kältegefühl und Zittern. Die Nebenwirkungen der postoperativen Phase wurden daher bisher hauptsächlich im Zusammenhang mit Zittern gesehen. Als Ursache für kardiovaskuläre Komplikationen bei Risikopatienten mit koronarer Herzkrankheit stand die zu erwartende Dysbalance zwischen myokardialem O_2-Bedarf und O_2-Angebot im Vordergrund. Erst eingehendere Untersuchungen konnten zeigen, daß Ischämien und Angina pectoris nicht mit Phasen des Zitterns assoziiert waren. Nicht das Zittern, sondern die in Hypothermie an sich erhöhte sympathische Aktivität scheint die Hauptursache für die kardiovaskulären Nebenwirkungen zu sein. Eine kürzlich erschienene Morbiditätsstudie konnte zeigen, daß die Vermeidung einer Hypothermie bei einer Risikogruppe mit koronarer Herzerkrankung in der direkten postoperativen Phase mit einer Reduktion des Risikos für ”morbid cardiac events” um 55% einherging [7].

Auch über die direkte postoperative Phase hinaus scheint ein Einfluß perioperativer Hypothermie zu bestehen. Die negative Stickstoffbilanz innerhalb der ersten postoperativen Woche nach Laparotomien und Hüft-TEP-Operationen war für geriatrische Patienten, die während der Operation auskühlten, ausgeprägter als bei normothermen Patienten [2]. Auch die Inzidenz von Wundinfektionen und die Hospitalisierungsdauer nach Laparotomien konnte durch Vermeidung einer perioperativen Hypothermie gesenkt werden [11].

Auf der Ebene der Patientenbefindlichkeit wird Zittern und Frieren postoperativ ebenso unangenehm wie postoperativer Schmerz wahrgenommen. Wie an der spät einsetzenden und langsamen Entwicklung der Schmerztherapie zu verfolgen ist, hat jedoch der humanitäre Aspekt einer Therapie meist keine vordringliche Bedeutung für deren Entwicklung. Im Wandel unseres Gesundheitssystems, mit zunehmendem Wettbewerb um die Patienten, gewinnt der humanitäre Aspekt unter dem neuen Begriff des Patientenkomforts plötzlich größere Bedeutung, indem er zu einem Wettbewerbsfaktor wird.

Spätestens hier stellt sich die Frage, warum wir dennoch Patienten während der Operation auskühlen lassen. Die Methoden und das Wissen zur Erhaltung eines Gleichgewichts im Wärmehaushalt sind in der Wissenschaft seit langem vorhanden. Ohne diese wäre uns die Eroberung extremer thermischer Lebensräume wie z. B. der Tiefsee und arktischer Breitengrade nicht gelungen.

Thermoregulation und Anästhesie

Eine mögliche Erklärung für das Wissensdefizit in der perioperativen Medizin ist deren Konzentration auf Vorgänge *im* Körper. Der Wärmeaustausch findet jedoch an der *Körperoberfläche* statt. Um eine Normothermie aufrechtzuerhalten, muß mittelfristig ein Gleichgewicht zwischen Wärmeproduktion und Wärmeabgabe bestehen. Bei Kältebelastung kann dieses Gleichgewicht regulatorisch einerseits durch eine Steigerung der Wärmeproduktion, andererseits durch eine Verringerung der Wärmeverluste erhalten werden. Die Regulation kann autonom und durch Verhaltensmaßnahmen erfolgen. Die autonome Regulation der Wärmeproduktion durch thermoregulatorisches Zittern ist während und nach der Anästhesie nicht erwünscht. Durch eine Allgemeinanästhesie ist jedoch Zittern nicht nur unterdrückt, die Wärmeproduktion sinkt sogar auf ein Niveau um 10–30% unterhalb der Ruhewärmeproduktion.

Die autonome Regulation im Sinne von Vasokonstriktion und der Einfluß der Anästhesie auf diesen Vorgang wurden in den vergangenen Jahren von der Arbeitsgruppe um Sessler ausführlich bearbeitet. *Welche Bedeutung hat Vasokonstriktion in bezug auf die Wärmeabgabe?* Vasokonstriktion verringert den inneren Wärmestrom und als Folge die mittlere Hauttemperatur. Bei einem Temperaturgradienten von 10 °C (34 °C mittlere Hauttemperatur, 24 °C Umgebungstemperatur) im OP liegt die Reduktion von Wärmeverlusten durch Vasokonstriktion allein bei 25% (Senkung der mittleren Hauttemperatur auf 31,5 °C). Dies entspricht einer Verdopplung des inneren Wärmewiderstands. Der Wärmeaustausch mit der Umgebung (äußerer Wärmestrom) findet an der Körperoberfläche statt und unterliegt den physikalischen Prinzipien von Radiation, Konvektion, Konduktion und Evaporation. Diese physikalischen Prinzipien sind unabhängig von der Thermoregulation und werden durch diese nicht beeinflußt. Im Vergleich zur Effektivität der Vasokonstriktion erscheint die Beeinflussung des äußeren Wärmeflusses beispielsweise durch Isolation effektiver. Realistisch ist es, durch Isolation im OP eine Reduktion der Verluste im entblößten Zustand um 80% zu erreichen. Der Nachteil der ''inneren Isolation'' durch Vasokonstriktion besteht auch darin, daß durch die Vasokonstriktion gleichzeitig der Wärmegehalt des Körpers abnimmt. Das periphere Kompartiment kühlt durch die Vasokonstriktion aus und trägt so zur Erhaltung der Temperatur im zentralen Kompartiment bei.

Die autonome Regulation nimmt damit nur einen sehr geringen Stellenwert in der Entstehung von Wärmeverlusten ein. Dies wird auch deutlich, wenn man sich vor Augen hält, daß wir als tropische Lebewesen in unseren Breitengraden allein mit Steigerung der Wärmeproduktion und Vasokonstriktion nicht lange überleben würden. Die autonomen Regelvorgänge helfen uns nur kurzzeitig. Zittern und Vasokonstriktion haben eines gemeinsam: sie gehen immer mit einem Gefühl der Unbehaglichkeit einher und zwingen uns, effektivere Maßnahmen der Wärmeprotektion einzuleiten. Diese effektiveren Maßnahmen sind Verhaltensänderung im Sinne des Aufsuchens einer wärmeren Umgebung oder von Aufbringen äußerer Isolation durch Kleidung.

Eine Allgemeinanästhesie nimmt Einfluß auf die Vasokonstriktionsschwelle. Eine Vasokonstriktion tritt bei intakter Thermoregulation abhängig von der Hauttemperatur schon bei einem Abfall der Kerntemperatur um 0,1–0,2 °C ein. Unter Allgemeinanästhesie verschiebt sich diese Schwelle um bis zu 2 °C [13, 16]. Bei Probanden wurden größere Verschiebungen beobachtet, die sich jedoch nicht in diesem Ausmaß auf Patienten übertragen lassen [18]. Auch eine rückenmarknahe Regionalanästhesie nimmt Einfluß auf die Vasokonstriktionsschwelle. Dieser Einfluß ist jedoch nur gering und abhängig von der Höhe der Blockade. Die Verschiebung liegt bei ca. 0,5 °C und ist bedingt durch den Ausgangszustand des Regelsystems. Vor der Blockade überwiegt der Input aus Kälterezeptoren. Durch Blockade dieser Afferenzen wird die Körpertemperatur vom Regler höher wahrgenommen und der Abstand zur Vasokonstriktionsschwelle wächst [10].

Durch die induzierte Sympathikolyse kommt es nach Narkoseeinleitung zur Aufgabe der Vasokonstriktion und damit zu vermehrter Wärmeabgabe. Das Ausmaß dieser Veränderung scheint jedoch gering zu sein. Unter Isoflurannarkose kam es in einer Probandenuntersuchung zu einem Anstieg der mittleren Hauttemperatur von 32 °C auf 32,5 °C. Der Anstieg der mittleren Hauttemperatur war fast nur durch den Anstieg der Hauttemperatur an Händen und Füßen bedingt. Der Wärmeverlust über die Haut nahm dabei nur um 7 W zu [17].

Entsprechend der diskutierten Wirkung der Vasokonstriktion und Vasodilatation ist der Einfluß einer Allgemeinanästhesie auf die Wärmeverluste während der Narkose gering. Dennoch sind innerhalb der ersten Stunde nach Einleitung die stärksten zentralen Temperaturänderungen beschrieben. Dieser initiale Temperaturabfall ist im Vergleich zum folgenden Temperaturverhalten nur ausgeprägt, wenn Patienten vor der Einleitung ausgekühlt sind [12]. In diesem Zustand kommt es durch die Sympathikolyse zu einer Umverteilung von Wärme mit einer Durchmischung des kälteren peripheren und zentralen wärmeren Kompartimentes. Je wärmer die Peripherie, desto geringer ist das Phänomen der Umverteilung ausgeprägt.

Die Kenntnis der autonomen thermoregulatorischen Vorgänge unter Anästhesie kann somit nur wenig dazu beitragen, die Ursachen der intraoperativen Hypothermie zu verstehen. Diese stellen nur einen geringen Anteil an der Auskühlung und haben keinen direkten therapeutischen Nutzen. Das Verständnis für die Ursache einer Auskühlung wird nur durch eine Beschäftigung mit dem Wärmeaustausch zwischen Körper und Umgebung möglich.

Wärmeaustausch mit der Umgebung

Physikalische Prinzipien

Sowohl Wärmeproduktion als auch Wärmeaustausch können als Leistung (Energieänderung pro Zeiteinheit) in W (0,86 kcal h^{-1}, 3,6 kJ h^{-1}, 1 J s^{-1}) angegeben werden. Die 4 Mechanismen des Wärmeaustausches sind Radiation (R), Konvektion (C), Konduktion (K) und Evaporation (E). Wärmeaustausch durch Radiation, Konvektion und Konduktion verhält sich proportional zum Temperaturgradienten zwischen Körperoberfläche und Umgebung, während Evaporation sich proportional zum Gradienten des Wasserdampfdruckes verhält. Für Radiation, Konvektion und Konduktion kann der Wärmeaustausch wie folgt beschrieben werden:

$$Q/A = h \times (T_{Umgebung} - T_{Haut})$$

Q beschreibt den Wärmeaustausch (W), A die Fläche (m^2), h den *Wärmeaustauschkoeffizienten* ($W\ m^{-2}\ C^{-1}$) und T den Temperaturgradienten (°C) zwischen mittlerer Hauttemperatur und Umgebung [1]. Der Wärmeaustauschkoeffizient stellt das Bindeglied zwischen Temperatur und Wärmefluß dar und ist vom jeweiligen physikalischen Prinzip abhängig. Er beschreibt auch den Wirkungsgrad des jeweiligen Mechanismus als Wärmeaustausch pro Oberfläche und Temperaturgradient ($W\ m^{-2}\ °C^{-1}$). Für Evaporation gilt:

$$Q/A = h \times (pH_2O_{Umgebung} - pH_2O_{Haut})$$

Der Wärmeaustauschkoeffizient ist insofern von hervorragender Bedeutung, als er bei bekanntem Mechanismus und Temperaturgradienten eine Prädiktion des Wärmeaustausches ohne Messung des Wärmeflusses erlaubt. Bei Kenntnis des Wärmeaustausches wiederum kann über die spezifische Wärme des Körpers ($0{,}83\ kcal\ kg^{-1}\ °C^{-1}$, $3{,}47\ kJ\ kg^{-1}\ °C^{-1}$) eine Änderung der mittleren Körpertemperatur für ein Zeitintervall berechnet werden.

Der Wärmeaustauschkoeffizient wird ausschließlich durch die Geometrie des Körpers, die physikalischen Eigenschaften der wärmeaustauschenden Oberfläche und die physikalischen Gegebenheiten der Umgebung bestimmt. Er wird weder beeinflußt durch die Wärmeverteilung im Körper noch durch den Zustand der Thermoregulation. Vasokonstringiert oder vasodilatiert – der Wärmeaustauschkoeffizient bleibt gleich.

Wärmeaustausch im OP

Die eng definierte klimatische Umgebung des OP ermöglicht es nun, für die Wärmeverluste über die Haut an die OP-Umgebung (Radiation, Konvektion), über die Wunde (Radiation, Konvektion und Evaporation) und den Wärmeaustausch über den Rücken (Konduktion) jeweils Wärmeaustauschkoeffizienten zu ermitteln (Luftgeschwindigkeit $0{,}2\ m\ s^{-1}$). Diese Wärmeaustauschkoeffizienten wurden an einem thermogenetisch aktiven Kupfermodell und an Probanden erhoben (M. English, persönliche Mitteilung; [5]).

Radiation, Konvektion:	$h_{RC} = 10\ (Wm^{-2}\ °C^{-1})$ [4]
Konvektion, Radiation, Evaporation:	$h_{RCE} = 23\ (Wm^{-2}\ mmHg^{-1})$

Für Konduktion (Wärmematte) ist der Wärmeaustauschkoeffizient effektiver als für Radiation/Konvektion:

Konduktion: $h_K = 40\ (Wm^{-2}\ °C^{-1})$ [4]

Evaporative Verluste für die Beatmung mit trockenen Atemgasen und Wärmeverluste durch Infusionen können aus der Verdunstungswärme ($585\ kcal\ kg^{-1}$, $2445\ kJ\ kg^{-1}$) und der spezifischen Wärme für Wasser berechnet werden ($1\ kcal\ kg^{-1}\ °C^{-1}$, $4{,}18\ kJ\ kg^{-1}$):

Evaporation Atemwege:	$1{,}8\ [Wl^{-1}V_E]$ (W pro Liter exsp. min Volumen)
Insensible Evaporation Haut:	$6{,}5\ Wm^{-2}$
Infusionen, Spülungen:	$1{,}16\ [Wl^{-1}\ °C^{-1}]$
	(W pro Infusionsmenge in 1 h und °C Temperaturdifferenz: $T_{inf} - T_{mittl.\ Körper}$)

Mit diesen Grundlagen und experimentell ermittelten Zahlen kann bei Kenntnis der Umgebungs- und Patientenvariablen der Wärmeaustausch und die Wärmebilanz eines

Patienten im OP berechnet werden. Eine Prädiktion und auch ein Vergleich von Wärmetechniken auf einer einheitlichen Basis wird dadurch möglich.

Für die folgenden Berechnungen nehmen wir einen OP mit einer Luftbewegung von 0,2 m/s (Bereich: <0,1 m/s–0,5 m/s, „Laminar-flow-Säle"), 50% Luftfeuchtigkeit und 22 °C Raumtemperatur an. Als Modellpatient wird ein 60 Jahre alter (80 kg, 180 cm) Mann unter Allgemeinanästhesie mit 5,5 l/min trockenen Atemgasen im offenen System beatmet. Die berechnete Körperoberfläche ergibt 2,0 m^2. Der Grundenergieumsatz wurde für den Effekt der Allgemeinanästhesie um 10% reduziert und berechnet sich nach Harris u. Benedict auf 71 W. Die mittlere Hauttemperatur beträgt nach geringer Auskühlung 32 °C. Wärmeverluste durch Infusionen gehen nicht in die folgenden Bilanzrechnungen ein.

Wärmebilanz unter Operationsbedingungen

Der Patient befindet sich bei der Operation überwiegend in einer sehr standardisierten Position: in der Rückenlage. In dieser Lage haben ca. 33% der Körperoberfläche Kontakt mit dem OP-Tisch und 66% sind dem OP zugewandt. Betrachten wir zunächst einen vollkommen entblößten Patienten unter den oben genannten Bedingungen. In dieser Situation berechnet sich die Wärmebilanz auf 90 W, welches einer Abnahme der mittleren Körpertemperatur von ca. 1 °C/h entspricht. Die größten Verluste treten durch Entblößen auf und ergeben auf der Oberfläche (1,34 m^2) –133 W. In der Entfernung der Isolation liegt der Hauptgrund für die Auskühlung. Evaporative Verluste über die Atemwege (10 W) und Haut (13 W) allein nehmen sich dagegen gering aus. Bei Analyse der Wärmebilanz in dieser Position fällt weiterhin auf, daß die Verluste über den Rücken sehr gering (5 W) sind, obwohl Konduktion als effektiver Wärmeaustauschmechanismus h_K=40 [Wm^{-2} °C^{-1}] erkannt wurde. Der geringe Gesamtverlust über den Rücken ist durch die Isolation der Auflage bedingt, und die Hauttemperatur gleicht sich schnell an die Oberflächentemperatur der Auflage an.

Diese Situation des entblößten Patienten währt im Rahmen der Vorbereitungen hoffentlich nur kurz. Während des chirurgischen Eingriffs wird der Patient abgedeckt und es bleibt nur das Op.-Feld unbedeckt. In diesem wird außerdem eine zusätzliche Oberfläche in Form einer Wunde geschaffen. Es verbleibt jedoch immer eine bestimmter Anteil der Körperoberfläche zur Wärmetherapie. Die einzelnen Flächen können aus der Kenntnis der relativen Größen der Körperbereiche berechnet werden. Zu einer Charakterisierung der typischen Relationen zwischen Operationsgebiet und Therapiefläche ist m. E. die Einführung 3 verschiedener chirurgischer Szenarien nützlich:

1. ein kleines Operationsfeld und eine große verbleibende Fläche für die Wärmekonservierung (Kopfchirurgie und periphere Eingriffe),
2. ein großes Operationsfeld und eine noch relativ große verbleibende Fläche für die Wärmekonservierung (Abdominelle Operationen),
3. ein noch größeres Operationsfeld und eine nur geringe Fläche für die Wärmekonservierung (aortokoronare Bypasschirurgie nach Beendigung der extrakorporalen Zirkulation – Arme angelegt, Beine frei).

Diese Reihenfolge steht einerseits für zunehmende Verluste mit Vergrößerung des Op.-Feldes, andererseits für eine in dieser Ordnung abnehmende Therapiefläche. Die Anforderungen an die Effektivität der Therapie wachsen damit zweifach.

Potentiell unabhängig, jedoch häufig in Relation zur Größe des Op.-Feldes ist die Infusionsrate während der Operation. Wärmeverluste durch Infusionen und Transfusionen addieren sich zu den Verlusten an die Umgebung und schaffen so ein weiteres Szenario:

4. hohe Infusions- oder Transfusionsrate. Wärmeverluste durch Infusionen sind aus dem oben angegebene Faktor für jede Infusionsrate und Infusionstemperatur leicht zu berechnen und der Wärmebilanz hinzuzufügen.

1. Szenario Kopfchirurgie

Nehmen wir an, der Patient wird zu einer kieferchirurgischen Operation mit 2 Lagen OP-Tüchern aus Einmalmaterial abgedeckt. Durch diese unvermeidliche Isolation reduziert sich die Gesamtbilanz auf –35 W.

Isolation verringert den Wärmeaustauschkoeffizienten für Radiation und Konvektion, der unter den oben genannten Op.-Bedingungen 10 W×m–2 × °C–1 beträgt. Die minimale Isolation mit 2 Lagen Einmal-OP-Tüchern reduziert den h_{RC} immerhin um 35%. Die maximale im OP anwendbare Isolation erbringt eine Reduktion der Verluste gegenüber dem entblößten Zustand um 80%. Isolation wird als reziproker Wert des Wärmeaustauschkoeffizienten dargestellt und in umweltphysiologischen Arbeiten häufig auf die Einheit [clo] umgerechnet. Die Beziehung zwischen Wärmeaustauschkoeffizienten und Isolation ist hyperbol. Diese Beziehung hat 2 Implikationen: 1. Eine geringe Zunahme an Isolation bewirkt zunächst eine starke Reduktion des h_{RC} welche jedoch mit weiterer Steigerung immer geringer wird. 2. Die Beziehung ist asymptotisch, d. h. der Wärmeverlust kann durch Isolation nie auf Null reduziert werden. In Abb. 1 ist der relative Isolationswert verschiedener Isolationsmaterialien dargestellt. Es fällt auf, daß ein Baumwolltuch oder ein Einmal-Op.-Abdecktuch nur einen geringen Isolationseffekt besitzen. Es ist ja auch nicht für diesen Zweck entworfen worden. Dagegen kann eine Stationsbettdecke oder ein in der Bekleidungsindustrie zur Isolation verwendetes Mate-

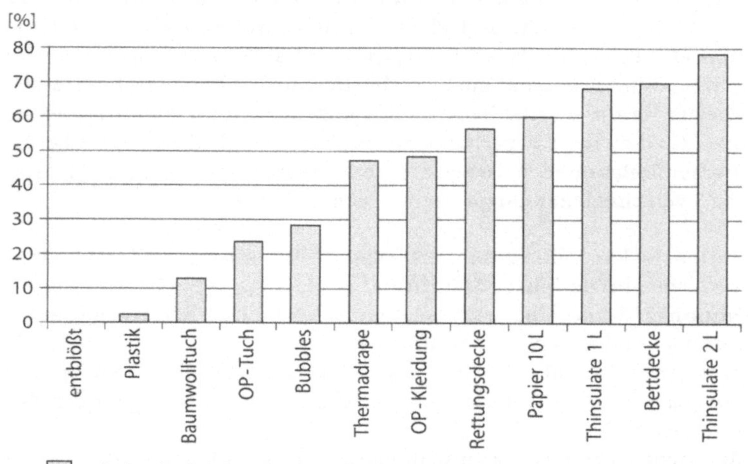

Abb. 1. Effekt verschiedener Isolationsmaterialien dargestellt als relative Reduktion des Wärmeaustauschkoeffizienten h_{RC} für entblößte Patienten. *Thermadrape:* kommerziell verfügbares reflektierendes Einmalmaterial, *Rettungsdecke:* dünnes reflektierendes Plastikmaterial, *Thinsulate:* CS 200, 3 M (Isolationsmaterial, Bekleidungsindustrie), *1L:* 1 Lage, *Bettdecke:* Stationsbettdecke

rial (Thinsulate CS 200, 3 M) den Wärmeaustauschkoeffizienten für entblößte Bedingungen um 70% reduzieren, 2 Lagen dieses Materials oder 2 Stationsbettdecken sogar um 80%.

Verwendet man nun intraoperativ in der Kopfchirurgie eine Stationsbettdecke zur Isolation, so kann man 70% der konvektiven und radiativen Wärmeverluste über Körper, Rumpf und Arme verhindern. Es errechnet sich für die oben genannten Bedingungen eine Wärmebilanz von +6 W (Tabelle 1). Das heißt, die Patienten sind nahe am Steady state zwischen Wärmeproduktion und Wärmeverlusten und erwärmen sich während der Operation sogar etwas. Eine effektive Isolation mit einer Stationsbettdecke ist somit für den OP in diesem Szenario vollkommen ausreichend. Der Einsatz einer Stationsbettdecke wird im OP möglich, wenn diese vorher dekontaminiert wird. Anlegen und anpassen von Isolation an die Umgebungsbedingungen ist für uns ein selbstverständlicher Vorgang, den wir jeden Tag wiederholt vornehmen. Dieser Vorgang gehört zur Verhaltensregulation. Es erscheint daher zunächst vollkommen überflüssig, auf diese Methode der Wärmeprotektion hinzuweisen. Nur leider übernimmt der Anästhesist diesen selbstverständlichen Vorgang intraoperativ nicht. Isolation stellt also intraoperativ eine ökonomische und bisher vollkommen vernachlässigte Methode der Wärmeprotektion dar. Durch Anwendung dieser einfachen Maßnahme könnte die Inzidenz und das Ausmaß einer perioperativen Hypothermie bereits bedeutend verringert werden.

2. Szenario Abdominalchirurgie

In dem Fall einer abdominalchirurgischen Operation entsteht ein zusätzliches unisoliertes Feld und eine Wunde. Für die folgenden Kalkulationen wurde ein Op.-Feld von 30×40 cm und eine Wunde mit einem Durchmesser von 15 cm in Halbkugelform angenommen. So errechnet sich eine Wundoberfläche von 0,04 m^2. Diese entspricht genau 2% der Körperoberfläche, über welche unter den angegebenen Bedingungen jedoch 20 W (30% der Wärmeproduktion) verloren werden. Evaporation stellt einen sehr effektiven Mechanismus des Wärmeverlustes dar. Neben den erhöhten Wärmeverlusten reduziert sich die Oberfläche für die Wärmeprotektion gegenüber dem 1. Szenario auf Oberkörper und Beine.

2 Lagen OP-Tücher erreichen daher bei einer abdominellen Operation mit einer Bilanz von –70 W nicht das gleiche Ergebnis wie bei einer kieferchirurgischen Operation. Der Einsatz einer Oberkörperdecke und Unterkörperdecke mit 80%iger Isolationswirkung (z. B. 2 Lagen Stationsbettdecke) kann zwar die Wärmebilanz auf –30 W verbessern (Tabelle 1). Die Patienten werden aber dennoch auskühlen. Isolation allein scheint offensichtlich in dieser Situation nicht auszureichen, um eine ausgeglichene Wärmebilanz herzustellen. Hier wird der Einsatz aktiver Wärmezufuhr notwendig. Der Einsatz einer Wärmematte mit einer Oberflächentemperatur von 41 °C kann dies mit Abdeckung von 2 Lagen OP-Tüchern auch nicht erreichen (–44 W). *Warum sind Heizmatten allein (trotz h_K=40 [W×m^{-2}× °C^{-1}]) so wenig effektiv?* Zum einen ist die Auflagefläche gering (weniger als 33% der Körperoberfläche), und der Temperaturgradient zwischen Haut und Mattenoberfläche liegt bei nur ca. 1 °C (Behinderung des inneren Wärmetransportes durch Vasokompression der Auflagefläche?). Zum anderen werden durch die Heizmatte allein die Wärmeverluste über die freie Körperoberfläche nicht verringert. Erst die Kombination von 80% Isolation und Heizmatte erreicht in der Situation einer Laparotomie eine Annäherung an einen Steady state des Wärmehaushaltes (–5 W; Tabelle 1). Eine weitere Verbesserung (+7 W) schafft der Einsatz von Wärmematten im Sandwichverfah-

Tabelle 1. Wärmebilanz eines Patienten in Rückenlage, Kopf immer unbedeckt, keine Wärmeverluste durch Infusionen, Definition der Umgebungs- und Patientenvariablen s. Text. *2L OP-T.:* 2 Lagen Einmal-OP-Tücher, die den Körper außer dem Operationsfeld bedecken; *Bettdecke:* Stationsbettdecke, die den Körper außer dem Operationsfeld bedeckt; *Matte:* Wärmematratze, Oberflächentemperatur 41 °C; *Matte Sandwich:* OP-Tischmatte + Matte über Beine, Oberkörper 2 Lagen OP-Tücher; *AWR:* Aufwachraum

Szenario	Gewinn W	Verlust W	Bilanz W	Szenario	Gewinn W	Verlust W	Bilanz W
Kopfchir. (2L OP-Tüchr)	70	−105	−35	Abd. OP (2L OP-Tücher)	70	−139	−69
Kopfchir. (Bettdecke)	70	−64	+6	Abd. OP (2L Bettdecke)	70	−100	−30
				Abd. OP (Matte + 2L OP-T.)	70+20	−134	−44
OP-entblößt	70	−161	−91	Abd. OP (Matte + 2L Bettd.)	70+20	−95	−5
				Abd. OP (Matte Sandwich, 2L OP-T.)	70+20 +19	−102	+7
				Abd. OP (konvektive Luft-wärmer, 2L OP-T.)	70+40	−100	+10
AWR (Bettdecke)	100	−61	+39	Abd. OP (konvektive Luft-wärmer, 2L Bettd.)	70+40	−78	+32

ren ohne spezielle Isolation (Tischmatte + Matte über Beine, Oberkörper 2 Lagen OP-Tücher, konservative Berechnung; Tabelle 1).

Den gleichen Effekt erreicht auch ein konvektiver Luftwärmer mit einer Oberkörperdecke [9]. Der zusätzliche Einsatz von 80% Isolation am Oberkörper (oder Unterkörper) verbessert für die letzten beiden Verfahren die Bilanz auf +32 W. Beatmung mit Minimal flow oder der Einsatz eines HME kann noch einmal ca. +10 W zu allen Bilanzen beitragen. Den gleichen Effekt kann ein ösophagealer Wärmer (r=1,5 cm, Länge 40 cm, angenommenes Δ t=6 °C) erreichen. Weitere 2 W könnten durch zusätzliche aktive Erwärmung angefeuchteter Atemgase von 37° auf 40 °C gewonnen werden.

Durch effektive externe Wärmzufuhr oder eine effektive Kombination von Methoden der Wärmeprotektion können so bis zu einen gewissen Grad Wärmeverluste durch Infusionen kompensiert werden (1,5 l h^{-1} bei 22 °C $\triangleq$ −24 W). Dies trifft umgekehrt nicht für Infusionswärmung bei bisher noch normothermen Patienten zu, da die Infusionstemperatur am Patienten selten die mittlere Körpertemperatur überschreitet. Für massive Infusionen/Transfusionen ist eine Infusionswärmung jedoch unerläßlich

3. Szenario – Kardiochirurgie nach HLM

Bei aortokoronaren Bypassoperationen sind meist beide Beine zur Präparation der Venen abgedeckt und beide Arme angelegt. Als Therapiefläche verbleibt dem Anästhesisten so nur der Kopf und der Rücken. Ein Therapiebedarf in dieser Situation besteht, obwohl der Wärmeaustauscher der Herz-Lungen-Maschine ein effektives Medium zum Aufwärmen darstellt. Der Bedarf, zusätzlich eine externe Wärmezufuhr einzusetzen, ergibt sich daraus, daß die Abgangstemperatur von der HLM häufig bei <36 °C liegt und der Sollwert der Körpertemperatur nach kardiopulmonalem Bypass häufig bis auf 39 °C verschoben ist. Der Patient befindet sich also bis zum Erreichen dieser Temperatur in einer relativen Hypothermie.

In der beschriebenen Situation ist es äußerst schwierig, eine positive Wärmebilanz zu erreichen. Da nur eine geringe Oberfläche zugänglich ist, gilt es, in dieser Situation verschieden Verfahren zu kombinieren. Es bietet sich hier die Anwendung von Wärmematten an, die wegen der häufig gleichzeitig vorhandenen Problematik von Druckstellen am besten mit einer Gel-Auflage versehen sein sollten. Zusätzlich sollte nach Abgang von der HLM effektive Infusionswärmung eingesetzt werden und die Wärmeverluste über die Atemwege minimiert werden. Weiterhin kann konvektive Luftwärmung über einen U-förmigen Schlauch unter den Tüchern eingesetzt werden.

4. Szenario – Hohe Infusions- oder Transfusionsrate

Wärmeverluste durch Infusionslösungen werden häufig wenig beachtet. Eine raumtemperierte Infusionslösung muß jedoch zu irgendeinem Zeitpunkt vom Körper auf die Körpertemperatur erwärmt werden und geht so negativ in die Wärmebilanz ein. Die Menge der Wärmeverluste ist abhängig von der Temperatur der Lösung und der Infusionsmenge. Das Bindeglied zur Kalkulation der Verluste durch Infusionen ist die spezifische Wärme von Wasser. So läßt sich z. B. die Menge, die zur Reduktion der mittleren Körpertemperatur um 1 °C erforderlich ist berechnen [3]. Bei einer Raumtemperatur von 20 °C und einer mittleren Körpertemperatur von 36 °C sind dies 55 ml/kg, bei 22 °C entsprechend 64 ml/kg, bei 28 °C errechnen sich 119 ml/kg und bei 33 °C insgesamt 415 ml/kg. Für einen 70 kg schweren Erwachsenen ergibt sich so bei einer Infusionstemperatur von 22 °C ein Infusionsvolumen von 4500 ml, um die mittlere Körpertemperatur um 1 °C zu senken. Bei einem 2000 g schweren Frühgeborenen dagegen reichen 130 ml aus.

Betrachtet man die Wärmeverluste durch Infusionen pro Zeiteinheit, so lassen sich diese als W pro Infusionsmenge in einer Stunde (l) und °C Temperaturdifferenz ($T_{inf} - T_{mittl.\ Körper}$) errechnen und entsprechend der spezifischen Wärme ($1,16\ [\mathrm{Wl}^{-1}\ {}^{\circ}\mathrm{C}^{-1}]$) in jede oben genannte Wärmebilanz einarbeiten. Geht man beispielsweise bei einer Laparotomie von einer Infusionsrate von 1500 ml/h aus, so ergibt sich bei einer oben auch angenommenen Raum-/Infusionstemperatur von 22 °C ein zusätzlicher Wärmeverlust von –24 W. Eine Infusionserwärmung jeglicher Art, welche die patientennahe Temperatur der Infusion auf 36 °C anhebt, könnte so die Wärmeverluste durch Infusionen verhindern. Da die Temperatur der Infusionswärmer nach Richtlinien der Gesellschaft für Transfusionsmedizin 37 °C nicht überschreiten soll, um eine thermische Schädigung von Blutprodukten auszuschließen, kann ein initial normothermer Patient nicht durch Infusionswärmung aktiv gewärmt werden. Infusionswärmung kann im besten Fall diese zusätzlichen Verluste vollständig vermeiden. Es fällt dagegen auf, daß eine effektive externe Wärmezufuhr (z. B. konvektiver Wärmer) in Kombination mit Isolation (Stationsbettdecke) auch bei einer Laparotomie unter den oben angenommenen Bedingungen die Wärmeverluste durch eine Infusionsrate von 1500 ml/h kompensieren kann, ohne in eine negative Wärmebilanz abzurutschen (+32 W –24W= +8 W). Das heißt, daß nicht in jedem Fall eine Infusionswärmung erforderlich ist. Der Bedarf wächst mit der Infusionsrate und mit der Abnahme der Infusionstemperatur, abhängig von der übrigen Wärmebilanz. Der Effekt ist insofern immer additiv zu den übrigen Verfahren der Wärmeprotektion zu sehen.

Wie können nun Wärmeverluste durch Infusionen mit möglichst günstiger Kosten-Nutzen-Relation vermieden werden? Bis vor einigen Jahren galt in Deutschland als Standard für die Erwärmung von Blut und Infusionen das Vorwärmen dieser Produkte mittels verschiedener Techniken. Als alternative Verfahren sind in jüngerer Zeit neue Systeme der kontinuierlichen Infusionserwärmung im Schlauchsystem entwickelt worden (In-line-Erwärmer). Ebenfalls neu ist der Einsatz von "aktiven Isolationssystemen" mit geringer Heizleistung, die mit allen gängigen Infusionssystemen eingesetzt werden können und Wärmeverluste von vorgewärmten Infusionen über das Schlauchsystem verhindern sollen.

Vor der Beurteilung von Infusionswärmern sollte man zunächst die Leistungskriterien für einen idealen Infusionswärmer festlegen. Ein idealer Infusionswärmer sollte, unabhängig von der Infusionstemperatur, mit möglichst wenig zusätzlichem Einmalmaterial und unabhängig von der Infusionsrate, in der Lage sein, Infusionstemperaturen von 37 °C am Patienten zu erreichen. Derzeit ist uns nur ein Infusionswärmer bekannt, der praktisch in allen Flußbereichen eine annähernd gleich hohe Effektivität zeigt, dessen Anwendung jedoch einen nicht unerheblichen finanziellen Aufwand erfordert (Tabelle 2).

In eigenen Untersuchungen haben wir zur Beurteilung der Leistungsfähigkeit von Infusionswärmern als Bereich effektiver Erwärmung eine patientennahe Infusionstemperatur von *33 °C* gewählt [15]. Diese Temperatur stellt einen Kompromiß zwischen einer optimalen Infusionstemperatur von etwa 37 °C und einer Infusionstemperatur dar, bei der die Auskühlung des Patienten auch bei großen Flüssigkeitsmengen nur gering ist.

Untersucht man die auf dem Markt verfügbaren Infusionswärmesysteme, so lassen sich Aufgrund der Leistungscharakteristik 2 Gruppen bilden.

Systeme für den niedrigen bis mittleren Flußbereich. Diese Gruppe umfaßt Systeme, die bei Flußraten *bis zu 2500 ml/h* auch mit Blutprodukten von 6 °C im effektiven Bereich arbeiten und damit den wichtigen pädiatrischen Bereich und die häufigsten Routinesituationen im OP effektiv abdecken können.

Systeme für den hohen Flußbereich. Diese Gruppe umfaßt Systeme die den größten effektiven Bereich bei Flußraten *über 2500 ml/h* haben und damit speziellen Indikationen des hohen und sehr hohen Infusions- und Transfusionsbedarfs vorbehalten bleiben.

Vorwärmen von Infusionen

Zum Vorwärmen von Infusionen und Blutprodukten werden heute im wesentlichen Warmwasserbäder oder Warmluftschränke verwendet. Der Vorteil von Wasser als Heizmedium liegt in der wesentlich besseren Wärmeleitfähigkeit und der damit erheblich verkürzten Anwärmzeit der Infusionen im Gegensatz zu Warmluftschränken. Moderne Warmwassergeräte wie z. B. das Plasmatherm System (Fa. Labor Technik Barkey GmbH & Co, Bielefeld) sind in der Lage bis zu 16 gekühlte EK innerhalb von 20 min auf 37 °C zu erwärmen. Das Vorwärmen von Infusionen ist ein einfaches und kostengünstiges Verfahren, da größere Mengen Infusionsflüssigkeit und Blut, ohne zusätzlichen Verbrauch von Einmalmaterial, für mehrere Patienten gleichzeitig erwärmt werden können.

Der entscheidende Nachteil ist, daß selbst bei einer Infusionsausgangstemperatur von 39 °C und einer Raumtemperatur von 20 °C erst ab Flußraten >2000 ml/h patientennahe Durchschnittstemperaturen >33 °C erreicht werden. Ursächlich hierfür sind Temperaturverluste über das 150 cm lange unisolierte Infusionssystem an die Umgebung. Damit läßt sich im niedrigen Flußbereich, der in der Kinderchirurgie von besonderer Bedeutung ist, und im mittleren Flußbereich, in dem der überwiegende Teil aller intraoperativen Infusionen stattfindet, keine effektive Infusionswärmung erzielen. Im hohen Flußbereich ist das Verfahren jedoch bis zur Begrenzung der Flußrate durch das jeweils verwendete Infusionssystem und das Lumen des venösen Zugangs effektiv.

Verhindert man die Auskühlung der Flüssigkeit über das Infusionssystem durch eine
"aktive Isolation" (Autotherm/Autoline System, Fa. Labor Technik Barkey GmbH & Co,
Bielefeld), so ist das Verfahren des Vorwärmens (39 °C) bis zu Flußraten von 80 ml/h
effektiv einsetzbar, ohne zusätzliches Einmalmaterial verwenden zu müssen.

In-line-Wärmer
Die derzeit auf dem Markt befindlichen Geräte arbeiten entweder durch Kontakterwär-
mung mittels Heizzylinder oder -platten oder mit einem wasserbetriebenen Gegenstrom-
wärmeaustauscher. Für alle In-line-Wärmer sind spezielle Einmalsysteme unterschiedlicher Preiskategorie erforderlich. Sie arbeiten in der Regel mit einer fest eingestellten
Heizleistung, wobei die maximale Heiztemperatur zwischen 37 °C und 38–39 °C liegt.

Eine Ausnahme bildet hier das Warmflo-Hec-40-System (Fa. Mallinckrodt Medical
Inc., St. Louis/USA), das über eine elektronische Leistungssteuerung verfügt. Wird das
System mit kalten Lösungen beschickt, so wird die Leistung des Heizsystems automatisch
erhöht. Dies führt zu einer gleichbleibenden Temperatur über einen großen Flußbereich
und damit einem großen effektiven Arbeitsbereich (Tabelle 2). Über ein ähnliches Steue-
rungssystem verfügt auch der RSLB-30 H-Gamida-Wärmer (Fa. Production Hospitalier
Française, Eaubonne/Frankreich), der aber insgesamt weniger effektiv arbeitet.

Ein weiterer typischer Wärmer für den hohen Flußbereich ist das System H-250 (Fa.
Level 1 Technologies, Inc., Marshfield/USA), das mit Wasser im Gegenstromprinzip
arbeitet und mit verschiedenen Wärmeaustauschern ausgerüstet werden kann. Mit dem
D 60-Wärmeaustauscher ausgerüstet, erreicht dieser Infusionswärmer eine fast ideale
Leistungscharakteristik, allerdings mit dem Nachteil eines sehr aufwendigen, teuren
Einmalsystems (s. Tabelle 2).

Mit Ausnahme des eben beschriebenen Systems arbeiten alle High-flow-Systeme in
einem von der Länge des unisolierten Infusionssystems abhängigen, mehr oder weniger
großen Teil des niedrigen Flußbereichs, nicht effektiv.

Tabelle 2. Tabellarische Darstellung der effektiven Arbeitsbereiche (patientennah gemessene Infusionstemperatur ≥ 33 °C) verschiedener Methoden der Infusionserwärmung in ml/h. *TR* Raumtemperatur,
TI Infusionsausgangstemperatur, *IS* Länge des unisolierten Infusionssystems hinter dem Wärmeaustauscher

ml/h	Hotline HL-90 IS = 4 cm	Astotherm IFT 260 IS = 40 cm	Biotest BW 385 L IS = 100 cm	Bair Hugger 241 IS = 15 cm	System H-250/D 50 IS = 190 cm
TR = 20 °C TI = 20 °C	50–4700	400–4000	500–5200	50–3500	1300–>17000
TR = 20 °C TI = 6 °C	50–2800	400–3000	500–3400	50–2300	1300–15000

ml/h	System H-250/D 60 IS = 4 cm	RSLB 30-H Gamida IS = 152 cm	Warmflo HEC-40 IS = 118 cm	Infusionen, 39 °C IS = 150 cm	Autotherm, Autoline 39 °C IS = 2 cm
TR = 20 °C TI = 20 °C	50–40000	3000–18000	800–>22000		
TR = 20 °C TI = 6 °C	50–22500	2000–12000	800–>22000		
TR = 20 °C TI = 39 °C				Flußraten>2000	Flußraten>80

Als eines der effektivsten In-line-Systeme im niedrigen bis mittleren Flußbereich erwies sich der Gegenstromwärmer Hotline HL-90 (Fa. Level 1 Technologies, Inc., Marshfield/USA). Vergleichbare Effektivität in den höheren Flußbereichen erzielten die mit einem Heizzylinder arbeitenden Systeme Astotherm IFT 260 (Fa. Stihler Electronic GmbH, Stuttgart) und Biotest BW 385 L (Fa. Biotest Pharma GmbH, Dreieich), allerdings nicht mit vergleichbarer Länge des Infusionssystems. Die Einschränkung im niedrigen Flußbereich wächst, je länger das unisolierte System hinter dem Wärmeaustauscher ist. Die Länge hinter dem Wärmeaustauscher kann bei beiden Geräten vom Anwender selbst gewählt werden.

Das neue Bair-Hugger-241-System (Fa. Augustine Medical Inc., Eden Prairie/USA) ist im Vergleich zum Prototyp erheblich verbessert worden [15] und nun zum Erwärmen von Infusionen im niedrigen und mittleren Flußbereich ebenfalls gut geeignet (Tabelle 2). Bei diesem System wird die Heizluft des konvektiven Luftwärmers (Bair Hugger 500) zur Infusionswärmung genutzt. Es stellt als Kombinationssystem von konvektiver Wärmezufuhr und Minimierung von infusionsbedingten Wärmeverlusten ein interessantes Konzept zur Hypothermieprophylaxe dar.

Postoperative Wärmebilanz

Postoperativ wird die Wärmebilanz scheinbar ohne unser Zutun positiv. *Hypotherme Patienten werden wieder ohne aktive Hilfe warm. Warum?* Erstens nimmt die Wärmeproduktion mit Beendigung der Anästhesie wieder zu (ca. 100 W), und zweitens verwenden wir postoperativ selbstverständlich immer Isolation, um diese Wärme zu konservieren (Tabelle 1). Die Stationsbettdecke in Kombination mit der erhöhten Wärmeproduktion generieren eine Wärmebilanz von +39 W entsprechend einer Erwärmungsgeschwindigkeit von 0,5 °C h^{-1}. Ein weiterer Anstieg der Wärmeproduktion in Form von Zittern ist aus medizinischen Gründen und auch aus Gründen des Patientenkomforts nicht erwünscht und kann medikamentös effektiv mit Pethidin oder Clonidin therapiert werden.

Darüber hinaus kann natürlich auch aktive Erwärmung eingesetzt werden. Externe Wärmezufuhr hat postoperativ zwei verschiedene Wirkungen. Die weniger beachtete ist die Wirkung auf die Thermoregulation, welche mit Ende der Allgemeinanästhesie durch Vasokonstriktion und thermoregulatorischem Zittern wieder erkennbar wird. Durch Erwärmung der Haut, und hier besonders von thermosensiblen Arealen wie dem Gesicht, wird thermoregulatorisches Zittern unterbrochen oder tritt gar nicht erst auf. Die Ursache dafür ist die Beteiligung der Hauttemperatur am sensiblen Input des zentralen Temperaturmeßfühlers. Wird die Haut effektiv erwärmt, so wird die mittlere Körpertemperatur sofort höher gemessen, als sie tatsächlich ist. In Folge wächst der Abstand zur Zitterschwelle und das Zittern sistiert oder tritt nicht auf. Externe Wärmezufuhr stellt somit eine nicht pharmakologische Methode der Prävention und Therapie von thermoregulatorischem Zittern dar.

Darüber hinaus erwarten wir von externer Wärmezufuhr natürlich auch eine Zunahme der Erwärmungsgeschwindigkeit. Verwendet man Ganzkörperwärmematten über den Patienten gedeckt, mit einer Oberflächentemperatur von 41 °C, so ergib sich ein Wärmeaustausch von +60 W und es errechnet sich im angenommenen Modell eine Bilanz von +135 W.

Mit Niedertemperaturstrahlern (Aragona Thermal Ceilings CTX, 1500 W, 2,2 m^2) können Wärmebilanzen bis zu +195 W (30 cm) erreicht werden [6]. Konvektive Luftwärmer (Bair Hugger 500, Warm Touch) mit Ganzkörperdecken erbrachten einen Wärmeaustausch von +70 W [8] unter der Decke, entsprechend einer berechneten Modellbilanz von ebenfalls +135 W.

Folgerungen

Strategisch gesehen stehen uns 3 Zeiträume für eine Wärmeprotektion zur Verfügung: die präoperative, intraoperative und postoperative Phase. Die ersten beiden erscheinen therapeutisch am sinnvollsten, da durch eine Prävention die Nebenwirkungen einer Hypothermie vermieden werden können. Aus der Sicht unseres Personaleinsatzes liegt der Schwerpunkt in der intraoperativen Phase. Erst wenn die ersten beiden Ansätze versäumt wurden oder nicht ausreichten, verbleibt nur noch die postoperative Wärmetherapie.

Ist eine Wartezone vorhanden, so ist es durchaus sinnvoll, Patienten präoperativ zu wärmen. Da eine große Körperoberfläche und auch Zeit zur Verfügung steht, ist zu diesem Zweck neben allen genannten Verfahren auch eine einfache elektrische Heizdecke mit geringer Heizleistung denkbar.

Intraoperativ ist in der Kopfklinik und bei peripheren Eingriffen eine effektive Isolation im Sinne einer Stationsbettdecke ausreichend, um eine positive Wärmebilanz zu erreichen, wenn keine großen Infusionsmengen zugeführt werden müssen. Isolation stellt die kostengünstigste, am meisten vernachlässigte Methode der Wärmeprotektion dar. Die Anwendung von Isolation sollte immer so früh wie möglich auf allen verfügbaren Flächen erfolgen.

In der Situation einer Laparotomie reicht eine Isolation allein nicht aus. In dieser Situation muß ein effektives aktives Verfahren eingesetzt werden. Selbst Heizmatten mit einer Temperatur von 41 °C können eine negative Wärmebilanz nicht umkehren. Wenn Wärmematten verwendet werden, sollten diese auch über dem Patienten plaziert (Sandwich) oder zumindest eine Isolation an der freien Oberfläche aufgebracht werden. So kann eine positive Bilanz erreicht werden. Konvektive Luftwärmer sind eine anwenderfreundliche effektive Methode der Wärmezufuhr. Es ist jedoch nicht das einzige effektive Verfahren. Flache Niedertemperaturstrahler könnten abhängig von der Höhe der Anwendung in Zukunft auch eine Alternative der intraoperativen externen Wärmezufuhr darstellen. In Kombination mit effektiver Isolation können diese 3 Verfahren eine nicht unwesentliche Menge von Wärmeverlusten über raumtemperierten Infusionen kompensieren.

In Situationen, in denen keine einzelnen effektiven externen Wärmemethoden zur Verfügung stehen, macht es Sinn, durch Kombination verschiedener weniger effektiver Methoden die Wärmebilanz zu verbessern.

Eine Infusionswärmung ist nur sinnvoll, wenn große Volumina zugeführt werden. Mit Vorwärmung und Wärmeerhaltung arbeitende Systeme können vollkommen ohne Einmalmaterial auskommen. Im hohen Flußbereich effektiv arbeitende In-Line Wärmer sind jedoch für Massivtransfusionen nicht zu ersetzen.

Es gibt kaum noch eine intraoperative Situation, in welcher eine Hypothermie nicht vermieden werden könnte. Die Mittel sind vorhanden. Sie müssen nur sinnvoll eingesetzt werden.

Literatur

1. Burton, AC, Edholm OG (1955) Man in a cold environment. Physiological and pathological effects of exposure to low temperatures. Arnold, London
2. Carli F, Emery PW, Freemantle CA (1989) Effect of perioperative normothermia on postoperative protein metabolism in elderly patients undergoing hip arthroplasty. Br J Anaesth 63: 276–282
3. DeGowin EL, Hardin RC, Swanson LW (1940) Studies on preserved human blood. JAMA 114: 859–861
4. English M, Farmer C, Scott WAC (1990) Heat loss in exposed volunteers. J Trauma 30: 422–425
5. English M, Papenberg R, Farias E et al. (1991) Heat loss in an animal experimental model. J Trauma 31: 36–38
6. English M, Scott A, Brown R et al. (1996) Rapid radiant rewarming in hypothermia. Anesthesiology 83 [Suppl]: A 260
7. Frank SM, Fleisher LA, Breslow MJ et al. (1997) Perioperative maintanance of normothermia reduces the incidence of morbic cardiac events. JAMA 227: 1127–1137
8. Fritz U, Weyland W (1997) Effektivität konvektiver Luftwärmung. In: Weyland W, Braun U, Kettler D (Hrsg) Symposium: Perioperative Hypothermie-Probleme, Prävention und Therapie. Ebelsbach Aktiv, S 100–109
9. Hynson J, Sessler DI (1992) Intraoperative warming therapies: A comparison of three devices. J Clin Anesth 4: 194–199
10. Kurz A, Sessler DI, Schroeder M, Kurz M (1993) Thermoregulatory response during thresholds during spinal anesthesia. Anesth Analg 77: 721–726
11. Kurz A, Sessler DI, Lenhardt R et al. (1996) Perioperative normothermia to reduce the incidence of surgical wound infection and shorten hospitalization. N Engl J Med 334: 1209–1215
12. Matsukawa T, Sessler DI, Sessler AM, Schroeder M, Ozaki M, Kurz A, Cheng C (1995) Heat flow and distribution during induction of general anesthesia. Anesthesiology 82: 662–673
13. Ozaki M, Sessler DI, Suzuki H, Ozaki K, Tsunoda C, Atarashi K (1995) Nitous oxide decreases the threshold for vasoconstriction less the sevoflurane or isoflurane. Anesth Analg 80: 1212–1216
14. Schmied H, Kurz A, Sessler DI et al. (1996) Mild hypothermia increases blood loss and transfusion requirements during total hip arthroplasty. Lancet 347: 289–292
15. Schmidt JH, Weyland W, Fritz U, Bräuer A, Rathgeber J, Braun U (1996) Experimentelle Untersuchung zur Effektivität verschiedener Infusions- und Blutwärmeverfahren. Anaesthesist 45: 10671–074
16. Sessler DI (1990) Temperature monitoring. In: Miller RD (ed) Anesthesia, 3rd edn. Churchill Livingstone, New York
17. Sessler DI, McGuire J, Moayeri A, Hynson J (1991) Isoflurane-induced vasodilation minimally increases cutaneous heat loss. Anesthesiology 74: 226–232
18. Xiong J, Kurz A, Sessler DI et al. (1996) Isoflurane produces marked and nonlinear decreases in the vasoconstriction and shivering thresholds. Anesthesiology 85: 240–245

Indikationen zum Einsatz der Kehlkopfmaske

V. Hempel

Die Kehlkopfmaske hat sich seit Beginn dieses Jahrzehnts in der ganzen Welt (seit 1988 in England, seit 1990 in Deutschland, in den USA seit 1991) als Mittel zum Freihalten der Atemwege zur Narkose bewährt. Sie hält mittlerweile auch Einzug in die Notfallmedizin, und sie hat sich ihren Platz in den gängigen Algorithmen zur Freihaltung der Atemwege bei erschwerter Intubation erobert. Es ist deshalb an der Zeit, die Indikationen und Kontraindikationen zum Einsatz der Kehlkopfmaske zusammenzufassen.

Abgrenzung gegen Intubation und Maskennarkose

Die Kehlkopfmaske hat ihre Indikation bei Allgemeinnarkosen von begrenzter Dauer (< ca. 1h) bei nüchternen Patienten gefunden. Hierbei treten die Vorteile gegenüber der Intubation – geringe Invasivität, fehlende Irritation der Atemwege, gute Toleranz in der Aufwachphase – in den Vordergrund, und ihre Nachteile – eingeschränkter Aspirationsschutz, weniger dichter Sitz bei Überdruckbeatmung – sind vernachlässigbar. Typische Indikationen sind Leistenbruchoperationen, Mammachirurgie, Konisationen, Extremitäteneingriffe bei nicht erwünschter oder mißlungener Regionalanästhesie.

Auch für laparaskopische Eingriffe eignet sich die Methode, wenn extreme Lagerungen und hohe Drücke im Peritoneum vermieden werden können (typische Indikationen: Tubenkoagulationen; [9]). Mittlerweile ist auch klar, daß Halsbeschwerden, die durch zu lange Dauer der Kehlkopfmaskennarkose erklärbar sind, durch Senken bzw. Anpassen des Cuffdruckes in ihrer Frequenz und Intensität gemindert werden können [2]. Bei laparaskopischen Cholezystektomien sollte man die Intubation bevorzugen, zumal bei solchen Eingriffen bereits Aspirationen unter Kehlkopfmaske beschrieben wurden. Bei Eingriffen an nicht nüchternen Patienten und bei längeren intraabdominalen Operationen ist nach wie vor die Intubation indiziert. Grenzfälle ergeben sich, wenn ein Patient zu einem derartigen Eingriff nicht intubiert werden kann, die ersatzweise eingelegte Kehlkopfmaske aber gut sitzt. Oft ist es dann unverhältnismäßig, eine Intubation zu erzwingen.

Gegenüber der Maskennarkose ergeben sich keine genauen Abgrenzungen der Indikation. Für die Kehlkopfmaske bei sehr kurzen Eingriffen spricht die Tatsache, daß der Anästhesist dabei beide Hände frei hat. Auch stellt die Kehlkopfmaske dadurch, daß sie bei korrekter Lage den Ösophaguseingang verschließt, eine relative Sicherung gegen Regurgitation dar. Allerdings erfordert sie zur Einleitung eine tiefere Anästhesie als eine einfache Maskennarkose. Bei Eingriffen von 10 min Dauer einschließlich Vorbereitungen (z. B. Kürettage) scheint somit die Maskennarkose ihre Indikation zu behalten.

Die Frequenz von Säureaspirationen, den wohl gravierendsten Komplikationen im Zusammenhang mit der Methode, wird in der Größenordnung von 1:5000 geschätzt [9].

Allerdings gibt es Hinweise dafür, daß das Aspirationsrisiko in der postoperativen Phase nach Kehlkopfmaskennarkosen geringer ist als nach Intubationsnarkosen [8].

Einsatz bei Seiten- und Bauchlagerung

Kehlkopfmaskennarkosen lassen sich ohne Probleme bei Eingriffen in Seitenlage des Patienten durchführen. Die Seitenlagerung mindert das Aspirationsrisiko. Das Einlegen einer Kehlkopfmaske in Seitenlage ist in der Regel ohne Schwierigkeiten möglich. *Beispiel:* Es hat sich in einigen Kliniken eingebürgert, Operationen wegen Pilonidalsinus in Seitenlagerung durchzuführen, weil angesichts des geringfügigen Eingriffes eine Intubation mit Spiraltubus, wie sie zur sonst üblichen Operation in Bauchlage Standard ist, für unverhältnismäßig gehalten wird, und weil die Operationsbedingungen in Seitenlagerung nicht schlechter als in Bauchlage sind.

Wesentlich umstrittener ist die Frage, ob bei Narkosen zu Eingriffen in Bauchlagerung die Kehlkopfmaske ein geeignetes Mittel zur Freihaltung der Atemwege ist. Daß ein solches Vorgehen praktikabel ist, steht außer Zweifel. Es ist auch erwiesen, daß eine Kehlkopfmaske bei Patienten in Bauchlage eingelegt werden kann. Ob man allerdings bei geplantem Vorgehen auf diese Möglichkeit setzen darf, ist fraglich.

Übergewichtige Patienten

Bei Übergewichtigen geht man von einem unzureichenden Verschluß des unteren Ösophagussphincters aus. Deshalb rechnet man hierbei mit einer erhöhten Regurgitations- und Aspirationsgefahr. Dies zwingt zu Vorsicht beim Einsatz der Kehlkopfmaske. Andererseits bieten Übergewichtige oft wegen Fehlender Überstreckbarkeit des Atlantookzipitalgelenks Intubationsschwierigkeiten, die sich mit der Kehlkopfmaske umgehen lassen. Auch Schwierigkeiten der Maskenbeatmung, die eine extreme Adipositas begleiten können, sprechen für den Einsatz der Kehlkopfmaske. Somit stellt die extreme Adipositas für den Einsatz der Kehlkopfmaske nur eine relative Kontraindikation dar.

Einsatz bei Adenotomien und Tonsillektomien

Von Williams und Bailey stammen erste Berichte über den Einsatz der Kehlkopfmaske (mit Spiralansatz) zu Adenotomien und Tonsillektomien [10]. Als vorteilhaft erweist sich hierbei die Möglichkeit, auf jede Relaxation zu verzichten, und die Tatsache, daß die Kehlkopfmaske die Atemwege besser als ein Trachealtubus vor Blut schützt (bei trachealer Intubation stehen oft Kehlkopf und Trachea bis hinunter zum Tubuscuff voll Blut und Sekret, während die Kehlkopfmaske dies verhindert), sofern der Rachen nicht ausgestopft wird. Die Möglichkeit, auf Succinyl zu verzichten, die Zeitersparnis durch fehlende Relaxation und die weitgehende Vermeidung von Laryngospasmen sprechen für dieses Vorgehen.

Einsatz in Kiefer- und Gesichtschirurgie

Bei plastisch-chirurgischen Eingriffen im Gesicht, besonders bei Nasenplastiken und -repositionen bewährt sich der Einsatz der Kehlkopfmaske wegen seiner im Vergleich zur Intubation geringeren Invasivität. Husten und Pressen während der Ausleitung sind unwahrscheinlich, was als günstig für das operative Ergebnis angesehen wird.

Auch der Verschluß von Kieferspalten unter Anästhesie mit Kehlkopfmaske wurde beschrieben [1].

Einsatz in der Augenheilkunde

Eine Indikation ohne vergleichbare Alternative in der Ophthalmologie ist der Einsatz der Kehlkopfmaske zur Anästhesie zur Tränenwegssondierung bei Säuglingen. Eine Intubation zu derartigen Eingriffen ist sicher unverhältnismäßig invasiv, während eine Maskennarkose oder Ketaminnarkose in Spontanatmung sehr oft bei der folgenden Tränenwegsspülung durch Husten oder gar Laryngospasmen kompliziert wird.

Auch in der übrigen Augenchirurgie treten Vorzüge der Kehlkopfmaske gegenüber dem Trachealtubus bei der Anästhesieausleitung in den Vordergrund [5], weil das Erwachen weitgehend ohne Husten und Pressen in diesem Fach für das Ergebnis einen hohen Stellenwert hat.

Kehlkopfmaske bei unvorhergesehen schwieriger Intubation

Die Methode der Wahl für die vorhersehbar schwierige Intubation ist die fiberoptische Intubation, entweder am wachen Patienten oder in Narkose. Wenn eine Intubation indiziert ist, sich aber überraschend als schwierig erweist, ist das Einlegen der Kehlkopfmaske stets indiziert. Dies kann als Überbrückungsmaßnahme bis zur planvollen Intubation mit Hilfsmitteln wie Fiberbronchoskop oder Intubationskehlkopfmaske ("Fastrach") oder im Sinne eines Methodenwechsels durchgeführt werden. Allein bei Intubationshindernissen auf Kehlkopfebene (Kehlkopftumoren oder -zysten) hilft das Verfahren meist nicht weiter, sodaß hier ein "chirurgischer" Weg gesucht werden muß. Die überwiegende Zahl der unerwartet schwierigen Intubationen beruht auf Störungen der Mund-Rachen-Kehlkopf-Achse. Hier erlaubt die Kehlkopfmaske fast immer ein promptes Wiederherstellen eines Luftwegs. Dies gilt auch für zahlreiche konnatale Mißbildungen [7].

Die Allgemeinnarkose zum Kaiserschnitt beinhaltet ein überdurchschnittliches Risiko der unerwartet schwierigen Intubation. Hier wurde bereits 1990 die Kehlkopfmaske bei Intubationsschwierigkeiten vorgeschlagen [3]. Die günstigen Erfahrungen mit dem Einsatz der Kehlkopfmaske bei Intubationsschwierigkeiten bei Sectio lassen es dringend geboten erscheinen, in jedem Operationssaal, in dem Kaiserschnitte durchgeführt werden, eine Kehlkopfmaske der Größe 4 bereitzuhalten.

Kehlkopfmaske bei der Atemspende durch Nichtärzte

Bereits 1990 wurde eine Studie veröffentlicht, die belegte, daß das Freihalten der Atemwege durch Laien bei der Reanimation mit der Kehlkopfmaske wesentlich besser gelingt als mit Trachealtubus [4]. Später konnte auch gezeigt werden, daß die Beatmung über Kehlkopfmaske durch Laien wesentlich effektiver ist als über Gesichtsmaske [6]. Die Konsequenz hieraus war, daß zunächst in England, später auch auf dem Kontinent in einigen, mittlerweile in vielen Kliniken Programme zur Einweisung von nichtärztlichem Klinikpersonal im Beatmen über die Kehlkopfmaske durchgeführt wurden, mit dem Ziel, daß bei Reanimationssituationen im Krankenhaus möglichst schnell eine effiziente Ventilation hergestellt werden kann.

Kehlkopfmaske bei der Neugeborenenreanimation

Erste Versuche mit dem Einsatz der Kehlkopfmaske in der Neugeborenenreanimation sind vielversprechend verlaufen. Vielleicht erobert sich die Kehlkopfmaske hier eine Stellung zwischen der Maskenbeatmung und der Intubation. Gründe hierfür sind sicher auch eine gewisse Scheu der an der Neugeborenenreanimation beteiligten Pädiater vor der Intubation und die geringere Invasivität und leichtere Handhabbarkeit der Kehlkopfmaske.

Fortbildungspflicht als ärztliche Standespflicht

Selbst wenn ein Anästhesist noch heute die Meinung vertritt, bei seinem Krankengut sei der Einsatz der Kehlkopfmaske nie indiziert (z. B. in der Kardioanästhesie), so muß er wegen der mit diesem Hilfsmittel besser als früher beherrschbaren Notfälle mit der Kehlkopfmaske vertraut sein. Schließlich profitieren schon heute viele Patienten von der Tatsache, daß der Anästhesist kaum noch einmal genötigt ist, eine tracheale Intubation unter Gewaltanwendung zu erzwingen.

Literatur

1. Beveridge ME (1989) Laryngeal mask anaesthesia for repair of cleft palate. Anaesthesia 44: 656–657
2. Burgard G, Möllhoff T, Prien T (1993) Intraoperative Druckreduktion im Cuff der laryngealen Maske senkt die Inzidenz postoperativer Halsschmerzen. Anaesthesist Suppl 42: 140
3. Chadwick IS, Vohra A (1989) Anaesthesia for caesarean section using the laryngeal airway. Anaesthesia 44: 261–262
4. Davies PRF, Tighe SQM, Greenslade GL, Evans GH (1990) Laryngeal mask airway and tracheal tube insertion by unskilled personnel. Lancet 336: 977–979
5. Langenstein H, Möller F, Krause R, Kluge R, Vogelsang H (1997) Die sichere Handhabung der Larynxmaske bei Augenoperationen. Anaesthesist 46: 389–397
6. Martin PD, Cyna AM, Hunter JH, Ramayya GP (1993) Training nursing staff in airway management for resuscitation – a clinical comparison of facemask and laryngeal mask. Anaesthesia 48: 33–37
7. Pennant JH, White PF (1993) The laryngeal mask airway – its uses in anesthesiology. Anesthesiology 79: 144–163
8. Stanley GD, Bastianpillai BA, Mulcahy K, Langton JA (1995) Postoperative laryngeal competence – the laryngeal airway and tracheal tube compared. Anaesthesia 50: 985–986

9. Verghese C, Brimacombe JR (1996) Survey of laryngeal mask airway usage in 11,910 patients: safety and efficacy for conventional and nonconventional usage. Anesth Analg 82: 129–133
10. Williams PJ, Bailey PM (1993) Comparison of the reinforced laryngeal mask airway and trecheal intubation for adenotonsillectomy. B J Anaesth 70: 30–33

Low-flow- und Minimal-flow-Anästhesie – Sparen mit Sicherheit

J. Baum

Es besteht ein auffälliger Widerspruch zwischen der Entwicklung immer aufwendigerer, auf die Rückatmung ausgelegter Narkosegeräte, die höchsten Sicherheitsanforderungen entsprechen, und der üblichen Praxis der Narkoseführung mit hohem Frischgasflow. Erst mit den Techniken der Niedrigflußnarkose werden deren Vorteile realisiert und moderne Rückatemsysteme adäquat genutzt.

Rückatemsysteme

Zu den Rückatemsystemen gehören das Pendel- und das Kreissystem. Vom technischen Konzept sind diese Narkosesysteme darauf ausgelegt, daß die in der Ausatemluft enthaltenen unverbrauchten Narkosegase nach CO_2-Elimination dem Patienten in der folgenden Einatemphase erneut zugeleitet werden. Technisches Kennzeichen der auf die Rückatmung ausgelegten Atemsysteme sind die mit Atemkalk gefüllten CO_2-Absorber [1]. Wird Frischgas im Überfluß in ein Rückatemsystem eingeleitet, so wird nur ein Teil der Ausatemluft dem Patienten erneut zu-, der Rest als Überschußgas aber aus dem System abgeleitet. Bei partieller Rückatmung wird das Rückatemsystem also *halbgeschlossen* genutzt. Je größer der Frischgasfluß ist, desto geringer ist der Rückatem- und desto größer der Überschußgasanteil (Abb. 1). Entspricht der Frischgasfluß dem Atemminutenvolumen oder ist er gar größer als dieses, so ist der Rückatemanteil vernachlässigbar gering, der Patient wird mit nahezu reinem Frischgas beatmet und die gesamte

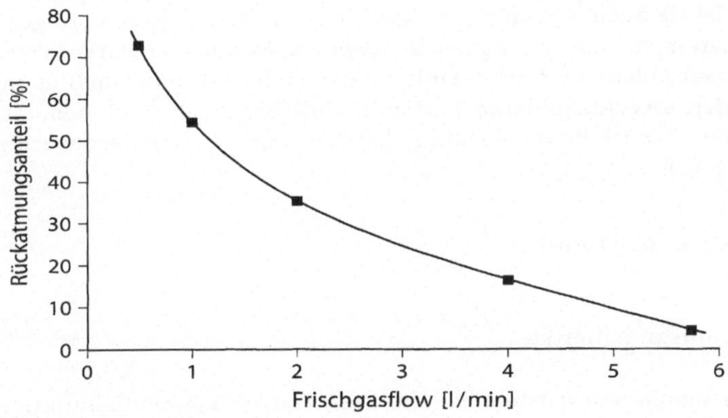

Abb. 1. Rückatmungsanteil, dargestellt anhand des prozentualen Anteils des ausgeatmeten CO_2, der den Absorber in Abhängigkeit vom Frischgasfluß wirklich passiert. Messungen am Kreissystem 8 ISO (Drägerwerk, Lübeck); Patient R.S.: 72 kg, 182 cm, AMV 5,7 l/min

Ausatemluft als Überschußgas aus dem System abgeleitet. Unter funktionellem Aspekt entspricht dies der *halboffenen* Nutzung eines Rückatemsystems. Wird hingegen das Frischgas auf das Gasvolumen vermindert, das vom Patienten wirklich aufgenommen wird, so muß dem Patienten die gesamte Ausatemluft nach CO_2-Elimination in der folgenden Einatmungsphase erneut zugeleitet werden, es ist kein überschüssiges Gas mehr vorhanden, das aus dem System abgeleitet werden muß. Unter funktionellem Aspekt liegt nun ein *geschlossenes* Rückatemsystem vor. Der Rückatmungsanteil wird also entscheidend durch die Größe des Frischgasflows bestimmt.

> **Eine Niedrigflußnarkose ist eine Narkose über ein Rückatemsystem, bei der der Rückatmungsanteil zumindest 50% beträgt.**

Der Flowreduktion sind aber Grenzen gesetzt: Zur Vermeidung akzidentellen Gasvolumenmangels muß wenigstens das Gasvolumen in das Atemsystem eingespeist werden, das der Patient zum jeweiligen Zeitpunkt der Narkose aufnimmt.

Aufnahme von Sauerstoff, Lachgas und Inhalationsanästhetika

Sauerstoffaufnahme

Während einer Inhalationsnarkose sinkt nach Erreichen einer ausreichenden Narkosetiefe die O_2-Aufnahme ($\dot{V}O_2$) auf die Größenordnung des Grundumsatzes und kann über den zeitlichen Ablauf einer Narkose bei stabilen Kreislaufverhältnissen als annähernd konstant angenommen werden. Sie läßt sich mittels der Brody-Formel einschätzen [2]:

$$\dot{V}O_2 = 10 \times KG^{3/4}$$
KG: Körpergewicht (kg)

Lachgasaufnahme

Die Lachgasaufnahme ($\dot{V}N_2O$) hingegen folgt einer Exponentialfunktionscharakteristik: zu Beginn der Narkose ist sie hoch – beim normalgewichtigen Erwachsenen beträgt sie bei einer N_2O-Konzentration von etwa 60 Vol.-% in der ersten Minute der Narkose etwa 1000 ml –, um im zeitlichen Ablauf der Narkose mit zunehmender Sättigung im Blut und konsekutiv abnehmender alveolokapillärer Partialdruckdifferenz abzunehmen. Die N_2O-Aufnahme eines erwachsenen Patienten läßt sich näherungsweise mit der Severinghaus-Formel einschätzen [2]:

$$\dot{V}N_2O = 1000 \times 1/\sqrt{t}$$
t: Zeit nach Narkoseeinleitung (min)

Aufnahme von Inhalationsanästhetika

Auch die Aufnahme der Inhalationsanästhetika ($\dot{V}_{AN}$) folgt einer Exponentialfunktion, da mit zunehmender Sättigung des Anästhetikums im Blut die alveolo-kapilläre Partialdruckdifferenz abnimmt. In Anlehnung an die Severinghaus-Formel nimmt auch die

Lowe-Formel zur Berechnung der Aufnahme von Inhalationsanästhetika Bezug auf den Faktor $1/\sqrt{t}$ [2]:

$$\dot{V}_{AN} = f \times MAC \times \lambda_{B/G} \times \dot{Q} \times 1/\sqrt{t}$$

$f \times MAC$: angestrebte exspiratorische Anästhetikakonzentration in bezug zur minimalen alveolären Konzentration

$\lambda_{B/G}$: Blut-Gas-Löslichkeitskoeffizient

$\dot{Q}$: Herzminutenvolumen (dl/min)

t: Zeit nach Einleitung der Narkose (min)

Die Gesamtgasaufnahme eines Patienten nimmt, einer Expontentialfunktionscharakteristik folgend, im zeitlichen Ablauf der Narkose kontinuierlich ab. Das aufgenommene Gasvolumen wird im Wesentlichen vom O_2- und vom N_2O-Uptake bestimmt.

Verfahren der Niedrigflußnarkose

Obwohl der Frischgasfluß stufenlos auf jeden beliebigen Wert bis hin zu dem Gasvolumen reduziert werden kann, das vom Patienten wirklich aufgenommen wird, lassen sich in Anlehnung an die in der Literatur gebräuchliche Terminologie die nachfolgend geschilderten Verfahren der Niedrigflußnarkose unterscheiden (Abb. 2).

Low-flow-Anästhesie

Bei der Low-flow-Anästhesie, dem Niedrigflußverfahren, das 1952 von Foldes beschrieben wurde [7], wird nach einer Initialphase von 10 min Dauer, während der mit hohem Frischgasfluß gearbeitet wird, der Frischgasfluß auf 1,0 l/min reduziert.

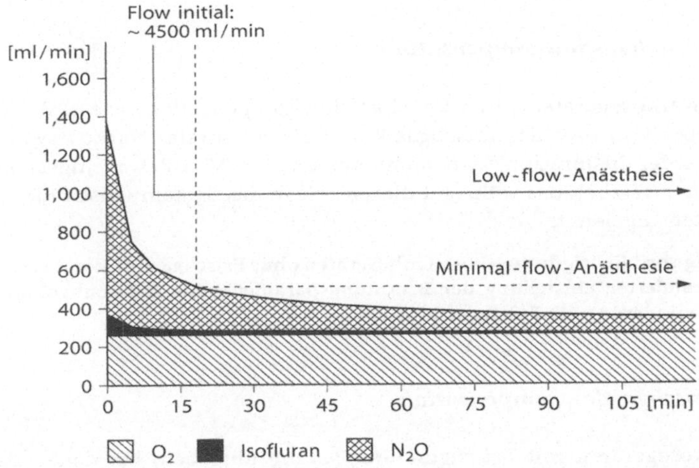

Abb. 2. Gesamtgasaufnahme (Summe aus O_2, N_2O- und Isofluran-Uptake), berechnet für einen 75 kg schweren Patienten, eine N_2O-Konzentration von etwa 65% und einer exspiratorischen Isoflurankonzentration von 0,9 Vol.-%. Low- und Minimal-flow-Anästhesie: nach initialer Narkosephase mit hohem Frischgasfluß wird der Flow reduziert und so der Gesamtgasaufnahme angepaßt

Minimal-flow-Anästhesie

1974 empfahl Virtue [9], nach einer 15–20 min dauernden Initialphase, in der wiederum mit hohem Frischgasflow gearbeitet wird, den Frischgasfluß gar auf 0,5 l/min zu reduzieren.

> **Low- und Minimal-flow-Anästhesie sind Extremvarianten der Narkoseführung mit halbgeschlossenem Rückatemsystem: es wird mit – wenn auch geringem – Überschußgasvolumen gearbeitet.**

Narkose mit geschlossenem System

Die Narkose mit geschlossenem System wurde erstmals von Waters 1924 beschrieben [10]. Das Verfahren läßt sich mit den heute gebräuchlichen Narkosegeräten nur so realisieren, daß der Frischgasfluß durch häufige Einstellungsveränderung an der Gasdosierungseinrichtung fortlaufend der individuellen Gesamtgasaufnahme angepaßt wird. Wenn aber jeweils nur die Menge an Sauerstoff, N_2O und Inhalationsanästhetikum in das System eingeleitet wird, die der Patient zum jeweiligen Zeitpunkt wirklich aufnimmt, wird die *quantitative Narkose mit geschlossenem System* realisiert.

Charakteristika der Niedrigflußnarkosen

Niedrigflußnarkosen sind durch verfahrensspezifische Charakteristika gekennzeichnet, deren Kenntnis und Berücksichtigung unabdingbar zur Gewährleistung der Patientensicherheit ist [2].

Frischgas- und Beatmungsvolumen

Narkosegeräte ohne Frischgasflowkompensation

Bei konventionellen Narkosegeräten ohne Frischgasflowkompensation, wie z. B. den älteren Sulla-Narkosegeräten, wird das Frischgas kontinuierlich in das Narkosesystem eingeleitet. Während jeder Inspiration wird nicht nur das am Ventilator eingestellte Hubvolumen, sondern zusätzlich das während dieser Zeit in das System einströmende Frischgas dem Patienten zugeleitet.

> **Bei der Durchführung von Niedrigflußnarkosen mit Geräten ohne Frischgasflowkompensation nimmt bei unveränderter Einstellung der Beatmungsparameter das Atemhubvolumen proportional zur Verminderung des Frischgasflows ab.**

Narkosegeräte mit Frischgasflowkompensation

Bei Einsatz von Narkosegeräten mit *Frischgasentkoppelung* hingegen, bei denen das Frischgas ventilgesteuert diskontinuierlich nur während der Exspirationsphase in das System eingeleitet wird (Access, Cato, Cicero, Dogma, Julian, Megamed 700 und Mivolan), wird das Beatmungsvolumen nicht von der Wahl des Frischgasflows beeinflußt.

Alternative Konzepte zur Frischgasflowkompensation sind die *elektronische Abstimmung der Inspirationszeit auf den Frischgasflow* (AS/3 ADU, Modulus-Narkosegeräte mit Ohmeda-Ventilator 7900, EAS 9010 und 9020 und Elsa) oder die *diskontinuierliche inspiratorische Frischgasdosierung* (Servo-Anästhesiesystem).

Bei der Durchführung von Niedrigflußnarkosen mit Geräten mit Frischgasflowkompensation werden das Beatmungsmuster und -volumen von einer Veränderung des Frischgasflows nicht beeinflußt.

Frischgas- und Narkosegasvolumen

Mit der Verminderung des Frischgasflows geht eine Verminderung des Überschußgasvolumens einher. Ist das Frischgasvolumen kleiner als der Gasverlust durch die individuelle Gesamtgasaufnahme und etwaige Leckagen, so tritt ein Gasvolumenmangel auf: das im Atemsystem zirkulierende Narkosegasvolumen reicht zur adäquaten Füllung des Systems nicht mehr aus.

Narkosegeräte ohne Gasreservoir

An konventionellen Narkosegeräten ohne Gasreservoir, mit kontinuierlichem Zustrom des Frischgases in das Atemsystem und zwangsentfaltetem, hängendem Beatmungsbalg (z. B. ältere Sulla-Narkosegeräte mit Ventilog 1 oder 2), wird während jeder Exspirationsphase überschüssiges Gas aus dem Atemsystem abgeleitet. Der Frischgasflow muß deshalb immer zumindest so groß sein, daß alle während eines Beatmungszyklus auftretenden Gasverluste durch das zu gleicher Zeit in das System eingespeiste Frischgasvolumen ersetzt werden. Wird ein zu niedriger Flow eingestellt, so reicht die Gasfüllung des Systems nicht mehr aus, den exspiratorisch sich entfaltenden Beatmungsbalg ganz zu füllen. Daraus resultiert eine Verminderung des Hubvolumens mit konsekutivem Abfall des Atemminutenvolumens, des Spitzen- und des Plateaudrucks. Bei exspiratorischer Zwangsentfaltung des Beatmungsbalgs entwickelt sich bei unzureichender Gasfüllung des Systems während der Ausatemphase ein Unterdruck. Die Beatmung mit intermittierendem Überdruck und ZEEP geht in eine Wechseldruckbeatmung über.

Narkosegeräte mit Gasreservoir

Die Durchführung von Niedrigflußnarkosen wird durch das Vorhandensein eines Narkosegasreservoirs erheblich vereinfacht.

Als Reservoir kann z. B. der Handbeatmungsbeutel dienen, wenn das Frischgas bei diskontinuierlichem Einstrom in das System während der Inspiration im Handbeatmungsbeutel zwischengespeichert wird (Access, AV1, Cato, Cicero, Dogma, Megamed 700, Mivolan). Zur exspiratorischen Füllung des Beatmungsbalgs steht dann nicht nur die Ausatemluft und das exspiratorisch zuströmenden Frischgas, sondern darüber hinaus auch das Gasvolumen aus dem Reservoir zur Verfügung. Kurzfristige Volumenimbalancen werden durch Veränderung des Füllungszustandes dieses Reservoirs ausgeglichen. Ist der Frischgasflow zu niedrig, so nimmt das Beatmungsvolumen erst dann ab, wenn das Narkosegasreservoir ganz entleert ist.

Alternativ kann als Narkosegasreservoir auch der Beatmungbalg des Narkosebeatmungsgerätes dienen. Dies ist der Fall bei den Ventilatoren mit „floating bellows" (AS/3 ADU, Julian, Modulus CD und Excel, Servo Anästhesiesystem). Das Volumen des bei den meisten Geräten stehend im Ventilator angebrachten Beatmungsbalgs ist größer als das Atemhubvolumen. Das endinspiratorisch im Balg verbleibende Gas bildet dann das Narkosegasreservoir. Volumenimbalancen können durch dieses Reservoir ausgeglichen werden. Auch die großvolumigen Atembeutel der klassischen „Bag-in-bottle-Ventilatoren" (Elsa, EAS 9010 und 9020, Siemens Ventilator 711) dienen als Narkosegasreservoir, wobei dieses ebenfalls durch das endinspiratorisch im Beutel verbleibende Gasvolumen gebildet wird. Erst wenn die exspiratorische Füllung der Reservoirs unter das eingestellte Tidalvolumen abfällt, nimmt das Beatmungsvolumen ab.

Imbalancen zwischen dem in das System eingespeisten Frischgasvolumen und dem Gasvolumen, das über Uptake und Leckagen verloren wird, aber auch die Flowreduktion selbst – bei fehlender Flowkompensation des Ventilators – führen zu Veränderungen der Beatmungsvolumina, gegebenenfalls auch der Beatmungscharakteristik.

Frischgas- und Narkosegaszusammensetzung

Sauerstoff- und Lachgaskonzentration

Bei konstantem Mischungsverhältnis von Sauerstoff und Lachgas im Frischgas nimmt die inspiratorische O_2-Konzentration mit der Verminderung des Frischgasflows ab. Dabei wird die inspiratorische O_2-Konzentration in um so stärkerem Maße vom individuellen O_2-Verbrauch beeinflußt, je niedriger der Frischgasfluß ist.

Je geringer der Flow ist, desto höher muß die O_2-Konzentration im Frischgas sein, damit eine ausreichende inspiratorische O_2-Konzentration aufrechterhalten bleibt.

Wegen der unterschiedlichen Aufnahmecharakteristik von Lachgas und Sauerstoff verändert sich die inspiratorische O_2-Konzentration im zeitlichen Ablauf der Narkose kontinuierlich. Die N_2O-Konzentration verhält sich hierzu komplementär.

Bei Durchführung von Niedrigflußnarkosen verändert sich die Zusammensetzung des Narkosegases im zeitlichen Ablauf der Narkose kontinuierlich. Intermittierend sind Korrekturen der Frischgaszusammensetzung erforderlich.

Konzentration der Inhalationsanästhetika

Bei konstanter Verdampfereinstellung ist die mit dem Frischgasstrom in das Narkosesystem eingespeiste Menge an Narkosemittel um so geringer, je niedriger der Frischgasflow ist. Die Differenz zwischen der Narkosemittelkonzentration im Frischgas- und im Atemsystem nimmt um so mehr zu, je niedriger der Frischgasfluß ist.

Bei der Durchführung von Niedrigflußnarkosen ist die Konzentrationsdifferenz zwischen dem Frischgas und dem Narkosegas im Atemsystem um so größer, je niedriger der Frischgasfluß und je größer die Löslichkeit des Inhalationsanästhetikums ist.

Zeitkonstante

Die Zeitkonstante (T) ist ein Maß für die Zeit, in der Veränderungen der Frischgaszusammensetzung zu entsprechenden Veränderungen der Gaszusammensetzung im Narkosesystem führen. Sie kann mit folgender Formel berechnet werden [5]:

$$T = V_S / (\dot{V}_{Del} - \dot{V}_U)$$

V_S: Systemvolumen (Geräte- und Lungenvolumen),
$\dot{V}_{Del}$: mit dem Frischgas ins System eingeleitete Narkosemittelmenge,
$\dot{V}_U$:   Menge an aufgenommenem Gas (Uptake).

Bei gegebenem Systemvolumen und Uptake ist die Zeitkonstante umgekehrt proportional zum Frischgasfluß: je niedriger der Frischgasfluß ist, desto länger ist die Zeitkonstante. Als Zahlenwert beschreibt die Zeitkonstante die Geschwindigkeit von Ein- und Auswaschprozessen. Die Zeitkonstanten bei Niedrigflußnarkosen mit Sevofluran und Desfluran sind verhältnismäßig kurz, da bei hoher Maximalabgabe der substanzspezifischen Verdampfer die Menge des ins System eingespeisten Narkosemittels auch bei niedrigem Flow erheblich gesteigert werden kann, der individuelle Uptake hingegen besonders gering ist.

> Bei der Durchführung von Niedrigflußnarkosen führen Veränderungen der Frischgaszusammensetzung nur mit erheblicher zeitlicher Verzögerung zu entsprechenden Veränderungen der Gaszusammensetzung im Atemsystem. Die verlängerten Zeitkonstanten sind bei der Steuerung von Niedrigflußnarkosen zu berücksichtigen.

Monitoring zur sicheren Durchführung von Niedrigflußnarkosen

Überwachung der inspiratorischen O_2-Konzentration

Unabdingbar für die sichere Durchführung aller Niedrigflußnarkosen ist die kontinuierliche Überwachung der inspiratorischen O_2-Konzentration. Die untere Alarmgrenze sollte auf einen Wert zwischen 28 und 30 Vol.-% eingestellt werden.

Überwachung der Narkosemittelkonzentration

Die Messung der Anästhetikakonzentration im Atemsystem ist heute als obligatorisch anzusehen. Bei Niedrigflußnarkosen wird mit vergleichsweise hohen Narkosemittelkonzentrationen im Frischgas gearbeitet. Wird bei einem Wechsel von niedrigem zu hohem Flow vergessen, die Einstellung des Verdampfers der Flowerhöhung entsprechend zurückzunehmen, schützt die kontinuierliche Überwachung der inspiratorischen Anästhetikakonzentration mit einem Standardalarmgrenzwert von 2,5–3,0 Vol.-% vor akzidenteller Überdosierung. Darüber hinaus erleichtert die Messung der Narkosemittelkonzentration die Dosierung der volatilen Anästhetika, da bei sehr niedrigen Flows dem mit den Niedrigflußverfahren nicht vertrauten Anästhesisten eine Abschätzung der Anästhetikakonzentration im Atemsystem aus der Verdampfereinstellung wegen der hohen Konzentrationsdifferenz kaum möglich ist. Bei Niedrigflußnarkosen mit Sevofluran und Desfluran ist die Differenz zwischen der Frischgas- und der Anästhetikakonzentration im Atemsystem geringer als bei Einsatz der konventionellen Inhalationsanästhetika.

Überwachung der CO$_2$-Konzentration

Die Belastung der CO$_2$-Absorber ist bei Niedrigflußnarkosen verfahrensspezifisch größer als bei Narkosen mit hohem Frischgasfluß. Wird, wann immer möglich, der Frischgasflow auf 0,5 l/min reduziert, so nimmt die Belastung des Atemkalks mit CO$_2$ etwa um den Faktor 4 zu. Die Überwachung der Absorberfunktion durch kontinuierliche Messung der in- und exspiratorischen CO$_2$-Konzentration ist dann obligatorisch, wenn das Narkosegerät nicht mit Doppel- oder Jumboabsorbern ausgerüstet ist und der Atemkalk nicht täglich gewechselt wird. CO$_2$-Meßgeräte, deren Nullpunkt durch Messung im Inspirationsgas kalibriert wird, sind für die Überwachung der Absorberfunktion nicht tauglich.

Überwachung des Beatmungsdrucks und -volumens

Die kontinuierliche Überwachung der Beatmung und damit der Gasfüllung des Atemsystems ist obligatorisch. Dies wird mittels Überwachung des Beatmungsdrucks und des Minutenvolumens erreicht. Die Alarmgrenze des Diskonnektionsalarms ist auf einen Wert von 5 mmHg unter den Spitzendruck, die untere Grenze für die Überwachung des Beatmungsvolumens auf einen Wert von 0,5 l/min unter den angestrebten Sollwert einzustellen. Der Sicherheitsstandard wird bei neueren Narkosegeräten (Cato, Cicero, Elsa, EAS 9010 und 9020) dadurch optimiert, daß bei zu niedrig eingestelltem Frischgasvolumen und Gasvolumenmangel dieser durch eine entsprechende Klartextmeldung gemeldet wird.

„Mit *SICHERHEIT* sparen" oder „Mit Sicherheit *SPAREN*" – ein Widerspruch?

Mit *SICHERHEIT* sparen

Die Narkosegeräte der neueren Generation sind technisch auf die Durchführung von Niedrigflußnarkosen ausgelegt: Sie sind mit hochdichten kompakten Rückatemsystemen ausgestattet, die Gasdosiereinrichtungen und die Narkosemittelverdampfer arbeiten auch im Niedrigflußbereich mit der zu fordernden Präzision, und die Geräte sind mit Überwachungsgeräten ausgestattet, die eine umfassende Analyse der Narkosegaszusammensetzung ermöglichen. Dabei gehört das zur Gewährleistung der Patientensicherheit verfahrensspezifisch zu fordernde Monitoring zur unabdingbaren Sicherheitsausstattung der Narkosegeräte, wie sie in den technischen Normen, desgleichen aber auch in den Empfehlungen zur Qualitätssicherung in der Anästhesie der Fachgesellschaften gefordert wird [8].

> Die Narkosegeräte der neueren Generation haben alle sicherheitstechnischen und apparativen Einrichtungen, die unabdingbare Voraussetzung für die sichere Durchführung von Niedrigflußnarkosen sind.

Mit Sicherheit *SPAREN*

Die Vorteile der Rückatmung wurden schon 1924 umfassend in Waters Arbeit „Clinical scope and utility of carbon dioxid filtration in inhalation anesthesia" beschrieben [9]: Die Narkosegase sind feuchter und wärmer. Die *bessere Klimatisierung der Atemgase* gewährleistet entscheidend die Erhalung der funktionellen und anatomischen Integrität des Atemwegsepithels und verringert den Flüssigkeits- und Wärmeverlust. Optimale Werte werden allerdings erst nach einer Latenzzeit von 30–60 min erreicht [2]. Durch die Verminderung des Abstroms ungenutzter Überschußgase wird während längerdauernder Narkosen die Emission von Narkosegasen um etwa 70–90% gesenkt. So kann allein durch adäquate Nutzung der Rückatmung die Arbeitsplatzkonzentration von N2O auf die strengen amerikanischen Grenzwerte vermindert werden. Die *Verminderung der Narkosegasemission* ist aber auch deshalb zu fordern, weil N2O und die Inhalationsanästhetika – wenn auch in einem vergleichsweise geringen Maß – zum Treibhauseffekt und zur Ozondestruktion beitragen [2].

Ein wesentlicher Vorteil der Niedrigflußnarkosen aber ist die *Reduktion des Narkosemittelverbrauchs* und die daraus resultierende *Kostenminderung*. In Abhängigkeit vom Maß der Flowreduktion und der Auswahl des Inhalationsanästhetikums kann mittels Verminderung des Frischgasflusses eine Kosteneinsparung zwischen 50 und 75% erreicht werden [2].

> Es bleibt das Paradox der heutigen Anästhesie, daß täglich zahlreiche Narkosen mit technisch aufwendigen Narkosegeräten durchgeführt werden, die mit Rückatemsystemen und umfassendem Monitoring ausgerüstet sind, dabei aber Frischgasflows an diesen Geräten eingestellt werden, die eine Rückatmung nahezu ausschließen. Allein durch die adäquate Nutzung der bereits zur Verfügung stehenden Technik ließen sich erhebliche Kosteneinsparungen erreichen.

Die vergleichsweise geringe anästhetische Potenz gerade der neuen Inhalationsanästhetika Desfluran und Sevofluran erfordert die kontinuierliche Aufrechterhaltung einer relativ hohen alveolären Konzentration. Werden diese Anästhetika mit hohem Frischgasfluß appliziert, so werden erhebliche Mengen unverbrauchten Narkosemittels zusammen mit dem Überschußgas aus dem System abgeleitet. Zur Wiederherstellung der erforderlichen hohen alveolären Konzentration muß dann mit dem Frischgas eine entsprechend große Menge des Inhalationsanästhetikums zum Ausgleich dieses Verlustes wieder in das System eingespeist werden. In Abhängigkeit von der Narkosedauer kommt es zu unverhältnismäßig hohem Narkosemittelverbrauch, obwohl der individuelle Uptake gerade bei diesen Anästhetika wegen ihrer geringen Löslichkeit besonders niedrig ist [3, 4].

Die Effektivität und damit die Kosten-Nutzen-Relation einer Inhalationsnarkose kann nach Ernst [6] mit dem Effektivitätsquotienten (Q_{eff}) beschrieben werden, der sich aus der Division der vom Patienten aufgenommenen ($\dot{V}_U$) durch die in gleicher Zeit mit dem Frischgas in das Atemsystem eingespeisten Menge an Narkosegas ($\dot{V}_{DEL}$) berechnet werden kann:

$$Q_{eff} = \dot{V}_U / \dot{V}_{DEL}$$

Die kumulative Effektivität einer 2 h dauernden Narkose mit den Inhalationsanästhetika Enfluran, Isofluran, Sevofluran und Desfluran wird in den Abb. 3–6 dargestellt. Der individuelle Uptake ist jeweils für eine Narkose an einem normalgewichtigen Patienten mit einer exspiratorischen Konzentration von 0,8×MAC des jeweiligen Inhalationsanästhetikums berechnet. Verglichen wird jeweils eine Narkose mit hohem Frischgasfluß von 4,4 l/min mit einer Low- und einer Minimal-flow-Anästhesie. Mit der Flowreduktion kommt es immer zu einer signifikanten Verminderung des Narkosegasverbrauchs und

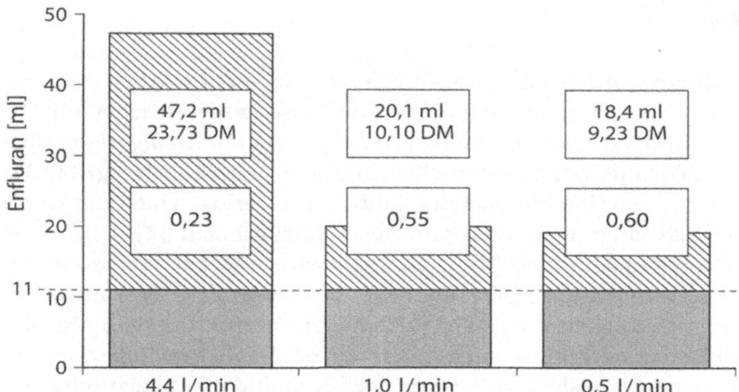

Abb. 3. Vergleich des Narkosegasverbrauchs [ml], der Kosten [DM] und der Effektivität (dargestellt anhand des Effektivitätsquotienten) von Enflurannarkosen mit differentem Frischgasflow: 4,4 l/min (Hochflußnarkose), 1,0 l/min (Low-flow-Technik) und 0,5 l/min (Minimal-flow-Technik). Berechnungsgrundlage: Narkosedauer 2 h, 75 kg schwerer erwachsener Patient, exspiratorische Enflurankonzentration 1,3 Vol.-%, kumulativer Uptake über 2 h: 11 ml flüssiges Enfluran

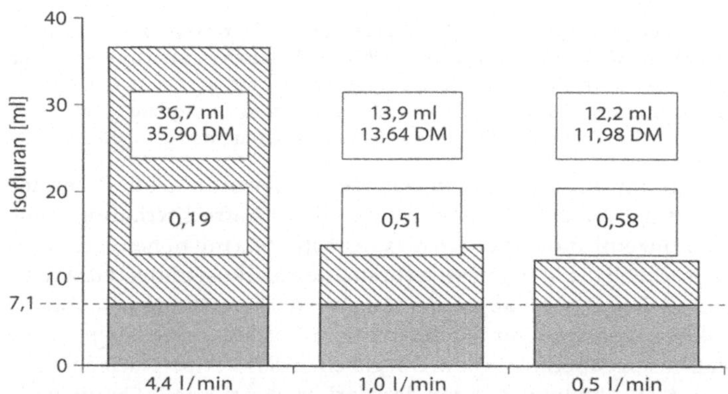

Abb. 4. Vergleich des Narkosegasverbrauchs, der Kosten und der Effektivität (dargestellt anhand des Effektivitätsquotienten) von Isoflurannarkosen mit differentem Frischgasflow: 4,4 l/min (Hochflußnarkose), 1,0 l/min (Low-flow-Technik) und 0,5 l/min (Minimal-flow-Technik). Berechnungsgrundlage: Narkosedauer 2 h, 75 kg schwerer erwachsener Patient, exspiratorische Isoflurankonzentration 0,9 Vol.-%, kumulativer Uptake über 2 h: 7,1 ml flüssiges Isofluran

entsprechender Zunahme der Effektivität der Narkoseführung und Verminderung der Kosten. Die Effekte sind um so prononcierter, je geringer die Löslichkeit und damit der individuelle Uptake, und je geringer die anästhetische Potenz, d. h. je höher die zur Narkose erforderliche Konzentration des Inhalationsanästhetikums ist. So beträgt der Effektivitätsquotient für eine 2stündige Desflurannarkose an einem normalgewichtigen Erwachsenen bei einem Flow von 4,4 l/min und einer inspiratorischen Konzentration von 6,0 Vol.-% nur 0,07: Nicht mehr als 7% des während der 2 h in das System eingespeisten Desflurans werden wirklich vom Patienten aufgenommen, während 93% ungenutzt als Überschußgas in die Umgebungsatmosphäre abströmen. Mit der Low-flow- und der

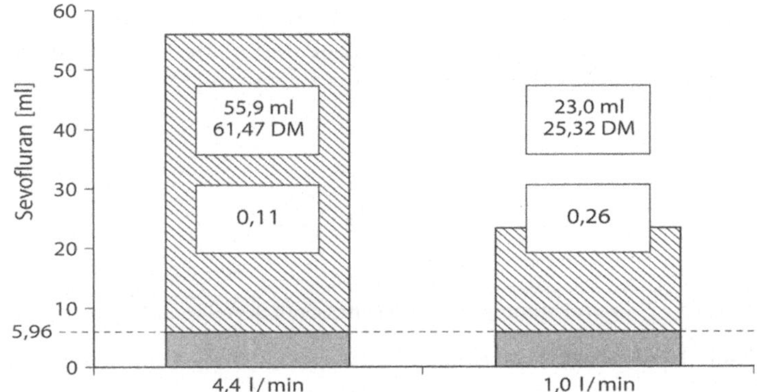

Abb. 5. Vergleich des Narkosegasverbrauchs, der Kosten und der Effektivität (dargestellt anhand des Effektivitätsquotienten) von Sevoflurannarkosen mit differentem Frischgasflow: 4,4 l/min (Hochflußnarkose) und 1,0 l/min (Low-flow-Technik). Berechnungsgrundlage: Narkosedauer 2 h, 75 kg schwerer erwachsener Patient, exspiratorische Sevoflurankonzentration 1,7 Vol.-%, kumulativer Uptake über 2 h: 5,96 ml flüssiges Sevofluran

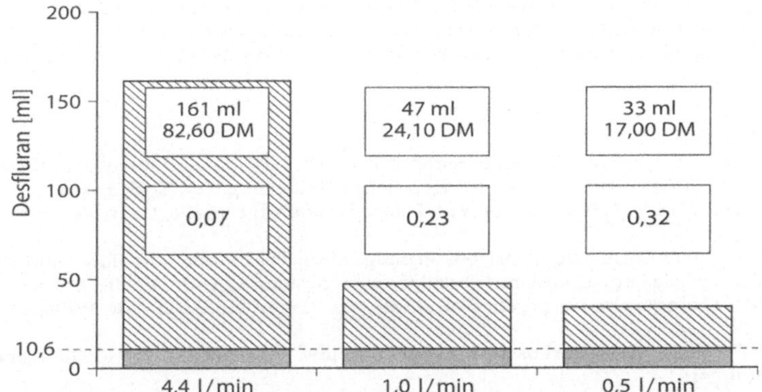

Abb. 6. Vergleich des Narkosegasverbrauchs, der Kosten und der Effektivität (dargestellt anhand des Effektivitätsquotienten) von Desflurannarkosen mit differentem Frischgasflow: 4,4 l/min (Hochflußnarkose), 1,0 l/min (Low-flow-Technik) und 0,5 l/min (Minimal-flow-Technik). Berechnungsgrundlage: Narkosedauer 2 h, 75 kg schwerer erwachsener Patient, inspiratorische Desflurankonzentration 6,0 Vol.-%, kumulativer Uptake über 2 h: 10,6 ml flüssiges Desfluran

Minimal-flow-Technik werden drastisch der Narkosemittelverbrauch und die -kosten vermindert, während der Effektivitätsquotient signifikant zunimmt.

> **Die Effektivitätssteigerung, die aus der Durchführung von Niedrigflußnarkosen resultiert, ist um so größer, je geringer die Löslichkeit eines Inhalationsanästhetikums und je geringer dessen anästhetische Potenz ist.**

Die Anwendung von Inhalationsanästhetika niedriger Löslichkeit und geringer anästhetischer Potenz, die sich darüber hinaus für die Durchführung von Niedrigflußnarkosen besonders eignen, ist unter ökonomischen und ökologischen Aspekten nur bei Durchführung dieser Verfahren zu rechtfertigen. Sevofluran sollte allerdings wegen der andau-

ernden Diskussion um eine mögliche Nephrotoxizität von Compound A nicht mit einem
Flow kleiner als 1 l/min angewandt werden, und bei Einsatz beider Inhalationsanästhetika
ist zwingend auf eine ausreichende Feuchte des Atemkalks zu achten [3, 4].

Literatur

1. Baum J (1987) Narkosesysteme. Anaesthesist 36: 393–399
2. Baum J (1994) Niedrigflußnarkosen. Anaesthesist 43: 194210
3. Baum J, Stanke HG (1998) Low Flow und Minimal Flow Anästhesie mit Sevofluran. Anaesthesist (in Vorbereitung)
4. Baum J, Berghoff M, Stanke HG, Petermeyer M, Kalff G (1997) Niedrigflußnarkosen mit Desfluran. Anaesthesist 46: 287–293
5. Conway CM (1984) Closed and low flow systems. Theoretical considerations. Acta Anaesth Belg 34: 257–263
6. Ernst EA, Spain JA (1984) Closed-circuit and high-flow systems: Examining alternatives. In: Brown BR (ed) Future anesthesia delivery systems. Contemporary anesthesia practice, vol 8. Davies, Philadelphia pp 11–38)
7. Foldes FF, Ceravolo AJ, Carpenter SL (1952) The administration of nitrous oxide-oxigen anesthesia in closed systems. Ann Surg 136: 978–981
8 . Schmucker P (1995) Qualitätssicherung in der Anästhesiologie. Fortschreibung der Richtlinien der Deutschen Gesellschaft für Anästhesiologie und Intensivmedizin und des Berufsverbandes Deutscher Anästhesisten (Anästh Intensivmed 1989; 30: 307–314). Anästh Intensivmed 36: 250–254
9. Virtue RW (1974) Minimal flow nitrous oxide anesthesia. Anesthesiology 40: 196–198
10. Waters RM (1924) Clinical scope and utility of carbon dioxid filtration in inhalation anaesthesia. Anesth Analg 3: 20–22

Weiterführende Literatur

Ackern K van, Frankenberger H, Konecny E, Steinbereithner K (eds) (1989) Quantitative anaesthesia. Anaesthesiologie und Intensivmedizin, Bd 204. Springer, Berlin Heidelberg New York Tokio
Aldrete JA, Lowe HJ, Virtue RW (eds) (1979) Low flow and closed system anesthesia. Grune & Stratton, New York
Baum J (1998) Die Inhalationsnarkose mit niedrigem Frischgasfluß. Praxis der Low-flow- und der Minimal-flow-Anästhesie sowie der Narkose mit geschlossenem System, 3. Aufl. Thieme, Stuttgart
Lowe HJ, Ernst EA (1981) The quantitative practice of anesthesia. Use of closed circuit. Williams & Wilkins, Baltimore
Jantzen JPAH, Kleemann PP Hrsg. (1989) Narkosebeatmung: Low Flow – Minimal Flow – Geschlossenes System. Schattauer, Stuttgart

Computerprogramme zur Simulation von Niedrigflußnarkosen

Philip JA (1991) Gas man. Med man simulations, P.O. Box 67–160, Chestnut Hill/MA 02167, USA
White DC, Lockwood L (1989) Narkup (Vers. 4.03). Northwick Park Hospital and Clinical Research Center, Harrow, Middlesex HA1 3UJ, UK

Anästhesie und postoperative Schmerztherapie bei ambulanten Patienten

H. A. Adams

Durch die geänderte Einstellung vieler Patienten und den steigenden Kostendruck im Gesundheitswesen hat sich das Interesse an ambulanten Operationen in den letzten Jahren bedeutend verstärkt. Ambulante Operationen werden in Praxen niedergelassener Ärzte, in speziellen ambulanten Operationszentren und in Krankenhäusern vorgenommen. Die Beteiligung des Anästhesisten wird regelmäßig notwendig, sobald Art und Umfang des Eingriffs eine größere, nicht-operationsfeldnahe Lokalanästhesie oder eine Allgemeinanästhesie erfordern.

Operative Tagesklinik und Anästhesieambulanz

Während die Infrastruktur vieler Praxen nicht auf die Durchführung größerer ambulanter Operationen ausgelegt und ambulante Operationszentren für den genannten Zweck optimiert sind, nehmen die Krankenhäuser eine Zwischenstellung ein. Die Logistik zur Durchführung von Operationen ist grundsätzlich vorhanden und muß lediglich an die spezifischen Erfordernisse der ambulanten Eingriffe angeglichen werden. Die Neuerrichtung isolierter operativer Einheiten für ambulante Eingriffe ist in der Regel nicht sinnvoll, zumal die grundsätzlichen hygienischen und apparativen Anforderungen usw. bei ambulanten und stationären Eingriffen identisch sind. Viele Krankenhäuser haben daher in den letzten Jahren durch Aufbau einer *operativen Tagesklinik* in unmittelbarer Nähe des vorhandenen Operationstraktes die Voraussetzungen geschaffen, auch ambulante Patienten medizinisch suffizient, unproblematisch und komfortabel zu versorgen. Vielfach sind dazu überzählige Betten bzw. ganze Stationen umgewidmet worden. Die im Hintergrund verfügbare vollstationäre Kapazität stellt ein zusätzliches Sicherheitsmerkmal dar, das von den Patienten besonders begrüßt und anerkannt wird. Die Leitung der operativen Tagesklinik obliegt zumeist der Fachabteilung Anästhesiologie, die als Querschnittfach für alle ambulant operierenden Disziplinen tätig wird und dazu die perioperative Organisation übernimmt [15, 16].

Die bauliche Umsetzung eines entsprechenden Konzepts ist neben der vorhandenen Bausubstanz v. a. von den operativen Anforderungen der beteiligten Fachgebiete und der geplanen Fallzahl abhängig. Zu den grundsätzlich zu fordernden Räumen gehören:
- Empfang und Anmeldung (ggf. gleichzeitig Sekretariat der Abteilung),
- Patientenumkleideräume mit Schließfächern,
- Dusche und WC für Patienten,
- Liegeplätze mit Aufwachraumkapazität,
- Pantry,
- Schmutzraum und Lagerraum.

Die unmittelbare Nachbarschaft zum Aufwachraum und zur Operationsabteilung trägt erheblich zum reibungslosen funktionellen Ablauf bei. Auch die Anästhesieambulanz [5] für Sprechstunde, Eigenblutspende und Schmerztherapie sollte in diesen Bereich integriert werden, um eine bessere Nutzung der Einrichtung mit konstanter Auslastung zu gewährleisten. Die Anästhesieambulanz wird dann auch für die präoperative Visite mobiler stationärer Patienten genutzt.

Präoperative Phase

Zulassungs- und Ausschlußkriterien für ambulante Eingriffe

Es hat sich bewährt, die allgemeinen Zulassungs- und Ausschlußkriterien für ambulante Eingriffe in Absprache mit den operativen Partnern vorausschauend festzulegen. Zu den allgemeinen Voraussetzungen zählen [15, 16]:
- Art und Umfang des Eingriffs, die je nach Fachgebiet zu definieren sind,
- postoperativ zu erwartende Schmerzintensität,
- ausreichende Kooperationsfähigkeit des Patienten,
- geeignetes soziales Umfeld mit gesicherter Transportbegleitung, postoperativer Betreuung sowie einer Wohnung mit Telefonanschluß,
- Zugehörigkeit zur ASA-Risikogruppe I oder II, im Einzelfall und nach Beurteilung durch einen Facharzt auch zur Risikogruppe III.

Die voraussehbare Operationsdauer sollte im Normalfall 1 h nicht wesentlich überschreiten. Für ambulante Eingriffe grundsätzlich nicht geeignet erscheinen darüber hinaus [15, 16]:
- Frühgeborene im 1. Lebensjahr,
- Säuglinge mit Entwicklungsverzögerung, Apnoeepisoden, sonstigen respiratorischen Störungen und familiärer Belastung für plötzlichen Kindstod,
- Patienten mit angeborenen Muskelerkrankungen oder bekannter Anlage für maligne Hyperthermie,
- Patienten mit erheblichem Übergewicht,
- Patienten mit koronarer Herzkrankheit, Ruheangina, unzureichend eingestellter Belastungsangina, klinisch manifester Herzinsuffizienz, unkontrollierter Hypertonie oder sonstigen symptomatischen Herzleiden,
- Patienten mit manifesten respiratorischen Störungen bei Asthma bronchiale oder chronisch-obstruktiver Lungenerkrankung usw.,
- Patienten mit juvenilem Diabetes mellitus (bei insulinpflichtigem Altersdiabetes Entscheidung im Einzelfall),
- Patienten mit symptomatischen Krampfleiden,
- Patienten mit Alkohol-, Drogen- oder Medikamentenabusus.

Bei sonstigen akuten oder nichtkompensierten Erkrankungen wird im Einzelfall entschieden.

Präoperative Visite und Aufklärung

Nachdem der Operateur unter Beachtung der allgemeinen Zulassungskriterien die Indikation zum ambulanten Eingriff gestellt und den Operationstermin vereinbart hat, sollte der Patient umgehend dem Anästhesisten vorgestellt werden. Dieser beurteilt das geplante ambulante Vorgehen aus der Sicht seines Fachgebietes. Obwohl eine gewisse Aufweichung der bisherigen strikten Rechtsposition zum Zeitpunkt der Aufklärung bei ambulanten Eingriffen unübersehbar ist [3], sollte dringend an der präoperativen anästhesiologischen Visite spätestens am Vortag des Eingriffs festgehalten werden. Eine Übernahme des Patienten von der Straße ist nicht nur aus ärztlichen und juristischen Gründen bedenklich; darüber hinaus vermittelt sie sowohl dem Patienten wie der Öffentlichkeit ein schiefes und unzeitgemäßes Bild des Fachgebiets Anästhesiologie. Dagegen kann bei bekannten, kürzlich untersuchten und aufgeklärten Patienten, z. B. zur Entfernung einer Paukendrainage, auf die erneute Vorstellung durchaus verzichtet werden.

Die präoperative Visite für einen ambulanten Eingriff ist mit dem Vorgehen bei stationären Patienten grundsätzlich identisch. Als Grundlage ist bei allen Patienten die sorgfältige Erhebung der Anamnese und eine gewissenhafte körperliche Untersuchung erforderlich. Art und Umfang der notwendigen Vorbefunde sollten vorab allgemein festgelegt werden, um einen reibungslosen Ablauf der Routine zu gewährleisten. Noch wichtiger ist allerdings, bei klinischen Hinweisen die notwendigen Untersuchungen im Einzelfall und gezielt anzuordnen und auszuwerten. Die Diskussion über die Notwendigkeit dieser Untersuchungen ist bislang nicht zum Abschluß gekommen [17, 18]. Grundsätzlich sollte nicht vom stationären Vorgehen abgewichen werden, da aus anästhesiologischer Sicht zwischen Anästhesien bei ambulanten und stationären Patienten keine Unterschiede bestehen. Ein typisches Routineprogramm für Eingriffe im Erwachsenenalter kann folgende Laborbestimmungen umfassen [9, 11]:
- Hämoglobin,
- Natrium und Kalium,
- Blutzucker,
- Glutamat-Pyruvat-Transaminase (GPT) und Glutamyltransferase (γ-GT),
- Kreatinin.

Vor Durchführung einer rückenmarknahen Leitungsanästhesie sollten darüber hinaus der Quick-Wert, die partielle Thromboplastinzeit (PTT) und die Thrombozytenzahl bestimmt werden [16, 18]. Bei klinisch unauffälligen Kindern mit kleinen Eingriffen wie einer Adenotomie wird meist auf die präoperative Blutentnahme verzichtet. Hier werden die im Einzelfall erforderlichen Parameter wie Hämoglobin, Natrium, Kalium und Blutzucker nach Narkoseeinleitung bestimmt.

Auch die Diskussion über die Notwendigkeit eines präoperativ routinemäßig anzufertigenden EKG und einer Röntgenaufnahme der Thoraxorgane ist nicht abgeschlossen [11, 18]. Neben der strikten Notwendigkeit, individuelle klinische Hinweise gezielt abzuklären, kann für das EKG eine Altersgrenze von 40 Jahren und für die Röntgenaufnahme der Thoraxorgane eine Grenze von 60 Jahren empfohlen werden [9].

Bezüglich der Weiterführung einer vorbestehenden Medikation und des Nüchternheitsgebots sollten ebenfalls keine Unterschiede zum Vorgehen bei stationären Patienten gemacht werden. Präparate mit Wirkung auf das Herz-Kreislauf- und das respiratorische System werden grundsätzlich belassen. Bei ambulanten Patienten mit Wahleingriffen erscheint das Festhalten an der Nüchternheitsgrenze von 6 h für feste oder flüssige Nahrung sinnvoll; diese Zeitspanne wird bei Säuglingen auf 4 h für ein Fläschchen Tee

---

KLINIKUM LUMMERLAND
Abteilung für Anästhesie und Intensivmedizin

Zusatzaufklärung und Information bei ambulanten Eingriffen

Vorname, Name: ______________________________

Eingriff: ____________________   Termin: ____________________

Sehr geehrter, lieber Patient,

dieses Formblatt ergänzt den von Ihnen unterschriebenen standardisierten Aufklärungsbogen für ambulante Eingriffe und dokumentiert nochmals das vom Arzt mit Ihnen geführte Aufklärungsgespräch. Darüberhinaus enthält das Blatt wichtige Zusatzinformationen für die Zeit nach der Operation.

Bitte erscheinen Sie am Operationstag pünktlich, da der Eingriff sonst evtl. verschoben werden muß!

- *Vor dem Eingriff* bzw. der Aufnahme 6 Stunden nicht essen, trinken, rauchen
- Säuglinge können *nach Rücksprache* bis 4 h vor Aufnahme noch Tee erhalten
- Legen Sie Schmuck, herausnehmbaren Zahnersatz und Kontaktlinsen ab und verzichten Sie auf „Make-Up" (einschließlich Gesichtscreme) und Nagellack
- Nehmen Sie Medikamente nur nach Absprache mit dem Narkosearzt ein

- *Nach dem Eingriff* müssen Sie durch eine Begleitperson nach Hause gebracht werden, dort sollten Sie sich noch einige Zeit schonen
- Sie dürfen 24 Stunden lang nicht aktiv am Straßenverkehr teilnehmen, an laufenden Maschinen arbeiten, wichtige Entscheidungen treffen, Alkohol trinken
- Kinder sollen am ganzen Operationstag unter Aufsicht in der Wohnung bleiben
- Schmerzmittel sollen Sie nur nach Anweisung des Narkosearztes einnehmen
- Flüssigkeiten können Sie unmittelbar nach der Entlassung und leichte Nahrung wieder im Laufe des Tages zu sich nehmen

Bei irgendwelchen Besonderheiten (insbesondere Auftreten starker Schmerzen oder Fieber über 38,5 °C) sowie Unklarheiten aller Art erreichen Sie einen Narkosearzt über die Telefonnummer

xxx,
____

oder kommen Sie direkt ins Krankenhaus. Ich habe die Erläuterungen verstanden und keine weiteren Fragen. Eine Ausfertigung dieses Formblatts habe ich erhalten.

Datum: ____________________

_________________________   _________________________
Arzt   Patient / Betreuer / Sorgeberechtigter

Eine Ausfertigung für den Patienten, eine Ausfertigung zur Patientenakte

Abb. 1. Formblatt "Zusatzaufklärung und Information bei ambulanten Eingriffen"

verkürzt. Säuglinge und Kleinkinder sollten daher entweder besonders früh oder erst um die Mittagszeit operiert werden.

Die eigentliche Aufklärung des Patienten erfolgt im persönlichen Gespräch in ruhiger Atmospäre nach Vorbereitung und unter Zuhilfenahme standardisierter Formblätter. Es hat sich bewährt, dem Patienten ein Informationsblatt mit genauen Verhaltensregeln für die vor- und nachstationäre Phase auszuhändigen (Abb. 1). Insbesondere ist hier eine Telefonnummer für Rückfragen jeglicher Art anzugeben.

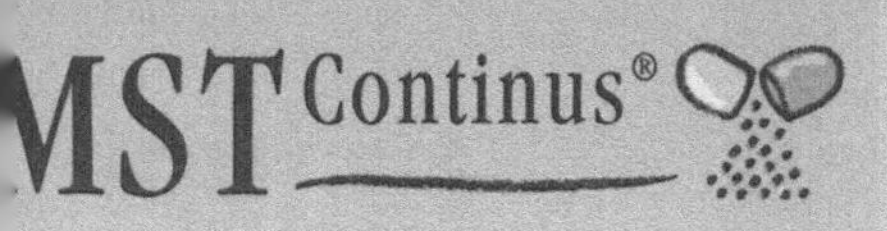

MST Continus®

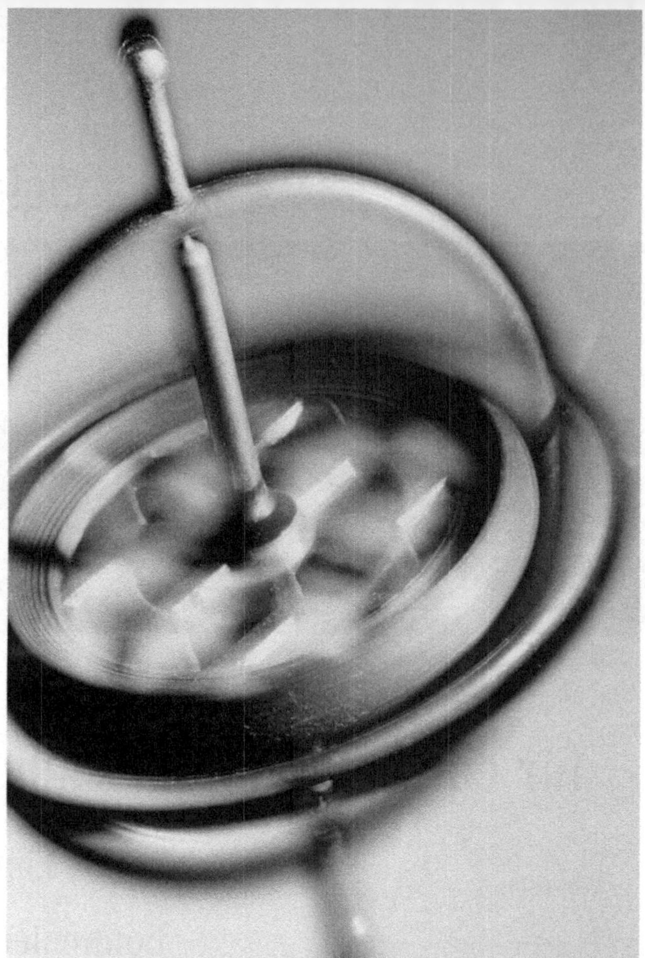

Anästhesieverfahren

Prämedikation

Kinder bis zum 6. Lebensmonat erhalten keine Prämedikation. Für Kleinkinder bis etwa zum 5. Lebensjahr hat sich die rektale oder auch orale Prämedikation mit Midazolam breit etabliert; sie ist mit einer deutlichen Streßreduktion verbunden [4]. Bei rektaler Zufuhr werden etwa 0,4 mg/kg Körpergewicht (KG) ca. 30 min vor Operationsbeginn gegeben. Gegenüber der oralen Zufuhr liegt der Vorteil in der Verwendung der unveränderten Lösung sowie in der Möglichkeit, simultan ein Paracetamol-Suppositorium zur postoperativen Schmerztherapie zu applizieren. Ein Okklusionsverband mit Lokalanästhetikacreme über einer geeigneten Vene erleichtert das spätere Anlegen der Infusion.

Schulkinder und Erwachsene erhalten bei Bedarf etwa 0,1 mg/kg KG Midazolam peroral 30–60 min vor Operationsbeginn. Bei einsichtsfähigen Patienten kann häufig von einer Prämedikation abgesehen werden. Besondere Vorsicht ist bei geriatrischen Patienten geboten; hier empfiehlt sich eher der Verzicht. Völlig unkooperative Patienten können durch die intramuskuläre Injektion von etwa 1,25 mg/kg KG (S)-Ketamin zusammen mit 0,01 mg/kg KG (bis 0,5 mg) Atropin oder die orale Zufuhr von 4–5 mg/kg KG (S)-Ketamin in einen Zustand versetzt werden, der die ungestörte Venenpunktion und weitere notwendige Maßnahmen erlaubt.

Bei der Versorgung von Kleinkindern hat es sich ganz überwiegend bewährt, die Mutter oder den Vater bzw. beide Eltern an den Vorbereitungsmaßnahmen zu beteiligen und ihnen das Kind bis zur Übernahme in den Operationsraum zu überlassen. Die zusätzliche fachkundige Überwachung nach der Prämedikation ist jedoch unverzichtbar. Nur ausnahmsweise erschweren Eltern durch übertriebene Ängste die Situation; hier bleibt dann nur die schnelle Trennung vom Kind mit Verlassen des Raumes. Die Begleitung der Kinder sollte auf die Eltern bzw. die nächste Bezugsperson begrenzt und das Mitbringen von Geschwisterkindern unterlassen werden.

Allgemeinanästhesie

Grundsätzlich können für ambulante Eingriffe fast alle etablierten Verfahren der Allgemeinanästhesie wie Inhalationsanästhesie, balancierte Anästhesie und die totale intravenöse Anästhesie (TIVA) angewendet werden; lediglich die modifizierte Neuroleptanästhesie erscheint ungeeignet. Einige Verfahren sind jedoch zu bevorzugen, ohne daß die anderen kontraindiziert wären. Weiterhin sind sowohl Maskennarkosen wie der Einsatz der Larynxmaske und die Intubationsnarkose (ITN) möglich; auch hier unterscheidet sich das Vorgehen nicht vom stationären Arbeitsfeld.

Folgende Eckwerte bzw. Grundsätze können derzeit als weitgehend akzeptiert gelten:
- Die TIVA mit Propofol und Remifentanil ermöglicht ein besonders schnelles Aufwachen und scheint zu einer geringeren Inzidenz von postoperativer Übelkeit und Erbrechen zu führen.
- Repetitive Gaben von Fentanyl sollten vemieden werden, während Alfentanil weniger bedenklich und Remifentanil unbedenklich erscheint.
- Als Induktionshypnotika sind Propofol, Etomidat sowie auch Methohexital und Thiopental durchaus geeignet; das bessere Aufwachverhalten spricht allerdings für den bevorzugten Einsatz von Propofol.

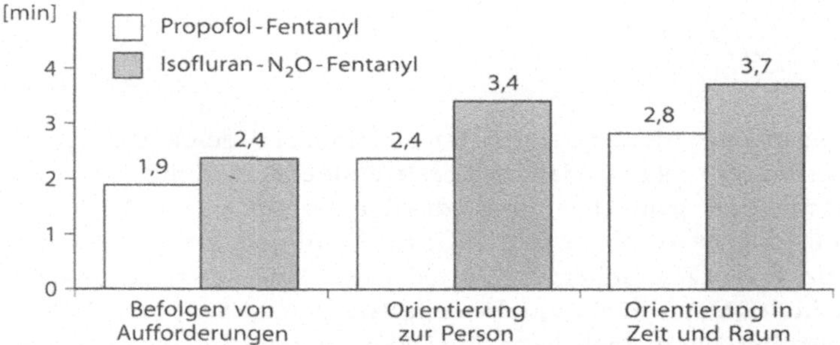

Abb. 2. Aufwachverhalten nach totaler intravenöser Anästhesie mit Propofol und Fentanyl bzw. balancierter Anästhesie mit Isofluran, Lachgas und Fentanyl nach Thiopental-Einleitung; arithmetische Mittelwerte. Mittleres Alter der Patienten 34 Jahre, mittlere Operationsdauer 42 min

- Succinylcholin kann wie bei stationären Patienten, also regelmäßig nicht unterhalb des Schulalters, benutzt werden.
- Als nichtdepolarisierende Relaxanzien kommen neben dem kurzwirksamen Mivacurium auch mittellangwirkende Präparate wie Vecuronium, Rocuronium oder cis-Atracurium in Betracht.

Die Unterschiede zwischen den einzelnen Anästhesieverfahren bezüglich der postoperativen Erholung werden meist überschätzt. So fanden sich in einer eigenen Untersuchung [2] beim Vergleich einer TIVA (mit Propofol und Fentanyl) und einer balancierten Anästhesie (unter Verwendung von Isofluran, Lachgas und Fentanyl nach Thiopental-Einleitung) keine relevanten Unterschiede im Aufwachverhalten (Abb. 2). Auch bei Anwendung subtilerer psychomotorischer Parameter zur Beurteilung der postoperativen Erholung waren die Unterschiede zwischen einer TIVA und verschiedenen Formen der Inhalationsanästhesie, auch nach Einschätzung durch die Patienten, eher gering [13, 14]. Es liegen weiter Hinweise vor, daß Propofol einen günstigen Einfluß auf die Inzidenz von postoperativer Übelkeit und Erbrechen hat, während Lachgas eher zu gegenteiligen Effekten führt [19]. Auch hier handelt es sich eher um dezente Unterschiede, und insgesamt kommt der Art des Eingriffs ein höherer Stellenwert als dem Anästhesieverfahren zu.

Regionalanästhesie

Auch in diesem Bereich sind einige Verfahren allgemein akzeptiert:
- axilläre Blockade des Plexus brachialis,
- intravenöse Regionalanästhesie,
- periphere Blockaden an der oberen Extremität,
- 3-in-1-Block,
- Fußblock.

Bei anderen Blockadetechniken des Plexus brachialis, so auch beim infraklavikulären Zugang, wäre vor der Entlassung eine Röntgenaufnahme zum Ausschluß eines Pneumothorax notwendig; damit kommen diese Techniken kaum in Frage. Auch die Periduralanästhesie bleibt Einzelfällen vorbehalten, weil die grundsätzlich zu bevorzugende Kathetertechnik die Entfernung des Katheters vor der Entlassung erfordert, sodaß die im stationären Bereich übliche Nutzung zur postoperativen Schmerztherapie nur ausnahmsweise zu realisieren ist. Die Eignung der Spinalanästhesie für ambulante Eingriffe wird nicht einheitlich beurteilt [15, 16]. Bei Beachtung bestimmter Voraussetzungen erscheint das Verfahren jedoch durchaus anwendbar. Dazu zählen die problemlose Punktion bei Verwendung dünner "atraumatischer" Nadeln, die vorzugsweise Verwendung mittellangwirksamer Lokalanästhetika (Mepivacain, Prilocain, Lidocain) sowie insbesondere die eingehende Instruktion des Patienten für die postoperative Phase hinsichtlich des Auftretens von Rückenschmerzen sowie sensibler oder motorischer Störungen. Bei allen Verfahren der Regionalanästhesie ist das weitgehende Abklingen der motorischen und sensiblen Blockade abzuwarten; bei rückenmarknahen Techniken sind das vollständige Abklingen und die Miktion erforderlich.

Anästhesiologische Überwachung und Analgosedierung

Auch bei ambulanten Eingriffen in operationsfeldnaher Lokalanästhesie kann die anästhesiologische Überwachung der Vitalfunktionen des Patienten ("stand by") erforderlich sein [7]. Zur Abschirmung des Patienten wird die Lokalanästhesie nicht selten durch sedierende Maßnahmen substituiert. Bei Kataraktoperationen in Lokalanästhesie führen schon geringe Dosen von Midazolam zu einer deutlichen Reduzierung der sympathoadrenergen Streßantwort mit entsprechenden günstigen Kreislaufeffekten [1]. Für Eingriffe, die lediglich eine Analgosedierung erfordern, z. B. Koloskopien, Entfernung von Paukendrainagen usw., bietet sich die Kombination von (S)-Ketamin mit Midazolam an, die eine suffiziente Abschirmung des Patienten bei erhaltener Ansprechbarkeit erlaubt.

Postoperative Überwachung und Entlassung

Die technische Ausstattung zur unmittelbaren postoperativen Überwachung unterscheidet sich nicht vom stationären Arbeitsfeld. EKG, Pulsoxymetrie und oszillometrische Blutdruckmessung sind als Standard zu betrachten. Unverzichtbar sind auch Möglichkeiten zur O_2-Applikation über Nasensonde oder Trichter (für Kinder) sowie leistungsfähige Absaugeinrichtungen, die gerade bei HNO-Eingriffen häufig benutzt werden müssen. Neben dem eigentlichen Aufwachraum kann auch die operative Tagesklinik als Aufwachbereich dienen, sofern die dort eingesetzten Mitarbeiter über eine entsprechende Ausbildung verfügen und eine gewisse Trennung von operierten und noch nicht operierten Patienten möglich ist. Bei der Versorgung von Kindern hat es sich sehr bewährt, die Eltern schon unmittelbar nach dem Eingriff wieder in Kontakt mit den Kindern zu bringen; die Aufwach- und Orientierungsphase wird dadurch wesentlich erleichtert.
Der Entlassungszeitpunkt wird grundsätzlich individuell und damit flexibel festgelegt; wichtiger als die Beachtung starrer Zeitgrenzen ist die gewissenhafte Beurteilung durch einen Arzt [6, 20]. Nach Allgemeinanästhesie kann eine Zeitspanne von etwa 2 h als Richtschnur gelten. Stets sollte auch eine Abschlußvisite durch den Operateur erfolgen. Alle getroffenen Maßnahmen und der Entlassungsbefund werden auf einem Formblatt (Abb. 3) dokumentiert, das der Akte beigefügt wird.

KLINIKUM LUMMERLAND
Abteilung für Anästhesie und Intensivmedizin

Entlassung nach ambulanten Eingriffen

Vor der Entlassung sind folgende Punkte zu beachten und vom entlassenden Arzt zu dokumentieren:

☐ Nach jedweder Allgemeinanästhesie oder einmaligem Einsatz von Opioiden zur Schmerztherapie sind 2 h vergangen, bei repetitiver Zufuhr von Fentanyl oder von Opioiden zur Schmerztherapie 4 h

☐ Nach jedweder Regionalanästhesie sind Motorik und Sensorik weitgehend wiederhergestellt

☐ Der Patient hat nach Spinal- oder Periduralanästhesie Wasser gelassen

☐ Nach infraklavikulärer Plexusblockade ist ein Pneumothorax radiologisch ausgeschlossen (Befund ist der Akte beigefügt)

☐ Die respiratorische und kardiozirkulatorische Gesamtsituation ist unauffällig

☐ Der Patient ist zu Person, Zeit und Ort wie vor dem Eingriff orientiert

☐ Der Patient kann sich ohne Unterstützung wie vor dem Eingriff bewegen

☐ Der Patient ist subjektiv ausreichend schmerzfrei

☐ Der Patient leidet nicht unter Erbrechen oder starker Übelkeit

☐ Katheter, venöse Zugänge usw. sind in der Regel entfernt und versorgt

☐ Die Abschlußvisite durch den Operateur ist erfolgt

☐ Der Transport in Begleitung und die häusliche Betreuung sind gesichert

☐ Der Patient hat das Formblatt für ambulante Anästhesien ausgefüllt erhalten, eine Kopie ist der Akte beigefügt

______________________________   ______________________________
Datum und Uhrzeit   Arzt

Abb. 3. Formblatt "Entlassung nach ambulanten Eingriffen"

Postoperative Schmerztherapie

Grundlagen

Die adäquate postoperative Schmerztherapie gehört auch bei ambulanten Eingriffen zu den selbstverständlichen Pflichten des Arztes, hier primär des Operateurs, der dazu ggf. mit dem einweisenden Hausarzt kooperiert. Bei anästhesiologisch betreuten ambulanten Patienten wird die Durchführung dagegen häufig dem Anästhesisten übertragen, was einer grundsätzlichen Absprache bedarf. In die Prüfung, ob ein Eingriff ambulant erfolgen kann, geht die postoperativ zu erwartende Schmerzintensität mit der erforderlichen Analgesie ein. Dieser Aspekt kann durchaus limitierend werden, da eine Entlassung nach Hause erst erfolgen sollte, wenn ein ausreichendes Analgesieniveau erreicht ist und erwartbar anhält.

Art und Umfang der Schmerztherapie werden wesentlich von 3 Faktoren bestimmt:
- der individuellen Situation des Patienten einschließlich des Alters und der Vorerkrankungen,
- dem Eingriff,
- dem dabei angewendeten Anästhesieverfahren.

Medikamente und Verfahren

Allgemeines

Die intraoperative Anwendung starkwirksamer Opioide, bevorzugt von Alfentanil, und geeignete Techniken der Regionalanästhesie vermindern den postoperativen Analgetikabedarf und erleichtern ein überlappendes Vorgehen in der verbleibenden stationären Phase im Sinne einer "balancierten Analgesie" [10].

Grundsätzlich ist anzustreben, die medikamentösen analgetischen Maßnahmen so früh wie möglich, d. h. noch vor dem Einsetzen starker Schmerzen, zu beginnen, und sie prophylaktisch über einen bestimmten Zeitraum fortzusetzen, um ein therapiefreies Intervall zu vermeiden. Als Analgetika finden Nichtopioid-Analgetika sowie bei Bedarf auch schwachwirksame Opioide Verwendung.

Regionalanästhesie

Durch geeignete Verfahren der Regionalanästhesie, mit denen in der Regel intraoperativ begonnen wird, läßt sich eine hervorragende und langanhaltende Analgesie erzielen [8]. Da bei ambulanten Eingriffen die repetitive Gabe weitgehend ausscheidet, müssen die Wirkdauer und das anschließend zu erwartende Schmerzniveau sorgfältig abgewogen werden. Unter den Lokalanästhetika bieten sich hier Bupivacain und Ropivacain wegen ihrer langen Wirksamkeit besonders an. Weiter ist ein überlappendes Vorgehen anzustreben, bei dem der Initialschmerz durch eine Regionalanästhesie ausgeschaltet wird und die anschließende Therapie des Restschmerzes mit prophylaktisch applizierten Analgetika erfolgt.

Folgende Verfahren der Regionalanästhesie stehen vorrangig zur Verfügung:
– subkutaner Penisringblock nach Zirkumzision,
– Infiltration von Herniotomiewunden sowie Leitungsanästhesie der Nn. ilioinguinalis,
  iliohypogastricus und genitofemoralis nach Leistenhernienoperation,
– intraartikuläre Injektion von Lokalanästhetika nach Arthroskopien.

Die intraartikuläre Applikation von Morphin soll nicht näher betrachtet werden, da die
Ergebnisse widersprüchlich sind und Morphin keine Zulassung für diese Applikationsform hat.

Nichtopioid-Analgetika

Die Grundlage der medikamentösen Schmerztherapie nach ambulanten Eingriffen bilden die Nichtopioide oder "kleinen" bzw. "peripheren" Analgetika [12], mit denen in den
meisten Fällen bei oraler oder rektaler Zufuhr eine befriedigende Analgesie zu erzielen
ist. Nichtopioid-Analgetika hemmen die periphere Prostaglandinsynthese; darüber hinaus sind auch zentrale Effekte wahrscheinlich. Sie wirken analgetisch und antipyretisch
sowie in unterschiedlicher Ausprägung antiphlogistisch und weisen gemeinsame Nebenwirkungen auf. Bei kurzfristiger Anwendung sind als seltene Nebenwirkungen insbesondere gastrointestinale Störungen, wie Blutungen und Aktivierung von Ulzera, und bei
disponierten Personen die Auslösung eines Asthmaanfalls durch Wegfall bronchodila-
tierender Prostaglandine zu nennen. Zu den relativen Kontraindikationen zählen schwere Nieren- und Leberschäden sowie hämorrhagische Diathesen.
 Die wichtigsten Vertreter sind Acetylsalicylsäure (ASS), Paracetamol, Diclofenac und
Metamizol. ASS ist das Standardanalgetikum bei allen leichteren Schmerzen. Paracetamol wird wegen der rektalen Applikationsform häufig bei Kindern benutzt und ist in
diesem Bereich führend. Diclofenac hat eine besonders ausgeprägte antiphlogistische
Wirkung und ist bei entzündungsbedingten Schmerzen und orthopädischen Krankheitsbildern besonders wirksam. Metamizol ist für akute und starke Schmerzen nichtentzünd-
licher Genese indiziert, sofern kein Opioid zur Anwendung kommt.

Schwachwirksame Opioide

Falls mit den Nichtopioiden keine suffiziente Analgesie zu erzielen ist, werden schwach-
wirksame Opioide [12] ergänzend oder allein sowohl primär als auch sekundär eingesetzt.
Als Substanzen sind vornehmlich Tilidin-Naloxon und Tramadol geeignet, die der ein-
fachen Rezeptpflicht unterliegen. Zur ambulanten Schmerztherapie werden sie in der
Regel oral oder rektal appliziert. Wirkungen und Nebenwirkungen werden über zentrale
Opioidrezeptoren vermittelt. Zu den typischen Nebenwirkungen zählen Erbrechen und
Atemdepression; letztere spielt bei regelrechter oraler oder rektaler Anwendung keine
Rolle. Tilidin, ein partieller Morphinagonist, steht in Kapsel- und Tropfenform zur
Verfügung. Die Kombination mit dem Antagonisten Naloxon soll die mißbräuchliche
Anwendung verhindern, da bei oraler Applikation das beigefügte Naloxon wegen des
hohen hepatischen First-pass-Effekts nicht zur Wirkung kommt, wogegen bei miß-
bräuchlicher parenteraler Zufuhr eine Antagonisierung eintritt. Tramadol ist chemisch
dem Morphin verwandt, aber deutlich schwächer wirksam, es kann oral und rektal (sowie
auch parenteral) appliziert werden.

Schwangerschaft und Stillzeit

Da zu diesem Fragenkomplex nur wenige gesicherte Daten vorliegen [12], ist grundsätzlich Zurückhaltung zu empfehlen; dies gilt allerdings auch und insbesondere für die Indikationsstellung zum Eingriff. Im 1. und 2. Trimenon können ehestens Paracetamol, Diclofenac und Tramadol eingesetzt werden. Höhere Dosierungen von Nichtopioiden im 3. Trimenon sind kontraindiziert, da sie durch Hemmung der Prostaglandinsynthese zum vorzeitigen Verschluß des Ductus botalli sowie zur Wehenschwäche führen können; zusätzlich wird durch ASS und Diclofenac die Blutungsneigung bei Mutter und Kind erhöht. Nach ambulanten Geburten und bei stillenden Müttern können Paracetamol, Diclofenac und Tramadol eingesetzt werden. Der Übertritt von Bupivacain in die Muttermilch ist vernachlässigbar gering.

Abzulehnende Verfahren

Von der parenteralen Applikation starkwirksamer Opioide sowie der Anwendung invasiver Verfahren der Regionalanästhesie, hier insbesondere der Katheter-Periduralanästhesie, zur häuslichen Schmerztherapie nach ambulanten Eingriffen wird dringend abgeraten. Die Überschreitung des dargestellten Rahmens ist regelmäßig als Kontraindikation für ein ambulantes Vorgehen und als Indikation zur stationären Aufnahme zu werten.

Zusammenfassung

Die Anästhesie bei ambulanten Eingriffen ist weniger durch spezielle fachliche Herausforderungen, sondern hauptsächlich durch die notwendigen organisatorischen Maßnahmen gekennzeichnet. Mit wenigen Einschränkungen können die klinisch etablierten Verfahren genutzt werden. Die postoperative Schmerztherapie ist integraler Bestandteil des therapeutischen Konzepts. Um unnötige Risiken zu vermeiden, darf ein bestimmter Rahmen nicht überschritten werden. Art und Ausmaß der postoperativen Schmerztherapie können zum limitierenden Moment eines ambulanten Eingriffs werden; hier sind die individuellen Bedürfnisse der Patienten zu berücksichtigen. Die besten Ergebnisse sind von einem kombinierten und überlappenden Vorgehen im Sinne der balancierten Analgesie zu erwarten, die geeignete Verfahren der Allgemein- und Regionalanästhesie mit dem Einsatz von Nichtopioiden und schwachwirksamen Opioiden verbindet.

Literatur

1. Adams HA, Hessemer V, Hempelmann G, Jacobi KW (1992) Die endokrine Streßantwort bei Kataraktoperationen in Lokalanästhesie. Klin Monatsbl Augenheilkd 200: 273–277
2. Adams HA, Schmitz CS, Baltes-Götz B (1994) Endokrine Streßreaktion, Kreislauf- und Aufwachverhalten bei totaler intravenöser und Inhalationsanästhesie: Propofol vs. Isofluran. Anästhesist 43: 730–737
3. Biermann E (1997) Einwilligung und Aufklärung in der Anästhesie. Rechtsgrundlagen und forensische Konsequenzen. Anästhesiol Intensivmed Notfallmed Schmerzther 32: 427–452
4. Burkhardt U, Wild L, Vetter B, Olthoff D (1997) Modulation der Streßantwort bei Kindern während der präoperativen Vorbereitung. Anästhesist 46: 850–855

5. Dick W (1997) Die Anästhesieambulanz – Lösung des Problems? Anästhesist 46 [Suppl 2]: 96–98
6. Groh J, Ney L (1997) Entlassung nach ambulanter Anästhesie. Anästhesist 46 [Suppl 2]: I–VII
7. Heinze J, Banzhaf H, Birkle M, Menzel D (1993) Stand by-Anästhesie – nur "dabei sein"? Anästh Intensivmed 34: 89–92
8. Hinkle AJ (1987) Percutaneous inguinal block for the outpatient management of post-herniorrhaphy pain in children. Anesthesiology 67: 411–413
9. Larsen R (1994) Anästhesie, 4. Aufl. Urban & Schwarzenberg, München Wien Baltimore
10. Lehmann K (1994) Analgetika mit antipyretischer Wirkung: Klinische Erfahrungen. In: Lehmann K (Hrsg) Der postoperative Schmerz. Bedeutung, Diagnose und Behandlung, 2. Aufl. Springer, Berlin Heidelberg New York Tokio, S 167–183
11. List WF (1995) Vorbereitung des Patienten. In: Doenicke A, Kettler D, List WF, Radke J, Tarnow J (Hrsg) Anästhesiologie, 7. Aufl. Springer, Berlin Heidelberg New York Tokio, S 8–32
12. Mutschler E (1996) Arzneimittelwirkungen. Lehrbuch der Pharmakologie und Toxikologie. Mit einführenden Kapiteln in die Anatomie, Physiologie und Pathophysiologie, 7. Aufl. Wiss Verlagsges, Stuttgart, S 182–209
13. Nightingale JJ, Lewis IH (1992) Recovery from day-case anaesthesia: Comparison of total i.v. anaesthesia using propofol with an inhalation technique. Br J Anaesth 68: 356–359
14. Pollard BJ, Bryan A, Bennett D et al. (1994) Recovery after oral surgery with halothane, enflurane, isoflurane or propofol anaesthesia. Br J Anaesth 72: 559–566
15. Schulte-Sasse U (1995) Anästhesie für Operationen bei ambulanten Patienten: Organisatorische Aspekte des Krankenhausarztes. Anästhesiol Intensivmed Notfallmed Schmerzther 30: 77–85
16. Sticher J, Hempelmann G (1997) Anästhesiologisches Management bei ambulanten Operationen. Patientenauswahl, Prämedikationsvisite, Anästhesieverfahren, postoperative Phase und Entlassung, Arbeitsplatz "Ambulante Anästhesie". Anästhesiol Intensivmed Notfallmed Schmerzther 32: 687–698
17. Thöns M, Zenz M (1997) Vorbereitung des Patienten zur Regionalanästhesie. Anästh Intensivmed 38: 464–469 (mit Erratum S 508)
18. Van Aken H, Rolf N (1997) Die präoperative Evaluierung und Vorbereitung. Die Sicht des Anästhesisten. Anästhesist 46 [Suppl 2]: 80–84
19. Watcha MF, Simeon RM, White PF, Stevens JL (1991) Effect of propofol on the incidence of postoperative vomiting after strabismus surgery in pediatric outpatients. Anesthesiology 75: 204–209
20. Zander J (1997) Nach dem Aufwachraum – welche Patienten wohin? Anästhesist 46 [Suppl 2]: 132–136

Tumorschmerztherapie

S. Piepenbrock, H.-B. Sittig

Einführung

Schmerz ist seit jeher Wegbegleiter des Menschen. Gerade bei den in der Tumorbehandlung Tätigen ist der Schmerz allgegenwärtig. Meist ist es der Schmerz, der zur Diagnose „Krebs", der den Menschen zum Arzt, ins Krankenhaus, zu einer Behandlung oder Operation führt. Doch was ist Schmerz eigentlich? „Schmerz ist, wenn es weh tut", sagt der Volksmund.

Schmerz ist lebensnotwendig und vielgestaltig. Er ist eine Sinneswahrnehmung, der den Organismus als Alarmgeber davor warnt, daß er an einer Stelle Schaden nimmt oder zu nehmen droht. Ist die Schmerzwahrnehmung z. B. von Geburt an oder nach einer Rückenmarkschädigung gestört, drohen wegen nicht bemerkter und dann nicht versorgter banaler Hautverletzungen schwere Infektionen und Folgeschäden. Doch Schmerz ist wesentlich mehr als eine reine Sinneswahrnehmung. Vielmehr ist er eine den Menschen in seiner Gesamtheit betreffende persönliche Erfahrung. Er ist ein individuelles, psychophysisches Erlebnis, in das persönliche Schmerzerfahrungen, soziale, ökonomische und kulturelle Hintergründe und Erfahrungen einfließen.

Der Schmerz ist nicht direkt erfaß- oder meßbar. So wie der Betroffene kann kein Außenstehender den Schmerz erleben. Unabhängig von der mutmaßlichen Ursache gilt: nur der Patient nimmt seinen Schmerz wahr. Also sind seine Schmerzangaben ernst zu nehmen, auch wenn sie zunächst nicht nachvollziehbar erscheinen. Schmerz bedroht den Patienten in seiner Integrität und ist meist von Angst, Rückzug und Depression begleitet. Schmerz hat auch eine kulturelle Dimension und kann sehr verschieden mitgeteilt werden.

Wichtig ist ein vorurteilsloser Umgang mit dem Schmerzleidenden. Schmerz ist ferner eine Aussage und teilt etwas mit: Verletztsein oder Verletzlichkeit, Hilfsbedürftigkeit, Verzweiflung, Verlangen nach Zuwendung und Rücksicht. Ziel der Behandlung und Pflege von Tumorpatienten mit Schmerzen ist es, die Ursache der Schmerzen zu ergründen und diese soweit als möglich zu beseitigen oder die Beschwerden soweit zu lindern, daß sie für den Betroffenen erträglich bleiben. Dies kann nicht nur durch die alleinige Applikation von Medikamenten gelingen. Mindestens genau so wichtig ist die Einbeziehung aller Möglichkeiten anderer Fachdisziplinen und emotionale Unterstützung des betroffenen Patienten durch Verständnis, Trost, Zuwendung und menschliche Wärme.

Schmerzentstehung

Überall in der Haut, in den Muskeln, Knochen, Gefäßen, in den Organen und Gelenken dienen v. a. freie Nervenendigungen als Schmerzrezeptoren. Unabhängig von der zugrunde liegenden Gewebeschädigung werden diese durch Botenstoffe oder chemische

Stoffe, die bei Gewebeschädigung oder bei Entzündungsreaktion aus den betroffenen Zellen freigesetzt werden, aktiviert oder in ihrer Aktivität moduliert.

Schmerzleitung

Über die schnell leitenden A-Fasern und die langsameren C-Fasern, die den peripheren Nerven beigemischt sind, gelangen die Nervensignale zum Rückenmark. Dort endet das 1. Neuron der Schmerzleitungsbahn und beginnt das 2. Neuron der Schmerzbahn, der Vorderseitenstrang des kontralateralen Rückenmarks. Die Neurone des Tractus spinothalamicus enden in den spezifischen oder unspezifischen Thalamuskernen, andere im Hirnstamm oder Zwischenhirn. Aus den unspezifischen Thalamuskernen gelangen Fasern des 3. Neurons der Schmerzleitung in die affektiven Großhirnareale, aus den spezifischen Kernarealen des Thalamus gelangen andere Fasern in den sensorischen Neokortex. Die Schmerzbahn ist jedoch keine „Einbahnstraße". Vom Hirn aus gelangen absteigende hemmende Bahnen zum Rückenmark, sodaß bereits auf Rückenmarkebene die Weiterleitung von Schmerzsignalen moduliert oder gar unterdrückt werden kann.

Zentrale Schmerzwahrnehmung

Erst wenn die Schmerzsignale in die sensorischen Großhirnrindenfelder gelangen, dringt der Schmerz ins Bewußtsein. Aus den affektiven Großhirnarealen wird die Gefühlsqualität und der Effekt beigesteuert.

Schmerzschwelle und Schmerztoleranz

Während die Schmerzschwelle, oberhalb derer ein Schmerzreiz ins Bewußtsein dringt, bei fast allen Menschen ungefähr gleich ist, ist die Schmerztoleranz, nämlich die Fähigkeit, Schmerzen zu ertragen, individuell und zeitlich sehr unterschiedlich.

Schmerzformen

Zur differenzierten Schmerzbehandlung ist die Unterscheidung der verschiedenen Schmerzformen unerläßlich. Die Schmerzen werden in nozizeptorvermittelte oder neurogene/neuropathische Schmerzqualitäten, akute oder chronische Schmerzen, vorwiegend somatische Schmerzen oder Schmerzen ohne adäquates organisches Korrelat eingeteilt.

Nozizeptorvermittelter Schmerz

Die nozizeptorvermittelten Schmerzqualitäten sind der
1. Oberflächenschmerz, der in den schnellen, spitzen, hellen, gut lokalisierbaren Oberflächenerstschmerz und den weniger gut lokalisierbaren, dumpfen Oberflächenzweitschmerz unterteilt wird,

2. viszerale oder Eingeweideschmerz, der meist von vegetativen Sensationen begleitet, kolikartigen, dumpfen Charakter hat, von den Eingeweiden herrührt und schlecht lokalisierbar ist,
3. Tiefenschmerz, der dumpf ausstrahlend von den Bändern, Gelenken und Muskeln ausgeht.

Neuropathischer Schmerz

Von den nozizeptorvermittelten Schmerzqualitäten zu unterscheiden sind die neurogenen bzw. neuropathischen Schmerzen, die bei Nervenläsion, -affektion oder -infiltration auftreten und entweder als brennend, elektrisierend oder blitzartig einschießend imponieren. Der Ort der tatsächlichen Nervenläsion kann nicht erkannt werden, vielmehr werden diese Schmerzen in dem Areal empfunden, das von diesem Nerv sensibel versorgt wird.

Akuter Schmerz

Akute Schmerzen haben immer eine Alarmfunktion und bedürfen intensiver somatischer Diagnostik, Abklärung und zielgerichteter, nach Möglichkeit kausaler Therapie.

Chronischer Schmerz

Von chronischen Schmerzen wird vereinbarungsgemäß gesprochen, wenn Schmerzen länger als 6 Monate bestehen. Doch ist dies nicht das einzige Kriterium, das chronische Schmerzen auszeichnet. Es kommen u. a. kognitive und verhaltensspezifische Merkmale des betroffenen Patienten hinzu.

Psychische Einflüsse

Schmerz ist immer auch Ausdruck einer inneren Befindlichkeit, des Verletztseins, des Hilfesuchens. Viele psychologische Einflüsse auf die Schmerzen sind unbestritten. Hilfreich in der Therapie von Tumorschmerzpatienten ist die Kenntnis der 4 Verarbeitungsphasen bei letal verlaufenden Krankheiten nach Kübler-Ross. Zunächst zeigt sich bei den betroffenen Patienten die Phase der Verdrängung, dann die der Auflehnung, gefolgt von der Phase der Depression und Verzweiflung, welche dann letztendlich in die ruhige, gefaßte Phase der Annahme und Fügung in das unvermeidliche Schicksal mündet. Der zeitliche Ablauf dieser 4 Phasen ist individuell sehr unterschiedlich.

Individuelle Schmerzkonzepte

Für den Therapeuten ist die Kenntnis des individuellen Schmerzkonzepts des Patienten von großer Wichtigkeit. Der Schmerz kann als Schuld und Sühne, als Bestrafung, als unverstandene und unvermeidliche Katastrophe, als „Sündenbockfunktion" oder ähnliches vom Patienten erlebt werden. Dem patientenindividuellen Schmerzkonzept entsprechend kann der Therapeut auf kognitiver Ebene auf den Patienten Einfluß nehmen, um das Schmerzverständnis des Patienten in angemessener Weise zu korrigieren, ihn zu entlasten und ihm den Umgang mit seinen Schmerzen zu erleichtern.

Kulturelle Schmerzkonzepte

Nicht nur die Individuen, auch die verschiedenen Kulturen haben ein sehr unterschiedliches Verständnis von Schmerz und angemessenem Umgang mit diesem Schmerz. „Ein Junge darf, im Gegensatz zu einem Mädchen, nicht weinen; ein Indianer kennt keinen Schmerz, É" Die Kenntnis und das Verständnis dieser kulturell unterschiedlichen Schmerzkonzepte erleichtert dem Therapeuten den Umgang mit den betroffenen Patienten.

Schmerzmessung

Für den Nichtbetroffenen ist der Schmerz des betroffenen Patienten nicht direkt zugänglich oder gar meßbar wie z. B. der Blutdruck oder die Herzfrequenz. Also ist der Untersucher und Therapeut auf die Angaben des Patienten und dessen subjektive Einschätzung seiner Schmerzstärke angewiesen. Zur Schmerztherapieverlaufs- und -erfolgskontrolle werden üblicherweise visuelle Analogskalen (VAS) oder verbal rating scales" (VRS) eingesetzt. Die VAS hat i. allg. eine Skalierung von 0=kein Schmerz bis 10 (oder 100)=unerträglicher Schmerz. Der vom Patienten eingestellte oder angegebe Wert wird täglich mehrmals in einem Schmerztagebuch notiert, sodaß sich Tendenzen hinsichtlich Schmerzausmaß, -linderung oder -verstärkung frühzeitig erkennen und behandeln lassen. Ein erstrebenswerter „Wert" auf der VAS (0–10) liegt bei etwa 3, bei dem sich die meisten Patienten zufriedenstellend schmerzgelindert fühlen.

Schmerzdiagnostik

Als hilfreiches anamnestisches „Instrumentarium" haben sich die „5 W" erwiesen:
- *Was schmerzt?*
- *Wann?*
- *Wie?*
- *Wohin strahlt es aus?*
- *Was beeinflußt den Schmerz?*

Nicht alle vom Tumorpatienten beklagten Schmerzen sind tumorbedingte Schmerzen. Auch ein Tumorpatient kann unter muskulären Verspannungen durch Fehl- oder Überbelastung, einem Harnwegsinfekt, einer Lungenentzündung o. ä. leiden. Wichtig ist deshalb nicht nur symptomatische Therapie und Symptomkontrolle, sondern in erster Linie immer auch die Suche nach den Ursachen insbesondere neuaufgetretener Schmerzen und deren nach Möglichkeit kausalen Therapie.

Eine eventuell opioidbedingte Obstipation darf nicht durch die Steigerung der Opioiddosis „behandelt" werden. Auch die Ursachen für Tumorschmerzen können vielfältig sein. Sie bedürfen deshalb einer genauen Eruierung, um dann nach Schmerzursache, Schmerzqualität, Schmerzintensität und Schmerzdauer durch entsprechend differenzierte und gezielte Intervention und Medikation gelindert werden zu können. Schmerzursachen für Tumorschmerzen können z. B. Nervenkompression, Obstruktion von

Hohlorganen, Kapselspannung, Infiltration von Weichteilen oder Knochen, perifokales Ödem oder Nekrosen sein. Neben der Anamnese hat immer auch eine gewissenhafte körperliche Untersuchung des Tumorschmerzpatienten mit entsprechender Dokumentation zu erfolgen.

Therapie des Tumorschmerzes

Krebsschmerzen sind nicht nur ein rein körperliches Problem, somit kann die Therapie nicht nur mit Medikamenten allein erfolgen. Vor oder parallel zur Einleitung einer jeden supportiven, symptomatischen Tumorschmerztherapie hat immer auch die Suche nach den Schmerzursachen und nach Möglichkeit deren Beseitigung zu stehen. Die Tumorschmerztherapie hat eine ganzheitliche Therapie zu sein, die sich nicht nur auf eine Säule stützt.

Die Tumorschmerztherapie ist eine interdisziplinäre Aufgabe. Die Möglichkeiten der Onkologie, der Chemotherapeutika, der Radiologie, der Bestrahlung, der Pharmakologie, der Anästhesie, der physikalischen Therapie, der psychologischen Therapie, die der Seelsorge, der Sozial- und Arbeitsmedizin, der Familientherapie, der Chirurgie, der Neurochirurgie oder die der inneren Medizin sollten immer mitbedacht und in die kurative oder palliative Tumorschmerztherapie miteinbezogen werden. Systematisch lassen sich nichtmedikamentöse und medikamentöse Therapieverfahren unterscheiden.

Nichtmedikamentöse Schmerztherapie

Psychologische Verfahren

Ein von Angst und Depressionen bestimmtes Verhalten und Erleben kann den Schmerz für den Patienten übermächtig werden lassen. Auch bei Patienten mit Tumorschmerzen ist im Einzelfall der Einsatz von psychotherapeutischen Interventionen zu überlegen. Wunderheilungen sind dadurch nicht zu erwarten, jedoch kann es gelingen, den Patienten aus seiner passiven Opferrolle zu lösen und wieder zu aktivieren. Wesentlich für die Therapieerfolge sind immer auch „unspezifische" Elemente wie Erwartung des Patienten und Zuwendung des Therapeuten, der den Patienten ernst nimmt, dessen Befürchtungen und Vorstellungen erkennt und so weit als möglich auf diese eingeht.

Angst. Angst spielt in der Schmerzverarbeitung eine wesentliche Rolle und führt zu einer zusätzlichen Bedrohung und zum Übermächtigwerden des Schmerzes. Durch einfühlsames Zuhören und verständnisvolle Informationen kann ein vertrauensvolles Arzt-Patienten-Verhältnis aufgebaut und Unsicherheit, Hilflosigkeit und Angst auf Seiten des Patienten abgebaut werden.

Operante Konditionierung. Ziel der operanten Konditionierung ist es, positive, gesunde Verhaltensweisen und Aktivitäten des Patienten systematisch zu verstärken.

Kognitive Verhaltenstherapie. Ziel der kognitiven Verhaltenstherapie ist, daß der Patient Faktoren erkennen lernt, die Einfluß auf seine Schmerzen haben, und daß er dann die Fähigkeit einübt, sich in seinem Verhalten den neuen Rahmenbedingungen und Belastungsgrenzen anzupassen.

Entspannungstechniken. In Einzelfällen kann auch für Tumorschmerzpatienten das autogene Training (AT) nach Schulz oder die progressive Muskelrelaxation nach Jacobson sinnvoll sein. Beide Verfahren sind wirksam, leicht in Gruppen oder Einzelsitzungen zu erlernen und bereits nach kurzer Zeit selbständig überall durchführbar. Das AT setzt zunächst auf bewußtes Erfühlen von bekannten Körperempfindungen wie Wärme, Schwere, Atmung, Herzschlag etc. und dann auf den selbstsuggestiven Einsatz und die positive Modifikation dieser Empfindungen. Bei der progressiven Muskelentspannung lernt der Patient, die nach einer willentlich maximalisometrischen Muskelanspannung sehr intensive Entspannung bewußt wahrzunehmen. Diese intensive, zunächst nur lokale Entspannung wird nach einiger Übungszeit generalisiert.

Biofeedback. Über das Messen und dann Hör- und Sichtbarmachen bestimmter physiologischer Vorgänge wie Muskelspannung, Herzfrequenz, Blutdruck ö. ä. lernt der Patient, seinen Körper und den Umgang mit diesem besser zu verstehen und z. B. durch Entspannung zu beeinflussen. In Einzelfällen kann dieses Verfahren auch bei Tumorpatienten indiziert sein.

Musik. In Studien konnte die schmerzlindernde Wirkung von Musik auch bei Tumorschmerzpatienten eindeutig belegt werden. Die Organisation mit professioneller Therapiehilfe ist aber nicht zuletzt aus finanziellen Gründen nur selten realisierbar, wobei es jedoch ein leichtes ist, den Patienten zur Selbstanwendung zu motivieren.

Physikalische Verfahren

Die physikalischen Therapieverfahren aktivieren die Heilkräfte des Körpers durch physikalische Faktoren wie Wärme, Kälte, Licht, Wasser, mechanische Energie, dynamische Kräfte und Elektrizität. Dabei sollen sowohl kurzfristige Reaktionen auf die Reize provoziert als auch langfristige in Gang gesetzt werden. Die physikalischen Therapien durchbrechen den Kreislauf „Schmerz – Muskelverspannung – Durchblutungsstörung 6 – Schmerz", indem sie den Muskeltonus senken und die Durchblutung fördern. Außerdem kann die damit verbundene menschliche Zuwendung Balsam für die Seele sein.

Berührung. Die bewußte Berührung mit der Hand wirkt nebenwirkungsfrei beruhigend, lindernd und wärmend. Dies wird u. a. bei der Vibrationstherapie zur Behandlung von Muskelschmerzen, Verspannungen, Nerven- und Amputationsschmerzen ausgenutzt.

Massage. Bei der Massage kommt es u. a. zur Ausschüttung von köpereigenen Endorphinen. Die Massage ist ein ideales Medium, sich dem Kranken zuzuwenden. Sie vermittelt wohltuenden Körperkontakt und unterstützt allgemeine und muskuläre Entspannung. Die Massage verlangt keine Eigenaktivität und sollte deshalb nicht anstelle, sondern zur Vorbereitung aktiver Behandlungsformen eingesetzt werden.

Körperliches Training. Auch körperliches Training erzeugt über die Aktivierung des körpereigenen Endorphinsystems positive Gefühle und stützt das Selbstwert- und Lebensgefühl. Ferner kann durch gezieltes, wohldosiertes körperliches Training die körperliche Leistungsfähigkeit und Fitneß des Tumorpatienten gesteigert, erhalten oder deren Verfall verzögert werden.

Bewegungstherapie. Durch die Schulung des Tumorpatienten soll der Kreislauf „Schmerz – Verspannung – Fehlhaltung – Verspannung – Schmerz" durchbrochen werden. Er soll lernen, die Folgen seiner schmerzbedingten Schonhaltung, die wiederum zu neuen Schmerzen führen kann, durch gezielt entlastende Übungen zu kompensieren.

Elektrotherapie. Niedrigfrequenter elektrischer Strom verändert vermutlich beim Durchfließen des Körpers das Ionenmilieu an den Membranen und bewirkt so durch Beeinflussung der sensiblen Nerven eine Analgesie. Hochfrequenter Strom wirkt durch die Erzeugung von Wärme.

Transkutane elektrische Nervenstimulation (TENS). Bei der TENS-Therapie wird über in der Größe angepaßte Gelelektroden Strom definierter Impulsbreite und Frequenz in vom Patienten selbst zu wählender Stärke und Häufigkeit appliziert. Es gibt 3 TENS-Arten: die hochfrequente TENS (80–100 Hz), die niedrigfrequente TENS (1–10 Hz) und die Burststimulation mit 2 sich überlagernden Frequenzen, a: Grundfrequenz 1–5 Hz, b: innere Frequenz 100 Hz. Indikationen für TENS sind besonders lokale Schmerzen aus dem muskuloskelettalen Bereich, Rückenbeschwerden oder Neuralgien. Der Vorteil der TENS ist die Nebenwirkungsarmut, der Analgetikaspareffekt und die Selbstanwendbarkeit durch den mobilbleibenden Patienten.

Kryotherapie. Durch Kälteeinwirkung werden lokal entzündliche Prozesse, die Freisetzung von Entzündungsmediatoren, der Austritt von Flüssigkeit und Zellen aus Blut- und Lymphbahn und auch die Aktivität der Schmerzrezeptoren direkt gehemmt.

Thermotherapie. Wärme bewirkt eine Gefäßerweiterung und Entspannung der Muskulatur. Bei akut entzündlichen Veränderungen ist Wärmeapplikation kontraindiziert.

Ergotherapie. Das Ziel der Ergotherapie ist die Förderung der Selbständigkeit des Patienten in allen menschlichen Aspekten. Der Patient soll lernen, die aus seiner Krankheit resultierenden Einschränkungen zu akzeptieren, zu kompensieren und mit ihnen zu leben. Das funktionelle Training dient der funktionsorientierten Gelenkmobilisation, dem Gelenkschutz, der Steigerung der Muskelkraft, Beweglichkeit und Koordinationsfähigkeit. Das Selbsthilfetraining soll dem Patienten ermöglichen, seinen alltäglichen Bedürfnissen so lang als möglich selbst nachzukommen.

Chirurgische Verfahren

Pathologische Frakturen werden durch lokalisierte Knochenveränderungen, in 85% der Fälle durch Metastasen, hervorgerufen. Primäre Knochentumoren sind selten Ursache pathologischer Frakturen.

Die Inzidenz von Knochenmetastasen ist beim Mammakarzinom und beim Prostatakarzinom mit bis zu 85% am höchsten. Allerdings finden wir beim Mammakarzinom regelmäßig osteolytische, beim Prostatakarzinom dagegen osteoplastische Metastasen. Die Inzidenz von Metastasen ist im Spongiosa- und Markraumbereich der langen Röhrenknochen am größten, da sie direkt proportional zur Knochengewebedurchblutung ist. Am häufigsten treten pathologische Frakturen in den am meisten belasteten Skelettabschnitten auf, insbesondere also im Bereich des proximalen Femurendes. Für die Therapie ist bei der für den Patienten nur noch kurz verbleibenden Lebensspanne eine sofortige

Schmerzbeseitigung, Belastbarkeit und weitest mögliche Funktionserhaltung anzustreben.

Untere Extremitäten. Bei Schenkelhals-, Femurkopf- oder Trochanterbefall kann eine belastungsstabile Versorgung nur durch eine Hüftgelenkresektion und Tumorprothesenimplantation erfolgen. Bei Patienten in fortgeschrittenen Tumorstadien oder stark reduziertem Allgemeinzustand kann eine Mark- oder Verriegelungsnagelung, bei Verletzungen im proximalen Femurbereich eine Ender-Nagelung durchgeführt werden. Metastasen im Tibiabereich sind selten. Hier kann bei Tibiakopfbefall nur eine Kniegelenkstumorprothese implantiert werden.

Obere Extremitäten. Wegen der geringeren biomechanischen Belastung im Bereich der oberen Extremität unterscheiden sich die chirurgischen Behandlungsstrategien hier erheblich. Bei Befall des proximalen Humerusendes kann die Resektion desselben erfolgen. Dieses Ende kann dann durch eine entsprechend lang gewählte, isoelastische Humeruskopfprothese ersetzt werden. Bei Humerusschaftmetastasen reicht i. allg. eine Metastasenresektion und Plattenverbundostesosynthese, bei proximaler Lokalisation ggf. die Resektion und Verriegelungsnagel-Verbundosteosynthese aus. Eine intramedulläre Schienung mittels Bünder- oder Verriegelungsnagelung ohne Metastasenresektion wird im allgemeinen bei Patienten in stark reduzierten Allgemeinzustand und weit fortgeschrittener Metastasierung durchgeführt.

Wirbelkörperbereich und Becken. Nur bei Instabilität, drohender Querschnittslähmung und noch langer Lebenserwartung werden die Metastasen je nach Lokalisation von ventral, dorsal oder ventral und dorsal reseziert und die Wirbelsäule mittels Verbundplattenosteosynthese oder/und in- oder externen Fixateursystemen stabilisiert. Bei metastatischem Beckenbefall besteht nur bei Hüftgelenkpfannendestruktion mit entsprechenden Belastungsschmerzen nach Resektion derselben die Indikation zur Pfannenaufbauschale oder Beckenteilplastik. Auch bei nicht belasteten Skelettabschnitten kann zur Stabilisierung verbliebener Knochendefekte nach Resektion bei drohender Exulzeration eine Operationsindikation gegeben sein.

Allgemeinchirurgische Möglichkeiten

Auch die Allgemeinchirurgie kann in Rahmen eines multinodalen Therapieansatzes nach interdisziplinärer Abstimmung im Bereich der palliativen Tumorschmerztherapie eine Vielzahl palliativer Verfahren zur Schmerzlinderung zur Verfügung stellen. Im Vordergrund stehen bei obstruierenden Tumoren im Bereich des Verdauungstraktes die Wiederherstellung der Passage durch Laser, Bougierung, Tubus oder Stenteinlage, perkutane Gastrostomie, Anus-praeter-Anlage, ferner durch Lebersegmentresektion, intraarterielle Chemotherapie oder Chemoembolisation, peritoneale Chemotherapie, Wiederherstellen des Galleabflusses z. B. durch PTCA, Umgehungsanastomosen bei kolorektalen Tumoren etc. Durch lokale palliative Extirpation obstruierender oder komprimierender Tumoren kann oft eine langfristige Schmerzreduktion oder auch Schmerzfreiheit erreicht werden. Von den Chirurgen werden Kathetersysteme intravasal z. B. zur Durchführung einer medikamentösen Dauertherapie implantiert.

Neurochirurgische Tumorschmerzbehandlung

Bei der neurochirurgischen destruierenden Schmerzbehandlung ist zu berücksichtigen, daß alle diese Verfahren zwar kurzfristig Schmerzlinderung bringen, nach einigen Wochen in den meisten Fällen aber die alten Schmerzen wieder auftreten. Deshalb sind diese schmerzausschaltenden Verfahren nur besonderen Einzelfällen vorbehalten.

Rhizotomie, Radikotomie. Die Durchschneidung der hinteren Rückenmarkwurzel soll zwar nach der klassischen Lehre der Physiologie alle sensiblen Wahrnehmungen unterbrechen, die durch die hinteren Nervenwurzeln ins Rückenmark gelangen, jedoch zeigte sich in der Mehrzahl der Fälle nicht die gewünschte Analgesie.

Anterolaterale und spinothalamische Chordotomie. Die offene Vorderseitenstrangdurchtrennung eignet sich ggf. für Schmerzzustände, die durch maligne, inoperable Prozesse im Beckenbereich oder der unteren Extremitäten hervorgerufen werden, wenn sich durch keine andere schmerztherapeutische Maßnahme eine zufriedenstellende Schmerzlinderung erreichen läßt.

Kommissurotomie. Die mediolongitudinale Myelotomie kann versucht werden, wenn sich bei inoperablen, malignen Prozessen im Beckenbereich oder im Bereich der unteren Extremitäten durch keine andere schmerztherapeutische Maßnahme eine zufriedenstellende Schmerzlinderung erreichen läßt.

Perkutane Chordotomie. Bei der perkutanen Chordotomie wird halb stereotaktisch perkutan der Tractus spinothalamicus wärmekoaguliert. Diese Methode hat den Vorteil der geringen Invasivität, sodaß sich bei zervikaler Durchführung auch Schmerzen in den oberen Extremitäten und im thorakalen Bereich ausschalten lassen und daß sich durch intraoperative Neurostimulation das auszuschaltende Gebiet recht genau bestimmen läßt.

Implantation von Pumpen. Durch den Neurochirurgen wird die Implantation von Pumpen oder Kathetern zur intrathekalen oder intraventrikulären Applikation schmerzstillender Medikamente bei anders nicht beherrschbaren Tumorschmerzen durchgeführt.

Onkologische Tumorschmerztherapie

Als palliative Tumorschmerzbehandlung sollte sehr sorgfältig und kritisch der therapeutische Gewinn der Chemotherapie den Belastungen dieser Behandlungsform gegenübergestellt werden. Zwar ist durch die Chemotherapie eine Tumormassenverkleinerung und damit auch Schmerzreduktion zu erwarten, dafür müssen aber auch die u. U. sehr belastenden Begleitwirkungen der Chemotherapie berücksichtigt werden, denn im Vordergrund aller therapeutischen Bemühungen steht die Erhaltung einer möglichst guten Lebensqualität über einen langen Zeitraum. Durch eine Chemotherapie kann z. B. ein latenter Infekt aktiviert werden. Viele Substanzen werden erst in der Leber aktiviert oder metabolisiert und können so das Restparenchym schädigen, viele Chemotherapeutika sind lungen-, kardio- oder nephrotoxisch, durch den massiven Zellzerfall kann der Serumharnsäurespiegel plötzlich stark ansteigen und die Nierenrestfunktion zum Erliegen kommen. Limitierend für eine Chemotherapie ist in der Regel die Knochenmarkreserve. Mit zunehmender Entdifferenzierung und Vaskularisierung wird der Tumor der

Chemotherapie gegenüber empfindlicher, der Erfolg einer Chemotherapie steht im umgekehrten Verhältnis zur Tumorgröße. Eine wesentliche Voraussetzung für die Wirksamkeit der Chemotherapie ist eine genügend hohe Konzentration der metabolisch wirksamen Form des Therapeutikums zum adäquaten Zeitpunkt im Generationszyklus einer proliferierenden Tumorzelle. Dies führte zur Entwicklung regionaler Chemotherapieverfahren.

Durch intraarterielle Infusion eines Chemotherapeutikums über implantierte Katheter- oder Pumpensysteme lassen sich solch hohe Wirkspiegel in einzelnen Organen wie z. B. der Leber, im kleinen Becken, dem HNO-Bereich oder den Extremitäten erzielen. Bei der Meningitis, Pleuritis oder Peritonitis carcinomatosa werden Zytostatika direkt appliziert. Da alle Chemotherapeutika aufgrund ihrer antineoplastischen Wirkung nicht nur ausschließlich die Tumorzellen angreifen, treten als Nebenwirkungen aufgrund der proliferationshemmenden Wirkung auf das Knochenmark Anämie, Leukopenie, Thrombopenie, auf das Epithel der Haut Alopezie und auf die Schleimhaut des Magen-Darm-Traktes Diarrhö und Stomatitis auf. Zusätzlich kann durch Chemotherapeutika Anorexie, Nausea und Emesis verursacht werden. Im Rahmen einer systemischen antineoplastischen Therapie können durch die Therapie selbst Schmerzen induziert werden.

Chemotherapieinduzierte Schmerzen. Die häufigsten chemotherapieinduzierten Schmerzen sind: Stomatitis, Mukositis, Neuritis, Ileus, Abdominalkrämpfe, Phlebitis, Ulcus duodeni, Zystitis, Dermatitis, Myopathie, Knochenschmerzen. Ihrer Prophylaxe und frühzeitigen Erkennung kommt in der palliativen Tumorschmerzbehandlung mittels Chemotherapeutika eine besondere Bedeutung zu, da sie schnell zu einer Verschlechterung der Lebensqualität des Patienten führen und zur klinisch führenden Symptomatik werden können.

Tumoren mit guter Remission. Längerfristige, palliative Indikation mit guter Remission ist bei folgenden Tumoren gegeben: CML, CLL, Prostatakarzinom, multiples Myelom, Mammakarzinom, embryonale Tumoren des Kindesalters (ohne Wilms-Tumor), Ovarialkarzinome FIGO III–IV, Endometriumkarzinom, Sarkome des Stützgewebes, Plattenepithelkarzinome des HNO-Bereiches, Medulloblastom.

Noch sensible Tumoren. Zu den noch sensiblen Tumoren mit Remissionen unter 50% gehören: Adenokarzinom des Gastrointestinaltraktes, Plattenepithelkarzinome des weiblichen Genitales, nichtkleinzellige Bronchialkarzinome, Ösophaguskarzinome, Hirntumoren, Harnblasenkarzinome.

Resistente Tumoren. Zu den weitgehend resistenten Tumoren zählen: Hypernephrom, Pankreaskarzinom, Leberzellkarzinom, Gallengangskarzinom, Schilddrüsenkarzinom, Plattenepithelkarzinom, malignes Melanom.

Radiologische Therapie (RT)

Bestimmte Tumoren sind strahlensensibel und durch Bestrahlung mit ionisierenden Strahlen kurativ heilbar. Ionisiernde Strahlen haben in kleinen Einzeldosen eine antiphlogistische und analgetische Wirkung. Dies macht sich die Strahlentherapie bei entzündlichen Reizzuständen zunutze. Insbesondere bei Knochenmetastasen, drohender Fraktur, diffusem Knochenbefall oder Weichteilinfiltration ist eine palliative Bestrahlung indiziert. Diese kann zwar kurzfristig zur Akzentuierung der Schmerzen führen, bewirkt dann aber eine meist deutliche und langandauernde Schmerzreduktion. Durch gezielte Bestrahlung kann u. U. eine drohende pathologische Knochenfraktur vermieden, komprimierende, verdrängende Tumormassen reduziert oder eine drohend Querschnittslähmung verhindert werden.

Strahlensensible Tumoren. Gut strahlensensibel, schneller Tumorrückgang unter RT zeigen folgende Tumoren: Leukämie, maligne Lymphome, (Hodgkin, NHL), kleinzelliges Bronchialkarzinom, Seminom, Myelom, Dysgerminom, anaplastisches Karzinom.

Mäßig strahlensensible Tumoren. Mäßig strahlensensibel, Tumorrückgang erst nach einigen Wochen RT: Hodenkarzinom, Plattenepithelkarzinom, Adenokarzinom der Mamma, einzelne Knochenmetastasen von Adenokarzinomen.

Kaum strahlensensible Tumoren. Kaum strahlensensibel, Tumorrückgang nach RT nur gering: Melanome, Weichteil- und Knochensarkome, Adenokarzinome fast aller Lokalisation.

Medikamentöse Tumorschmerztherapie

Eine weitere und wichtige Säule bei der symptomatischen supportiven Behandlung von Tumorschmerzpatienten, bei gleichzeitigem Ausschöpfen aller kausaltherapeutischen Möglichkeiten, ist die medikamentöse Schmerztherapie. Das eine Medikament, welches nebenwirkungsfrei alle Schmerzen unbegrenzt beseitigt, gibt es nicht. Deshalb sind die verschiedenen, zur Verfügung stehenden Medikamente gemäß dem WHO-Stufenschema für die medikamentöse Tumorschmerztherapie sinnvoll zu kombinieren und folgende Regeln bei der Therapie mit Analgetika zu berücksichtigen:
- Der Schmerz bestimmt das Analgetikum.
- Dauerschmerz erfordert Dauertherapie.
- Regelmäßige, ausreichend hoch dosierte, individuelle Medikamentenapplikation.
- Exakte Einnahmeanleitung.
- Schnellwirksame Zusatzmedikation für den Bedarfsfall.
- Möglichst orale Applikationsform.
- Nur sinnvolle Medikamentenkombinationen nach WHO-Stufenschema.
- Keine Mischpräparate.
- Regelmäßige Kontrolle von Wirkung und Nebenwirkung der Therapie.
- Die analgetikabedingten Nebenwirkungen sind prophylaktisch konsequent zu therapieren.
- Konsequenter Einsatz von Koanalgetika.

WHO-Stufenschema

Das Stufenschema der WHO zur medikamentösen Tumorschmerztherapie empfiehlt folgendes abgestuftes Vorgehen:
- *Stufe 1*: ein Nichtopioidanalgetikum nach Schmerzqualität bis zur maximalen Dosis; bei nicht zufriedenstellender Schmerzlinderung:
- *Stufe 2*: zusätzlich ein niedrigpotentes Opioid; bei dann nicht (mehr) ausreichender Schmerzlinderung:

- *Stufe 3:* Wechsel vom niedrigpotenten auf ein hochpotentes Opioid;
  bei dann nicht ausreichender Schmerzlinderung oder intolerablen Nebenwirkungen:
- *Stufe 4:* Wechsel des Applikationsweges: intravenös, peridural, intrathekal oder intraventrikulär.

Koanalgetika sollten jederzeit und konsequent mitgenutzt werden.

Nichtopioidanalgetika

Die Nichtopioidanalgetika haben im Verhältnis zu den Opioiden nur eine niedrige
Potenz. Sie wirken deshalb auch nur bei schwachen Schmerzen und sollten immer in der
Maximaldosis gegeben werden. Bei gezieltem Einsatz insbesondere bei entzündlichen
Beschwerdeursachen können aber die Nichtopioide mit antiphlogistischer Wirkkompo-
nente eine überraschende Besserung der Beschwerden erzielen. Die Kombination von
Nichtopioidanalgetika mit ähnlichem Wirkmechanismus verspricht keine Verstärkung
der Analgesie, die Nebenwirkungen hingegen können sich potenzieren. Sinnvoll indessen
kann die Kombination mit Opioiden sein. Bei den Nichtopioiden verändert sich bei
Langzeitanwendung weder die Wirkzeit noch die analgetische Wirkung. Die Wirkmecha-
nismen sind nicht rezeptorspezifisch. Alle Nichtopioidanalgetika können jederzeit ab-
rupt abgesetzt oder gewechselt werden, eine Gegenregulation ist nicht zu befürchten.
   Folgende Nichtopioidanalgetika stehen für die supportive Tumorschmerztherapie zur
Verfügung:
- Acetylsalicylsäure,
- Paracetamol,
- Metamizol
- und die Gruppe der NSAR.

Außer für die Gruppe der NSAR gilt folgendes:
- Die Wirkung der Nichtopioidanalgetika tritt nach 15–30 min ein;
- die Wirkdauer liegt bei 4 h;
- maximale Einzeldosis bei 1 g;
- maximale Tagesdosis bei 6 g.

Acetylsalicylsäure. Acetylsalicylsäure ist zwar ein gut und lang bekanntes Standardanalgetikum, aber wegen der hohen Inzidenz gastrointestinaler Nebenwirkungen,
dem Einfluß auf das Gerinnungssystem oder der Asthmainduktion nicht mehr Analgetikum der ersten Wahl. Hervorragend wirksam ist die Acetylsalicylsäure bei metastasen-
bedingten, entzündlichen Knochenschmerzen.

Paracetamol. Dieses schwach wirksame Analgetikum zeichnet sich durch gute Verträg-
lichkeit und die Abwesenheit gastrointestinaler Nebenwirkungen aus. Leberschäden sind
bei Tagesdosierungen von über 8 g zu befürchten.

Metamizol. Bei viszeralen Schmerzen ist Metamizol am besten wirksam. Auch bei neu-
ropathischen Schmerzen zeigt es oft eine zufriedenstellend schmerzlindernde Wirkung.
Ulzera oder gastrointestinale Blutungen sind nicht zu befürchten. Die gefürchtete Agra-
nulozytose tritt nach neuen Metaanalysen mit einer Inzidenz von weniger als 1 auf 2 Mio.
Anwendungen auf.
Die Gruppe der NSAR umfaßt unter anderem:

- Diclofenac,
- Ibuprofen,
- Indometacin,
- Diflunisal,
- Naproxen
- und Meloxicam.

Die NSAR wirken erwünscht entzündungshemmend über eine Hemmung der Cyclooxygenase 2 und unerwünscht ulzerogen über eine Hemmung der Cyclooxygenase 1.

Indiziert sind die NSAR bei Schmerzen aus dem muskuloskelettalen Bereich, Entzündungen, Schwellungen oder Knochenschmerzen.

Außer für das Meloxicam, ein selektiver Cyclooxygenase-2-Hemmer, gilt für alle NSAR:

Cave
gastrointestinale Nebenwirkungen, insbesondere Ulzera, Blutungen!!

Ob aber eine generelle Gastroprotektion mit Säurebindern oder mit H_2-Blockern betrieben werden muß, ist strittig.

Diclofenac. Diclofenac hat eine Wirkdauer von 6–12 h, die maximale Tagesdosis liegt bei 300 mg. Die Inzidenz von schweren gastrointestinalen Blutungen soll wie auch bei Meloxicam und Ibuprofen geringer als bei den anderen NSAR sein.

Ibuprofen. Das Ibuprofen ist ein effektives Analgetikum, hat bei einer Einzeldosis von 200–800 mg eine Wirkdauer von 4–8 h, die maximale Tagesdosis beträgt 2400 mg.

Indometacin. Indometacin ist wegen der z. T. gravierenden Nebenwirkungen wie Knochenmarkschädigung, Leber- und Nierenfunktionsstörung oder gastrointestinaler Blutung nicht für die Langzeittherapie zu empfehlen. Die Einzeldosis beträgt 25–50 mg alle 6–8 h, die maximale Tagesdosis 200 mg.

Naproxen. Naproxen ist i. allg. relativ gut verträglich und hat bei einer Einzeldosis von 500–1000 mg eine ausreichend lange Wirkdauer von 8–12 h. Die maximale Tagesdosis sollte 3000 mg nicht überschreiten.

Meloxicam. Diese Substanz ist zur Zeit nur zur Therapie der chronischen Polyarthritis oder akuter Arthroseschübe, nicht aber zur Schmerztherapie zugelassen, soll aber durch die selektive COX-2-Hemmung signifikant weniger Ulzera induzieren. Die Tageseinmaldosis beträgt 7,5 mg, maximal 15 mg pro Tag.

Flupirtin

Ein Bindeglied zwischen den Nichtopioiden und den Opioiden ist das Flupirtin. Der Wirkmechanismus ist noch nicht endgültig geklärt. Es ist ein potentes Monoanalgetikum mit einer muskelrelaxierenden Wirkung. Flupirtin hat weder eine ulzerogene Wirkung noch Einfluß auf die Blutgerinnung. Bei älteren Menschen ist eine Dosisanpassung notwendig, da sonst eine Kumulation möglich ist. Als wichtigste Nebenwirkungen sind die Sedierung, die Hemmung der motorischen Aktivität und Sehstörungen zu nennen. Bei Langzeitanwendung sollten Leber- und Nierenwerte regelmäßig kontrolliert werden.

100–200 mg als Einzeldosis wirken 4–6 h, die maximale Tagesdosis von 900 mg sollte nicht überschritten werden.

Opioide

Die über Rezeptoren wirkenden Opioide sind essentieller Bestandteil der medikamentösen Therapie starker Tumorschmerzen. Vorurteile, die zu mangelnder Opioidverschreibung führen, sind:
- Opioide machen süchtig.
- Opioide führen zu körperlichen Schäden.
- Opioide führen zu psychischen Schäden.
- Opioide sedieren.
- Opioide wirken atemdepressiv.
- Opioide machen soziale Kontakte unmöglich.
- Nach Opioiden gibt es keine Therapiereserve mehr.
- Durch Gewöhnung geht die Dosissteigerung bald ins Unermeßliche.

Wichtig ist die von der WHO empfohlene „richtige" Applikation von Opioiden: die orale Retardapplikation. Zum Zweck der Schmerzlinderung eingenommen ist in umfangreichen Studien kein Fall von Opioidsucht gefunden worden. Bei der Retardapplikation kommt es nicht wie bei der intravenösen Applikation zu einem schnellen Plasmaanstieg und den psychotomimetischen Effekten, die der Suchtentwicklung Vorschub leisten können. Eine Opioidgewöhnung durch Rezeptoradaptation ist durch moderate Steigerung der Opioiddosis zu behandeln.

Die körperlichen Nebenwirkungen der Opioide wie Obstipation, Nausea und Emesis sind funktioneller Natur und müssen gleich zu Beginn einer Opioidtherapie konsequent prophylaktisch mitbehandelt werden, damit es nicht zu ileusartigen Beschwerden kommt. Organische Schäden sind durch Opioide nicht zu befürchten. Psychische Schäden sind bei den Tumorpatienten, die Opioide zum Zwecke der Schmerzlinderung einnehmen, um wieder soweit als möglich schmerzgelindert und vigilant auch am sozialen Leben teilnehmen zu können, nicht zu befürchten. Sedierend wirken die Opioide nur zu Beginn einer Opioidtherapie oder bei Überdosierung.

So lange jemand Schmerzen hat, ist eine Atemdepression nicht zu befürchten. Der Schmerz ist der „Antagonist" der Atemdepression. Die befürchtete Atemdepression tritt nur bei außergewöhnlich hoher Opioidüberdosierung, bei zu schneller intravenöser Applikation, bei Kombination mit anderen dämpfend wirkenden Medikamenten oder u. U. bei „falscher" Applikationsreihenfolge durch Nichtbeachten des WHO-Stufenschemas auf: als erstes immer die Applikation eines Nichtopioidanalgetikums, dann das Opioid, nicht umgekehrt!!

Die Therapie opioidsensibler Tumorschmerzen sollte nach Möglichkeit immer mit einem Nichtopioid plus einem retardierten Opioidpräparat zur Basisanalgesie und einem schnell- und kurzwirksamen Opioid zur Kupierung von Schmerzspitzen erfolgen. Opioide wirken über μ-, κ-, δ-, σ- und ε-Rezeptoren. Es gibt niedrigpotente (Codein, Tramadol, Dihydrocodein, Dextropropoxyphen, Tilidin) und hochpotente BtM-verschreibungspflichtige Opioide (Morphin, Buprenorphin, Methadon, Hydromorphon, Pethidin, Pentazocin, Fentanyl). Die Opioide können eingeteilt werden nach Wirkweise: reine Agonisten (Morphin, Fentanyl, Piritramid), Partialagonistenantagonisten (Buprenorphin) und reine Antagonisten (Naloxon). Die parallele Verabreichung verschieden wirkender Opioide sollte wegen der z. T. antagonistischen Wirkungen unterbleiben. Eine akzidentielle Überdosierung von Opioidagonisten ist durch die vorsichtig titrierte Antagonisierung mit Naloxon aufzuheben.

Niedrigpotente Opioide. Bei den niedrigpotenten Opioiden ist ein Ceilingeffekt zu berücksichtigen, d. h. ab einer bestimmten Dosis nimmt die analgetische Wirkung ab, die Nebenwirkungen wie Obstipation, Nausea oder Emesis hingegen unverhältnismäßig zu. Die maximale Tagesdosis von Tramadol, Codein, Tilidin und Dextropropoxyphen beträgt 600 mg, DHC 360 mg.

Hochpotente Opioide. Ab 2–4 mg Tagesdosis ist auch bei Buprenorphin ein Ceilingeffekt zu befürchten. Die reinen Opioidagonisten wie Morphin, Fentanyl oder Piritramid hingegen haben eine nach oben hin offene Wirkdosis.

Morphin. Die orale Morphintherapie ist die Therapie der ersten Wahl. Morphin hat unter anderem den großen Vorteil, in sehr vielen verschiedenen Applikationsformen verfügbar zu sein. Sowohl oral, rektal, s.c., transdermal, i.m., intravenös, peridural, intrathekal wie auch intraventrikulär wirkt Morphin immer synergistisch. Die individuelle Ansprechbarkeit aber kann sehr unterschiedlich sein. Begonnen wird die Morphintherapie bei mittelstarken bis starken Schmerzen mit 30 mg oralem Retardmorphin alle 12 h. Zusätzlich bei Bedarf 10 mg nichtretardiertes Oralmorphin, Dosisanpassung nach einigen Tagen in Abhängigkeit der Anzahl der Bedarfsmedikationen, ggf. 8stündlich 30 mg oder 12stündlich 60 mg orales Retardmorphin. Wird mit einer Einmalstartdosis kein Effekt erreicht, wird diese Dosis verdoppelt, und wenn zwar eine gute, aber nicht ausreichend langdauernde Analgesie erreicht ist, wird diese Dosis um 50% gesteigert. Bei sehr starken Schmerzen werden 5 mg Morphin alle 10–15 min bis zur zufriedenstellenden Analgesie intravenös appliziert. Folgende Werte gelten als Anhaltswerte äquianalgetischer 24-h-Dosierungen für die verschiedenen Applikationsformen von Morphin: 300 mg Morphin oral entsprechen ca. 100 mg Morphin intravenös entsprechen ca. 30 mg Morphin peridural entsprechen ca. 3 mg Morphin in 24 h intrathekal.

Fentanylpflaster. Für Patienten mit Schluckstörungen oder unerträglichen, gastrointestinalen Nebenwirkungen war bis vor ca. 2 Jahren als Ausweichapplikationsweg nur die rektale oder parenterale Opioidapplikation möglich, z. B. patienten- oder pumpengesteuert intravenös. Nun steht als Alternative Fentanyl transdermal zur Verfügung. Mittels Pflaster wird Fentanyl transdermal kontinuierlich, zuverlässig und konstant resorbiert. Der Pflasterwechsel sollte im allgemeinen alle 3 Tage erfolgen. Für die Bedarfsmedikation zur Kupierung von Schmerzspitzen muß zusätzlich immer auch ein schnellwirksames nichtretardiertes Morphinpräparat verschrieben werden. Die Neigung zur Obstipation, Nausea und Emesis sollen unter der TTS-Therapie deutlich geringer ausgeprägt sein. Nach der erstmaligen Fentanylpflasterapplikation dauert es ca. 12 h, bis der Wirkspiegel erreicht ist. Das Pflaster darf nicht zerschnitten werden!! 90 mg Morphin oral in 24 h entsprechen einer Fentanylpflastergröße von 10 cm^2 oder 25 µg Fentanyl/h.

Pethidin. Pethidin ist wegen der Kumulation des toxischen Abbauproduktes Norpethidin, welches Kloni, Tremor und Krämpfe verursacht, nicht zur Langzeitanwendung geeignet. Außerdem verstärkt aus ungeklärten Gründen Naloxon die Wirkung einer Pethidinintoxikation.

Pentazocin. Auch Pentazocin ist nicht zur Langzeittherapie von Tumorschmerzen geeignet, denn es hat eine sehr kurze Wirkdauer von nur 2–3 h, einen ausgeprägten Ceilingeffekt, und es hat durch Erhöhung des Pulmonalarteriendrucks bereits zu Todesfällen geführt.

Port- und Pumpensysteme

Bei Patienten, die weder durch die orale, rektale oder transdermale Opioidapplikation auch in Kombination mit allen anderen schmerztherapeutischen Verfahren zufriedenstellend schmerzgelindert oder bei denen die Nebenwirkungen führend werden, sollte frühzeitig die Implantation eines venösen, periduralen oder intrathekalen Port- oder Pumpensystems diskutiert werden. Über einen subkutanen Port können dem Patient mittels einer externen Pumpe kontinuierlich Analgetika, z. B. intravenös Metamizol oder/und Opioide, peridural oder intrathekal Morphin oder auch Lokalanästhetika, zugeführt werden. Es besteht auch die Möglichkeit der vom Patienten kontrollierten, bedarfsadaptierten Bolusappliktion von Analgetika: PCA. In diesem Fall sind – vom Therapeuten und vom Patienten nicht manipulierbar – fest an der Pumpe vorgegeben: die Bolusmenge, eine Sperrzeit, in der von der Pumpe kein Bolus appliziert wird, und eine Analgetikahöchstmenge innerhalb eines bestimmten Zeitabschnitts. Die Anzahl der angeforderten und applizierten Einzelboli und die Gesamtanalgetikamenge kann vom Therapeuten aus einem Memoryspeicher der PCA-Pumpe zur Therapiekontrolle abgerufen werden..Bei langer Überlebensdauer und guter Mobilität des Patienten ist nach Austestung der Wirksamkeit die Implantation eines subkutanen Pumpensystems zur kontinuierlichen oder patientenkontrollierten intrathekalen Opioid- oder Lokalanästhetikaapplikation rechtzeitig zu erwägen.

Adjuvante Therapie

Nausea und Emesis. Bei Therapiebeginn mit Opioiden ist in über 30% der Fälle mit dem Auftreten von Nausea und Emesis zu rechnen. Nach einigen Wochen entwickelt sich im allgemeinen gegen diese Nebenwirkung eine Toleranz. Therapiemöglichkeiten sind Antiemetika, Wechsel der Opioidapplikationsform oder Opioidwechsel. Als wirksame Antiemetika haben sich Metoclopramid, Domperidon, aber auch Haloperidol, Droperidol und in verzweifelten Fällen auch Dexamethason erwiesen.

Obstipation. Opioidtherapie, Kontrolle der Obstipation und Laxanziengabe gehören untrennbar zusammen. Oft ist diese Nebenwirkung therapielimitierend. Eine Unterschätzung dieses Symptoms, von dem keine Toleranzentwicklung zu erwarten ist, kann zu massivsten, abdominellen, ileusartigen Schmerzen führen. Die Therapie sollte über Umstellung auf ballaststoffreiche Ernährung und reichliche Flüssigkeitszufuhr erfolgen, ggf. flankierend Laxanzien wie Lactulosesirup, Bisacodyl, Sennaextrakte, Gastrographin oral, im Einzelfall auch Klysma, Einlauf oder manuelle Ausräumung.

Koanalgetika

Eine wichtige Rolle in der medikamentösen Tumorschmerztherapie kommt den Koanalgetika zu. Diese sollten schon frühzeitig in das medikamentöse Therapiekonzept mit einbezogen werden.

Kortikoide. Als wichtigstes Koanalgetikum haben wegen ihrer ausgeprägten antiödematösen, antiphlogistischen, aber auch roborierenden und euphorisierenden Effekte die Kortikoide zu gelten. Bei akuter Indikation sollte unter Magenschutz eine sehr hohe Initialdosis von z. B. 80 mg Dexamethason intravenös mit nachfolgender langsamer

Dosisreduktion bis zu einer minimal wirksamen oralen Erhaltungsdosis gegeben werden. Kortikoide sollten wegen der ulzerogenen Wirkverstärkung nicht zusammen mit NSAR verabreicht werden. Indikationen für den Einsatz von Kortikoiden in der Tumorschmerztherapie sind Kopfschmerzen bei erhöhtem intrakraniellem Druck, Nerven- oder Rückenmarkkompression, Lymphödem, Leberkapselspannungsschmerzen, Tumoren des kleinen Beckens, im Retroperitoneum oder im HNO-Bereich.

Trizyklische Antidepressiva. Bei neuropathischen Dauerbrennschmerzen hat sich die analgetische Wirkung der trizyklischen Antidepressiva bewährt. Da gerade zu Therapiebeginn Nebenwirkungen wie Mundtrockenheit, Müdigkeit und Schwindel sehr ausgeprägt sein können, wird die Therapie mit einer sehr niedrigen Abenddosis von z. B. 25 mg Amitriptylin begonnen und langsam in Abhängigkeit von den Nebenwirkungen um jeweils 25 mg bis zur minimal wirksamen Dosis oder maximalen Tagesdosis von 150 mg gesteigert. Als Kontraindikation haben u. a. Glaukom, Herzinsuffizienz, kardiale Reizleitungsstörungen, Pylorusstenose oder Prostatahypertrophie zu gelten.

Antikonvulsiva. Bei Patienten mit elektrisch einschießenden, neuropathischen Schmerzen, insbesondere bei Tumorinfiltration in Nerven, Plexus oder Rückenmark, vermögen die Antikonvulsiva schmerzlindernd zu wirken. Als Medikament der ersten Wahl hat Carbamazepin beginnend mit 200 mg zur Nacht, in langsam steigernder Dosis bis zur minimal wirksamen oder maximalen Tagesdosis von 900–1200 mg zu gelten. Ferner stehen auch Phenytoin oder Clonazepam zu Verfügung. Kontraindikationen sind schwere Leberfunktionsstörungen oder kardiale Reizleitungsstörungen.

Neuroleptika. In niedriger Dosis können Neuroleptika wie Haloperidol, Levomepromazin oder Triflupromazin als Antiemetika eingesetzt werden. In höherer Dosierung, aber noch unterhalb der neuroleptischen Wirkung, eignen sie sich in Kombination mit den klassischen Analgetika zur Anxiolyse und zur Distanzierung vom Schmerzgeschehen. Eine Langzeittherapie ist wegen der extrapyramidalen Nebenwirkungen nicht zu empfehlen.

Bisphosphonate. Bei diffusen Knochenschmerzen oder Knochenmetastasen können Bisphosphonate wie Pamiodronat oder Clodronat, als Koanalgetika eingesetzt, die Knochenschmerzen deutlich reduzieren und Analgetika einsparen helfen. Frühzeitig eingesetzt verringern die Bisphosphonate signifikant die Inzidenz von pathologischen Knochenfrakturen, indem sie die pathologisch erhöhte Osteoklastenaktivität hemmen. Während der langsamen Infusion kann es zu einem rapiden Kalziumabfall, Schüttelfrost oder gastrointestinalen Nebenwirkungen kommen. Vorübergehend sind nach der intravenösen Applikation grippeähnliche Symptome und Schmerzakzentuierung zu erwarten.

Calcitonin. Einige Patienten mit diffusen Knochenschmerzen profitieren von der intravenösen Applikation von 100–200 I.E. Calcitonin nach folgendem Schema: die 1. Woche täglich 200 I.E. Calcitonin als Kurzinfusion, in der 2. und 3. Woche jeweils 2mal pro Woche, in der 4. Woche noch eine Infusion. Der Wirkmechanismus ist nicht geklärt.

Lokale medikamentöse Tumorschmerztherapie

Lokalanästhetika

Zur medikamentösen Tumorschmerztherapie zählt auch die lokale Anwendung von Lokalanästhetika.

Die marklosen schmerzleitenden Fasern sind gegen Lokalanästhetika besonders empfindlich. Erst bei höherer Lokalanästhetikakonzentration werden auch die dickeren, myelinisierten motorischen Nervenfasern in ihrer Impulsweiterleitung beeinträchtigt. Bei der Tumorschmerztherapie ist eine langdauernde, sensible Blockade mit möglichst geringer motorischer Beeinträchtigung und geringer Kardiotoxizität erwünscht. Bupivacain oder Ropivacain kommen in niedriger, dem Applikationsort angepaßter Konzentration (0,1–0,25%) und entsprechendem Injektionsvolumen zur Anwendung. Folgende Verfahren können bei der Tumorschmerztherapie zur Anwendung kommen:

Oberflächenanästhesie. Eine Oberflächenanästhesie mit viskösem Lidocaingel 2% oral bewirkt, wenn auch nur zeitlich begrenzt, eine gute Schmerzlinderung bei oralen Schleimhautschmerzen durch Tumoren im HNO-Bereich.

Periphere Nervenblockaden. Bei Pancoast-Tumoren, Tumorinfiltration in Nerven oder Frakturen der oberen Extremitäten, die analgetisch nicht anders zu beherrschen sind, kann durch ein Lokalanästhetikum nach Anlage eines nervennahen Katheters proximal der Affektion (z. B. axillärer, infra- oder supraklavikulärer Plexuskatheter, Skalenuslückenkatheter) kontinuierlich oder mittels einer PCA-Pumpe bei Bedarf die Schmerzweiterleitung wirksam unterbrochen werden.

Rückenmarknahe Verfahren. Bei Tumoren im Abdomen, kleinem Becken oder in den unteren Extremitäten kann zur Schmerzlinderung die peridurale oder intrathekale, kontinuierliche, intermittierende oder PCA-gesteuerte Applikation von Lokalanästhetika via eines implantierten, entweder nach außen abgeleiteten Katheters oder über ein subkutan implantiertes Portsystem erfolgen.

Opioide rückenmarknah

Auch auf spinaler Ebene sind Opioidrezeptoren bekannt und Opioide wirksam, sodaß Opioide auch peridural oder spinal wirksam appliziert werden können. Der Vorteil der rückenmarknahen Opioidapplikation ist, daß die Motorik nicht beeinträchtigt wird und die opioidtypischen Nebenwirkungen meist deutlich geringer ausfallen als bei systemischer Gabe. Ein geschlossenes intrathekales Pumpensystem wird im allgemeinen nur bei mobilen Patienten mit langer Überlebenszeit implantiert.

Zusammenfassung

Tumorschmerzen sind nicht nur ein rein körperliche Problem, die Therapie darf sich nicht einzig in der Verabreichung von Medikamenten erschöpfen. Die umfassende Behandlung von Tumorschmerzpatienten bedarf enger interdiziplinärer Zusammenarbeit.

10 Gebote zur Schmerztherapie bei Patienten mit Krebs (nach Twycross)

1. Du sollst nicht davon ausgehen, daß alle Schmerzen des Patienten nur von der
    tödlichen Erkrankung ausgehen!
    Viele Patienten leiden zusätzlich unter Schmerzen durch Verstopfung, Blasenent-
    zündung, Rheuma ...
2. Du sollst auch die Gefühle des Patienten beachten!
    Angst, Wut, Traurigkeit, Langeweile können Schmerzen modulieren, verstärken und
    unerträglich machen.
3. Du sollst Schmerzmittel niemals nur nach Bedarf dosieren!
    Chronische Schmerzen bedürfen – unabhängig von der Ursache – stets regelmäßiger,
    vorbeugender Therapie.
4. Du sollst Schmerzmittel stets in der richtigen Menge verschreiben!
    Der Patient soll weder zu viele Tabletten eines zu schwachen Analgetikums schlucken
    müssen, noch zu wenige eines starken Analgetikums erhalten.
5. Du sollst es zuerst mit Nichtopioiden versuchen!
    Leichte Schmerzen können oft durch die regelmäßige Einnahme von Acetylsalicyl-
    säure, Paracetamol, Metamizol oder NSAR kontrolliert werden.
6. Du sollst keine Angst vor Schmerzmitteln haben, die der BtMVV unterliegen!
    Bei entsprechender Therapieführung macht die zeitkontingentierte Einnahme von
    Retardmorphinen nicht süchtig.
7. Du sollst Dich bei der Schmerzbekämpfung nicht allein auf Schmerzmittel beschrän-
    ken!
    Zu einer guten Schmerztherapie gehören auch zwischenmenschliche Kontakte, die
    prophylaktische Behandlung der Nebenwirkungen der Analgetika und physikali-
    sche, psychologische, radiologische, chemotherapeutische, chirurgische und anäs-
    thesiologische Maßnahmen.
8. Du sollst keine Angst davor haben, einen Kollegen um Rat zu fragen!
    Jeder hat seine Grenzen!! Wichtig ist deshalb die interdiziplinäre Zusammenarbeit
    mit Radiologen, Anästhesisten, Chirurgen, Onkologen, Neurologen, Psychologen,
    Psychiatern, Physiotherapeuten!
9. Du sollst dafür sorgen, daß die Familie unterstützt wird!
    Die Angehörigen müssen darin unterstützt werden, daß auch sie den Tod des Pati-
    enten annehmen können. Sonst quälen sie sich selbst und den Patienten.
10. Du sollst eine Atmosphäre ruhiger Zuversicht und vorsichtigen Optimismus aus-
    strahlen!
    Die letzten Tage im Leben eines Menschen erhalten ein ganz neues Gesicht, wenn er
    nachts wieder schläft und am Tage seine verbliebene Bewegungsfreiheit schmerzge-
    lindert oder gar schmerzfrei genießen kann.

Literatur

Aulbert E (Hrsg) (1997) Lehrbuch der Palliativmedizin. Schattauer, Stuttgart
Aulbert E, Niederle N (Hrsg) (1993) Bewältigungshilfen für Krebskranke. Thieme, Stuttgart New York
Aulbert E (Hrsg) (1990) Die Lebensqualität des chronisch Krebskranken. Thieme, Stuttgart New York
Braun R (1995) Manual der Schmerztherapie. Chapman & Hall, Weinheim
Chrubasik J (Hrsg) (1993) Postoperative epidural opioids. Springer, Berlin Heidelberg New York Tokio
Delbrück H (1993) Krebsschmerz. Kohlhammer, Stuttgart

Ebell H, Beyer A, Jehn U, Berhof H (Hrsg) (1994) Supportive Maßnahmen in der Onkologie. Thieme, Stuttgart New York

Egle UT, Hoffmann SO (Hrsg) (1993) Der Schmerzkranke. Schattauer, Stuttgart

Freye E (Hrsg) (1995) Opioide in der Medizin, 3 Aufl. Springer, Berlin Heidelberg New York Tokio

Friedberg K, Rüfer R (Hrsg) (1987) Opioide und opiatähnliche Verbindungen. Fischer, Stuttgart

Hanekop GG, Beck D, Ensink FB (1996) Schmerztherapie bei Tumorpatienten. Onkologie 2: 556–573

Hankemeier U, Bowdler I, Zech D (Hrsg) (1989) Tumorschmerztherapie. Springer, Berlin Heidelberg New York Tokio

Hildebrandt J (Hrsg) (1993) Therapie chronischer Schmerzen. Jungjohann-Verlagsges., Neckarsulm

Jage J (Hrsg) (1991) Medikamente gegen den Krebsschmerz. VCH, Weinheim

Jehn U (Hrsg) (1994) Die Schmerzbehandlung von Tumorpatienten. Thieme, Stuttgart New York

Klaschik E, Nauck F (Hrsg) (1994) Palliativmedizin Heute. Springer, Berlin Heidelberg New York Tokio

Kossmann B (Hrsg) (1986) Schmerztherapie, Kohlhammer, Stuttgart

Kruse G et al. (Hrsg) (1997) Diagnostik und Psychotherapie depressiver Erkrankungen. Ärzte-Verlag, Hannover

Kübler-Ross E (Hrsg) (1975) Interviews mit Sterbenden. Gütersloher Taschenbücher, Gütersloh

Lehmann KA et al. (Hrsg) (1991) On-demand-Analgesie. Wissenschaft-Verlag, Wiesbaden

Leeser R (Hrsg) (1995) Ambulante und stationäre Therapie chronischer Schmerzen. Enke, Stuttgart

Meermann R et al. (Hrsg) (1991) Verhaltenstherapeutische Psychosomatik in Klinik und Praxis. Schattauer, Stuttgart

Menche N, Simon-Jödecke A (Hrsg)(1997) Innere Medizin. Fischer, Ulm

Niesel H C (Hrsg) (1994) Regionalanästhesie, Lokalanästhesie, Regionale Schmerztherapie. Thieme, Stuttgart

Piepenbrock S (1984) Therapie von Karzinomschmerzen. In: Refresher Course Nr. 10, Akademie für Anästhesiologische Fortbildung. Stemmle, Regensburg

Pothmann R, Pöntinen P (Hrsg) (1991) TENS. Hippokrates, Stuttgart

Possinger K et al. (Hrsg) (1993) Fortschritte in der Therapie und Betreuung von Brustkrebspatientinnen. Ciba-Verlag, Wehr

Possinger K et al. (Hrsg) (1992) Bisphosphonate: Zukunft und Prävention maligner Osteolysen. Zuckschwerdt, München

Roßmann S (1993) Autogenes Training als integrative Psychotherapie. Springer, Berlin Heidelberg New York Tokio (Psychotherapie und Psychosomatik, Bd 38, S 352–360)

Schlegel G (Hrsg) (1992) Die Therapie des Tumorschmerzes. Tumordiagnostik-Verlag, Leonberg

Simon B et al. (Hrsg) (1993) NSAR. Editio Medica Hamburg, Hamburg

Striebel W et al. (Hrsg) (1997) Therapie chronischer Schmerzen, Schattauer, Stuttgart

Sturm A et al. (Hrsg) (1988) Checkliste Onkologie. Thieme, Stuttgart

Twycross R (Hrsg) (1997) Symptomatische Therapie bei fortgeschrittener Krebserkrankung. Ullstein, Berlin Wiesbaden

Wahl R (Hrsg), Zimmermann M, Müller-Busch H (1994) Psychotherapeutische Medizin bei chronischen Schmerzen. Dtsch Ärzte-Verlag, Köln

Waldvogel HH (Hrsg) (1995) Antiemetische Therapie. Thieme, Stuttgart New York

Waldvogel HH (1996) Analgetika, Antinozizeptiva, Adjuvanzien. Springer, Berlin Heidelberg New York Tokio

Willenbrink H J (Hrsg) (1996) Schmerzbehandlung von Tumorpatienten, 5 Aufl. Bremen

Zenz M, Jurna (Hrsg) (1993) Lehrbuch der Schmerztherapie, Wiss. Verlagsges., Stuttgart

Zech D, Schug A, Grond S (1997) Therapiekompendium Tumorschmerz und Symptomkontrolle, 4. Aufl. Spitta-Verlag, Baldingen

Zimmermann M (1994) (Hrsg) Arnau H, Niederberger A, Seemann H Schmerztherapeutische Versorgung von Tumorpatienten. Schattauer, Stuttgart

Sympathische Reflexdystrophie – prophylaktische und therapeutische Möglichkeiten

H. Beck

Nach jahrzehntelangem Gebrauch des Begriffes „sympathische Reflexdystrophie" und ebenso langer Befassung mit den damit verbundenen klinischen Problematiken und therapeutischen Möglichkeiten konnten zunehmend mehr Kenntnisse zum Krankheitsbild und Erkenntnisse über die Begrenztheit zur Verfügung stehender Therapieansätze gewonnen werden. Insbesondere ist im Laufe der Zeit deutlich geworden, daß gerade auch in Verbindung mit dem breiten Einsatz der durch die Anästhesiologie vorgelegten Behandlungsmöglichkeiten Mängel in der Einheitlichkeit der Klinik der Krankheitsbilder weiterbestehen und demzufolge auch die Systematik nicht mehr befriedigen konnte. Kein Zweifel besteht an der Beteiligung des sympathischen Nervensystems an der Erkrankungsform. Jedoch wurde im Laufe der Zeit gesehen, daß Blockaden dieses Systems nicht immer therapeutisch greifen.

Im November 1993 hatte eine Arbeitsgruppe der International Association for the Study of Pain (IASP) in Orlando/Florida die Problematik um sympathisch unterhaltene Schmerzerkrankungen intensiv diskutiert. Dabei war deutlich geworden, daß eine neue Ordnung zur Kategorisierung der unterschiedlichen Syndrommuster gefunden werden mußte, die die Revision der Begrifflichkeiten zum Ausdruck bringt. Im Rahmen eines international herbeigeführten Konsenses wurde geklärt, daß „sympathisch unterhaltener Schmerz" ein Symptom beschreibt und als Bezeichnung für ein Krankheitsbild nicht geeignet ist. Deshalb wird der Begriff „sympathisch" in der vereinbarten Nomenklatur vermieden.

CRPS Typ I und CRPS Typ II

Die bislang gebrauchten Termini „sympathische Reflexdystrophie" und „Kausalgie" werden abgelöst durch „complex regional pain syndrome" (CRPS); dabei steht CRPS Typ I für „sympathische Reflexdystrophie" und CRPS Typ II für „Kausalgie". Diese neue Systematik orientiert sich im wesentlichen an der Anamnese des Patienten, der aktuellen Symptomatik und an der Symptomatik zum Zeitpunkt der Diagnosestellung. Dabei ist der Gruppenbegriff CRPS so aufzufassen, daß sowohl regionale Schmerzen als auch sensorische Störungen vorhanden sein müssen, denen ein Trauma vorausgegangen ist. Darüber hinaus gehören zu dem Krankheitsbild „CRPS" Veränderungen von Hautfarbe, Hauttemperatur, abnorme sudomotorische Aktivität oder ein Ödem.

In den meisten Fällen ist der distale Anteil einer Extremität von CRPS betroffen, Symptome und Beschwerden entwickeln sich in der Intensität progredient. Sie bewegen sich in proximaler Richtung weiter fort und können hier auf benachbarte Körperregionen übergehen. Damit kann ein CRPS auch am Rumpf oder im Gesicht auftreten. Schmerz ist das Kardinalsymptom eines CRPS. Dabei kann Schmerz kontinuierlich bestehen, erst nach Provokation oder aber ohne erkennbare äußere Ursache auftreten.

Es sei ausdrücklich darauf hingewiesen, daß Störungen des motorischen Systems per definitionem nicht Merkmal eines CRPS sind. Ausschlußkriterium für die Diagnose „CRPS" ist das Vorhandensein einer bekannten Pathologie, die eine vergleichbare Symptomatik hervorruft und auch die geklagten Schmerzen erklären kann. Geschlechtsunterschiede hinsichtlich Häufigkeit und Schweregrad von CRPS sind nicht bekannt.

Bekannt dagegen ist, daß Patienten mit CRPS psychisch oder psychiatrisch erkrankt sein können; das schließt jedoch die Diagnose „CRPS" nicht aus. Die Entwicklung reaktiver Prozesse ist dabei zu beachten. Auch der aus klinischer Erfahrung gewonnene Anhalt, daß einige Patienten eine gewisse Prädisposition für die Entwicklung eines CRPS mitzubringen scheinen, ist zum jetzigen Zeitpunkt nicht hinreichend belegt.

CRPS Typ I. CRPS Typ I entspricht der bislang als „sympathische Reflexdystrophie" bezeichneten Erkrankung, die ohne klare Läsion eines Nerven auftritt.

CRPS Typ II. CRPS Typ II wurde bislang als „Kausalgie" bezeichnet, die in Verbindung mit einer klaren Verletzung eines meist größeren Nerven auftritt.

Grundsätze von Therapiemöglichkeiten von CRPS

Der Schwerpunkt der Behandlung liegt in der Sympathikolyse der betroffenen Region in Verbindung mit begleitender intensiver physikalischer und ggf. auch psychischer Therapie. Behandlungsziel ist die Wiederherstellung der normalen Funktion. Dabei ist klar davon auszugehen, daß eine multidisziplinär organisierte Vorgehensweise wesentlich zum Rehabilitationserfolg beiträgt.

Nervenblockaden

1. Blockaden des Sympathikus (Ganglion cervicale superius, Ganglion cervicale inferius, thorakaler Grenzstrang, lumbaler Grenzstrang, sakraler Grenzstrang) mit Lokalanästhetikum oder zum Teil auch mit Buprenorphin. Mehr Kontinuität in der Therapie wird über die Anlage von Kathetersystemen an die relevanten Strukturen eingerichtet. Die chemische oder thermische Destruktion des lumbalen Grenzstranges kann risikoarm ausgeführt werden.
2. Rückenmarknahe Verfahren eignen sich über die epidurale Infusion niedrigkonzentrierter Lokalanästhetika insbesondere über einen Periduralkatheter.
3. Nachdem sich die kontinuierliche Anästhesie und postoperative Analgesie des Plexus brachialis in der operativen Therapie etabliert hat, wird die Technik unter Einsatz niedrigkonzentrierter Lokalanästhetika auch als sympathikolytisches Verfahren eingesetzt.
4. Kontinuierliche Blockaden des N. femoralis oder N. ischiadicus werden über an diese Nerven herangeführte Katheter eingerichtet.
5. Die Wirksamkeit der intravenösen Applikation von Guanethidin wird aktuell bestritten.
6. α-Adrenozeptorblockaden werden derzeit als nicht zuverlässig, kaum reproduzierbar oder aber ohne hohe Spezifität eingeordnet.

Zusammenfassung

Eine Konsensuskonferenz der IASP hat die „sympathische Reflexdystrophie" und die „Kausalgie" in eine neue Systematik und mit neuer Nomenklatur eingeordnet. Gegenüber früher wird jetzt – mehr allgemein gehalten und stärker klinisch orientiert – die Diagnose „CRPS" gestellt. Damit sollen mehr Klarheit und Transparenz in Diagnostik und Differentialdiagnostik sichergestellt werden; klar ist aber auch, daß künftig mögliche andere CRPS-Typen beschrieben werden könnten.

Die Bedeutung von Blockaden des sympathischen Systems wird deutlich in den Vordergrund jeder Behandlung gestellt. Es kann davon ausgegangen werden, daß Schmerz und vasomotorische Störungen durch Unterbrechung sympathischer Einflüsse meistens gebessert, geheilt oder aber zumindest günstig beeinflußt werden können. Dabei wird ausdrücklich betont, daß Sympathikusblockaden nicht als diagnostisches oder differentialdiagnostisches Instrumentarium eingesetzt werden können, vielmehr werden beide CRPS-Typen auch bei Patienten gefunden, die auf sympathische Blockaden nicht antworten.

Erschwert wird die Diskussion um Diagnostik und Therapie derzeit auch dadurch, daß es keine einheitlichen Vorstellungen zur Quantifizierung des Behandlungserfolges gibt; so ist beispielsweise der Stellenwert reduzierter Schmerzen gegenüber Verbesserung der Funktion nicht einheitlich bewertet. Hinzu kommt die Inkonsistenz diagnostischer Kriterien.

Nach bisherigem Erkenntnisstand kann gesagt werden, daß eine frühe Diagnosestellung mit unmittelbar folgenden Sympathikusblockaden und aggressiver physikalischer Therapie zu einer deutlichen Besserung von Beschwerden und des klinischen Bildes führen. Auch gestaltet sich die Therapie in einem späteren Stadium der Erkrankung schwierig und das Outcome weniger günstig. Spontanheilung und Heilung infolge nur konservativer Therapie dürften seltener eintreten.

Literatur

Bruehl S, Husfeldt B, Lubenow TR (1996) Psychological differences between reflex sympathetic dystrophy and non-RSD chronic pain patients. Pain 67: 107–114

Jänig W, Stanton-Hicks M (eds) (1996) Reflex sympathetic dystrophy: A reappraisal. IASP Press, Seattle/WA

Ramamurthy S, Hoffman J, Abadir A (1995) Intravenous regional guanethedine in the treatment of reflex sympathetic dystrophy/causalgia. A randomized, double-blind study. Anesth Analg 81: 718–723

Stanton-Hicks M, Jänig W, Hassenbusch S, Haddox JD, Boas R, Wilson P (1995) Reflex sympathetic dystrophy: Changing concepts and taxonomy. Pain 63: 127–133

Darmmotilitätsstörungen bei Intensivpatienten – Ursachen und therapeutische Möglichkeiten

J. F. ZANDER

In den letzten Jahren sind Funktion und Störungen des Magen-Darm-Trakts bei Intensivpatienten von immer größerem Interesse. Die offensichtlichen Zusammenhänge zwischen Verlauf und Prognose der Erkrankung eines Patienten und der Funktion des Magen-Darm-Trakts haben zu umfangreichen Untersuchungen und theoretischen Überlegungen geführt, wie eine Optimierung der Therapie dieses Organs durchgeführt werden kann. In dieser Übersicht sollen v. a. Störungen der Motilität behandelt werden, obwohl man diese nicht isoliert betrachten kann. Das Ineinandergreifen der Funktionen des Magen-Darm-Trakts ist genau so wichtig wie die Interaktionen mit anderen Organfunktionen.

Pathophysiologie

Es gibt sowohl endogene als auch iatrogene Ursachen für Störungen der Magen-Darm-Funktion, die dann eine Kaskade von Folgeerscheinungen nach sich ziehen. Die primären Störungen können vom Darm selber ausgehen oder vom Nervensystem oder von der Blutversorgung bzw. Hämodynamik. Bei einer Vielzahl von Krankheitsbildern des Magen-Darm-Trakts ist jedoch die genaue Pathophysiologie immer noch nicht geklärt.

Der Magen-Darm-Trakt ist relativ autonom. Die in der Darmwand gelegenen Plexus steuern die Funktion relativ selbständig *(intrinsische Innervation)*. Der *Plexus submucosus* (Meissner-Plexus) ist v. a. für die sensorische Funktion verantwortlich, der *Plexus myentericus* (Auerbach-Plexus) für die motorische Funktion. Die Rezeptoren reagieren auf die Dehnung der Darmwand und die Osmolarität und die chemische Zusammensetzung des Darminhalts. Es gibt außerdem eine extrinsische Innervation, über die v. a. der Ruhetonus moduliert wird. Parasympathisch existiert ein vasovagaler Reflexbogen, der über afferente Fasern des Vagus in den sensorischen Kern geleitet wird (N. vagus, Nn. sacrales). Nach Umschaltung im dorsalen Motorkern des Vagus gehen von dort efferente Fasern wieder in die Darmwand zurück.

Die präganglionären Fasern des Sympathikus stammen aus der Höhe von Th9 bis Th10 (thorakolumbaler Grenzstrang, Nn. splanchnici). Sie werden im Plexus coeliacus und in den Ganglien des Plexus mesentericus superior umgeschaltet. Postganglionär enden sie teils an postganglionären parasympatischen Nerven, wo sie die Freisetzung von Acetylcholin vermindern. Andere enden an Blutgefäßen, wo sie zur Vasokonstriktion führen, oder auf glatten Muskelzellen.

Auch hormonelle Einflüsse können stimulierend oder hemmend auf die Darmfunktionen wirken. Auch Substanzen aus dem purinergen System, dem peptidergen und dem serotonergen System sowie NO sind an der Regulation beteiligt:

1. Extrinsisches System
   - Sympathikus:
     - Thorakolumbaler Grenzstrang
     - Nn. Splanchnici
     - Parasympathikus:
     - N. vagus
     - Nn. sacrales
2. Intrinsisches System
   - Plexus submucosus – Meissner-Plexus
   - Plexus myentericus – Auerbach-Plexus
3. Rezeptoren der glatten Muskelzelle des MDT (Hormone, Neurotransmitter)
   - Cholezystokinin
   - Somatostatin
   - Histamin
   - Serotonin
   - Prostaglandine
   - Glukagon
   - Motilin
   - VIP
   - GIP („gastric inhibitory polypeptide")
   - Sekretin
   - Somatostatin
   - NO

Eng verbunden mit der Motilität ist die Resorptionsfunktion. Störungen eines der beiden Systeme wirken sich wechselseitig aus. Zu den Faktoren, die die intestinale Resorption beeinflussen gehören [38]:
- die Oberfläche,
- die Funktionsfähigkeit der Enterozyten,
- der intestinale Fluß von Blut und Lymphe,
- die Azidität des intestinalen Inhalts,
- das elektrische Potential zwischen Lumen und Serosa,
- aktive Transportmechanismen,
- die epitheliale Permeabilität.

Klinische Probleme

Nach Traumen, Operationen und bei schweren Erkrankungen oder unter intensivmedizinischer Behandlung. kommt es typischerweise proportional zur Schwere der Erkrankung zu einer Hemmung des Magen-Darm-Trakts, die an den verschiedenen Abschnitten unterschiedlich stark ausgeprägt ist.
1. Operative Einflüsse
   - Perioperativer Streß
   - Wirkungen/Nachwirkungen von Anästhetika
   - Manipulationen am Peritoneum
   - Hämatome im retroperitonealen Bereich
2. Postoperative Einflüsse
   - Chirurgische Komplikationen

- Irritationen, Entzündungen, Abszesse
- Störungen des Wasser- und Elektrolythaushalts
- Postaggressionssyndrom

3. Intensivmedizinische Einflüsse
   - Streß, Schmerzen, Unruhezustände
   - Erhöhter Sympathikotonus
   - Verminderter Parasympathikotonus
   - Perfusionsstörungen, Hypoxie
   - Energiemangel der Zellen
   - Hypophosphatämie
   - Glutaminmangel
   - Hypoproteinämie
   - Anämie
   - Peritonitis
   - Medikamentöse Therapie
   - Katecholamine
   - Opioide
   - Kalzium
   - Nitrate
   - Benzodiazepine

Die Dünndarmfunktion kommt selbst nach abdominellen Eingriffen bereits nach einigen Stunden wieder in Gang, der Dickdarm nach wenigen Tagen [37]. Oberbauchatonien dagegen können relativ lange anhalten und imponieren klinisch als Gastroparese; bei einigen Patienten ist jedoch die Motilität im Kolon deutlich länger gestört als im Oberbauch [37]. Das Problem von Magen und Kolon ist dabei, daß sie im Gegensatz zum Dünndarm nicht nur eine verminderte Motilität haben, sondern auch atonisch werden können.

Neben dem Problem der Obstipation gibt es in der Intensivtherapie häufig Probleme mit *Diarrhöen,* die nicht nur aus pflegerischer Sicht problematisch sind, sondern auch durch die hohen Verluste von Flüssigkeit, Elektrolyten und anderen Substanzen den Patienten erheblich gefährden können. Diarrhöen kommen bei Intensivpatienten sehr häufig vor. Sie treten v. a. unter Beatmung oder bei Beginn der enteralen Ernährung nach einer längeren Pause auf [10, 12]. In der Regel sind sie das Resultat aus Störungen der Motilität, der Sekretion und/oder der Resorption und können sowohl endogen als auch exogen/iatrogen induziert werden. Typisch ist die aus der Gabe von Antibiotika resultierende Störung der Flora des Magen-Darm-Trakts mit Diarrhö oder Diätfehler beim Aufbau der enteralen Ernährung. Besonders zu erwähnen ist eine nach Beginn der enteralen Ernährung nach einer längeren Pause auftretende Diarrhö durch die verstärkte Sekretion von Gallenflüssigkeit.

Beim Auftreten von Diarrhöen muß immer auch an eine Laktoseintoleranz gedacht werden, obwohl in den heute zur Verfügung stehenden Formen der enteralen Ernährung Laktose praktisch kaum noch vorhanden ist. Auch ist an andere, nicht bekannte vorbestehende Erkrankungen zu denken. Hierzu gehören die Colitis ulcerosa, der Morbus Crohn, das Colon irritabile und das Karzinoid; diese müssen dann jeweils spezifisch behandelt werden.

Typische iatrogene Ursachen für Motilitätsstörungen während Intensivtherapie

Hier kommen in erster Linie *Opioide* in Frage, die alle mehr oder weniger ausgeprägt die Magen-Darm-Motilität hemmen. Es ist deshalb immer zu überlegen, ob durch die Kombination mit anderen Verfahren der Analgesie eine Verminderung der Dosis erzielt werden kann [18].

Als problematisch hat sich auch das *Clonidin* herausgestellt, das bei vielen Intensivpatienten zur Unterstützung der Analgesie und Sedierung oder zur Prophylaxe oder Therapie eines Alkoholentzugssyndroms bzw. -delirs eingesetzt wird. Die präsynaptische Stimulation der α_2-Rezeptoren führt zu einer Reduktion der Ausschüttung von Acetylcholin und damit zu einer Motilitätshemmung. Dieser Mechanismus ist auch beim normalen Postaggressionssyndrom bekannt, wirkt sich dabei jedoch offenbar nicht auf alle Abschnitte des MDT in gleichem Maße aus.

Weitere Ursachen für iatrogene Motilitätsstörungen sind hohe Dosierungen von Katecholaminen und/oder hypovoläme Zustände. Während die Gabe von Katecholaminen häufig unausweichlich ist, sollte eine zu starke Hypovolämie („trocken fahren") wegen der daraus resultierenden Störungen der Mikrozirkulation auf jeden Fall vermieden werden.

Spezielle Krankheitsbilder

Intraabdominelles Kompartmentsyndrom (IAC)

Eine Erhöhung des intraabdominellen Druckes kommt bei einer Vielzahl von Erkrankungen vor [30, 31]. Eine Erhöhung des Druckes wird typischerweise durch Extension der Darmschlingen bewirkt, wie sie beim Ileus vorkommt. Charakteristisch sind die klinischen Befunde: pralles und hartes Abdomen, hochstehendes Zwerchfell. Sind keine peristaltischen Wellen vorhanden, so kann ein kolikartiger Schmerz völlig fehlen. Statt dessen leidet der Patient an einem intraabdominellen Druckgefühl, das sich langsam zu Schmerzen steigert; später kommen Übelkeit und Erbrechen hinzu.

Häufig wird der erhöhte intraabdominelle Druck immer noch nicht als Ursache zahlreicher sekundärer pathophysiologischer Folgen erkannt. Damit wird auch nicht die Ursache therapiert, also der intraabdominelle Druck gesenkt, sondern lediglich die Folgeerscheinungen. Die Entlastung des Abdomens ist nicht ungefährlich, da es zu einer erheblichen Volumenverschiebung kommt und außerdem die Reperfusion zu einer akuten Einschwemmung von Metaboliten in den Gesamtkreislauf führt. Hier ist eine vorherige Volumentherapie mit Optimierung der intravasalen Flüssigkeit und u. U. auch der Einsatz von Katecholaminen erforderlich.

Diabetes mellitus

Eine typische Nebenerscheinung des Diabetes mellitus ist eine Fehlregulation des Magen-Darm-Trakts im Sinne einer Gastroparese als Folge einer generalisierten autonomen Neuropathie [11, 28]. Diese Patientengruppe reagiert besonders empfindlich auf weitere exogene oder endogene Störungen.

Ogilvie-Syndrom (Pseudoobstruktion des Kolons)

Die akute Pseudoobstruktion des Kolons ist eine seltene, aber akut lebensbedrohliche
Komplikation der Intensivtherapie [22]. Die Originalarbeit von Ogilvie beschreibt allerdings 2 Patienten, die durch Tumorinfiltration des Plexus coeliacus eine funktionelle
Obstruktion erlitten. Heute wird das Phänomen typischerweise bei Intensivpatienten
gesehen, derer Hämodynamik kritisch verändert ist [36]. Es werden auch zahlreiche
andere Ursachen für dieses Krankheitsbild aufgeführt. Die Pathogenese dieser Erkrankung ist jedoch bis heute ungeklärt, aber sicher multifaktoriell. Bei normaler oder kaum
verminderter Dünndarmmotilität distendiert das Kolon zunehmend, bis es letztlich zu
einer drastischen Verminderung der Perfusion und einer daraus resultierenden Translokation kommt. Die Letalität liegt bei 50%.

Entscheidend ist eine frühzeitige Entlastung des Kolons entweder über Sonden, durch
Endoskopie oder über ein chirurgisches Vorgehen. Die Endoskopie ist nicht unproblematisch, da die Darmwand oft schon sehr gespannt ist. Eine chirurgische Inspektion hat
auch den Vorteil, daß die Durchblutung des Darmes beurteilt werden und damit auch
der Umfang des Eingriffs geplant und die Prognose gestellt werden kann. Kommt es zur
Spontanperforation des Kolons, so ist die Prognose schlecht, zumal sich dieses Syndrom
meist bei Patienten zeigt, die sowieso durch ihr Grundleiden in einer kritischen klinischen
Situation sind. Ein Anstieg des Laktatspiegels und eine systemische metabolische Azidose
sind Spätzeichen der Erkrankung.

Liegt eine Sepsis oder eine Peritonitis vor, so wird die Motilität durch den erhöhten
Sympathikotonus (endogen und iatrogen) und durch die Wirkung der Toxine auf den
Plexus myentericus gestört.

Pseudomembranöse Kolitis

Dieses Krankheitsbild wird v. a. durch die Anwendung von Breitbandspektrumantibio-
tika ausgelöst. Darunter entsteht eine Infektion mit Clostridium difficile, nachdem die
normale Flora durch die Antibiotika verändert wurde. Resultat ist nach blutigen Durch-
fällen häufig ein toxisches Megakolon mit allen möglichen Komplikationen.

Akalkulöse Cholezystitis

Im Gegensatz zur sonstigen Inzidenz in der Allgemeinbevölkerung gehört die akalkulöse
Cholezystitis zu den häufigen Erkrankungen von Intensivpatienten. Ursache ist wahrscheinlich eine Perfusionsstörung der Gallenblase aufgrund hämodynamischer Probleme
[4]. Durch Abkapselung des Prozesses bleibt die Symptomatik hierbei häufig auf den
oberen äußeren Quadranten beschränkt.

Lymphabflußstörungen des Splanchnikusgebietes

Aufgrund von Verletzungen oder Tumoren im abdominellen oder thorakalen Bereich
kann es zu einem Lymphstau im gesamten Magen-Darm-Trakt kommen. Die resultierenden erheblichen Flüssigkeits- und Eiweißverluste müssen unbedingt ausgeglichen
werden. In solchen Fällen ist auch eine enterale Ernährung nicht möglich. Bei Tumoren

kann es nach einer Chemotherapie oder Bestrahlung eine Besserung der Symptomatik nach Wochen oder Monaten geben.

Diagnostik

Voraussetzung für eine erfolgreiche Therapie ist die richtige und rechtzeitige Diagnosestellung. Ziel ist immer, frühzeitig zwischen einer Obstruktion und einer Paralyse bzw. auch zwischen einer (lokal beschränkten) Infektion und einer mechanischen Ursache für die Probleme zu differenzieren, da sehr unterschiedliche Konsequenzen für das weitere Vorgehen gezogen werden müssen.

Im Vordergrund steht hierbei die *klinische Untersuchung* des Patienten. Sie muß täglich auch die genaue *Inspektion und Auskultation* des Abdomens umfassen. Hierbei ist zu beachten, daß auch bei guter Peristaltik nicht immer Darmgeräusche auszukultieren sind [33]. Außerdem ist der Verlust von Sekreten über Magensonde und Drainagen sowie Frequenz, Menge, Beschaffenheit und Farbe des Stuhls zu dokumentieren und zu bilanzieren. Dabei ist daran zu denken, daß ein Verlust von 1000 ml Sekret über die Magensonde pro 24 h für den Erwachsenen mit Oberbauchatonie normal sind. Fördert die Magensonde weniger Flüssigkeit, so wird ein Teil des Magensekretes über den Dünndarm weitergefördert. Ist das Magensekret durch Gallensäuren grünlich gefärbt, so zeigt dies die weiterhin bestehende Oberbauchatonie an; bei zunehmender Motilität im Bereich von Magen und Dünndarm wird das Sekret hellbräunlich.

Ist auch nach der zu erwartenden physiologischen Phase der Motilitätshemmung keine Peristaltik festzustellen, so muß die klinische Untersuchung ergänzt werden durch sonographische und radiologische Untersuchungen. Es ist nicht selten, daß auch bei sorgfältiger Auskultation keine Peristaltik festzustellen ist. Eine Abdomenübersichtsaufnahme im Stehen oder in Seitenlage des Patienten kann zeigen, ob die Darmschlingen luftgefüllt sind, ob Flüssigkeitsspiegel oder sogar freie Luft vorhanden sind. Auch kann hierbei differenziert werden, welcher Darmabschnitt betroffen ist.

Besteht kein Vollbild eines Ileus, so kann eine Abdomenübersichtsaufnahme 4–6 h nach der Gabe eines Kontrastmittels (z. B. Gastrografin) über die Magensonde durchgeführt werden; hierbei muß sich Kontrastmittel im Bereich des ileozäkalen Übergangs befinden. In einigen Fällen zeigt sich eine gute Peristaltik im Bereich des Dünndarms bei gleichzeitiger Atonie von Magen und Kolon. Gastrografin selber kann durch seine osmotische Wirkung die Peristaltik verstärken und so auch therapeutisch wirken. Andere Tests, die in der Gastroenterologie bei Patienten mit Störungen des Magen-Darm-Trakts angewendet werden, wie z. B. Xylosetest oder H_2-Atemtest, sind bei Intensivpatienten kaum verläßlich durchführbar und schon gar nicht in der klinischen Routine. Sie können jedoch in Studien bei sorgfältiger Durchführung eine Verbesserung der Aussagekraft in Hinblick auf die Funktion geben.

Eine weitere Abklärung von intraabdominellen Befunden muß mit Hilfe der Sonographie, der Computertomographie oder auch einer Angiographie erfolgen. Mit der Sonographie können außer der Peristaltik auch die Gallenblase und die ableitenden Gallenwege beurteilt werden. Hier ist die rechtzeitige Erkennung von Sludge in der Gallenblase, eines Gallenblasenhydrops oder sogar die Diagnose eines Gallenblasenempyems für den Intensivpatienten möglich. In komplizierten Fällen kann eine Probelaparotomie notwendig werden oder auch eine Laparoskopie.

Es ist immer noch umstritten, welchen Stellenwert bei der Diagnostik von Störungen des MDT die Tonometrie hat, mit der der pH-Wert in der Magenschleimhaut bestimmt

werden kann. Eine mukosale Azidose ist ein sensitiver, aber kein spezifischer Indikator
für eine schlechte Prognose. Therapeutische Ansätze wären eine adäquate Volumentherapie bzw. der Einsatz von Katecholaminen [14, 34].

Marker der Magen-Darm-Dysfunktion bei kritischen Erkrankungen [20]
- *Absorption:*
    - Intoleranz für enterale Ernährung,
    - Notwendigkeit parenteraler Ernährung,
    - Diarrhö,
    - verminderte Aufnahme von Markern, z. B. Xylose.
- *Barrierenfunktion:*
    - Laktulose-Mannitol-Verhältnis,
    - Endotoxinspiegel,
    - D-Laktatspiegel,
    - bakterielle Translokation.
- *Immunitätsfunktion:*
    - mikrobielle Überwucherung,
    - Diarrhö,
    - Translokation,
    - Infektion .
- *Splanchnikusfluß:*
    - Streßblutung,
    - Tonometrie,
    - mesenterielle Ischämie,
    - akalkulöse Cholezystitis,
    - Pankreatitis.

Diagnostik der Diarrhö

Außer der klinischen Dokumentation von Stuhlfrequenz und -beschaffenheit muß in
jedem Fall der Stuhl auf Erreger untersucht werden. Besonders nach Aufenthalten des
Patienten in südlichen Ländern ist Vorsicht geboten und der Patient u. U. auch zu
isolieren, bis eine Diagnose vorliegt. Wird Clostridium difficile nachgewiesen, so muß
der Stuhl auch auf Cytotoxin untersucht werden. Zur Diagnostik gehört auch immer die
Bestimmung der Transaminasen, der Lipase und der Amylase.

Therapie

Prophylaxe

Die Prophylaxe der Motilitätsstörung ist die wichtigste Voraussetzung zur Verhinderung
postoperativer Komplikationen. Wenn immer möglich, muß schon vor einem operativen
Eingriff eine adäquate Vorbereitung durch eine intensive Darmreinigung vorgenommen
werden. Postoperativ ist die Verhinderung einer Überdehnung des Magen-Darm-Trakts
und einer Stase die Grundvoraussetzung für einen komplikationslosen Verlauf. Eine
Ableitung von Sekret über eine Magensonde und falls notwendig über weitere Drainagen
ist hier die Therapie der Wahl. Die Druckentlastung führt zu einer Verminderung der

Reflexe, die zu einer weiteren Verminderung der Motilität führen, und verhindert außerdem das Auftreten von Perfusionsstörungen in der gespannten Darmwand.

Es ist auf jeden Fall anzustreben, daß der Patient kooperativ ist und mobilisiert werden kann. Hier wurden in den letzten Jahren von chirurgischer Seite v. a. von der Gruppe um Kehlet neue Konzepte entwickelt [16]. Wichtig ist die Vermeidung von Streß und eine ausreichende Analgesie ohne hohe Dosierung von Opioiden bei früher Mobilisierung und enteraler Ernährung [5, 17, 18]. Sowohl die frühe Mobilisierung als auch eine frühe enterale Ernährung zur physiologischen Stimulation des Magen-Darm-Trakts sind bei mehr Patienten möglich als heute praktiziert wird. Kehlet konnte zeigen, daß selbst bei alten Patienten und großen abdominellen Eingriffen die postoperative Erhohlungsphase und die Dauer des Krankenhausaufenthaltes deutlich verkürzt werden.

Ist, wie bei vielen Intensivpatienten, eine frühe Mobilisierung nicht möglich, so ist die Situation schwieriger, ebenso bei Patienten, die auf die Dauerapplikation von Katecholaminen angewiesen sind oder deren Gefäßregulation im Splanchnikusgebiet beeinträchtigt ist. Hier ist auch bei der enteralen Ernährung Vorsicht geboten. Kommt es nach Beginn der enteralen Ernährung zu einer Distension des Abdomens, Schmerzen, Übelkeit und Erbrechen bzw. einem vermehrten Rücklauf von Magensaft, so muß die Applikation von Flüssigkeit über die Sonde sofort beendet und eine sorgfältige Diagnostik begonnen werden.

Zur Basistherapie des Patienten gehört eine exakte Bilanzierung des Wasser- und Elektrolythaushaltes. Eine Hypovolämie verstärkt etwa bestehende lokale oder globale Perfusionsstörungen in der Darmwand. Letztere können beispielsweise durch Änderungen der Splanchnikusdurchblutung oder durch Abflußstauungen (Herzinsuffizienz, PEEP-Beatmung, Leberperfusionsstörung) bedingt sein. Abflußstauungen können v. a. in Kombination mit einem niedrigen onkotischen Druck die Entstehung eines Ödems der Darmwand bewirken, das dann eine regelrechte Motilität mechanisch unmöglich macht. Besteht ein solches Ödem, so ist eine medikamentöse Stimulation der Motilität fast aussichtslos.

Die Therapie der Hämodynamik mit Katecholaminen hat einerseits eine Verbesserung des Herzminutenvolumens zur Folge, kann jedoch auch dazu führen, daß im Splanchnikusbereich unter der Stimulation der α-Rezeptoren eine Verschlechterung der Perfusion eintritt. Leider ist dies klinisch nicht direkt zu messen.
Globale Tests der Hämodynamik können auch keine Aussage über eine regionale Perfusionsstörung machen. In einer kritischen hämodynamischen Situation sollten jedoch neben der exakten Volumenbilanzierung und der Gabe von Katecholaminen immer auch Maßnahmen zur Perfusionsverbesserung durchgeführt werden. Hierzu gehört die Gabe von Hydroxyäthylstärke zur Optimierung von Volumen und Plasmaviskosität und die Anwendung von Dopamin in niedriger Dosierung. Es hat sich gezeigt, daß auch in niedriger Dosis verabreichtes Dopamin nicht unerhebliche Nebenwirkungen hat. Dopamin kann die Ausschüttung von Schilddrüsenhormonen supprimieren [35] und auf die Gefäße im Splanchnikusbereich dilatierend oder konstringierend wirken; genauso unsicher ist die Wirkung von Dopamin auf die Leberdurchblutung [29]. Deshalb sollte die Gabe keinesfalls routinemäßig erfolgen, sondern vor der Therapie eine gezielte Indikation gestellt werden [8, 9]. Die Unsicherheit in bezug auf die Perfusion im Splanchnikusbereich besteht auch in bezug auf die anderen Katecholamine; dies gilt besonders für Patienten in kritischen hämodynamischen Situationen, z. B. bei Sepsis [7].

Seit langem ist bekannt, daß die Gabe von hyperosmolaren Lösungen im Sinne der „small volume resusctitation" eine Persfusionsverbesserung mit konsekutiver Verbesserung der Motilität bewirkt [21].

Eine häufige Ursache für eine Darmparalyse ist die Hypokaliämie. Sie verursacht eine Hyperpolarisation der glatten Muskelzellen mit einer deutlichen Verminderung der langsamen Wellen. Vor allem bei größeren Verlusten von Magensekret und bei der Therapie mit Insulin ist auf eine ausreichende Substitution von Kalium und auch von Phosphat zu achten.

Der Serumkaliumspiegel sollte im hochnormalen Bereich (4,5–5 mmol) gehalten werden.

Adäquat ersetzt werden müssen auch Kalzium und Magnesium.

Der frühe Beginn der enteralen Ernährung ist, wie oben erwähnt, nicht immer von Vorteil. Die Zufuhr enteraler Ernährung hat normalerweise eine Erhöhung des Splanchnikusblutflusses um 50–60% zur Folge [27]. Im Rahmen der Intensivtherapie kann jedoch der Blutfluß sowieso schon reduziert sein, ohne daß die Möglichkeit für das Gefäßsystem besteht, ihn in kritischen Situationen weiter zu steigern [6]. Der Beginn der enteralen Ernährung kann deshalb zu einer Verstärkung der Ischämie mit allen daraus resultierenden Folgen (Translokation, schwere metabolische Azidose etc.) führen; aus diesem Grunde muß die Indikation für den Beginn einer enteralen Ernährung bei Patienten mit schlechter Hämodynamik kritisch gestellt werden [1].

Bei den meisten Patienten ist aufgrund der Gastroparese ein Beginn der enteralen Ernährung über eine Dünndarmsonde günstig (PEG). Es ist meist zweckmäßig, diese schon intraoperativ zu legen. Auf die Einzelheiten soll an dieser Stelle nicht eingegangen werden. Ist eine intraoperative Plazierung nicht erfolgt, so kann versucht werden, die Sonde später zu legen oder die enterale Ernährung über eine Magensonde zu starten. In jedem Fall muß eine Aspiration nach Regurgitation vermieden werden.

Durch die Zusammensetzung der enteralen Ernährung kann offenbar auch die Magen-Darm-Funktion positiv beeinflußt werden. Von den Aminosäuren scheint Glutamin einen besonders günstigen Einfluß zu haben, da es zur Energiegewinnung herangezogen wird. Ob dies nur bei enteraler Ernährung oder auch bei parenteraler Gabe möglich ist, ist bisher nicht geklärt. Im Zökum werden von Bakterien aus Kohlenhydratresten kurzkettige Fettsäuren synthetisiert. Diese scheinen eine besonders stimulierende Wirkung auf die Funktion des Kolons zu haben.

Therapie manifester Störungen

Bei der medikamentösen Therapie muß differenziert werden, ob Peristaltik besteht oder nicht. Es ist daran zu denken, daß in den meisten Fällen eines paralytischen Ileus die Ursache nicht in einem zu schwachen Parasympathikotonus, sondern in einem Überwiegen des Sympathikotonus besteht. Deshalb ist eine weitere Stimulation des Parasympatikus nicht immer sinnvoll.

Zur Verfügung stehen Substanzen, die über den Magen-Darm-Trakt oder intravenös gegeben werden können.

Periphere Dopaminantagonisten

Metoclopramid. Diese Substanz wirkt über periphere und zentrale Rezeptoren antiemetisch und prokinetisch. Der gastroösophageale Reflux wird reduziert, während gleichzeitig Pylorus und Duodenum entspannt werden. Dabei spielen sowohl dopaminerge als auch serotonerge Rezeptoren eine Rolle [19]. Es bewirkt eine Freisetzung von Acetylcholin am Plexus myentericus, eine Stimulation der Motilität durch serotonerge Rezeptoren;

außerdem hat es einen leichten α_2-antagonistischen Effekt. Der antiemetische Effekt der Substanz ist in vielen Fällen erwünscht. Es treten jedoch bei einigen Patienten, v. a. bei Kindern, schon in niedriger Dosierung extrapyramidale Nebenwirkungen auf, die für den Patienten unangenehm sind und u. U. durch Biperiden behandelt werden müssen.

Domperidon. Diese Substanz ist ein Benzimidazolderivat und wirkt ebenfalls über eine Hemmung peripherer Dopaminrezeptoren antiemetisch und prokinetisch, ohne daß wesentliche zentrale Wirkungen befürchtet werden müssen. Die antiemetische Wirkung wird durch eine Wirkung auf die Chemorezeptoren bewirkt. Mögliche kardiale Nebenwirkungen führten jedoch dazu, daß die Substanz in ihrer i.v.-Form nicht in allen Ländern zugelassen wurde [15, 24].

Bei schwacher Peristaltik kann diese durch die Anwendung von *Ceruletid (Takus)* oder *Cisaprid (Propulsin)* verstärkt werden. Ceruletid ist ein dem Cholezystokinin bzw. der Substanz P ähnlicher Wirkstoff, der an der myoneuronalen Synapse Acetylcholin freisetzt. Durch die Provokation von Spasmen im Bereich des Ductus pancreaticus kann es jedoch zu Problemen kommen. Der Einsatz dieser Substanz ist bei der akuten Pankreatitis und bei Niereninsuffizienz kontraindiziert. Cisaprid ist ein Benzamidderivat; es steigert bei enteraler Verabreichung die Bildung von Acetylcholin am Plexus myentericus. Da es nicht resorbiert wird, treten im Allgemeinen keine Allgemeinsymptome auf. Es gibt jedoch Berichte, nach dem auch diese Substanz für Arrhythmien verantwortlich sein kann, und zwar besonders bei höherer Dosierung und bei Patienten, die anamnestisch unter Arrhythmien litten oder eine andere kardiale Erkrankung aufweisen [2, 23, 39].

Erythromycin. Dieses ist ein Macrolidantibiotikum mit starken prokinetischen Eigenschaften, da es sich an den Motilinrezeptor bindet. Eine echte Dosis-Wirkungs-Kurve wurde bisher nicht ermittelt. In der Regel reichen 2mal pro Tag 250 mg. Es können wie bei anderen motilitätssteigernden Medikamenten jedoch unter der Therapie Schmerzen, Krämpfe und Diarrhöen als Nebenwirkung auftreten.

Bei fehlender Peristaltik muß v. a. an ein Überwiegen des Sympathikotonus oder an hemmende iatrogene Einflüsse gedacht werden und nicht so sehr an einen zu geringen Parasympathikotonus. Deshalb ist, nach Berücksichtigung der möglichen iatrogenen Ursachen, zunächst eine Verminderung des Sympathikotonus das Mittel der ersten Wahl [26]. Falls keine Kontraindikationen vorliegen, kommt in erster Linie eine *Periduralanäs-thesie* in Frage [3]. Typische Kontraindikation beim Intensivpatienten ist v. a. eine Vollheparinisierung bzw. ein nicht ausreichender Gerinnungsstatus. Eine Spinalanästhesie kann technisch bei Lagerungsproblemen einfacher durchzuführen sein, ist jedoch viel weniger steuerbar und leider nur kurzfristig wirksam.

Alternativ kann versucht werden, eine Sympathikolyse durch Medikamente wie Hydergin oder durch niedrig dosierte Butyrophenone *(Trifluperidol, DHB)* zu erreichen. Alternativ kommen auch α-adrenerge Blocker in Frage *[z. B. Urapidil (Ebrantil)]*. Hier muß bei Beginn der Therapie durch Auskultation festgestellt werden, ob Peristaltik vorliegt; 30 min nach der Gabe des Medikaments muß dann durch den gleichen Untersucher die Peristaltik erneut überprüft werden. Kommt es lediglich zu einer Zunahme der Beschwerden des Patienten, so muß eine rasche weitere Diagnostik erfolgen. Konservative Maßnahmen dürfen das chirurgische Vorgehen nicht hinauszögern.

Alternativ kann versucht werden, die Peristaltik durch die Stimulation des Parasympathikus anzuregen. Die kann z. B. durch *Prostigmin* in Kombination mit *Bepanthen* erfolgen. Prostigmin dient dabei als Cholinesterasehemmer, während Bepanthen die Vorstufe für Acetylcholin liefert, sodaß so die Neusynthese verstärkt wird [25]. Hier ist aber immer mit teilweise erheblichen Nebenwirkungen zu rechnen: Bradykardien, verstärkte Sekretionen im Bereich der Atemwege und heftige abdominelle Schmerzen können für den Patienten sehr unangenehm sein.

Alternativ können *darmirritierende Laxanzien* gegeben werden. Hierbei unterscheidet man vom Rizinusöl abstammende dünndarmirritierende Substanzen *und dickdarmirritierende Anthrachinon- bzw. Diphenolmethanderivate.* Beim Rizinusöl ist die Rizinolsäure die wirksame Substanz. Sie stimuliert auch die Kontraktion der Gallenblase über eine Freisetzung von Cholezystokinin/Pankreozymin. Anthrachinonderivate liegen in der Form von Glykosiden vor. Sie werden durch Bakterien im Dickdarm in die wirksame Form gebracht und wirken deshalb auch nur dort. Dies gilt auch für Diphenolmethanderivate, wie z. B. Bisacodyl. Gleitmittel, wie z. B. Paraffin, sollten nicht mehr verabreicht werden. Die routinemäßige postoperative Applikation eines Quellmittels über einige Tage *(z. B. Agarol)* hat sich bei Patienten ohne abdominellen Eingriff jedoch bewährt.

Bei *Diarrhöen* sollten nach Beseitigung der Ursachen und der Sekundäreffekte, wie z. B. des Volumenverlustes, zunächst einfache Therapien angewendet werden. So ist die Gabe von Adsorbenzien, z. B. von Aktivkohle/medizinischer Kohle, in der Lage, verschiedene Toxine zu absorbieren und die Symptomatik zu erleichtern oder sogar zu beseitigen. Quellmittel wie Pektine quellen unter Wasseraufnahme *(Aplona)*. Es ist in der Regel nicht ratsam, bei Verdacht auf Toxine oder eine bakterielle Infektion Opioide einzusetzen, um die Diarrhö zu stoppen. Kann eine infektiöse oder toxische Ursache ausgeschlossen werden, so kommt die Gabe von *Clonidin,* von *Diphenoxylat* (Reasec) oder von *Loperamid (Imodium)* in Frage. Die Wirkung entspricht der von Morphin; allerdings bleiben zentralvenöse Wirkungen aus. Bei starken Überdosierungen können die Wirkungen durch Naloxon antagonisiert werden.

Zeigt der Patient nach einer längeren Nahrungskarenz bei Beginn der enteralen Ernährung Diarrhöen, so sollte lediglich die enterale Ernährung zurückgenommen, aber keine spezifische antidiarrhoische Behandlung eingeleitet werden. Nach Wiederherstellung der Mukosa und einer geregelten Freisetzung von Gallensäuren ist eine Normalisierung des Stuhlgangs zu erwarten. Eine Therapie der „Diarrhö" kann sonst zu einer lang anhaltenden erneuten Obstipation führen.

Stufentherapie

Die Therapie einer *Parese bzw. Atonie* sollte deshalb nach einem festgelegten Algorithmus erfolgen [13, 32]:
1. Prophylaxe durch Legen einer Magensonde, Klysmen, Einläufe,
   - Gabe von Quell- und Gleitmitteln, Laktulose,
   - Normalisierung des Wasser- und Elektrolythaushaltes und des onkotischen Drucks,
   - Optimierung der Hämodynamik,
   - frühzeitige Mobilisierung des Patienten,
   - Ausschaltung von Schmerzen und Streß, z. B. durch eine Periduralanästhe.
2. Frühzeitige enterale Ernährung unter ausreichender Zufuhr aller Aminosäuren, v. a. von Glutamin,
   - Absetzen aller Medikamente, die die Peristaltik hemmen.
3a. Bei nicht vorhandener Peristaltik:
   - Sympathikolyse,
   - Neostigmin + Pantothensäure.
3b. Bei vorhandener Peristaltik:
   - Cisaprid,

- Kontaktlaxanzien,
- Gleitmittel,
- Gastrografin,
- Ceruletid.

Stufentherapie der Diarrhö

- Bilanzierung von Wasser- und Elektrolythaushalt.
- Diarrhö objektivieren.
- Nach Möglichkeit absetzen aller Medikamente, die eine Diarrhö verursachen können.
- Mikrobiologische Diagnostik durchführen (u. a. Testung auf Cytotoxin von Clostridium difficile).
- Umstellung auf faserhaltige Ernährung versuchen, u. U. Hilfssubstanzen wie Aplona.
- Bei Ernährung über Dünndarmsonde stattdessen Zufuhr über Magensonde versuchen.
- Rücknahme von Menge und Frequenz der Ernährung; sofortiger Stop der Ernährung bei nekrotisierender Enterokolitis, orale Zufuhr von Vancomycin.
- Unter Umständen Reasec oder Imodium.

Literatur

1. A.S.P.E.N. Board of Directors (1993) Guidelines tor the use of parenteral andenteral nutrition in adult and pediatric patients. JPEN 17 [Suppl]: 1 SA–51 SA
2. Ahmad SR, Wolte SM (1995) Cisapride and torsade de pomtes. Lancet 345: 508
3. Ahn H, Brongel A, Johansson K, Ygge H, Lindhagen J (1988) Effect of continuous postoperative epidural analgesia on intestinal motility. Br J Surg 75: 1176–1178
4. Babb RR (1992) Acute acalculous cholecystitis. A review. J Clin Gastroenterol 15: 238–241
5. Bardram L, Funch-Jensen P, Jensen P, Crawford ME, Kehlet H (1995) Recovery after laparoscopic colonic surgery with epidural analgesia, and early oral nutrition and mobilisation. Lancet 345: 763–764
6. Benjamin E, Oropeib JM, lberti TJ (1993) Acute mesenteric ischemia: Pathophysiology, diagnosis and treatment. Dis Mon 39: 133–210
7. Bersten AD, Hersch M, Cheung H, Rutledge FS, Sibbald WJ (1992) The effect of various sympathomimetics on the regional circulation in hyperdynamic sepsis. Surgery 112: 549–561
8. Carcoana OV, Hines RL (1996) Is renal dose dopamine protective or therapeutic? Yes. Crit Care Clin 12: 677–685
9. Cottee DBF, Saul WP (1996) Is renal dose dopamine protective or therapeutic? No. Crit Care Clin 12: 687–695
10. Dark DS, Pingleton SK (1989) Nonhemorrhagic gastrontestinal complications in acute respiratory failure. Crit Care Med 17: 755–758
11. Feldman M, Schiller LR (1983) Disorders of gastromtestinal motility associated with diabetes mellitus. Ann Intern Med 98: 378–384
12. Gottschlich MM, Warden GD, Michel M et al. (1988) Diarrhea in tube-fed burn patients: Incidence, etiology, nutritional impact, and prevention. JPEN 12: 338–345
13. Grund KE (1982) Behandlung funktioneller Ileusformen: Sympathikolyse und Stimulation. Dtsch Med Wochenschr 107: 209
14. Gutierrez G, Palizas F, Doglio G et al. (1992) Gastric intramucosal pH as a therapeutic index of tissue oxygenation in critically ill patients. Lancet 339: 195–199
15. Horowitz M, Harding PE, Chatterton BE, Gollins D (1985) Acute and chronic effects of domperidone on gastric emptying in diabetic autonomic neuropathy. Dig Dis Sci 30: 1
16. Kehlet H (1997) Multimodal approach to control postoperative pathophysiology and rehabilitation. Br J Anaesth 78/5: 606–617
17. Kehlet H, Moesgaard F (1996) Prophylaxis against postoperative complications in gastroenterology. Scand J Gastroenterol [Suppl] 216: 218–224

18. Kehlet H, Rung GW, Callesen T (1996) Postoperative opioid analgesia: time for a reconsideration? J Clin Anesth 8/6: 441445
19. Kilbinger H, Weihrauch T (1982) Drugs increasing intestinal motility. Pharmacology 25: 61–72
20. Marshall JC (1996) Clinical markers of gastromtestinal dysfunction. In: Rombeau JL, Takala J (eds) Gut dysfunction in critical illness. Springer, Berlin Heidelberg New York Tokio, pp 114–128
21. Messmer K, Schmidt-Mende M (1970) Hyperosmolare Lösung bei postoperativer Darmatonie. Dtsch Med Wochenschr 95: 557
22. Ogilvie H (1948) Large-intestine colic due to sympathetic deprivation: a new clinical syndrome. Br Med J 2: 671–673
23. Olsson S, Edwards IR (1992) Tachykardia during cisapride treatment. BMJ 305: 748–749
24. Osborne R, Slevin M, Hunter R, Hamer I (1985) Cardiotoxicity of intravenous domperidone. Lancet II: 385
25. Pantothenic acid and ileus (1963) (Leading article in:) Br Med J 2: 634
26. Petri G, Szenohradszky J, Pórszász-Gibiszer K (1971) Sympatholytic treatment of „paralytic" ileus. Surgery 70: 359
27. Quamar Ml, Read AE (1988) Eftects of ingestion of carbohydrate, fat, protein and water on the mesenteric blood flow in man. Scand J Gastroenterol 23: 26–30
28. Ricci DA, Saltzman MB, Meyer C et al. (1985) Effect of metodopramide in diabetic gastroparesis. J Clin Gastroenterol 7: 25
29. Roytblat L, Gelman 5, Bradley EL, Henderson T, Park D (1990) Dopamine and hepatic oxygen supply-demand relationship. Can J Physiol Pharmacol 68: 1165–1169
30. Schein M, Rucinski J, Wise L (1996) The abdominal compartment syndrome in the critically ill patient. Curr Opin Crit Care 2: 287–294
31. Schein M, Wittman DH, Aprahamian C, Condon RE (1995) The abdominal compartment syndrome: The physiological and clinical consequences of elevated intra-abdominal pressure. J Am Coll Surg 180: 745–753
32. Schumpelick V, Hrynyschyn K (1984) Postoperative und posttraumatische Magen-Darm-Parese. Beilage zu den Mitteilungen der Deutschen Gesellschaft für Chirurgie 4: G 22
33. Shelly MP, Church JJ (1987) Bowel sounds during intermittent positivepressure ventilation. Anaesthesia 42: 201–209
34. Uusaro A, Ruokonen E, Takala J (1995) Gastric mukosal pH does not reflect changes in splanchnic blood flow after cardiac surgery. Br J Anaesth 74: 149–154
35. Van den Berghe G (1994) Dopamine and pituitary hormones in critical illness. Katholieke Universiteit te Leuven, (Faculteit der Geneeskunde, Departement Heelkunde en Anesthesiologische Wetenschappen), Leuven/Belgium, p 146
36. Vanek VW, Al-Salti M (1986) Acute pseudo-obstruction of the colon. An analysis of 400 cases. Dis Colon Rectum 29: 203–210
37. Woods JH, Erickson LW, Condon RE et al (1978) Postoperative ileus: a colonic problem? Surgery 84: 527–532
38. Wright MO (1995) The duodenum, jejunum and ileum. In: Glasby MA, Huang CL-H (eds) Applied physiology for surgery and critical care. Butterworth/Heinemann, Oxford, pp 351–369
39. Wysowski DK, Bacsanyi J (1996) Cisapride an tatal arrhythmia. NEJM 335/4: 290–291

Anästhesie und Intensivtherapie bei Asthmatikern

M. Sydow

Beim Asthma bronchiale ist die Einschränkung der Atemstromstärken bzw. die Erhöhung des Atemwegswiderstands (Resistance) die wichtigste pathophysiologische Veränderung. Auf dem Boden dieser atemmechanischen Störung entwickeln sich abhängig von Ausmaß und Chronifizierung weitere typische Veränderungen wie eine Widerstandserhöhung in der Lungenstrombahn mit Belastung des rechten Ventrikels, eine Hypoxämie mit evtl. konsekutiver Polyglobulie sowie eine Hyperkapnie. Beim Asthma bronchiale handelt es sich primär um eine anfallartige Erkrankung, bei der im Intervall Veränderungen der Atemmechanik in der Regel nicht nachzuweisen sind. Mit zunehmendem Alter und fortschreitender Erkrankung sind die pathophysiologischen Veränderungen allerdings mehr oder weniger immer präsent und können zudem durch verschiedene Noxen akut exazerbieren. In diesem chronifizierten Stadium liegt dann meistens eine chronisch-obstruktive Lungenerkrankung („chronic obstructive pulmonary disease", COPD) auf dem Boden eines Asthmas vor. Asthmatiker trifft man in allen Altersklassen an, während eine COPD vorwiegend bei Patienten ab 50 Jahren aufwärts mit einem national unterschiedlichen Verhältnis von Männern:Frauen von 3:1 bis 8:1 auftritt. Sowohl Asthma wie auch COPD sind häufige Krankheiten mit steigender Inzidenz. In den USA ist von einer Inzidenz von Asthma bzw. COPD bei etwa ca. 5% der Gesamtbevölkerung auszugehen [23], in Deutschland dürften die Zahlen ähnlich liegen.

Die akute respiratorische Insuffizienz bei Asthma bzw. bei COPD (hier sollte man besser von einer Exazerbation der chronischen respiratorischen Insuffizienz sprechen) zeichnet sich durch eine Verschlechterung der Blutgase und eine Ermüdung der Atemmuskulatur aus, die nicht mehr in der Lage ist, gegen den erhöhten Atemwegswiderstand eine ausreichende Ventilation aufrecht zu erhalten. Im Vordergrund der Behandlung steht die Reduktion des Atemwegswiderstands (symptomatisch und durch Beseitigung der auslösenden Ursachen) sowie die temporäre Unterstützung durch maschinelle Beatmung zur Erholung der Atemmuskeln.

Im folgenden wird die Pathophysiologie der Atemwegsobstruktion beim akuten Asthma und hier besonders beim Status asthmaticus besprochen. Dabei wird der Schwerpunkt auf intensivmedizinische Aspekte und die Einstellung der Beatmung gelegt, während internistisches bzw. pulmologisches „Basiswissen" hier nur am Rande besprochen werden soll.

Der *Status asthmaticus* ist nach der Definition der American Thoracic Society [1] *„ein asthmatischer Anfall mit primär hochgradiger oder im Verlauf ansteigender, schwerer Bronchialobstruktion, die nicht durch konservative Therapie (z. B. Adrenalin bzw. Theophyllin) zu beherrschen ist."*

Er stellt die schwerste Form des Asthma bronchiale dar und ist immer als lebensbedrohlich anzusehen. Trotz besserer Kenntnis der Pathophysiologie und verbesserter medikamentöser Therapie ist die Mortalität des Status asthmaticus international konstant geblieben oder sogar im Ansteigen [21]. Eine Unterschätzung der Krankheitsschwere durch Ärzte und durch die Patienten selbst, sowie eine zu wenig aggressive Therapie wurden als die wichtigsten Ursachen für dieses Phänomen erkannt [2]. Auch die Krankenhausmortalität ist nach wie vor hoch (bei beatmungspflichtigem Status asthmaticus im Mittel 15%, Bereich 0% -38%) [25].

Pathophysiologische Besonderheiten bei Atemwegsobstruktion

Ursache der Hypoxämie

Die erhöhte, regional unterschiedliche Atemwegsresistance führt zu einer inhomogenen Verteilung der Ventilation. Es treten vermehrt Areale mit niedrigem Ventilations-/Perfusionsquotienten ($\dot{V}_A/Q$) auf, gleichzeitig kommt es zu einer Erhöhung der (ineffektiven) Totraumventilation. Bei niedriger F_IO_2 (z. B. Raumluft) sind die alveolären Gaspartialdrücke in Arealen mit sehr niedrigem $\dot{V}_A/Q$ ähnlich dem gemischt-venösen Blut, sodaß sie für den Gasaustausch einen shuntähnlichen Effekt haben und zu einer Hypoxämie führen. Anders als beim „ echten" Shunt sind die Alveolen hier jedoch prinzipiell offen, sodaß eine Anhebung des alveolären O_2-Anteils durch Erhöhung der F_IO_2 zu einer Normalisierung der arteriellen O_2-Sättigung führt. Dieses Vorgehen hätte demgegenüber bei Vorliegen eines „echten" Shunt (wie z. B. beim akuten Lungenversagen) kaum einen Effekt. Shunt spielt beim Status asthmaticus bzw. akut dekompensierter respiratorischer Dekompensation der COPD keine oder höchstens eine untergeordnete Rolle.

Ursachen der Hyperkapnie

Areale mit niedrigem $\dot{V}_A/Q$ verursachen einen Anstieg des arteriellen CO_2. Gleichzeitig ist die Effektivität der CO_2-Elimination insgesamt durch den erhöhten Anteil von Totraumventilation vermindert. Da außerdem die Atemarbeit aufgrund der erhöhten Atemwegsresistance zunimmt, ist eine entsprechende Steigerung der Ventilation nicht möglich. Es kommt zur Hyperkapnie aufgrund einer ventilatorischen Insuffizienz. Hyperkapnie und Hypoxämie wirken negativ-inotrop auf die Zwerchfellmuskulatur [10], und es entwickelt sich ein circulus vitiosus, der in eine ventilatorische Dekompensation mündet. Die Hypoventilation verstärkt dann ihrerseits weiter die Hypoxämie etc.

Atemmechanische Veränderungen

Wie eingangs erwähnt, ist die erhöhte Atemwegsresistance die im Vordergrund stehende pathophysiologische Störung bei Asthma und COPD. Die statische Compliance des Lungengewebes ist dabei normal oder aber aufgrund von Veränderungen des Lungengerüstes (besonders beim Lungenemphysem) sogar erhöht. Die dynamisch gemessene Compliance darf nur mit größter Zurückhaltung interpretiert werden, da hier im Gegensatz zur statischen Compliance noch Resistanceeinflüsse die Messung beeinflussen. Bei vereinfachter Messung der Compliance ist immer ein möglicher intrinsischer PEEP (s. unten) bei der Berechnung zu beachten. Ohne Berücksichtigung des intrinsischen PEEP wird die Compliance deutlich unterschätzt.

Die atemmechanische Zeitkonstante τ ist das Produkt von $R \times C$ (Resistance multipliziert mit Compliance). Sie beschreibt die Zeit in Sekunden, in der bei passiver Exspiration

63% des Atemzugvolumens ausgeatmet werden. Dabei folgt der Exspirationsfluß einer Exponentialfunktion. Allgemein gilt, daß nach 1 τ 63%, nach 2 τ 86%, nach 3 τ 95% und nach 4 τ 98% der Exspiration stattgefunden hat. Als Faustregel kann gelten, daß eine passive Exspiration nach 4 τ bis zum Relaxationsvolumen (FRC) erfolgt ist.

Es ist wichtig, daran zu erinnern, daß es unbestimmt viele unterschiedliche regionale Resistance- und Compliancewerte und dementsprechend viele unterschiedliche Zeitkonstanten in der Lunge gibt, die zu verschieden langen Entleerungszeiten dieser Areale führen. Die jeweilige regionale Resistance und Compliance kann in der Praxis aber nicht bestimmt werden (höchstens die unterschiedlichen Werte für die rechte und linke Lunge bei Verwendung eines Doppellumentubus). Die in der klinischen Praxis gemessene Atemwegsresistance und Compliance der gesamten Lunge setzt sich aus diesen regionalen Werten zusammen und entspricht einem gewichteten Mittelwert.

Bei Asthma und COPD ergibt sich aus der hohen Resistance und der normalen bis erhöhten Compliance ein hohes τ. Nach eigenen Messungen und Literaturangaben muß man von einem τ von etwa 1,5–2 s ausgehen, beim Vorliegen von akuter Bronchospastik sogar oft von mehr als 3 s. Wenn also eine komplette Exspiration erreicht werden soll, müßte die notwendige Exspirationszeit etwa 6–8 s betragen. Dies ist nur realistisch bei einer entsprechend kurzen Inspirationsdauer und einer niedrigen Atemfrequenz. Die spontane Atemfrequenz ist aber aufgrund der resistancebedingten Steigerung der Atemarbeit erhöht. Die dadurch relativ zu kurze Exspirationsdauer verhindert eine vollständige Entleerung der Lunge bis zum Relaxationsvolumen und führt zu einer dynamischen Lungenüberblähung mit einem intrapulmonalen positiven endexspiratorischen Druck [22]. Dieser wird als intrinsischer oder Auto-PEEP bezeichnet, da er nicht wie der PEEP unter Beatmung von „außen" eingestellt wird, sondern die Folge der atemmechanischen Eigenschaften der Lunge selbst ist. Allerdings ist das bei einer inkompletten Exspiration in der Lunge verbleibende Volumen abhängig vom Atemzugvolumen (V_t): d. h. bei einer Exspirationszeit von 3 s (=2 τ oder 86% Entleerung wenn τ=1,5 s) beträgt bei einem V_t von 1000 ml das Restvolumen 140 ml, während bei einem V_t von 500 ml nur 70 ml in der Lunge verbleiben würden. Daher ist die Reduktion des V_t bzw. das Vermeiden hoher V_t eine wichtige Maßnahme zur Verringerung der dynamischen Lungenüberblähung.

Intrinsischer PEEP

Der intrinsische PEEP ($PEEP_i$) hat besonders bei obstruktiven Lungenveränderungen unerwünschte Auswirkungen. Der $PEEP_i$ erhöht den intrathorakalen Druck und verschlechtert somit die pulmonale Perfusion und die Hämodynamik [22]. Die Inspirationsarbeit nimmt zu, da immer der $PEEP_i$ zuerst überwunden werden muß, um einen inspiratorischen Gasfluß zu erzeugen [18]. Bei beatmeten Patienten wird dies als additive „Triggerarbeit" bezeichnet. Diese zusätzliche Muskelaktivität erzeugt keine Volumenverschiebung und ist daher ineffektiv im Sinne der Ventilation. Auch wird durch den $PEEP_i$ ein Bronchiolenkollaps während der Exspiration verstärkt, was zu weiterer Einschränkung des Exspirationsflusses führt. Die daraufhin notwendige Erhöhung der Exspirationsarbeit, die bei „normalen" Lungen kaum eine Rolle spielt, führt zu gesteigertem O_2-Bedarf der Atemmuskulatur. Insgesamt wird durch die unerwünschte Erhöhung des Lungenvolumens der Wirkungsgrad der Atemmuskulatur vermindert.

Ursachen des Asthmaanfalls

Neben einer klassischen allergischen Reaktion auf unterschiedlichste Allergene ist ein bronchopulmonaler Infekt die wohl häufigste Ursache der akuten respiratorischen Insuffizienz bei Asthma. In der Klinik kann man vereinfachend zwischen 2 Formen des Status asthmaticus unterscheiden. Ein durch eine allergische Reaktion ausgelöster Status zeichnet sich meistens durch einen perakuten Verlauf von z. T. nur wenigen Minuten mit schwerster Konstriktion der Bronchialmuskulatur aus. Liegt dagegen eine Infektion als Ursache vor, so ist der erhöhte Atemwegswiderstand mehr durch ein zunehmendes Ödem der Bronchialschleimhaut verursacht, und die klinische Verschlechterung verläuft oft protrahiert über Stunden bis Tage. Entsprechend der unterschiedlichen Ursache der Bronchokonstriktion ergeben sich auch Unterschiede in der Wirksamkeit der angewendeten Bronchodilatatoren (s. unten). So kann ein vorwiegend auf die glatte Bronchialmuskulatur dilatierend wirkendes Medikament den erhöhten Atemwegswiderstand nicht so gut reduzieren, wenn dieser vorwiegend durch ein Schleimhautödem verursacht wird.

Eine bronchopulmonale Infektion wird in der Regel klinisch diagnostiziert (Blutbild, Fieber, Thoraxröntgen, purulentes Sputum). Oft kann aber kein bakterieller Erreger aus dem Bronchialsekret isoliert werden. Ursache dafür ist einerseits eine oft schon vor Aufnahme begonnene Antibiotikatherapie, andererseits werden bronchopulmonale Infekte bei Asthmapatienten häufig durch Viren oder Mykoplasmen ausgelöst, die durch mikrobiologische Routineuntersuchungen nicht entdeckt werden. Um dieses Erregerspektrum mit abzudecken, eignen sich zur antibiotischen Therapie primär z. B. Tetrazykline, Erythromycin oder Gyrasehemmer. Einige Gyrasehemmer schränken die Elimination von Theophyllin ein (z. B. Ciprofloxacin oder Enoxacin), sodaß die Plasmatheophyllinspiegel kontrolliert werden müssen. Bei älteren Patienten und Patienten unter Kortikosteroiddauertherapie hat aufgrund einer relativen Abwehrschwäche oder chronischer Keimbesiedlung sowie antibiotischer Vorbehandlung oft ein Keimwechsel stattgefunden (gramnegative bzw. nosokomiale Keime). In diesem Fall muß das gramnegative Spektrum sowie Staphylococcus aureus ausreichend antibiotisch abgedeckt sein.

Konservative (konventionelle) Behandlung

In der Pharmakotherapie des Status asthmaticus werden im Wesentlichen β_2-Sympathomimetika, Theophylline, Kortikosteroide und gelegentlich topische Anticholinergika eingesetzt (Tabelle 1). Bei schwerer Ateminsuffizienz wird die intravenöse Applikation als sicherer Zugangsweg bevorzugt (obwohl dieser Zugangsweg bei β_2-Sympathomimetika vermehrt Nebenwirkungen wie Tachykardie und Arrhythmien zur Folge hat). Lediglich Ipratropiumbromid wird als Aerosol appliziert, es hat aber in der Intensivmedizin kaum eine Bedeutung. Zur Applikation von Aerosolen bei intubierten Patienten werden spezielle Applikatoren angeboten, die direkt am Tubus in das Beatmungssystem integriert werden können. Mit den üblichen Aerosolsprays können die Substanzen dann mit dem Inspirationsfluß effektiv appliziert werden.

Tabelle 1. Medikamentöse Therapie in der Akutphase von Asthma bronchiale

Medikament	*Dosierung/Anwendung/Bemerkungen*
β_2-*Sympathomimetika*, z. B. Terbutalin (Bricanyl), Salbutamol (Sultanol), Fenoterol (Berotec)	Als Dosieraerosol bis zu 6 Hüben/30 min (als Aerosol kaum Nebenwirkungen). Fortführung: Terbutalin 0,5 mg s.c., dann 0,25 mg alle 4–6 h
Theophyllin	Initial: 5–10 mg/kgKG innerhalb von 10 min, dann bis 1 mg/kgKG/h i.v. (nach Plasmaspiegel: 15–20 mg/l). Nebenwirkungen: Tachykardie, Arrhythmie, zerebrale Krämpfe
Kortikoide	100–250 mg Prednisolonäquivalente i.v. (z. B. Solu-Decortin-H). Wiederholung 4- bis 6stündlich. Inhalative Kortikoide im akuten, schweren Status wirkungslos
Sedativa, Benzodiazepine, Neuroleptika (z. B. Promethazin, DHB), Opiate (Piritramid):	Dosierung nach Wirkung (*beachte:* Theophylline sind unspezifische Benzodiazepinantagonisten)
Sauerstoff	Dosierung nach arterieller O_2-Sättigung; u. U. Verstärkung der Hyperkapnie bei Spontanatmung (ist aber kein Grund, O_2 vorzuenthalten!)

Besonderheiten der einzelnen Substanzen

Theophylline. Schmaler therapeutischer Bereich; daher Dosierung vorzugsweise nach Blutspiegel (Optimum: 15–20 mg/l; toxischer Bereich: 25 mg/l). Außerdem große intra- und interindivuelle Variation der Halbwertszeit (u. a. abhängig von Begleitfaktoren wie Infektion, Herz- oder Leberinsuffizienz und Interaktionen mit anderen Pharmaka, wie Benzodiazepine, Cimetidin, Kumarin, Ciprofloxacin, Enoxacin, Erythromycin). Nebenwirkungen: Tachykardie, Arrhythmie, zerebrale Krämpfe. Meist haben Patienten schon vor Aufnahme ins Krankenhaus, spätestens aber im Notarztwagen oder in der Notaufnahme ausreichend Theophylline bekommen, sodaß ein frühes Drugmonitoring bei diesen Substanzen angezeigt ist.

Kortikoide. Höhere Dosierungen scheinen besser und schneller zu wirken (s. Tabelle 1). Allerdings tritt die Wirkung erst etwa 2 h nach Gabe ein, daher sind Kortikoide keine „Notfallmedikamente". Allerdings sind Kortikoide beim Status asthmaticus absolut indiziert, da es sich hier um eine entzündliche Krankheit handelt [6]. Sie dürfen auch nicht zu früh abgesetzt werden (erst ausschleichen, wenn eindeutige und langfristige Besserung der Symptome). Im Intervall werden Kortikosteroide zur langfristigen Therapie wegen der geringeren Nebenwirkungen vorzugsweise topisch als Spray verabreicht.

Sedierung. Die rasche und flache Atmung im Asthmaanfall ist ineffizient (hoher Totraumanteil) und kostet erhebliche Atemarbeit. Eine Dämpfung des erregten Patienten und langsamere, tiefere Atemzüge wären wünschenswert. Sedativa und Opioide können jedoch den Atemantrieb akut gefährden bis zum lebensbedrohlichen Atemstillstand. Der unkontrollierte Gebrauch von Sedativa ist eine der wesentlichen Faktoren für einen fatalen Verlauf des Asthmaanfalls. Sedativa sind daher nur unter intensivmedizinischen Bedingungen bei sofortiger Bereitschaft zur Beatmung einzusetzen. Zum Einsatz kommen vorzugsweise Medikamente ohne Histaminausschüttung, wie Benzodiazepine, Neuroleptika (Promethazin, Droperidol) oder das Opioid Piritramid (um den Atemantrieb leicht zu dämpfen und das subjektive Gefühl der Luftnot zu verringern). Unter maschineller Beatmung scheint auch Sufentanil über eine Infusionspumpe gut zur Sedierung mit gleichzeitiger Dämpfung des Atemantriebs geeignet zu sein.

Sauerstoff. Eine schwere Hypoxämie ist lebensbedrohlich und unterhält außerdem den Bronchospasmus. Daher ist anfangs stets O_2-Atmung erforderlich. Zwar hat sich gezeigt, daß eine hohe F_IO_2 den Shunt und die Kollateralventilation erhöht [17], unter Spontanatmung mit der Maske bleibt jedoch die F_IO_2 ohnehin im mittleren Bereich. Später, unter Beatmung, muß der Sauerstoff (wie sonst auch) nach dem Bedarf sorgfältig dosiert werden.

Flüssigkeitszufuhr. Da davon auszugehen ist, daß die Flüssigkeitsaufnahme im Status vor Aufnahme ins Krankenhaus reduziert war, muß zumindest anfangs reichlich Flüssigkeit angeboten werden (etwa 3–6 l/24 h, ggf. als Infusion), um Flüssigkeitsverluste auszugleichen und zusätzliche Eindickung des Bronchialsekretes zu vermeiden. Vorsicht ist nur bei alten, herzinsuffizienten Asthmatikern geboten.

Maschinelle Beatmung beim Status asthmaticus in der Intensivtherapie

Indikationen zur maschinellen Beatmung

Intubation und Beatmung im Status asthmaticus beinhalten ein hohes Komplikationsrisiko und immer noch eine hohe Mortalität [12]. Daher muß die Indikation sorgfältig abgewogen werden. Der Zeitpunkt zur Intubation und Beatmung sollte anhand klinischer Parameter und weniger anhand von Laborwerten gewählt werden. Absolute Indikationen sind: hypoxischer Herzstillstand und schwere Hypoxämie trotz hoher F_IO_2. Meist zwingt die kontinuierliche Verschlechterung trotz konservativer Therapie zum Entschluß zur Beatmung; hier ist insbesondere auf zunehmende Erschöpfung und Somnolenz (zerebrale Hypoxie) zu achten (der progrediente Verlauf ist entscheidend!). Ein Atemstillstand kann unerwartet rasch eintreten; daher ist die Entscheidung zur Beatmung auch nicht zu lange hinauszuzögern. Die Atemfrequenz ist ein einfacher und guter Indikator für den Grad der Dekompensation; Frequenzen über 35/min führen rasch zur Atemmuskelermüdung. Agitiertheit und eine rasch zunehmende Somnolenz und Dyskoordination der Atembewegungen („respiratory alternans" oder „abdominal paradox" [19]) sind Indikatoren der insuffizienten Ventilation. Hyperkapnie allein ist keine Indikation zur Beatmung. Der kontinuierliche Anstieg des p_aCO_2 und v. a. die schwere metabolische Azidose können dann aber zur Beatmung zwingen. Auch manifeste Herzinsuffizienz, schwere Arrhythmien oder ein Pneumothorax (Drainage vor Beginn der Beatmung!) machen eine Beatmung dringend.

Intubation

Die Intubation ist ein starker Reiz, der den Bronchospasmus verschlimmern kann, und ist daher ein erhebliches Risiko. Daher vorher tiefe Sedierung und ggf. topische (oder intravenöse) Gabe von Lidocain. Zur Sedierung bietet Ketamin einige Vorteile aufgrund seiner sympathomimetischen und die Bronchialmuskulatur relaxierenden Effekte [9].

Dosierung 3–8 mg/kgKG. Bei älteren Asthmatikern ist allerdings auch bei dem relativ wenig kreislaufdepressiv wirksamen Ketamin mit einer Hypotonie zu rechnen. Dies liegt vermutlich an einer Suppression des maximal stimulierten Sympathikotonus (hier Dosis reduzieren und evtl. Katecholamine!). In der Intensivtherapie sollte ein möglichst großer Endotrachealtubus gewählt werden, da später evtl. eine Bronchoskopie erforderlich ist.

Probleme bei der maschinellen Beatmung

Aufgrund der hochgradigen Lungenüberblähung und den resultierenden hohen Beatmungsdrücken besteht im Status asthmaticus ein besonders hohes Risiko zum Barotrauma (z. B. Pneumothorax, interstitielles Lungenemphysem); außerdem behindern hohe intrapulmonale Drücke die pulmonale Perfusion und die Hämodynamik. Andererseits ermöglicht eine Beatmung eine wirksame Bronchodilatation auch mit unkonventionelleren Substanzen, die ohne kontrollierte Beatmung nicht einsetzbar wären, wie z. B. die hochdosierte intravenöse Ketamingabe oder eine anhaltende Halothannarkose (s. unten) sowie die sichere Therapie mit sedierenden und atemdepressiven Medikamenten.

In der akuten Notsituation im schwersten Status kann anfangs eine maschinelle Beatmung mit dem Respirator unmöglich sein. Hier kann vorübergehend nur noch durch manuelle Beatmung ein Minimum an Ventilation aufrechterhalten werden (auf lange Exspirationsphasen achten!). Oft kann dann durch den Tubus appliziertes Adrenalin (1 mg auf 10 ml verdünnt, hiervon 5–10 ml in den Tubus) eine entscheidende Reduktion der Bronchospastik erreichen. Da die manuelle Beatmung jedoch unkontrollierbar ist und ein hohes Risiko zum Barotrauma bietet, sollte man so bald wie möglich auf die kontrollierte Respiratorbeatmung übergehen.

Respiratoreinstellung

Meist ist die Ateminsuffizienz bei Aufnahme auf die Intensivstation so stark ausgeprägt (oder der Patient ist schon längst intubiert und tief sediert), daß anfangs eine sog. kontrollierte Beatmung indiziert ist, bei der die gesamte Ventilationsarbeit vom Respirator übernommen wird. Auf jeden Fall sollte die kontrollierte Beatmung unter Druckbegrenzung erfolgen. Da einige Respiratoren beim Erreichen der Druckbegrenzung die Inspiration abbrechen, ist bei diesen Respiratoren die druckkontrollierte Beatmung mit Überwachung des Volumens evtl. besser. Insbesondere zu hohe Hubvolumina bzw. Inspirationsdrücke sind zu vermeiden (Gefahr des Barotraumas!). Um für die Exspiration ausreichend Zeit zur Verfügung zu stellen, sind niedrige Beatmungsfrequenzen einzustellen. Stets besteht die Gefahr einer dynamischen Lungenüberblähung [14,15]. Wichtig ist hier die Kontrolle der Exspiration anhand der Gasflußkurve, um einen endexspiratorischen Restfluß und somit indirekt eine dynamische Lungenüberblähung bzw. einen intrinsischen PEEP zu erkennen, der besonders bei hoher Atemfrequenz und/oder hohem V_t oder zu geringem I:E-Verhältnis auftritt. Andererseits kann durch niedrige inspiratorische Strömungsgeschwindigkeit und eine somit notgedrungen längere Inspiration auf Kosten der Exspiration eine homogenere Ventilationsverteilung innerhalb der Lunge erreicht werden [17]. Bei der Respiratoreinstellung muß also ein Kompromiß gefunden werden, der zwischen verschiedenen (einander widersprechenden) Zielen vermittelt: langsamer Inspirationsfluß, ausreichend lange Exspirationsdauer, niedrige Frequenz, aber ausreichendes Minutenvolumen, möglichst niedrige Beatmungsdrücke. Für einen solchen Kompromiß wird in der Regel ein I:E-Verhältnis von 1:2–1:3 und eine Frequenz zwischen 8 und 12/min gewählt werden.

Der Einsatz von externem PEEP bei diesen obstruktiven Patienten ist gelegentlich noch umstritten [13,22], da ohnehin eine exspiratorische Flußlimitierung und eine Lungenüberblähung vorliegen. Ein durch einen intrinsischen PEEP verstärkter Bronchiolenkollaps kann durch einen niedrigen externen PEEP ohne Strömungsverlangsamung vermindert werden (als Ersatz einer von Asthmatikern sonst durch „Lippenschürzung" erzeugten exspiratorischen Stenose). Ein externer PEEP um 5 cm H_2O liegt bei Asthmatikern in der Regel unter dem intrinsischen PEEP, sodaß das Lungenvolumen dadurch nicht nennenswert erhöht, die ventilatorische Verteilung jedoch deutlich verbessert wird [13, 22]. Außerdem verringert beim spontanatmenden Patienten mit dynamischer Lungenüberblähung ein externer CPAP die „Triggerarbeit" (s. oben), wenn hierdurch das Druckniveau an den bestehenden intrinsischen PEEP angepaßt wird [13, 14, 27]. Höhere PEEP-Drücke jedoch halten wir bei diesen Patienten für nicht angezeigt.

Wenn sich die Bronchospastik bessert, kann rasch von kontrollierter auf assistierte Beatmung gewechselt werden („pressure support ventilation", BIPAP etc.). Aber auch hier müssen zu schnelle spontane Atemfrequenzen verhindert werden (z. B. durch Opioide). Bei manchen Respiratoren läßt sich unter „pressure support ventilation" der Inspirationsfluß variieren (z. B. Evita, Fa. Drägerwerke, Lübeck). Hier ist besonders bei atemmuskulär insuffizienten Patienten (ältere Asthmatiker) auf einen hohen Gasfluß am Beginn der Inspiration zu achten. Denn eine Verlangsamung des Inspirationsflusses ist nicht nur unphysiologisch und subjektiv unangenehm, sondern geht mit einer erhöhten Atemarbeit einher [28]. Da das Asthma bronchiale eine Anfallserkrankung ist, kann die Beatmung nach vorübergehender Überbrückung der bedrohten Vitalfunktion in aller Regel rasch (d. h. innerhalb weniger Tage) wieder beendet werden.

Unkonventionelle Therapien

Kontrollierte Hypoventilation (permissive Hyperkapnie)

Eine Hyperkapnie per se ist nicht lebensbedrohlich, relevante Nebenwirkungen sind nur zu erwarten, wenn der p_aCO_2 sehr rasch hoch ansteigt. Da aber die meisten beatmungspflichtigen Asthmatiker schon über Stunden oder gar Tage eine Hyperkapnie entwickelt haben, sind Nebenwirkungen hier in der Regel vernachlässigbar. Eine kontrollierte Hypoventilation wird durch niedrige Atemhubvolumen induziert, hierdurch sinken dann auch die Beatmungsdrücke. Der in der Folge ansteigende p_aCO_2 wird dabei in Kauf genommen. Allerdings wird die Ventilation quasi „effizienter", denn bei einer Verdopplung des p_aCO_2 ist zur Elimination der gleichen CO_2-Menge nur die Hälfte der alveolären Ventilation notwendig! Vorübergehend hohe p_aCO_2-Werte (90 mmHg und höher) werden gut toleriert, ggf. kann bei zu starker Azidose (pH 7,2) der pH-Wert mit Gabe von Bikarbonat im tolerierbaren Bereich gehalten werden. Durch eine bewußte Begrenzung der Beatmungsdrücke auf 50 cm H_2O läßt sich dadurch das Risiko des Barotraumas entscheidend verringern. Dieses Behandlungskonzept brachte eine entscheidende Verbesserung bei der Therapie beatmungspflichtiger Patienten im Status asthmaticus [5].

Ketaminnarkose

Ketamin besitzt einen direkten bronchodilatatorischen Effekt [9], der im Status asthmaticus bei der Behandlung des beatmeten Patienten ausgenutzt werden kann.

Dosierung: Initialer Bolus von 3–8 mg/kgKG, i.v.; danach per Infusionspumpe 2–5 mg/kgKG, bis die Symptomatik sich bessert (ggf. über Tage). Über das neue $S(^+)$-Ketamin liegen noch keine publizierten Erfahrungen vor. Aufgrund seiner gegenüber Ketamin stärkeren Wirkung muß man aber von geringeren Dosierungen ausgehen.

Halothannarkose

Auch Inhalationsanästhetika besitzen einen direkten bronchodilatatorischen Effekt [9, 16]. Da es jedoch nach Enfluran, Ethrane und Isofluran zu sporadischen bronchospastischen Phänomenen gekommen ist [4, 8], scheint insbesondere Halothan bei Asthma das Mittel der Wahl zu sein [24, 25]. Nach unseren Erfahrungen ist es auch dann noch wirksam, wenn Ketamin versagt. An relevanten Nebenwirkungen können Hypotension und vorübergehende Anstiege der Leberenzyme beobachtet werden, die jedoch alle folgenlos blieben [25]. Dagegen unterschied sich die Inzidenz von Tachykardien (37%) und Arrhythmien (17%) nicht zwischen den mit und ohne Halothan behandelten Asthmapatienten.

Magnesiumsulfat

Die bronchodilatatorische Wirkung von $MgSO_4$ bei Asthma wurde schon vor über 50 Jahren beschrieben. Neuere experimentelle und klinische Untersuchungen bestätigten diesen Effekt [11, 26]. Theoretisch bietet $MgSO_4$ eine Reihe von weiteren Vorteilen: die Applikation ist intravenös, also unabhängig vom erkrankten Organ; unter Beatmung wirkt es relaxierend, sodaß „Gegenatmen" unterbunden wird; es wirkt antiarrhythmisch und negativ-chronotrop, was bei der hohen Inzidenz von Tachykardien und Arrhythmien unter β_2-Mimetika- und Theophyllintherapie erwünscht ist; daneben läßt sich eine „Überdosierung" durch Kalzium antagonisieren. Bei spontanatmenden Asthmatikern können aber nur maximal 2–4 g innerhalb von 30 min injiziert werden, da $MgSO_4$ nicht nur die glatte Bronchialmuskulatur relaxiert, sondern dosisabhängig auch zu allgemeiner Paralyse der quergestreiften Muskulatur führt. Beim beatmeten Asthmatiker können deutlich höhere Dosen gegeben werden. Wir konnten mit wirkungsabhängig gesteigerten hohen Dosen (bis zu 20 g innerhalb 1 h) einen bronchodilatatorischen Effekt erzielen, nachdem dies weder mit konventioneller Therapie (s. oben) noch mit Halothan bzw. Ketamin zu erreichen war [26]. Bisher gibt es aber noch keine prospektiv randomisierten Studien, sodaß eine solch hochdosierte i.v.-Therapie wissenschaftlichen Untersuchungen mit dem entsprechenden Monitoring vorbehalten bleiben muß.

Komplikationen unter der Therapie

Das Barotrauma (hier: interstitielles Lungenemphysem, Mediastinalemphysem, Pneumothorax) unter positiver Druckbeatmung ist in der Hauptsache abhängig vom hohen Beatmungsdruck, von der Lungenvorschädigung (Pneumonie, Thoraxtrauma, bullöses

Emphysem) und vom Ausmaß des obstruktiven Atemwegssyndroms bzw. des Grades der Überblähung. Vermeidung von hohen Beatmungsdrücken, z. B. durch Anwendung von druckunterstützter, drucklimitierter bzw. druckkontrollierter Beatmung, ist hier der entscheidende Faktor zur Reduktion des Barotraumas. Gegebenenfalls muß das Atemhubvolumen verringert werden und eine Hypoventilation mit einem erhöhten p_aCO_2 in der Akutphase in Kauf genommen werden („permissive Hyperkapnie") [5].

Arrhythmien sind nicht nur eine Folge einer bei älteren Patienten oft zusätzlich bestehenden kardialen Erkrankung (Cor pulmonale, chronische Rechtsherzinsuffizienz, aber auch koronare Herzkrankheit und Linksherzinsuffizienz), sondern häufig auch bedingt oder verstärkt durch hochdosierte intravenöse Theophyllin- und Sympathomimetikatherapie. Über 50% der älteren Patienten haben schwere Rhythmusstörungen, meist eine Tachyarrhythmie. Therapie der Wahl ist neben einer Digitalisierung die Gabe von Kalziumantagonisten (z. B. Verapamil).

Hypotonie und Kreislaufinsuffizienz sind meist durch Lungenüberblähung und hohe intrathorakale Drücke verursacht (Verringerung des venösen Rückflusses und der pulmonalen Perfusion). Reduktion der Überblähung und des intrinsischen PEEP sowie zusätzliche Flüssigkeitszufuhr sind hier die entscheidenden Maßnahmen.

Anästhesie bei Asthmatikern

Besonderheiten von Anästhesiepharmaka

Allgemein ist bei der Auswahl der Anästhesieverfahren bzw. der verwendeten Pharmaka darauf zu achten, daß alles vermieden wird, was eine Bronchokonstriktion auslösen oder verschlimmern könnte. Wichtigste medikamenteninduzierte Auslöser hierfür sind Ausschüttung verschiedener Mediatoren (z. B. Histamin) oder eine vagomimetische Komponente.

Inhalationsanästhetika

Auf die direkte bronchodilatatorische Wirkung der Inhalationsanästhetika ist oben schon hingewiesen worden, dies ist am besten dokumentiert für Halothan [9, 16]. Dagegen sind bei Isofluran und Enfluran einzelne Fälle von akut ausgelöster Bronchokonstriktion beschrieben worden [4, 8]. Die Inhalationsnarkose (Halothan/Isofluran) gilt daher bei irritablem Bronchialsystem als das Verfahren der Wahl. N_2O scheint keinen wesentlichen Einfluß auf den Bronchomotorentonus zu haben. Allerdings muß beachtet werden, daß die unterschiedlichen Diffusionskonstanten von N_2O und Stickstoff den intraalvolären Druck bei Narkoseein- und -ausleitung erhöhen können. Im Extremfall kann dies besonders bei Emphysemblasen mit langsamer Zeitkonstante zur Ruptur führen! Aufgrund von Lungenbereichen mit niedrigem $\dot{V}_A/Q$ sollte die N_2O-Konzentration bei COPD nicht über 50% eingestellt werden.

Intravenöse Anästhetika

Benzodiazepine können ohne Probleme eingesetzt werden, da keine Histaminliberation auftritt. Allerdings muß bei gleichzeitiger Theophyllinmedikation eine nachlassende sedative Wirkung von Benzodiazepinen beachtet werden. Neuroleptika sind ebenfalls gut geeignet. Opioide haben unterschiedlich stark ausgeprägt vagomimetische Wirkungen. So kann durch Fentanyl eine Bronchokonstriktion auftreten, die jedoch durch Atropin vermieden werden kann. Allgemein ist eine Narkose mit Opioiden bei ausgeprägtem Asthma weniger geeignet! Ketamin hat einen direkten bronchodilatativen Effekt [9] (nicht so stark wie z. B. Halothan!). Daher ist Ketamin bei irritablem Bronchialsystem besonders geeignet; allerdings ist z. B. bei akuter Bronchokonstriktion ein bronchodilatativer Effekt unserer Erfahrung nach oft erst nach hohen Bolusdosen von 3–8 (!) mg/kgKG zu erzielen [25]. Barbiturate sind aufgrund der häufig beobachteten Histaminliberation weniger geeignet; besonders bei Thiopental ist die Auslösung einer Bronchospastik nicht selten. Dagegen ist sowohl Propofol wie auch Etomidat sehr gut zur Einleitung der Narkose zu verwenden. In der Gruppe der Muskelrelaxanzien sollte bei Asthmatikern auf Succinylcholin verzichtet werden, da damit häufig eine Bronchokonstriktion ausgelöst wird. Dagegen sind moderne nichtdepolarisierende Muskelrelaxanzien wie Pancuronium und Vecuronium usw. ohne Nachteile einsetzbar. Die Antagonisierung eines Relaxanzienüberhangs mit Prostigmin sollte unterbleiben, da Prostigmin vagomimetisch wirkt (Bronchokonstriktion) und zu vermehrter Bronchialsekretion führt.

Regionalanästhesie

Während bei lungengesunden kein Unterschied von respiratorischen Komplikationen im Vergleich von Vollnarkose und Regionalanästhesie besteht [3], scheinen ältere Patienten mit COPD bei Regionalanästhesie weniger postoperative Ateminsuffizienzen zu haben [29]. Jedoch kann dieser Vorteil darauf zurückzuführen sein, daß Regionalanästhesien besonders bei Extremitäten- und Unterbaucheingriffen eingesetzt wurden, bei denen das pulmonale Komplikationsrisiko sowieso geringer ist.

Planung und Führung der Anästhesie

Zeitpunkt und Vorbereitung

Bei elektiven Eingriffen sollte der Patient infektfrei und der pulmonale und auch kardiale Status optimiert sein (medikamentöse Basistherapie nicht präoperativ absetzen, sondern auch am Morgen des OP-Tages geben, besonders inhalative Sympathomimetika und Kortikoide!). Bei Asthmatikern und COPD-Patienten mit systemischer Kortikoiddauertherapie sollte zusätzlich eine erhöhte Kortisondosis gegeben werden (z. B. 25–100 mg Prednisolon). Prophylaktische Maßnahmen wie präoperative Atem- und Hustenübungen (z. B. „inzentive Spirometrie") können postoperative pulmonale Komplikationen reduzieren.

Durchführung der Anästhesie

Bei entsprechender Indikation sollten die Vorteile einer Regionalanästhesie genutzt werden. Die Prämedikation muß vorsichtig individuell dosiert werden (besonders Opioide); oft sind Benzodiazepinpräparate (z. B. 10 mg Diazepam) als Monosubstanz völlig ausreichend. Zur Einleitung einer Vollnarkose sollten nur Hypnotika mit keiner oder nur geringer Histaminfreisetzung gewählt werden (Midazolam, Ketamin, Etomidat, Propofol). Die Intubation ist ein starker Reiz, der den Bronchospasmus verschlimmern kann, und darf nur in tiefer Narkose durchgeführt werden (Reflexbronchokonstriktion bei zu flacher Narkose!, evtl. lokale Schleimhautanästhesie mit Lidocain vor Intubation). Inhalationsanästhetika sind die Anästhetika der Wahl bei Vollnarkosen. Bei ausgeprägter Neigung zur Bronchospastik kann eine Extubation unter Spontanatmung in „tiefer Narkose" hilfreich sein. Wegen der langen atemmechanischen Zeitkonstanten („slow compartments") muß die Oxygenierung bei Einleitung und Ausleitung länger als bei lungengesunden Patienten sein!

Einstellung der Narkosebeatmung

Prinzipiell gelten die gleichen Prämissen wie bei Beatmung von Asthmatikern in der Intensivtherapie (s. oben). Auf jeden Fall sollte die kontrollierte Beatmung unter Druckbegrenzung erfolgen. Insbesondere zu hohe Hubvolumina bzw. Inspirationsdrücke sind zu vermeiden. Um für die Exspiration ausreichend Zeit zur Verfügung zu stellen, sind niedrige Beatmungsfrequenzen (8–12/min) und ein I:E-Verhältnis von 1:2 bis 1:3 einzustellen. Bei vorhandenem atemmechanischem Monitoring sollten unbedingt Exspirationsflußkurven auf dem Bildschirm angezeigt werden, um einen endexspiratorischen Restfluß als Ausdruck einer unvollständigen Exspiration zu erkennen. Bei Bronchokonstriktion zeigen sich im Kapnogramm charakteristische Veränderungen. Die sog. Phase III des Kapnogramms (Plateauphase), die normalerweise fast horizontal ist, bekommt unter Bronchialobstruktion einen ansteigenden Verlauf. Gleichzeitig wird der Gradient zwischen endexspiratorischem und arteriellem pCO_2 größer.

Ein niedriger externer PEEP um 5 cm H_2O sollte als Gegendruck bei peripheren Atemwegskompressionen zur „Stabilisierung" der Atemwege eingestellt werden, ohne daß der Alveolardruck ansteigen muß. Durch einen PEEP sollte der inspiratorische Spitzendruck nicht nennenswert ansteigen. Höhere PEEP-Drücke jedoch halten wir bei diesen Patienten für nicht angezeigt. Prinzipiell muß bei ausgeprägtem Emphysem immer an die Möglichkeit der Komplikation durch einen (Spontan)pneumothorax unter positiver Druckbeatmung gedacht werden.

Postoperative Therapie

Die insgesamt höhere Komplikationsrate verlangt eine längere Überwachungsphase im Aufwachraum bzw. bei alten Asthmapatienten evtl. sogar eine postoperative Überwachung und Atemtherapie auf der Intensivstation. Bei der postoperativen Analgesie ist zu bedenken, daß Acetysalicylsäure und andere nichtsteroidale Analgetika einen Asthmaanfall auslösen können und daher bei Asthmatikern obsolet sind. Regionalanalgetische Verfahren (PDA über Katheter, intrapleurale Katheteranalgesie, Interkostalblockade etc.) sind oft eine gute Alternative. Meistens kann auch eine patientenkontrollierte Analgesie über eine spezielle Spritzenpumpe mit Opioiden durchgeführt werden. Opioidspezifische Nebenwirkungen (s. oben) sind dabei noch im Aufwachraum auszuschließen.

Literatur

1. American Thoracic Society (1987) Standards for the diagnosis and care of patients with chronic obstructive pulmonary disease (COPD) and asthma. Am Rev Respir Dis 135: 225–243
2. Benatar SR (1986) Fatal asthma. N Engl J Med 314: 423–429
3. Craig DB (1981) Postoperative recovery of pulmonary function. Anesth Analg 60: 46–52
4. Crozier TA, Sydow M, Radke J, Kettler D (1989) Ein Fall von Bronchospasmus unter Isoflurananästhesie. Anaesthesist 38: 317–319
5. Darioli R, Perret C (1984) Mechanical controlled hypoventilation in status asthmaticus. Am Rev Respir Dis 129: 385–387
6. Djukanovic R, Roche WR, Wilson JW et al. (1990) Mucosal inflammation in asthma. Am Rev Respir Dis 142: 434–457
7. Francis PB (1983) Acute respiratory failure in obstructive lung disease. Med Clin North Am 67: 657–661
8. Hack G, Rommelsheim K, Pless V, Stoekel H (1976) Bronchospasmus unter Enflurananästhesie. Prakt Anästh 11: 264–268
9. Hirshman CA (1983) Airway reactivity in humans. Anesthetic implications. Anesthesiology 58: 170–177
10. Juan G, Calverly P, Talamo C, Schnader J, Roussos C (1984) Effect of carbon dioxide on diaphragmatic function in human beings. N Engl J Med 310: 874–879
11. Lindeman KS, Hirshman CA, Freed AN (1989) Effect of magnesium sulfate on bronchoconstriction in the lung periphery. J Appl Physiol 66: 2527–2532
12. Mansel JK, Stogner SW, Petrini MF, Norman JR (1990) Mechanical ventilation in patients with acute severe asthma. Am J Med 89: 42–48
13. Marini JJ (1989) Should PEEP be used in airflow obstruction? Am Rev Respir Dis 140: 1 (editorial)
14. Milic-Emili J, Gottfried SB, Rossi A (1987) Dynamic hyperinflation: Intrinsic PEEP and its ramifications in patients with respiratory failure. In: Vincent JL (ed) Update in intensive care and emergency medicine, vol 3: Update. Springer, Berlin Heidelberg New York, pp 192–198
15. Pepe PE, Marini JJ (1982) Occult positive end-expiratory pressure in mechanically ventilated patients with airflow obstruction. Am Rev Respir Dis 126: 166–170
16. Revell S, Greenhalgh D, Absalom SR, Soni N (1988) Isoflurane in the treatment of asthma. Anaesthesia 43: 477–479
17. Rodriguez-Roisin R, Roca J (1988) Ventilation-perfusion relationships in acute asthma. In: Vincent JL (ed) Update in intensive care and emergency medicine, vol. 5: Update. Springer, Berlin Heidelberg New York, pp 153–161
18. Rossi A, Brandolese R, Milic-Emili J, Gottfried SB (1990) The role of PEEP in patients with chronic obstructive pulmonary disease during assisted ventilation. Eur Respir J 3: 816–822
19. Roussos C, Lakynthinos S (1991) Ventilatory muscle fatigue and failure. In: Marini JJ, Roussos C (eds) Ventilatory failure. Springer, Berlin Heidelberg New York Tokio, pp 125–152
20. Schmidt GA, Hall JB (1989) Oxygen therapy and hypoxic drive to breathe: Is there danger in the patient with COPD? Intensive Crit Care Digest 8: 52–53
21. Sears MR (1988) Increasing asthma mortality – fact or artefact? Allerg Clin Immunol 82: 705–717
22. Smith TC, Marini JJ (1988) Impact of PEEP on lung mechanics and work of breathing in severe airflow obstruction. J Appl Physiol 65: 1488–1499
23. Snider GL (1989) Changes in COPD occurrence. Chronic obstructive pulmonary disease: A definition and implications of structural determinants of airflow obstruction for epidemiology. Am Rev Respir Dis 140: 3–8
24. Sydow M, Burchardi H (1991) Management der akuten respiratorischen Insuffizienz bei chronisch obstruktiven Lungenkranken. In: Kilian J, Benzer H, Ahnefeld FW (Hrsg) Grundzüge der Beatmung. Klinische Anästhesiologie und Intensivtherapie, Bd 39. Springer, Berlin Heidelberg New York Tokio, S 279–289
25. Sydow M, Burchardi H (1991) Intensive care management of life-threatening status asthmaticus. In: Vincent JL (ed) Update in intensive care and emergency medicine, vol 14: Update. Springer, Berlin Heidelberg New York Tokio, pp 313–323
26. Sydow M, Crozier TA, Zielmann S, Radke J, Burchardi H (1993) High-dose intravenous magnesium sulfate in the management of life-threatening status asthmaticus. Intensive Care Med 19: 467–471
27. Sydow M, Golisch W, Buscher H, Zinserling J, Crozier TA, Burchardi H (1995) Effect of low-level PEEP on inspiratory work of breathing in intubated patients with healthy lungs or COPD. Intensive Care Med 21: 887–895
28. Sydow M, Thies K, Engel J et al. (1996) Variation des inspiratorischen Gasflusses unter druckkunterstützter Spontanatmung: Einfluß auf Atemmechanik und Atemarbeit. Anaesthesist 45:1051–1058

29. Tarhan S; Moffitt EA; Sessler AD; Douglas WW; Taylor WF (1973) Risk of anesthesia and surgery in patients with chronic bronchitis and chronic obstructive pulmonary disease. Surgery 74: 720–726

Beatmung stört den Wasser- und Elektrolythaushalt
Was ist zu tun?

MARLENE GERLACH, HERWIG GERLACH

Die Aufrechterhaltung eines stabilen Verhältnisses von intra- und extrazellulären Volumina zählt zu den primären Aufgaben physiologischer Regulationsmechanismen. Diese beziehen sich primär auf den Haushalt von Wasser und Natrium durch zentralnervöse Beeinflussung der systemischen Aufnahme (Durstgefühl) sowie durch die renale Ausscheidung mittels aktiver Exkretions- und Reabsorptionswege. Zentralnervöse Regulatoren wie das Durstgefühl sind beim sedierten und kontrolliert beatmeten Patienten meist reduziert bzw. ausgeschaltet, sodaß die Nieren als wichtigste Determinante für die Bilanz von Wasser und Elektrolyten zu betrachten sind. Veränderungen des Flüssigkeitshaushalts werden bei beatmeten Patienten regelmäßig beobachtet. Dies betrifft besonders Langzeitbeatmete, z. B. Patienten mit akutem Lungenversagen (engl.: "acute respiratory distress syndrome", ARDS; "acute lung injury", ALI), und kann für den intensivmedizinischen Verlauf erhebliche Folgen haben. Verschiedene pathophysiologische Wege werden hierfür diskutiert: Hierzu zählen einerseits direkte intrapulmonale Effekte durch die erkrankte Lunge, meist infolge von vaskulären Schäden, andererseits indirekte Effekte durch die beim ALI und ARDS notwendigen Beatmungsdrücke auf Hämodynamik, sympathische Aktivität sowie auf die neuroendokrinen und renalen Regulationsmechanismen (Krebs u. Kaczmarczyk 1994).

Zudem sind die spezifischen Wirkungen der bei einer Beatmung eingesetzten Medikamente, toxische Effekte sowie Begleiterkrankungen wie Infektionen und/oder Hypoxämien als mögliche Ursachen für eine Störung des Elektrolythaushalts zu nennen. Umgekehrt stellt die Flüssigkeitsbilanz einen wichtigen Faktor für den Pathomechanismus des akuten Lungenversagens dar: so konnte z. B. gezeigt werden, daß eine Retention von mehr als 2000 ml 48 h nach Aufnahme eines Patienten auf die Intensivstation einen prädiktiven Wert für die Notwendigkeit zur Beatmung hat (Velmahos et al. 1997). Diese wechselseitigen Zusammenhänge erfordern ein Verständnis der pathophysiologischen Grundlagen, genügend Erfahrung mit den frühen klinischen Zeichen und typischen Verlaufsformen sowie die Kenntnis wichtiger therapeutischer Konsequenzen, die zwar meistens die Ursachen nicht beheben können, jedoch die Ausprägung der systemischen Schädigung mindern und fatale Folgen verhindern helfen.

Pathophysiologische Grundlagen

Die meisten beatmungspflichtigen Patienten haben vorwiegend akute Schädigungen der Lungen, deren Pathogenese vielfältig ist. Extrapulmonale Ursachen wie ein linksventrikuläres Versagen mit Lungenödem sind hierfür ebenso zu nennen wie pulmonale Erkrankungen, etwa lokale Infektionen oder sekundäre Schädigungen z. B. bei einer Sepsis. Meist ist diesen Erkrankungen eine vaskuläre Schädigung gemeinsam, die durch die hierbei auftretenden Permeabilitätsveränderungen einen direkten Einfluß auf den Wasser- und Elektrolythaushalt nehmen kann. Primär entsteht durch die maschinelle Beatmung ein *positiver intrathorakaler Druck*; dies führt einerseits zu direkten physikalischen Folgen, andererseits zu Konsequenzen für die periphere hormonelle und neuroendokrine Regulation (Burchardi u. Kaczmarczyk 1994).

Physikalische Effekte einer maschinellen Beatmung

Durch den erhöhten intrathorakalen Druck sinkt das intrathorakale Blutvolumen; dies geschieht durch ein Verdrängen des intravasalen Blutvolumens vom Thorax in die Peripherie, wodurch der periphere venöse Blutdruck (inklusive der Nierenvenen!) steigt. Die auf diese Weise veränderten transvaskulären Drücke führen zu einer Auswärtsfiltration von nichtkorpuskulären Blutbestandteilen, d. h. zu einem Anstieg des Hämatokrits bzw. Abfall des gesamten intravasalen Blutvolumens. Ferner sinkt der natürliche Gradient zwischen Vorhof (links und rechts) und dem umgebenden Raum – der sog. transmurale Vorhofdruck. Alle diese Komponenten verursachen ein Absinken des Herzzeitvolumens mit nachfolgendem arteriellem Druckabfall (inklusive der Nierenarterien!). Somit sinkt der renale Blutfluß (arterieller Druck sinkt, venöser Druck steigt) und damit die glomeruläre Filtrationsrate, d. h. die Gesamtdiurese. Da durch den Anstieg von Hämatokrit und Nierenvenendruck die Durchblutung des renalen Marklagers besonders benachteiligt wird, kommt es zum Absinken der tubulären Natriumrückresorption und somit zu einem Abfall der fraktionellen Natriumexkretion (Antinatriurese). Antidiurese, Antinatriurese und gesteigerte Auswärtsfiltration führen zu einer zunehmenden Umverteilung von Wasser und Elektrolyten in den Intra- und Extravasalraum. Besteht aufgrund einer Sepsis und/oder einer Hypoxie ein Kapillarleck, aggravieren sich diese Effekte durch die zusätzliche Filtration von Eiweiß aus dem Intra- in den Extravasalraum mit dem klinischen Bild der massiven peripheren und auch intrapulmonalen Ödembildung, die wiederum zu einer Steigerung der notwendigen Beatmungsdrücke führen kann. Typischerweise sinken in dieser Phase Gesamteiweiß, Albumin und kolloidosmotischer Druck im Serum, aber man sollte vermeiden, diese Parameter durch Gabe von Eiweiß und/oder Frischplasma allzu kritiklos zu korrigieren, da sie Ausdruck einer Umstellung des *Flüssigkeitsgleichgewichts* und nicht der *Gesamtmenge* sind; zusätzliches externes Eiweiß wird umgehend in den extravasalen Raum gefiltert, und dieser Raum ist im Vergleich zum Intravasalraum um ein Vielfaches größer, sodaß nicht nur die erwarteten Erfolge ausbleiben, sondern die Schädigung sogar noch zunehmen kann!

Neuroendokrine Effekte einer maschinellen Beatmung

Viele Publikationen zu diesem Thema bieten ein teilweise widersprüchliches Bild. Gesichert scheint, daß durch den induzierten Abfall der transmuralen Vorhofdrücke und des arteriellen Mitteldrucks die Sympathikusaktivität reaktiv gesteigert wird. Zudem steigt durch den erhöhten peripheren Venendruck der intrakranielle Druck. Beides führt zu einer erhöhten Sekretion des antidiuretischen Hormons (ADH) in der hypothalamohypophysären Achse; ADH verursacht eine Reduktion der Gesamtclearance der Nieren. Die gesteigerte Sympathikusaktivität führt ferner zu einer Induktion des Plasma-Renin-Angiotensin- (PRA-)Systems mit konsekutiver Stimulation der Aldosteronsynthese. Schließlich kommt es durch den Abfall des transmuralen Vorhofdrucks zu einem Absinken der Sekretion des atrialen natriuretischen Peptids (ANP). Alle diese endokrinen

Wege – Angiotensin II, Aldosteron, ADH und ANP – führen zu einem Absinken der Gesamtdiurese und speziell der Natriurese.

Es ist vermutlich müßig zu diskutieren, welche Relevanz die einzelnen Faktoren haben, und es gibt zu diesem Thema zahlreiche Studien mit oft gegensätzlichen Schlußfolgerungen.

So zeigten Farge et al. in einem Modell, bei dem durch Anwendung einer "Antischwerkraft-Ausrüstung" die direkten hämodynamischen Einflüsse unter mechanischer Beatmung (Reduktion von intrathorakalem Blutvolumen etc.) reduziert bzw. aufgehoben wurden, daß dennoch die typischen antidiuretischen Effekte einer positiven Druckbeatmung bestehen blieben (Farge et al. 1995). Die Autoren schlossen daraus, daß die hormonelle Komponente bei der Genese eines beatmungsinduzierten Nierenversagens überwiegt und daß hierfür neben der Sympathikusaktivität das Plasma-Renin-Angiotensin-System vermutlich die größte Rolle spielt.

Im Gegensatz dazu fanden Rossaint et al., daß die Reduktion der renalen Exkretion während mechanischer Beatmung mit positiv-endexspiratorischem Druck (PEEP) ohne eine hormonelle Aktivierung stattfindet (Rossaint et al. 1992). Hierbei handelte es sich allerdings um ein Tiermodell an gesunden Hunden, die vorher mit Volumen belastet waren. Bei dieser Studie postulierten die Autoren, daß die häufig beschriebene Aktivierung des Plasma-Renin-Angiotensin-Systems entweder durch eine direkte Stimulation des renalen Sympathikus oder durch den Abfall des renalen Perfusionsdrucks infolge des reduzierten transmuralen Vorhofdrucks bzw. der verschlechterten Gesamthämodynamik zu erklären sei, die in ihrem Modell durch die präventive Volumenbelastung vermieden wurde.

Durch den Vergleich dieser vielen Arbeiten wird deutlich, daß die scheinbar "klaren" pathophysiologischen Wege vom erhöhten intrathorakalen Druck bis hin zur Antidiurese und Antinatriurese keineswegs eindeutig sind, sondern vermutlich durch viele einzelne Faktoren wie Volumenzustand, Sedierung etc. entscheidend mitbeeinflußt werden.

Medikamentöse Effekte

Eine kontrollierte Beatmung erfordert suffiziente Sedierungsmaßnahmen. In diesem Zusammenhang sind auch die hierbei verwendeten Anästhetika als mögliche Faktoren für die Verursachung eines gestörten Wasser- und Elektrolythaushalts zu nennen. Das inhalative Anästhetikum Isofluran z. B. reduziert das Herzminutenvolumen aufgrund einer direkten myokardialen Depression, eines abgeschwächten Baroreflexes und einer Abnahme des venösen Rückflusses durch den verminderten Vasotonus in den kapazitiven Gefäßen (Priebe 1987). Insofern ist zu vermuten, daß sich die Effekte von Isofluran und PEEP additiv, vielleicht sogar synergistisch im Sinne einer Aktivierung des Renin-Angiotensin-Systems ergänzen. Es gibt allerdings nur wenige Studien, die diese Zusammenhänge untersucht haben.

Åneman et al. haben in einer kürzlich publizierten Arbeit den Einfluß einer Isoflurananästhesie auf hämodynamische, neurale und humorale Parameter unter PEEP-Beatmung analysiert (Åneman et al. 1997). Ohne PEEP zeigte sich hierbei, daß, obwohl durch Isofluran eine Reduktion der basalen sympathischen Aktivität (gemessen als sog. "norepinephrine (NE) spillover") erreicht wurde, keine Veränderung der Angiotensin-II-Plasmaspiegel zu beobachten war. Nach Zusatz eines endexspiratorischen Druckes von 10 cmH$_2$O (1 cmH$_2$O=98,7 Pa) bestätigte sich der hemmende Einfluß von Isofluran auf die übliche PEEP-induzierte sympathische Aktivierung, das Angiotensin II stieg jedoch um mehr als das 10fache; parallel dazu fand sich eine zunehmende Reduktion des renalen Blutflusses während PEEP und Isofluran.

Auch wenn Isofluran momentan fast ausschließlich während Anästhesieverfahren benutzt wird, so muß man diese Effekte bei der Diskussion um einen möglichen Einsatz inhalativer Anästhetika als Langzeitsedativa in der Intensivmedizin zweifelsohne berücksichtigen. Direkte nephrotoxische Effekte von Anästhetika werden zwar vereinzelt diskutiert, dürften insgesamt jedoch nur eine geringe Rolle spielen; so ist dies z. B. für Methoxyfluran nachgewiesen, allerdings dürfte diese Erkenntnis keine klinische Relevanz haben, da die Substanz nicht mehr eingesetzt wird.

Auch intravenöse Anästhetika können einen direkten Einfluß auf den Wasser- und Elektrolythaushalt haben, dessen Relevanz für die Klinik momentan jedoch nur schwer eingeschätzt werden kann (Burchardi u. Kaczmarczyk 1994).

> So konnte z. B. nachgewiesen werden, daß Methohexital selbst bei einer nur mäßigen Reduktion des Blutdrucks um etwa 10 mmHg und unverändertem zentralem Füllungsdruck (ZVD) zu einer deutlichen Reduktion der Natriurese und somit zu einer verschlechterten Osmoregulation durch die relativ erhöhte Wasserdiurese führt (Kasner et al. 1995). Dies hat einen Anstieg des Serumnatriums und der Plasmaosmolarität zur Folge.
>
> Interessanterweise zeigten bei den Untersuchungen von Kasner et al. hierbei die Plasmaspiegel von Renin, Aldosteron, ADH und ANP keine Veränderungen. Offensichtlich wird die zentrale Osmoregulation durch Methohexital, evtl. durch die Beeinflussung von Osmorezeptoren durch Barbiturate, im Sinne eines milden Diabetes insipidus gestört, während die renale Antwort unverändert bleibt (dies konnte durch die Anwendung von exogenem Vasopressin in der gleichen Studie demonstriert werden).

Es bleiben die toxischen Nebenwirkungen von Begleitmedikationen zu erwähnen, die sehr häufig, vermutlich jedoch zu häufig, für eine renale Funktionsstörung verantwortlich gemacht werden. Besonders auf Intensivstationen, wo es oft Behandlungsregimes mit einer Vielzahl parallel angewendeter Pharmaka gibt, ist nur selten ein direkter kausaler Bezug zu einem der Medikamente herzustellen, und es ist eher zu vermuten, daß die Kombination vieler Komponenten mehr Bedeutung hat als eine einzelne Substanz. Insofern sollte eine teilweise verteufelnde Betrachtung einzelner Medikamente unterbleiben.

Diagnostische Verfahren

Körpergewicht

Bei langfristig beatmeten Patienten ist das Körpergewicht ein sehr schlechter Parameter zur Beurteilung des Wasserhaushaltes! Dies liegt daran, daß die Patienten auf Intensivstationen aufgrund des massiven Muskelabbaus durch Minderaktivität über Tage und Wochen erheblich an Gewicht verlieren (Anorexie). Gleichzeitig kommt es durch die Einwirkung von Mediatoren und Hormonen z. B. im Verlauf septischer Prozesse zu einer relativen Zunahme abbauender Stoffwechselwege (Katabolismus). Diese Kombination aus Anorexie und Katabolismus wird auch als Kachexie bezeichnet.

> Gerade bei der Sepsis und beim septischen Schock kommt es zu einer metabolischen Umstellung: die Aufnahme peripherer Triglyceride in die Fettzellen (Adipozyten) und die nachfolgende Spaltung in freie Fettsäuren mit Hilfe des transzellulären Enzyms Lipoproteinlipase (LPL) wird z. B. durch die Wirkung von Tumornekrosefaktor (TNF), einem zentralen Zytokin bei der Pathogenese der Sepsis, fast völlig blockiert (Kawakami u. Cerami 1981), während das fettabbauende Enzym Serumlipase durch TNF aktiviert wird (Pekala et al. 1984). Aus diesem Grund wurde für einige Jahre von Beutler u. Cerami auch der Terminus "Cachectin" für das erwähnte Zytokin TNF gewählt.

Die Kachexie ist ein wesentlicher Grund für die Tatsache, daß bei septischen Patienten die Serumtriglyceride ansteigen, obwohl das Fettgewebe zunehmend und deutlich abgebaut wird. Eine weitere Anreicherung der parenteralen Ernährung mit Fetten führt bei diesen abmagernden Patienten lediglich zu einem weiteren Anstieg der Triglyceride im Serum und *verfälscht die tägliche Kalorienbilanz* durch den nicht stattfindenden Metabolismus der zugeführten Triglyceride. Zusammengefaßt bedeutet dies, daß ein Aufrechterhalten des initialen Körpergewichtes bei Aufnahme des Patienten über einen längeren Zeitraum v. a. bei beatmeten und/oder septischen Patienten meistens mit einer *Zunahme des Gesamtkörperwassers* gleichzusetzen ist! Dieser Zustand ist selbst in Kombination mit normalen Elektrolytwerten nicht als ausgeglichen anzusehen.

Invasive Verfahren

Invasive Verfahren zur Überwachung der Hämodynamik und des Gasaustausches bieten die Möglichkeit, die oben genannten Pathomechanismen zu verfolgen. Eine spezifische Relevanz gerade in bezug zum Wasser- und Elektrolythaushalt kann jedoch nicht unterstellt werden. Eine mögliche Ausnahme bildet hierbei der zentralvenöse Verweilkatheter, dessen Indikation bei gestörtem Flüssigkeitshaushalt – auch ohne sonstige hämodynamische Auffälligkeiten – zu vertreten ist. Die Interpretation des zentralvenösen Druckes (ZVD) bietet manchmal Schwierigkeiten, v. a. dann, wenn hohe endexspiratorische Drücke verwendet werden (PEEP). Der verhängnisvolle Irrtum, man könne (oder müsse) den PEEP vom ZVD abziehen, führt häufig zu einer *Unterschätzung der Volumenüberlastung.*

Wir vertreten die Ansicht, daß, unabhängig vom bestehenden PEEP, der ZVD unter 10, besser unter 8 cm H_2O sein sollte. In diesem Zusammenhang ist es sicherlich von Vorteil, zu wissen, welche Veränderungen des extravaskulären Lungenwassers (EVLW) während eines ALI oder ARDS auftreten, die durchaus einen kausalen Zusammenhang mit der Pathophysiologie der dabei häufig zu beobachtenden renalen Funktionsstörungen haben. Andererseits erscheint es vermessen, einen pulmonalarteriellen, zentralarteriellen oder gar intrapleuralen Katheter zur Darstellung vom pulmonalen und systemischen Widerstand, Herzzeitvolumen, Rechtsherzejektionsfraktion, EVLW und/oder transmuralen Druck zu plazieren, um festzustellen, ob eine mögliche Beeinträchtigung der renalen Funktion droht. Hierzu dienen zweifelsohne primär die klinischen und laborchemischen Parameter.

Klinik und laborchemische Verfahren

Die Diagnose eines gestörten Wasser- und Elektrolythaushalts erscheint im Prinzip banal. Die einfache klinische Untersuchung gibt Aufschluß darüber, ob Ödeme vorliegen oder eine pulmonale Stauung zu vermuten ist. Das Sammeln des 24-h-Urins dürfte ebenfalls selbstverständlich sein. Die Praxis verdeutlicht jedoch leider immer wieder, daß auf gezielte Nachfrage diese "Banalitäten" oft vergessen werden, während z. B. die Urinstundenportionen meistens notiert und dann kumulativ zur Errechnung des 24-h-Urins verwertet werden. Natürlich sind sie auch wichtig, aber eine zuverlässige Bestimmung der verschiedenen Clearanceraten sollte *nur aus einer gesammelten und ausreichend gemischten Gesamtmenge des Urins* erfolgen. Die laborchemische Messung von Natrium, Kalium, Kreatinin und Harnstoff parallel aus dem Serum und dem Sammelurin erlaubt dann eine Berechnung der einzelnen Clearanceraten gemäß der Formel: Clearance =

(Urinvolumen/24 h×Konzentration im Urin)/Serumkonzentration. Empfehlenswert sind weiterhin die Bestimmung des kolloidosmotischen Druckes (KOD) im Plasma sowie der Serumosmolarität. Hierbei ist zu bedenken, daß die Osmolarität auch berechnet werden kann; diese Kalkulation ist allerdings nicht sehr zuverlässig, insofern sollte man sich im Zentrallabor erkundigen, ob die herausgegebene Serumosmolarität errechnet oder gemessen wurde! In den letzten Jahren hat sich gezeigt, daß neben der Bestimmung von Natrium und Kalium sowohl im Serum als auch im Urin die Messung des Magnesiums im Serum bei langzeitbeatmeten und schwerstkranken Intensivpatienten sinnvoll ist. Dennoch hat sich dies noch nicht durchgesetzt, da die meisten Geräte Magnesium noch mit Hilfe der Atomadsorptionsmethode messen, wodurch jedoch nur das Gesamtmagnesium erfaßt wird. Neuere Techniken mit spezifischen Mg^{2+}-sensiblen Elektroden bestimmen nur das ionisierte Magnesium, das sehr häufig starke Veränderungen aufweist und für kardiologische Symptome verantwortlich sein kann. In diesen Fällen sollte ein gezielter Ausgleich des Serummagnesiums erfolgen. Weitere Möglichkeiten wie etwa die Bestimmung von Hormonspiegeln sind momentan noch als nicht praktikabel zu bezeichnen und sollten der Wissenschaft vorbehalten sein.

Therapiemaßnahmen

Allgemeine Maßnahmen

Ähnlich wie die Pathophysiologie sind auch die therapeutischen Möglichkeiten zu unterteilen: einerseits sollte natürlich versucht werden, die eigentlichen Ursachen und "bahnenden" Faktoren zu beseitigen bzw. zu reduzieren. Andererseits bleibt dem Intensivmediziner häufig nichts anderes übrig als eine symptomatische Therapie, die eine Korrektur der Folgen beinhaltet, wobei hierbei eine tatsächliche Notwendigkeit diskutiert werden sollte und oft den lokalen bzw. persönlichen Vorstellungen der Beteiligten unterliegt. Eine Begrenzung des Schadens durch Reduktion der Beatmung ist immer – auch aus anderen Gründen – anzustreben, allerdings müssen sich diese Entscheidungen meistens nach den Erfordernissen des pulmonalen Gasaustausches richten. Wenn möglich, sollte eine druckkontrollierte Beatmung ohne "inversed ratio" bevorzugt werden, um den mittleren Atemwegsdruck und somit den Anstieg des intrathorakalen Druckes zu verringern. Eine Positionierung des Patienten in 15–30°-Kopfhochlagerung senkt zwar den intrakraniellen Druck und somit evtl. die Sekretion des ADH, verringert aber weiterhin das intrathorakale Blutvolumen, wodurch es letztendlich zu einem weiteren Absinken des renalen Blutflusses bzw. der glomerulären Filtrationsrate kommt. Zudem kann bei einem bestehenden Kapillarleck der erhöhte periphere Venendruck in der unteren Körperhälfte zu einer gesteigerten Auswärtsfiltration (Ödeme in den abhängigen Partien) mit Absenkung des intravasalen Plasmavolumens führen.

Flüssigkeits- und Elektrolythaushalt

Ein wichtiger kausaler Faktor ist das praktizierte Flüssigkeitsregime, und allein hierüber ließen sich seitenlange Statuten erheben. Zusammengefaßt bleibt es immer ein Ergebnis einer Nutzen-Risiko-Abwägung durch die behandelnden Kolleginnen und Kollegen. So gilt es inzwischen als anerkannt, ARDS-Patienten einer strikten Volumenreduktion zu unterziehen (Lewandowski et al. 1997). Dies erfordert meistens den Einsatz klassischer

Schleifendiuretika wie Furosemid. Durch das v. a. bei langfristiger Anwendung zu beobachtende Überwiegen der hierdurch induzierten Wasser- und Kaliurese über die Natriurese kommt es zu einem Anstieg des Serumnatriums und einem Abfall des Serumkaliums. Im Falle einer insgesamt positiven Entwicklung des Patienten mit einer abzusehenden Entwöhnung vom Respirator kann man sich oft auf einen Ausgleich des Kaliums beschränken; hierfür sind Dauerinfusionen über einen Perfusor mit Dosierungen meist zwischen 2 und 10 mmol/h adäquat. Sobald der Natriumwert über 155 mmol/l ansteigt, muß überlegt werden, ob eine weitere Volumenrestriktion mit dem Einsatz von Schleifendiuretika notwendig ist. Falls ja, sollten alle Lösungen – wenn von seiten der Galenik möglich – mit natriumfreien bzw. -armen Mitteln wie etwa einer 5%igen Glukoselösung zubereitet werden.

Eine Erhöhung des Gesamtumsatzes an Flüssigkeit bringt dagegen nichts! Grund hierfür sind die genannten Veränderungen des Verhältnisses von Wasser- und Natriumdiurese durch die Schleifendiuretika. Auf unserer Intensivstation wird bei einem weiter ansteigenden Serumnatrium Spironolacton eingesetzt, wobei ein Nachteil ist, daß die Wirkung erst Tage später eintreten kann.

Auf keinen Fall sollte eine extrem hohe Natriumkonzentration (d. h. über 165 oder 170 mmol/l) durch massive Infusionen von Wasser oder elektrolytfreien Lösungen schnell reduziert werden; *als maximale Grenze gilt eine Absenkung um 5 mmol/l/24 h,* da es sonst zu einer zentralen pontinen Myelinolyse mit teilweise schweren neurologischen Folgeschäden kommen kann.

Die Hypernatriämie selbst gilt zwar auch als Risiko für eine Myelinolyse, aber wesentlich für die Schädigung soll die Geschwindigkeit der Natriumveränderung sein, wobei eine Senkung mehr Folgen zu induzieren scheint als ein Anstieg (Tien et al. 1992). Ähnliche Gefahren bietet der Einsatz von Nierenersatzverfahren mit einer unvorsichtigen und zu schnellen Variation der Serumelektrolytwerte.

Umgekehrt wird von vielen Intensivmedizinern durchaus die These vertreten, daß die Reduktion der Wasser- und Natriumdiurese durch eine aggressive Hydratation verhindert bzw. behoben werden kann.

Ramamoorthy et al. konnten z. B. zeigen, daß das Absinken des transmuralen Druckes durch positive Druckbeatmung mit nachfolgendem Abfall des ANP mit Hilfe einer Infusion einer Laktatelektrolytlösung verhindert werden kann und daß hierdurch die genannten nachteiligen Veränderungen der renalen Funktion nicht auftreten (Ramamoorthy et al. 1992).

Die klinische Relevanz solcher zunächst beeindruckenden Studien muß jedoch kritisch betrachtet werden: einerseits handelt es sich hierbei um Tiermodelle, die zwar den Vorteil der guten Kontrollierbarkeit bieten, jedoch meistens – wie auch in diesem Fall – gesunde Tiere verwenden, die a priori nicht lungenkrank sind. Andererseits wurde zur Steuerung der Hydratation der transmurale Druck mit Hilfe eines intrapleuralen Katheters kontinuierlich gemessen; solche Bedingungen sind sicherlich nicht auf den klinischen Alltag übertragbar.

Mitchell et al. postulierten, daß durch die kombinierte Anwendung eines pulmonalarteriellen Katheters und eines Katheters zur Bestimmung des extravaskulären Lungenwassers (EVLW) bei schwerkranken, beatmeten Intensivpatienten die Infusionstherapie rational gesteuert werden kann (Mitchell et al. 1992). Patienten, deren Flüssigkeitshaushalt anhand des pulmonalarteriellen Verschlußdrucks (engl.: "pulmonal arterial wedge pressure", PCWP) reguliert wurde, brauchten gegenüber den Patienten, bei denen die Hydratation anhand des EVLW gesteuert wurde, signifikant längere Zeiten bis zur Beendigung der mechanischen Beatmung bzw. bis zur Entlassung von der Intensivstation. Interessant ist hierbei die Erkenntnis, daß die Patienten der EVLW-Gruppe, die offensichtlich eine besseres Outcome boten, signifikant weniger Flüssigkeit pro Zeit erhielten – ein weiterer Beweis, daß experimentelle Modelle (s. oben) und Klinik oft differieren.

Zusammengefaßt kann festgehalten werden, daß ein invasives Monitoring, das z. B. Pulmonalarterien- und/oder Lungenwasserkatheter beinhaltet, nicht als Standard für eine rationale Flüssigkeitstherapie gelten kann, sondern daß einmal mehr auf das Verhältnis von Nutzen und Risiko hingewiesen werden muß. Schwerkranke ARDS-Patienten werden in spezialisierten Zentren häufig mit den genannten Kathetern versorgt, um die Dehydratation zu steuern, während dies bei beatmeten Patienten mit insgesamt geringerem Risiko sicherlich nicht indiziert ist.

Medikamentöse Therapie

Diuretika

Neben der Flüssigkeitstherapie zählt die medikamentöse Unterstützung der renalen Funktion zu den am häufigsten angewendeten Methoden, um den Wasser- und Elektrolythaushalt zu regeln. Hierzu zählen v. a. die Diuretika, die im Abschnitt "Pathophysiologische Grundlagen" bereits angesprochen wurden. Die Anwendung von Diuretika findet meistens unter 2 möglichen Rationalen statt: z. B. kann hiermit versucht werden, eine drohende oder bereits begonnene Niereninsuffizienz zu beeinflussen, um ein Nierenersatzverfahren wie Hämodialyse oder -filtration zu vermeiden bzw. dessen notwendige Frequenz zu verringern. Diese Indikation, die sehr oft mit einer gesteigerten Flüssigkeitszufuhr kombiniert und als forcierte Diurese bezeichnet wird, soll an dieser Stelle nicht weiter erörtert werden, da sie vorwiegend die Nephrologie betrifft. In Zusammenhang mit beatmeten Patienten, d. h. bei einem Lungenversagen, werden Diuretika oft mit dem zweiten, weitaus häufigeren Ziel eingesetzt, nämlich zur Steigerung der Diurese, um den Gasaustausch im Sinne einer Reduktion des Lungenödems zu verbessern. Andererseits werden hierdurch Veränderungen der renalen Funktion induziert, die per se eine zusätzliche Beeinträchtigung des Wasser- und Elektrolythaushalts nach sich ziehen, z. B. bei Schleifendiuretika durch die relative Verringerung der Natriurese gegenüber der Kaliurese bei insgesamt gesteigerter Wasserdiurese (s. Abschnitt "Pathophysiologische Grundlagen"). Insofern ist die Anwendung von Diuretika sowohl ein therapeutischer als auch ein potenzierender Faktor für eine unausgeglichene Flüssigkeitsbilanz; somit muß auch hierbei eine Abwägung des eventuellen Nutzens erfolgen.

Es gibt zahlreiche Arbeiten zu diesem Thema, die sich oft gegenseitig widersprechen. Insofern kann an dieser Stelle kein "Standardverfahren" empfohlen werden. Wir selbst setzen Schleifendiuretika wie Furosemid relativ häufig ein und halten uns hierbei an die Devise, daß ein beatmeter Patient ein durchschnittliches Stundenurinvolumen von 1–1,5 ml/kgKG/h haben sollte, wobei als Voraussetzung gilt, daß Hypovolämien und/oder kardiale Dekompensationen ausgeglichen sein müssen. In der Praxis findet der Einsatz von Furosemid meistens in Form von Dauerinfusionen (bei erwachsenen Patienten zwischen 5 und maximal 40 mg/h je nach Stundenurinvolumen) statt, bei geringerem Bedarf auch als intermittierende Injektionen. Das mögliche Risiko einer hierdurch induzierten Gefahr eines prärenalen Nierenversagens wird gegenüber dem Nutzen z. B. bei ARDS-Patienten abgewogen. Berichte, nach denen ein solches Nierenversagen (d. h. es entsteht während der Therapie eines ARDS) zu einem insgesamt schlechteren Outcome führt, konnten durch eine eigene retrospektive Analyse an über 100 ARDS-Patienten nicht bestätigt werden. Anders verhält es sich, wenn zusätzliche Organversagen, z. B. eine Nieren- oder Leberinsuffizienz, bereits bei Aufnahme von ARDS-Patienten bestehen (Lewandowski et al. 1997). Dies bedeutet, daß wir bei einer strikten Flüssigkeitsretention durchaus mit einem Nierenversagen und entsprechenden Ersatzverfahren rechnen. Die

Indikation für eine kontinuierliche venovenöse Hämofiltration (CVVH) wird daher relativ früh gestellt, wenn eine baldige Entwöhnung vom Respirator nicht abzusehen ist. Diese Formen der prärenalen Niereninsuffizienz sind in Übereinstimmung mit den kooperierenden Nephrologen *praktisch immer reversibel.*

Dopamin

Eine weitere Möglichkeit der medikamentösen Beeinflussung renaler Funktionsstörungen während einer Beatmung besteht in der Anwendung von Katecholaminen. Als Mittel erster Wahl gilt hierbei Dopamin, ein Katecholamin mit spezifischer agonistischer Aktivität auf Dopaminrezeptoren, auch bei niedrigdosierter Anwendung (Goldberg 1974). Da inzwischen viele Studien vorgelegt wurden, die gezeigt haben, daß diese dopaminerge Wirkung zu einer Steigerung des renalen Blutflusses und Urinvolumens führen kann, ist niedrigdosiertes Dopamin (sog. "Nierendosis": 1–2 µg/kgKG/min) zu einer häufig praktizierten Medikation zur Prävention und Behandlung des prärenalen Nierenversagens in der Intensivmedizin geworden.

Unglücklicherweise gibt es seit nun fast 30 Jahren kaum harte Daten, die eine insgesamt positive Wirkung von Dopamin bezüglich des Outcome der Patienten untermauern. Eine häufig geübte Kritik an den vorliegenden Daten ist die Unspezifität, d. h. oft wird eine Steigerung des Herzzeitvolumens erreicht, die dann sekundär zu einem Anstieg des renalen Blutflusses führen soll. Dies widerspricht der Theorie der spezifischen "Nierenwirkung" von Dopamin, die anderen Katecholaminen nicht zugesprochen wird.

In einer interessanten klinischen Studie an schwerkranken und beatmeten Patienten in einem prospektiven, randomisierten und doppelblinden Design konnten Duke et al. zeigen, daß Dopamin – verglichen mit einer plazebobehandelten Kontrollgruppe – bei einer Dosierung von 200 µg/min tatsächlich zu einer signifikanten Steigerung der Diurese führt, ohne jedoch die Kreatininclearance zu verändern. Umgekehrt fand sich für eine dritte Gruppe, daß Dobutamin bei einer Dosierung von 175 µg/min einen signifikanten Anstieg der Kreatininclearance verursacht, ohne Einfluß auf die Diurese zu haben (Duke et al. 1994)!

Diesen Gegensatz von Diurese und Kreatininclearance betonen auch neuere Studien, und es besteht zunehmend die Auffassung, daß weder präventiv, z. B. bei Patienten mit beginnender Sepsis (Olson et al. 1996), noch therapeutisch, d. h. bei bereits bestehendem Nierenversagen, ein regelmäßiger Einsatz von niedrigdosiertem Dopamin zu empfehlen ist (Chertow et al. 1996).

Andere Medikamente

Eine direkte Einflußnahme auf die hormonelle Regulation des Wasser- und Elektrolythaushalts in der Intensivmedizin wird in jüngster Zeit häufig diskutiert. Momentan kann jedoch vor entsprechenden Therapieversuchen v. a. bei langzeitbeatmeten Patienten nur gewarnt werden. Exogenes Vasopressin z. B. hat nachweislichen einen blokkierenden Effekt auf die gestörte Osmoregulation durch eine relativ erhöhte Wasserdiurese bei reduzierter Natriurese (Kasner et al. 1995). Diese Beobachtungen beschränken sich jedoch auf tierexperimentelle Studien unter kontrollierten Bedingungen, und ein klinischer Einsatz ist nach momentanem Kenntnisstand nicht zu diskutieren.

Ähnliche Schlüsse sind auch bezüglich der eventuellen Anwendung von ACE-Hemmern zu ziehen. Nach eigenen Beobachtungen empfiehlt es sich z. B. bei ARDS-Patienten nicht, die häufig erhöhten Angiotensin-II-Plasmaspiegel durch ACE-Hemmer zu reduzieren, da die dabei durch die Hypovolämie bei oft stattfindender Flüssigkeitsretention zu registrierenden hämodynamischen Nebenwirkungen im Sinne von hypotonen Krisen eine Anwendung unmöglich machen. Einmal mehr zeigt sich hier, daß die kontrollierten Bedingungen der Studien an Tieren und/oder Freiwilligen nicht mit der Situation eines langzeitbeatmeten Patienten zu vergleichen sind.

Schließlich bleibt die Warnung vor pharmakologischen "Tips und Tricks", die häufig auf Einzelbeobachtungen und keineswegs auf kontrollierten Studien beruhen. Als Beispiel sei die Anwendung von Theophyllin zur Steigerung der Wasser- und Natriumdiurese erwähnt.

> Diese Theorie beruht auf der Vermutung, daß Adenosin als endogener Mediator eine renale Vasokonstriktion mit Abfall der glomerulären Filtrationsrate bewirken kann und möglicherweise in die Pathogenese des akuten Nierenversagens involviert ist (Osswald et al. 1996). Theophyllin ist ein nichtselektiver Antagonist der Adenosinrezeptoren und erwies sich in Tierversuchen als protektiv für Modelle des akuten Nierenversagens (Terai et al. 1996). Eine kürzlich veröffentlichte Studie an Frühgeborenen demonstrierte, daß Xanthinderivate tatsächlich zu einer signifikanten, jedoch nur kurz wirksamen Steigerung der Diurese führen (Mazkereth et al. 1997).

Outcomestudien liegen hierzu noch nicht vor, und zahlreiche pharmakologische Studien warnen vor der unkritischen Anwendung von Xanthinderivaten in der Intensivmedizin, da viele, teilweise noch ungeklärte Interaktionen mit anderen Medikamenten vermutet werden. Besonders Antibiotika wie Chinolonderivate scheinen – besonders in Kombination mit Theophyllin und anderen Xanthinderivaten – hierbei eine besondere Rolle für die Genese enzephalopathischer Reaktionen zu spielen, und es liegen bereits Fallstudien vor (Thomas u. Reagan 1996), sodaß insgesamt zum heutigen Zeitpunkt sowohl von einer präventiven als auch therapeutischen Anwendung von Theophyllin bei Störungen des Wasser- und Elektrolythaushalts abzuraten ist!

Nierenersatzverfahren

Ist trotz adäquater Präventions- und Therapiemaßnahmen abzusehen, daß kein Ausgleich des Wasser- und Elektrolythaushalts aufrechtzuerhalten ist, so sollte bei langzeitbeatmeten Patienten die Indikation zu einem maschinellen Nierenersatzverfahren *möglichst früh* gestellt werden. Ein zu langes Warten bis zum Erreichen bestimmter Grenzen für die Retentionswerte ist dann nicht sinnvoll, wenn die Gesamttendenz des Patienten ohnehin unverändert bleibt. So sollten erhöhte Kaliumwerte bei renaler Dekompensation ohne absehbare Besserungstendenzen auf keinen Fall mit Hilfe von kombinierten Kalzium-Bikarbonat-Infusionen und/oder Glukose-Insulin-Gaben vertuscht werden, da es hierdurch sehr schnell zu einem Anstieg des intrazellulären Kaliums kommen kann. Dies kann nicht kontrolliert werden, und wenn ein Grenzwert erreicht wird, kommt es zu einem klinisch oft unerwarteten *massiven Zellzerfall*, v. a. in Leber und Muskel.

Ferner ist zu bedenken, daß 1) zu hohe Retentionswerte eine Hämodialyse erfordern können, die bei einem hämodynamisch instabilen Patienten nicht ohne Risiko ist, und 2) hohe Retentionswerte Nebenwirkungen auslösen können, wie z. B. Blutungsneigungen durch Beeinflussung der Thrombozytenfunktion (urämische Thrombopathie). Wir bevorzugen eine kontinuierliche venovenöse Hämofiltration, die, wenn sie früh begonnen wird, zur Senkung sowohl von Retentionswerten als auch von erhöhten Natrium- und Kaliumwerten ausreichend und für den Kreislauf sehr schonend ist.

Zusammenfassung

Eine kontrollierte mechanische Beatmung beeinflußt den Wasser- und Elektrolythaushalt auf vielfache Art und Weise. Neben direkten physikalischen Effekten in der Lunge, die durch die erhöhte transendotheliale Filtration im pulmonalen Gefäßbett zu einer Ausschwemmung von Flüssigkeit in das umgebende Gewebe mit begleitendem Anstieg des Hämatokrits führen, sind eine Reihe hormoneller und neuroendokriner Mechanismen involviert, die über eine Veränderung der renalen Funktion die Regulation der Flüssigkeitsbilanz variieren. Diese Effekte lassen sich sowohl klinisch als auch laborchemisch erfassen, wobei ein großer Wert auf eine suffiziente Urindiagnostik mit Bestimmung von Osmolarität, Elektrolytwerten und Clearanceraten zu legen ist.

Die therapeutischen Möglichkeiten beschränken sich größtenteils auf symptomatische Interventionen: hierzu gehören neben einer kurzfristigen Korrektur des Serumkaliums vorwiegend eine täglich neu zu planende Flüssigkeitstherapie sowie die medikamentöse Stimulation der Diurese. Eine Variierung der Beatmungsparameter im Sinne einer Schadensreduktion sollte angestrebt werden, muß sich jedoch primär nach den Erfordernissen des Gasaustausches richten.

Bei zunehmend schlechteren Daten und einer nicht absehbaren Tendenz zur Verbesserung der hämodynamisch-respiratorischen Gesamtsituation sollte nicht allzu lange mit dem Einsatz von maschinellen Nierenersatzverfahren gewartet werden, um einen nachteiligen Einfluß hoher Retentionswerte oder derangierter Elektrolyte auf andere Systeme des Körpers zu minimieren. Zu vermeiden sind hierbei schnelle Veränderungen der Elektrolytkonzentrationen im Serum, die zu fatalen kardialen (Kalium, Magnesium) und/oder zerebralen (Natrium) Organschäden mit teilweise irreversiblen Folgen führen können.

Literatur

Åneman A, Pontén J, Fändriks L, Eisenhofer G, Friberg P, Biber B (1997) Hemodynamic, sympathetic and angiotensin II responses to PEEP ventilation before and during administration of isoflurane. Acta Anaesthesiol Scand 41: 41–48

Burchardi H, Kaczmarczyk G (1994) The effect of anesthesia on renal function. Eur J Anaesthesiol 11: 163–168

Chertow GM, Sayegh MH, Allgren RL, Lazarus JM (1996) Is the administration of dopamine associated with adverse or favorable outcomes in acute renal failure? Am J Med 101: 49–53

Duke GJ, Briedis JH, Weaver RA (1994) Renal support in critically ill patients: Low-dose dopamine or low-dose dobutamine?. Crit Care Med 22: 1919–1925

Farge D, DeLaCoussaye JE, Beloucif S, Fratacci MD, Payen DM (1995) Interactions between hemodynamic and hormonal modifications during PEEP-induced antidiuresis and antinatriuresis. Chest 107: 1095–1100

Goldberg LI (1974) Dopamine – Clinical uses of an endogenous catecholamine. N Engl J Med 291: 707–710

Kasner M, Große J, Krebs M, Kaczmarczyk G (1995) Methohexital impairs osmoregulation. Studies in conscious and anesthetized volume-expanded dogs. Anesthesiology 82: 1396–1405

Kawakami M, Cerami A (1981) Studies of endotoxin-induced decrease in lipoprotein lipase activity. J Exp Med 154: 631–639

Krebs M, Kaczmarczyk G (1996) Effects of mechanical ventilation on renal function. In: Dellinger RP (Hrsg) Current topics in intensive care, number 3. Saunders, London Philadelphia, pp 209–217

Lewandowski K, Rossaint R, Pappert D et al. (1997) High survival rate in 122 ARDS patients managed according to a clinical algorithm including extracorporeal membrane oxygenation. Intensive Care Med 23: 819–835

Mazkereth R, Laufer J, Jordan S, Pomerance JJ, Boichis H, Reichman B (1997) Effects of theophylline on renal function in premature infants. Am J Perinatol 14: 45–49

Mitchell JP, Schuller D, Calandrino FS, Schuster DP (1992) Improved outcome based on fluid management in critically ill patients requiring pulmonary artery catheterization. Am Rev Respir Dis 145: 990–998

Olson D, Pohlman A, Hall JB (1996) Administration of low dose dopamine to nonoliguric patients with sepsis syndrome does not raise intramucosal gastric pH nor improve creatinine clearance. Am J Resp Crit Care Med 154: 1664–1670

Osswald H, Vallon V, Mühlbauer B (1996) Role of adenosine in tubuloglomerular feedback and acute renal failure. J Autonom Pharmacol 16: 377–380

Pekala PH, Price SR, Horn CA, Hom BE, Moss J, Cerami A (1984) Model for cachexia in chronic disease: secretory products of endotoxin-stimulated macrophages induce a catabolic state in 3T3-L1 adipocytes. Trans Assoc Am Physicians 97: 251–259

Priebe HJ (1987) Differential effects of isoflurane on regional right and left ventricular performances, and on coronary, systemic, and pulmonary hemodynamics in the dog. Anesthesiology 66: 262–272

Ramamoorthy C, Rooney MW, Dries DJ, Mathru M (1992) Aggressive hydration during continuous positive-pressure ventilation restores atrial transmural pressure, plasma atrial natriuretic peptide concentrations, and renal function. Crit Care Med 20: 1014–1019

Rossaint R, Jörres D, Nienhaus M, Oduah K, Falke K, Kaczmarczyk G (1992) Positive end-expiratory pressure reduces renal excretion without hormonal activation after volume expansion in dogs. Anesthesiology 77: 700–708

Terai T, Kusunoki T, Kita Y et al. (1996) Protective effects of FK453, a potent nonxanthine adenosine A(1) receptor antagonist, on glycerol induced acute renal failure in rats. Drug Develop Res 39: 47–53

Thomas RJ, Reagan DR (1996) Association of a Tourette like syndrome with ofloxacin. Ann Pharmacotherapy 30: 138–141

Tien R, Arieff AI, Kucharczyk W, Wasik A, Kucharczyk J (1992) Hyponatremic encephalopathy: is central pontine myelinolysis a component? Am J Med 92: 513–522

Velmahos GC, Belzberg H, Chan L et al. (1997) Factors predicting prolonged mechanical ventilation in critically injured patients: introducing a simplified quantitative risk score. Am Surg 63: 811–817

Anästhesie für die Sectio caesarea –
Aktueller Wissensstand

Hinnerk Wulf, Sabine Schulzeck

Die Besonderheit der Anästhesie bei der Sectioentbindung besteht darin, zwei Patienten gleichzeitig zu betreuen, die zusammengenommen eine Lebenserwartung von über 120 Jahren haben. Bei der Allgemeinanästhesie soll die eine, die Mutter, schlafen – der andere, der Fetus bzw. das Neugeborene, jedoch nicht. Die geburtshilfliche Anästhesie ist aber auch insofern eine besondere Herausforderung, als es sich in aller Regel um junge gesunde Frauen handelt, die vor einem physiologischen Ereignis stehen, bei dem alle von einem komplikationslosen Verlauf ausgehen. Gerade die Geburtshilfe und die Anästhesie in diesem Bereich bergen jedoch spezifische Risiken. Gravierende Komplikationen bei der Sectioanästhesie betreffen gar nicht selten Mutter und Kind (z. B. Hypoxämie) und haben oft fatale Folgen, nicht nur für die Patientin selbst, sondern für das gesamte soziale Umfeld. Die Schadenersatzforderungen in diesem Bereich sind daher oft besonders hoch.

Historische Meilensteine

Bereits wenige Monate nach Einführung der ersten modernen Anästhetika, Äther und Chloroform, fanden diese Substanzen auch Eingang in die Geburtshilfe. Zu Beginn des Jahres 1847 setzten Simpson (Edinburgh) und Skey (London) Äther zur instrumentellen vaginalen Entbindung bzw. zur Sectioanästhesie ein. Kreis (Basel), Marx (New York) und Stoeckel (Marburg/Kiel) führten Anfang dieses Jahrhunderts die Spinal- bzw. die Epidural-/Sakralanalgesie als Regionalanästhesiemethoden für die Geburtshilfe ein. Weitere Meilensteine waren die Beschreibung der Aspirationspneumonie im Jahre 1946 durch Mendelson als besondere Komplikation der Allgemeinanästhesie in der Geburtshilfe und die Einführung des Apgar-Scores 1957 zum Vergleich des Einflusses verschiedener Anästhesieverfahren (z. B. Allgemein- vs. Regionalanästhesie) auf den Fetus. Einen Meilenstein der Qualitätssicherung stellen die *Confidential Enquiries into maternal death* in England and Wales dar, die die heutigen Empfehlungen zur Anästhesie bei der Kaiserschnittentbindung wesentlich geprägt haben.

Das besondere Anästhesierisiko der Schwangeren

Im Vergleich zur Anästhesie bei nichtschwangeren Patientinnen besteht bei der Sectioentbindung nach wie vor ein erhöhtes Anästhesierisiko (Hawkins et al. 1997; Chadwick et al. 1991). Zweifelsohne sind auf diesem Gebiet allerdings in den letzten Jahrzehnten erhebliche Fortschritte erzielt worden. Ein besonderer Verdienst kommt dabei der oben angeführten vorbildlichen Erhebung in England und Wales zu. Diese Erhebungen haben Risikokonstellationen für Komplikationen aufdecken können und dazu beigetragen, spezielle Strategien zur Vermeidung von Komplikationen zu entwickeln. Erfreulicherweise konnte dabei auch belegt werden, daß der Anteil anästhesiebedingter Todesfälle in der Geburtshilfe in den letzten Jahrzehnten deutlich rückläufig war. Dies ist sicherlich zum einen auf die verbesserten medizinischen Standards im Bereich der Anästhesie insgesamt zurückzuführen. Ein weiterer wichtiger Grund war darüber hinaus die zunehmende Verbreitung der Intubations- statt der Maskennarkose bei geburtshilflichen Eingriffen. In den letzten Jahren wird – nicht zuletzt basierend auf den Resultaten dieser Statistiken – der Einsatz von Regionalanästhesieverfahren anstelle der Allgemeinanästhesie propagiert. Der zunehmende Anteil an Regionalanästhesieverfahren wird als ein weiterer Grund für die reduzierte anästhesiebedingte Mortalität angeführt (s. unten).

Was sind die Ursachen für ein erhöhtes Anästhesierisiko in der Schwangerschaft?

Das spezifische Anästhesierisiko der Schwangeren resultiert aus den physiologischen oder pathophysiologischen Veränderungen, die am Ende der Schwangerschaft besonders ausgeprägt sind (s. Tabelle 1 sowie Striebel u. Schwagmeier 1994):

Änderungen der Atemphysiologie stehen dabei im Vordergrund. Die Schwangere hat eine deutlich geringere Residualkapazität und einen erhöhten O_2-Verbrauch. Das Atemminutenvolumen ist v. a. durch Zunahme des Tidalvolumens kompensatorisch gesteigert. Die alveoläre Ventilation nimmt zu, der pCO_2 sinkt. Trotz dieses Kompensationsmechanismus wird eine Unterbrechungen der O_2-Zufuhr von der schwangeren Patientin wesentlich kürzer toleriert als von nichtschwangeren Patientinnen. Auch die in gewissem Maße bei jeder Schwangeren vorhandenen Ödeme können zu Problemen bei der anästhesiologischen Versorgung dieser Patientengruppe führen. So ist beispielsweise das Larynxödem eine Ursache für vergleichsweise häufige Intubationsprobleme bei der Sectiopatientin.

Tabelle 1. Anästhesierelevante Veränderungen am Ende der Schwangerschaft

Organsystem	Veränderung	Konsequenzen
Kreislauf	Erhöhtes Herzzeitvolumen (erhöhte Herzfrequenz, erniedrigter Gefäßwiderstand), aortokavales Kompressionssyndrom	Schnellere Wirkung der Anästhetika; stärkere Hypotension, z. B. auch bei Sympathikolyse durch Regionalanästhesie
Atmung	Gesteigerter O_2-Verbrauch; funktionelle Residualkapazität erniedrigt; Tidalvolumen und Atemfrequenz erhöht; Hyperventilation; Ödemneigung im Pharynx und Larynx	Geringere Hypoxietoleranz: Präoxygenierung erforderlich. Schnellerer Wirkeintritt der Inhalationsanästhetika; Intubationsschwierigkeiten
Gastrointestinal	Verzögerte Magenentleerung; Ösophagussphinkterinsuffizienz; hoher intraabdomineller Druck, Reflux	Aspirationsgefahr: Aspirationsprophylaxe; Regionalanästhesie bevorzugt
Nervensystem	Verstärkte Wirkung von Anästhestika, Lokalanästhetika, Muskelrelaxanzien,	Dosisreduktion

Besonderheiten der Hämodynamik (erhöhtes intravasales Volumen und Herzzeitvolumen, Kavakompressionssyndrom) sind zu berücksichtigen. Das erhöhte Plasmavolumen ("Hämodilution") führt einerseits dazu, daß peripartale Blutverluste vergleichsweise gut kompensiert werden können. Andererseits bedingt eine aortokavale Kompression durch den graviden Uterus besonders in Rückenlage, daß akute Blutungen, Nebenwirkungen der Anästhetika (negativ-inotrope Wirkung) bzw. Kreislaufwirkungen des Anästhesieverfahrens (Sympathikolyse bei Spinal- bzw. Epiduralanästhesie) stärkere Auswirkungen haben.

Hormonelle Umstellungen des Nervensystems, vermutlich v. a. durch erhöhte Progesteron- und Endorphinausschüttung führen dazu, daß bei der Schwangeren eine erhöhte Empfindlichkeit gegenüber Allgemein- und Lokalanästhetika besteht. Diese Pharmaka (Injektionsnarkotika, Opioide, Inhalationsanästhetika wie auch Lokalanästhetika) müssen daher niedriger dosiert werden.

Nicht zuletzt bestehen Änderungen der gastrointestinalen Motilität, die zu einer erhöhten Aspirationsgefahr führen (gastroösophagealer Reflux, verzögerte Magenentleerung, erhöhter intraabdomineller Druck). Den speziellen Maßnahmen der Aspirationsprophylaxe kommt daher in der geburtshilflichen Anästhesie eine besondere Bedeutung zu. Dabei gilt es zu berücksichtigen, daß diese Veränderungen nicht erst unmittelbar zum Zeitpunkt der Geburt, sondern bereits ab dem 2. Trimenon nachweisbar sind.

Wie sollte die Patientin zur Anästhesie vorbereitet werden?

Spezielle technische Untersuchungen werden im Normalfall vom Anästhesisten für die geburtshilfliche Anästhesie nicht angefordert. Die Messung von Körpertemperatur, Blutdruck und Herzfrequenz hingegen gehören zum selbstverständlichen Standard einer Patientenvorbereitung auch in der Geburtshilfe. Besonderes Augenmerk bei der Inspektion der Patientin gilt den Ödemen der oberen Luftwege, um mögliche Intubationshindernisse bereits im Vorfeld abzuschätzen. Die vom Geburtshelfer veranlaßten Screeninglaborbefunde sind im Regelfall ausreichend. Kreuzblut sollte abgenommen werden. Inwieweit für jede operative Entbindung gekreuzte Erythrozytenkonzentrate bereitgestellt werden sollten, ist strittig und wird derzeit nicht einheitlich praktiziert. Örtliche Absprachen sollten aber zumindest vorsehen, daß bei Risikokonstellationen (z. B. Resectio, Atonieanamnese etc.) großzügige Anforderungen erfolgen.

Elementare Informationen für den Anästhesisten, die auch bei Notfallsituationen von der Patientin oder dem Geburtshelfer erfragt werden sollten, beziehen sich auf bekannte Allergien, gravierende Vorerkrankungen, Besonderheiten bei vorausgegangenen Anästhesien sowie die aktuelle Medikation der Patientin. Letztere Information ist insbesondere deshalb von Bedeutung, da spezifische geburtshilfliche Therapien mit den eingesetzten Anästhetika bzw. den Vitalfunktionen interferieren können. So verstärkt beispielsweise eine Magnesiumtherapie drastisch die Wirkung der Muskelrelaxanzien, wodurch potentiell bedrohliche Komplikationen in der postoperativen Phase durch „Restrelaxierung" und Ateminsuffizienz der Patientin drohen. Wenn nichtdepolarisierende Relaxanzien eingesetzt werden, ist daher die Überwachung mittels Relaxometrie empfehlenswert. Tokolytika (Fenoterol) können zu Tachykardie und Lungenödem führen, Atonietherapeutika wie Sulproston oder Prostaglandin F_2 zu Bronchokonstriktion, pulmonaler Hypertonie, Lungenödem und Koronarkonstriktion.

Eine Prämedikation der Schwangeren mit Anxiolytika oder Analgetika wird in aller Regel nicht durchgeführt, um Nebenwirkungen auf den Fetus (z. B. durch Benzodiazepi-

Tabelle 2. Medikamentöse Aspirationsprophylaxe bei geplanter Sectioentbindung (Umfrage Bundesrepublik Deutschland 1996, n=448) (Stamer und Wulf, unveröffentliche Ergebnisse)

Medikament	Applikation	Anzahl der Institute	[%]
Natriumcitrat		218	48,7
	Allein	104	23,2
	In Kombination mit anderen	114	25,5
H_2-Rezeptorantagonisten		171	38,2
	Allein	52	11,6
	In Kombination mit anderen	119	26,6
Omeprazol		4	0,9
Metoclopramid (oral oder i.v.)		78	17,4
	Allein	10	2,2
	In Kombination mit anderen	68	15,2
Anticholinergika		54	12,1
Keine medikamentöse Prophylaxe		101	22,5

ne) zu vermeiden. Eine erwünschte Anxiolyse für die Gebärende ergibt sich daher in erster Linie aus dem Aufklärungsgespräch und dem Aufbau eines Vertrauensverhältnisses zum Anästhesiologen. Dieses Aufklärungsgespräch sollte daher möglichst frühzeitig und ohne unnötigen Zeitdruck erfolgen. Eine medikamentöse Aspirationsprophylaxe gilt hingegen heute in den meisten Kliniken als Standard (Tabelle 2). Häufig wird hierzu eine Anhebung des pH-Wertes des Magensafts durchgeführt (z. B. durch H_2-Antagonisten) und die Magenentleerung medikamentös beschleunigt (z. B. durch Metoclopramid). Diese medikamentöse Aspirationsprophylaxe entfaltet ihre volle Wirkung jedoch erst nach 1–2 h, sodaß nicht zuletzt aus diesem Grunde alle Patientinnen, die zu operativen Eingriffen anstehen, möglichst frühzeitig vom Anästhesiologen visitiert werden sollten. Gerade auf diesem Sektor gibt es offenkundig vielerorts noch Möglichkeiten und Ansätze für eine Verbesserung der interdisziplinären Kooperation. Steht aufgrund der Dringlichkeit des Eingriffs keine ausreichende Zeit für die obengenannte medikamentöse Prophylaxe zur Verfügung, so wird als Akutmaßnahme die orale Applikation von 0,3-molarer Natriumcitratlösung (20–30 ml) propagiert, um den pH-Wert schnell anzuheben.

Prinzipien der allgemeinen Anästhesie
bei der operativen Entbindung

Soll ein operativer geburtshilflicher Eingriff in Allgemeinanästhesie erfolgen, so ist seit langem die Intubationsanästhesie mit sog. „Ileuseinleitung" oder „Blitzintubation" Standard. Zunächst wird präoxygeniert (im Notfall durch wenige, aber tiefe Atemzüge), um eine Stickstoffelimination und Auffüllung der alveolären O_2-Speicher zu erreichen. Nach Induktion der Anästhesie (Bewußtseinsverlust) durch ein intravenös appliziertes Hypnotikum (Barbiturat, Etomidat[1]) wird vom Anästhesisten oder einer Hilfsperson der

---

[1] Für Methohexital, Etomidat, Ketamin gibt es in den Fachinformationen Formulierungen wie „liegen bisher keine ausreichenden Erfahrungen vor". Bei anderen Substanzen (Propofol, Midazolam) ist hingegen explizit festgelegt, daß diese Substanzen für diese Indikationen nicht eingesetzt werden dürfen. Dennoch wird Propofol in einigen Abteilungen zur Sectioanästhesie benutzt.

Krikoiddruck (Sellick-Handgriff) eingesetzt, um eine Regurgitation von Magensaft zu verhindern. Eine Absaugsonde wird parat gelegt. Unmittelbar nach Eintritt der Bewußtlosigkeit wird ein Muskelrelaxans mit sehr schnellem Wirkeintritt injiziert, um eine möglichst rasche Intubation und damit sicheren Aspirationsschutz zu gewährleisten. Hierfür ist nach wie vor das depolarisierende Muskelrelaxans Succinylcholin wegen seines schnellen Wirkeintritts Mittel der ersten Wahl.

Nach Intubation der Trachea wird die korrekte Lage des Tubus verifiziert (am sichersten mittels Kapnographie) und anschließend dem Geburtshelfer „grünes Licht" für den Operationsbeginn signalisiert.

Die weitere Anästhesie wird dann in der Regel als sog. balancierte Anästhesie durchgeführt, d. h. basierend auf einer Kombination niedrigdosierter Inhalationsanästhetika (z. B. Lachgas, Isofluran) und injizierbarer Anästhetika. Weiterhin wird die Anästhesie supplementiert durch den Einsatz intravenöser Analgetika (Opioide) und nichtdepolarisierender Muskelrelaxanzien. Ob, in welcher Konzentration und bis wann Lachgas vor der Abnabelung appliziert werden sollte, ist nach wie vor umstritten und wird dementsprechend unterschiedlich gehandhabt.

Möglicherweise hat ein wesentlich über das Normalmaß der physiologischen Schwangerschaftshyperventilation hinausgehender Abfall des pCO_2 ungünstige Auswirkungen auf die uteroplazentare Perfusion. Deswegen wird meist empfohlen, bei der Anästhesiebeatmung keine zu starke Hyperventilation durchzuführen (Abfall des pCO_2 nicht wesentlich unter 30 mmHg).

Spezielle Gefahren der Allgemeinanästhesie

Injektionsanästhetika: Alle Anästhetika passieren die Plazenta und treten in die fetale Zirkulation über. Dies kann insbesondere bei Opioiden und Benzodiazepinen zur Atemdepression des Neugeborenen führen. Diese Substanzen werden daher vielerorts erst nach Abklemmen der Nabelschnur appliziert.

Inhalationsanästhetika: Halogenierte Kohlenwasserstoffe wie Halothan oder Isofluran führen in höherer Konzentration zur Uterusatonie. In Kombination mit Injektionsanästhetika („balancierte Anästhesie") kann die Dosis jedoch so niedrig gehalten werden, daß eine Uterusrelaxierung oder neonatale Depression klinisch unerheblich bleiben. Neben der Konzentration bzw. Dosis des Anästhetikums hat v. a. die Expositionszeit wesentliche Bedeutung für das Ausmaß der Effekte auf den Neonaten. Eine möglichst kurze *Induktions*-Abnabelungs-Zeit gilt daher auch heute noch als erstrebenswert. Allerdings ist das Zeitintervall von der *Uterusinzision* bis zur Entwicklung für den Zustand des Neonaten vermutlich von entscheidenderer Bedeutung, da ab diesem Zeitpunkt die Plazentaperfusion drastisch reduziert ist.

Wird andererseits aus Sorge um die Nebenwirkungen der Allgemeinanästhesie eine „zu flache Narkose" durchgeführt, so hat dies ebenfalls ungünstige Effekte für Mutter und Fetus: Streßreaktion mit erhöhtem O_2-Verbrauch, Katecholaminausschüttung, Hypertension und uteroplazentare Vasokonstriktion bzw. Minderperfusion führen ebenfalls zu einer Verschlechterung des Zustandes des Neonaten. Gerade nach Anästhesien zur Sectio caesarea werden von Patientinnen vergleichsweise häufig sehr unangenehm empfundene intraoperative Wachheitszustände („awareness") berichtet. Vielfach wird diese „Komplikation" der Allgemeinanästhesie bei der Sectio als aufklärungspflichtig erachtet.

Eine der häufigsten Ursachen für die Mortalität bei der geburtshilflichen Allgemeinanästhesie ist neben der schon diskutierten Aspiration die prolongierte, schwierige Intubation bzw. die Fehlintubation des Ösophagus. Für die Situation der schwierigen Intubation müssen daher sowohl innerhalb der Anästhesieabteilung als auch in der Kooperation mit dem Geburtshelfer klare Algorithmen für die Vorgehensweise in dieser speziellen Gefahrensituation formuliert sein. Insbesondere muß interdisziplinär Klarheit über die Dringlichkeit der Sectioentbindung bestehen. Im Falle einer schwierigen Intubation benötigt der Anästhesist eine Entscheidungsgrundlage, um entweder

bei Notfallindikationen zur Sectioentbindung trotz mißlungener Intubationsversuche die Anästhesie unter Maskenbeatmung fortzusetzen. Dies gewährleistet eine unverzügliche Entbindung, allerdings unter Inkaufnahme eines erhöhten Aspirationsrisikos;

oder, wenn die Indikation für Mutter oder Fetus nicht unmittelbar vitaler Art ist, die Patientin zunächst wieder aus der Anästhesie erwachen zu lassen und mit anderem technischen Equipment oder Assistenz eines erfahreneren Kollegen fortzufahren.

Spinalanästhesie zur operativen Entbindung

Die Spinalanästhesie hat in den vergangenen Jahren zunehmend Verbreitung für die Sectioentbindung erlangt. Die subarachnoidale Injektion eines Lokalanästhetikums führt sehr rasch zu einer Blockade sensorischer und motorischer Nervenfasern. Die gewünschte kraniale Anästhesieausbreitung zur Sectioentbindung reicht etwa bis hinauf zum Dermatom Th4. In aller Regel kann unmittelbar nach Injektion des Lokalanästhetikums mit der weiteren Vorbereitung der Patientin begonnen werden. Häufig ist bereits nach spätestens 5 min eine ausreichende Anästhesie für den Beginn der Operation gegeben. Besonderer Vorteil der Spinalanästhesie ist demnach also neben der Vermeidung der Risiken der Allgemeinanästhesie der sehr schnelle Wirkungseintritt. Nachfolgend sind die Kontraindikationen für Spinal- und Epiduralanästhesie zur Sectio caesarea zusammengestellt. („Die Kontraindikation für die Spinal- oder Epiduralanästhesie ist die einzige Indikation zur Allgemeinanästhesie bei der Sectio caesarea".)

Kontraindikationen
a. *absolut:* Ablehnung durch Patientin, Allergie gegen LA, Hirndruck, schwere Hypovolämie, Gerinnungsstörung;
b. *relativ:* Kommunikationsschwierigkeiten mit der Patientin, aktive ZNS-Erkrankungen, Aortenstenose (bei Kathetertechnik zusätzlich: Sepsis, Amnioninfektionssyndrom).

Nachteile der Spinalanästhesie
1. *„Postspinale" Kopfschmerzen als Folge der Lumbalpunktion:* Diese lageabhängigen Kopfschmerzen können im Einzelfall sehr stark sein und die Patientin so stark beeinträchtigen, daß in den ersten postpartalen Tagen kaum eine Versorgung des Neugeborenen möglich ist. Dieses Problem der postspinalen Kopfschmerzen ist in den letzten Jahren durch Einführung sehr dünner Punktionskanülen mit abgerundeter Spitze (sogenannte atraumatische Kanülen) sehr viel seltener geworden. Im eigenen Patientengut ist die Rate der im Rahmen der Qualitätssicherung erfaßten therapiebedürftigen postpunktionellen Kopfschmerzen in den letzten Jahren unter 1% geblieben.
2. *Hypotension:* Die schnell einsetzende Blockade des sympathischen Nervensystems bei der Spinalanästhesie führt zur Vasodilatation und damit zum Abfall des arteriellen

Blutdrucks. Um diese Nebenwirkung abzumildern, werden zumeist 500–1000 ml Flüssigkeit vorab intravenös appliziert, ohne daß damit allerdings eine Hypotension mit Sicherheit verhindert werden kann. Essentiell ist eine initial sehr engmaschige (minütliche) Kontrolle von Blutdruck und Herzfrequenz, um bei zu ausgeprägter Hypotension rasch mit vasoaktiven Substanzen (z. B. Akrinor) bzw. Atropin therapieren zu können. Der uterine Blutfluß verhält sich proportional zum Perfusionsdruck, d. h. es gibt kaum Autoregulation. Ein systolischer Blutdruck von weniger als 100 mmHg kann sich in Einzelfällen bereits ungünstig auf die Plazentaperfusion auswirken, ein systolischer Druck von unter 80 mmHg führt häufig zur fetalen Bradykardie. Andererseits führen auch Streß und Katecholaminausschüttung (starke Wehenschmerzen, zu flache Anästhesie) zum Abfall des uterinen Blutflusses, ebenso ein starker Uterotonus. Als Vasokonstriktor wird zur raschen Behandlung der Hypotension international meist Ephedrin empfohlen. Von den in der Bundesrepublik zugelassenen Präparaten hat Akrinor vermutlich die geringste Beeinträchtigung der Plazentaperfusion.

3. *Übelkeit:* Dieses Symptom ist unter der Spinalanästhesie häufig Folge der Kreislaufsituation (Hypotension, Bradykardie) und sistiert nach entsprechender Kreislauftherapie.

4. *Unzureichende Anästhesie:* Gelegentlich treten kurzfristig in bestimmten Phasen der Operation Schmerzen in der Schulterregion (subphrenische Manipulation) oder im Oberbauch auf. Diese Situationen sind zumeist ohne Supplementierung der Anästhesie zu handhaben. In seltenen Fällen kann die Spinalanästhesie zu hoch aufsteigen oder umgekehrt seitens der Ausdehnung der Anästhesie für den operativen Eingriff nicht ausreichen. In beiden Fällen muß ggf. eine Intubationsanästhesie durchgeführt werden, so daß die Schwangere auch vor einer geplanten Regionalanästhesie grundsätzlich über eine Allgemeinanästhesie aufgeklärt und auch entsprechend vorbereitet werden sollte (Nüchternheit, Aspirationsprophylaxe).

Epiduralanästhesie zur operativen Entbindung

Die Epiduralanästhesie zur Sectio cesarea wird zumeist über einen im Epiduralraum plazierten Katheter durchgeführt. Bislang ist die kontinuierliche Spinalanästhesie (CSA) zur Sectio nur wenig etabliert. Die Epiduralanästhesie hat im Vergleich zur Spinalanästhesie bei der Sectioanästhesie folgende Besonderheiten (s. auch Tabelle 3): Sie ist als

Tabelle 3. Vor- und Nachteile verschiedener Anästhesieverfahren

Verfahren	Vorteile	Nachteile
Spinalanästhesie ("single shot")	Geringe Kosten, wenig Zeitaufwand, hohe Zuverlässigkeit	Kopfschmerz, Hypotension, schlechte Steuerbarkeit
Epiduralanästhesie) (Katheter)	Gute Steuerbarkeit, hämodynamische Stabilität, postoperative Analgesie	Hoher Aufwand, hohe Dosis des Lokalanästhetikums, Versagerquote
Allgemeinanästhesie	Schneller Op.-Beginn, keine Therapieversager (aber „awareness")	Aspiration, Fehlintubation, Blutdruckschwankungen, fehlendes Geburtserlebnis, höhere Morbidität etc.

Kathetertechnik im Vergleich zur „Single-shot-Spinalanästhesie" besser steuerbar. Die Sympathikolyse tritt im Vergleich zur Spinalanästhesie etwas langsamer und weniger ausgeprägt ein. Im Unterschied zur Spinalanästhesie werden wesentlich größere Mengen an Lokalanästhetikum benötigt (Gefahr bei versehentlicher intravenöser oder intrathekaler Applikation). Darüber hinaus ist die Epiduralanästhesie im Vergleich zeitaufwendiger bei der Anlage des Katheters sowie langsamer und weniger zuverlässig im Wirkungseintritt.

Um die Gefahr toxischer Nebenwirkungen im Rahmen der Epiduralanästhesie bei der Sectioentbindung zu reduzieren, wurden verschiedene Strategien entwickelt:

Ein Aspirationstest über den Katheter hilft, eine intrathekale (Liquoraspiration) bzw. intravasale Fehllage (Blutaspiration) zu erkennen.

Anschließend wird eine Testdosis des Lokalanästhetikums appliziert, die bei intrathekaler Fehllage in einer sofortigen Spinalanästhesie resultieren würde. Inwieweit bei dieser Testdosis in der Geburtshilfe auch ein Adrenalinzusatz verwendet werden soll, um über Tachykardie und Hypertension eine intravasale Fehlinjektion erkennen zu können, wird derzeit kontrovers diskutiert.

Die geplante Dosis wird nicht als Einzelinjektion, sondern in fraktionierten Portionen verabreicht.

Eine geringe Dosis eines Opioids wird zusätzlich zum Lokalanästhetikum epidural appliziert, um eine bessere analgetische Wirkung und damit eine geringere Dosierung des Lokalanästhetikums zu erreichen (Tabelle 4).

Neue Lokalanästhetika mit größerer therapeutischer Breite wurden entwickelt (z. B. Ropivacain) (Wulf 1997).

Welches Anästhesieverfahren zur Sectio caesarea?

Beide Regionalanästhesieverfahren ermöglichen der Gebärenden, auch bei der Sectioentbindung die Geburt mitzuerleben, ein Aspekt, der bei der stetig ansteigenden Sectiofrequenz zunehmend Bedeutung erlangt. Vorteile für das Neugeborene im Vergleich zur Allgemeinanästhesie konnten v. a. bei Frühgeborenen gezeigt werden (z. B. Rolbin et al. 1994). Kontraindikationen für die rückenmarknahen Regionalanästhesieverfahren sind Ablehnung durch die Patientin, mangelnde Kooperationsfähigkeit, Koagulopathie (Gefahr intraspinaler Hämatome), hämorrhagischer Schock und Sepsis. Auch bei der Not-

Tabelle 4. Opioidzusatz zum Lokalanästhetikum bei der Epiduralanästhesie zur Sectio caesarea (Umfrage Bundesrepublik Deutschland 1996) (Stamer und Wulf 1998)

Opioidzusatz	Anzahl der Institute	Anteil bezogen auf Institute, an denen Epiduralanästhesie zur Sectio praktiziert wird [%]	Anteil bezogen auf alle befragten Institute [%]
Morphin	25	6,3	4,8
Fentanyl	111	27,8	21,1
Sufentanil	66	16,5	12,5
Buprenorphin	11	2,8	2,1
Andere	4	1,0	0,7

fallsectio ist – jedenfalls nach persönlicher Einschätzung der Verfasser – selbst die Spinalanästhesie mit ihrem relativ raschen Wirkungseintritt kontraindiziert, da es im Einzelfall zu unerwarteten Schwierigkeiten bei Punktion oder unzureichender Anästhesieausbreitung, zu Zeitverzögerung und damit potentiell zu gravierenden Schäden bei Mutter oder Fetus kommen kann. Die Auswahl des Anästhesieverfahrens hängt also letztlich von vielen Faktoren ab:

- von der geburtshilflichen Situation (Dringlichkeit des Eingriffs),
- von speziellen anästhesiologischen Gesichtspunkten (Kontraindikationen, Risikofaktoren),
- vom Wunsch der Patientin – und nicht zuletzt
- von der Erfahrung des Anästhesisten mit den jeweiligen Techniken.

In der aktuellsten britischen Statistik (1991–1993) finden sich 7 direkt anästhesiebedingte materne Todesfälle bei der Sectio. Alle traten bei Allgemeinanästhesie auf (Atemwegskomplikationen, Anaphylaxie). Der Anteil anästhesiebedingter Ursachen an Todesfällen im Rahmen der Geburt beträgt demnach derzeit 6,5% und hat in den letzten 10 Jahren nicht mehr nennenswert abgenommen. Andere wichtige Ursachen sind thromboembolische Komplikationen, schwangerschaftsinduzierte Hypertonie und Hämorrhagie sowie vorbestehende schwere Erkrankungen (insbesondere kardiale Vitien).

Nach einer Analyse von Hawkins (Hawkins et al. 1997) war in den Jahren 1985–1990 das Risiko anästhesiebedingter Todesfälle bei der Sectio caesarea bei der Allgemeinanästhesie 16,7mal höher als bei Regionalanästhesien (1670%!). Solche Daten wurden vielfach angeführt, um zu beweisen, daß das Risiko für die Mutter unter Regionalanästhesie bedeutend geringer als unter Allgemeinanästhesie sei. Bei der Interpretation dieser Zahlen und derartigen weitreichenden Schlußfolgerungen wird jedoch häufig übersehen, daß ein wichtiges „Bias" besteht: bei der Notfallsectio wird nahezu ausschließlich die Allgemeinanästhesie eingesetzt (Abb. 2). Daß bei solchen Situationen (schwere Hämorrhagie, eklamptischer Anfall etc.) die mütterliche Mortalität höher ist als bei den geplant in Regionalanästhesie durchgeführten Entbindungen, sollte eigentlich selbstverständlich in die Risikobewertung einbezogen werden.

Andererseits ist bei der Analyse der Ursachen einzelner anästhesiebedingter Todesfälle unter Allgemeinanästhesie in der Tat unverkennbar, daß es sich um methodenspezifische Komplikationen der Allgemeinanästhesie handelt (Fehlintubation, schwere Aspiration, Hypoxämie). Man muß davon ausgehen, daß zumindest ein Teil dieser fatalen Komplikationen durch Anwendung einer Regionalanästhesie vermeidbar gewesen wäre.

Auch wenn der wissenschaftliche Beweis signifikanter Vorteile der Regionalanästhesieverfahren gegenüber der Allgemeinnarkose in bezug auf die mütterliche Mortalität also nicht eindeutig geführt ist, so hat sich doch in vielen Ländern ein Trend zur Durchführung der Schnittentbindung in Regionalanästhesie gezeigt. In Deutschland ist – im internationalen Vergleich – der Trend zur Regionalanästhesie [Anstieg von unter 10% (1977) bzw. 15% (1982) auf 40% (1996)] allerdings noch immer relativ schwach ausgeprägt (Abb. 1; Wulf u. Stamer 1997). In Großbritannien stieg der Anteil von 23% (1982) auf 56% (1992) (Brown u. Russell 1995). 1992 wurden in den USA für die Sectioentbindung in etwa 84% der Fälle Regionalanästhesien eingesetzt (Hawkins et al. 1994). In Großbritannien wurden 1982 32% der geplanten Sectioentbindungen in Regionalanästhesie durchgeführt, 1992 waren es 71% (52% Spinal-, 29% Allgemein-, 19% Epiduralanästhesien; Brown u. Russell 1995).

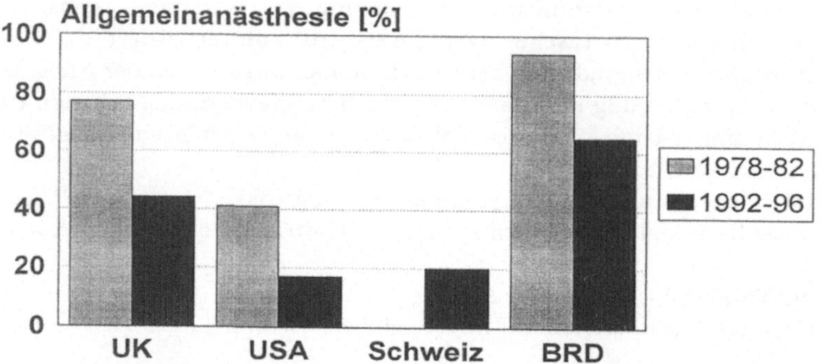

Abb. 1. Entwicklung des Anteils der Allgemeinanästhesie bei der Sectio ceasarea im internationalen Vergleich

Organisatorische Rahmenbedingungen

Versorgung im Kreißsaal-OP

Die anzustrebende volle anästhesiologische Versorgung der geburtshilflichen Fachabteilung erfordert einen 24stündigen Anästhesiebereitschaftsdienst an 7 Tagen in der Woche (Vereinbarung der Berufsverbände 1996, Stellungnahme 1995). Unabhängig von der Geburtenfrequenz muß gewährleistet sein, daß ein Anästhesist innerhalb von 10 min zur Verfügung steht und eine E-E-Zeit (Entscheidungs-Entbindungs-Zeit) von 20 min realisiert werden kann (Hillemanns et al. 1996). Diese Forderung schien im Jahr 1996 noch nicht überall erfüllt zu sein (Stamer 1998). Eigentlich selbstverständlich ist der Anspruch, daß unter den Fachdisziplinen Einigkeit über die Terminologie und Definition der Dringlichkeitsstufen und über Alarmierungspläne für Notfallsituationen besteht, also z. B.:

– *Notfallsectio („Citosectio"):* unmittelbare vitale Gefährdung von Mutter/Fetus (Indikation z. B. Nabelschnurvorfall), so schnell wie irgend möglich;
– *eilige Sectio:* potentielle Gefährdung, Entbindung möglichst innerhalb der nächsten 30 min (Indikation z. B. Dezelerationen im CTG);
– *geplante Sectio:* so gut vorbereitet wie nötig (Indikation z. B. Geburtsstillstand) (s. Abb. 2).

Postoperative Betreuung

Die letzte Erhebung in Großbritannien hat gezeigt, daß Defizite in der postoperativen Überwachung mittlerweile einen relativ hohen Anteil an den Ursachen der peripartalen Mortalität haben (Report 1996). Auch nach einer komplikationslosen Sectioentbindung muß die Patientin, wie nach jeder anderen Anästhesie auch, initial unter den Überwachungsbedingungen eines Aufwachraumes betreut werden.

Nach der aktuellen Umfrage ist in 70% der Universitätskliniken der Anästhesist in die postoperative Schmerzbehandlung eingebunden (Wulf u. Stamer 1997). Hierfür bedarf es klarer Absprachen bezüglich der Zuständigkeiten und Verantwortlichkeiten (Wulf et al. 1997). Der Jurist stellt hierzu klar: „Führt der Operateur eine Behandlung weiter, die der Anästhesist eingeleitet hat (.... z. B. einen intraoperativ gelegten Periduralkatheter ....

118

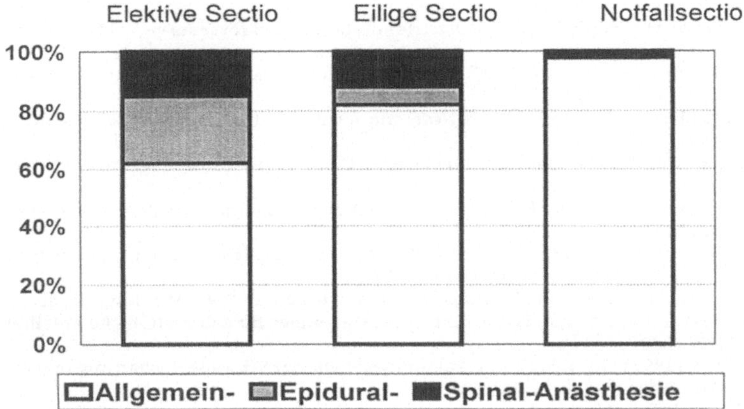

Abb. 2. Anteil der Anästhesieverfahren bei verschiedenen Dringlichkeitsstufen zur Sectio caesarea in Deutschland 1996. (Nach Stamer et al. 1998)

auf der Bettenstation ....), so trägt der Operateur die ärztliche und rechtliche Verantwortung für die Katheterpflege und dessen weitere Verwendung Reichen dazu seine Fähigkeiten und Kenntnisse nicht aus, handelt er pflichtwidrig und schuldhaft, wenn er dennoch die Behandlung ohne Zuziehung eines 'Schmerz-Spezialisten' fortsetzt. Er haftet für diese Selbstüberschätzung aus dem Gesichtspunkt des sog. Übernahmeverschuldens" (Ulsenheimer 1997).

Prinzipiell kann also auch der Gynäkologe eine postoperative Schmerztherapie über einen Epiduralkatheter weiterführen. Auch für die postoperative Analgesie gilt aber, daß sie nach dem „Facharztstandard" durchgeführt sein muß. Letztlich gehört zur Kooperation auch eine einvernehmliche Regelung darüber, inwieweit werdende Väter im Kreißsaal-OP toleriert sind.

Ausblick

Dem Wunsch vieler Schwangerer entsprechend wird die Allgemeinanästhesie zur geplanten Sectio caesarea vermutlich deutlich seltener werden. Da diese Entwicklung auch im Sinne einer Risikominderung begrüßenswert erscheint, sollten Geburtshelfer und Anästhesiologen kooperativ diese Tendenz fördern. Wünschenswert wäre darüber hinaus nach dem Vorbild der Erhebungen in England und Wales eine nationale Statistik der mütterlichen Todesfälle unter der Geburt, um über Einzelfallanalysen entsprechende Defizite zu erkennen und wirksame Strategien zur Prophylaxe entwickeln zu können.

Literatur

Brown GW, Russell JF (1995) A survey of anaesthesia for caesarean section. Int J Obstet Anesth 4: 214–218
Chadwick HS, Posner K, Caplan RA, Ward RJ, Cheney FW (1991) A comparison of obstetric and non-obstetric malpractice claims. Anesthesiology 74: 242–249
DGAI, BDA, DGGG, BDF (1996) Vereinbarungen über die Zusammenarbeit in der operativen Gynäkologie und in der Geburtshilfe. Anästhesiol Intensivmed 37: 414–418

Hawkins JL, Gibbs CP, Orleans M, Schmid K (1994) Obstetric anesthesia workforce survey – 1992 vs. 1981. Anesthesiology 81: A 1128.
Hawkins JL, Koonin LM, Palmer SK, Gibbs CP (1997) Anesthesia-related deaths during obstetric delivery in the United States 1979–1990. Anesthesiology 86: 277–284
Hillemanns P, Hepp H, Rebhan H, Knitza R (1996) Notsectio – Organisation und E-E-Zeit. Geburtsh Frauenheilkd 56: 423–430.
Report (1996) of the National Confidential Enquiry into Maternal Death 1991–1993 in England and Wales. HMSO, London
Rolbin SH, Cohen MM, Levinton CM, Kelly EN, Farine D (1994) The premature infant: anaesthesia for caesarean delivery. Anesth Analg 78: 912–917
Stamer U, Messerschmidt A, Wulf H (1998) A survey of obstetric anaesthesia in Germany: Anaesthesia for Caesarean section. Acta Anaesthesiol Scand (im Druck)
Stellungnahme der Deutschen Gesellschaft für Gynäkologie und Geburtshilfe (1995) Mindestanforderungen an prozessuale, strukturelle und organisatorische Voraussetzungen für geburtshilfliche Abteilungen. Frauenarzt 36: 1237–1239
Striebel HW, Schwagmeier R (1994) Physiologie und Pathophysiologie der Schwangerschaft aus anästhesiologischer Sicht. Anästh Intensivmed 35: 261–268
Ulsenheimer K (1997) Die rechtliche Verpflichtung zur postoperativen Schmerztherapie. Anästhesist 46: [Suppl 3]: 138–142
Wulf H, Neugebauer E, Maier C (1997) Die Behandlung perioperativer und posttraumatischer Schmerzen. Empfehlungen einer interdisziplinären Expertenkommission im Auftrag von BDA, BDC, DGAI, DGCh, DIVS. Thieme, Stuttgart
Wulf H, Stamer U (1998) Aktuelle Praxis der Anästhesie zur Sectio caesarea an den deutschen Universitätsklinika. Anästhesist 47: 59–63
Wulf H (1997) Sind Linkshänder bessere Lokalanästhetika? Anästhesist 46: 622–626

Geburtshilfliche Schmerztherapie –
Gegenwärtige Konzepte,
Nebenwirkungen und Komplikationen

B. BACHMANN-MENNENGA

Schmerzen unter der Geburt begleiten zwar einerseits einen physiologischen Vorgang, sie können andererseits aber zu einer generalisierten Streßreaktion der Kreißenden und ihres Fetus führen. Dabei ist zu betonen, daß es sich bei dem Geburtsschmerz um keinen standardisierbaren Schmerzreiz handelt. Der Grund dafür ist, daß das subjektive Schmerzempfinden bei einer Geburt neben dem pathophysiologischen Reflexgeschehen auch von psychologischen Faktoren, von der seelischen Verfassung und der Persönlichkeitsstruktur der Schwangeren mitbestimmt wird. Bei Messung der Schmerzintensität mittels einer visuellen Analogskala in der Eröffnungsperiode wird deutlich, daß der Geburtsschmerz zu den stärksten Schmerzerlebnissen überhaupt gehört. Auf der anderen Seite gibt es aber auch Kreißende, die das Geburtserlebnis als weniger schmerzhaft charakterisieren. Daraus wird deutlich, daß es zur Behandlung des Wehen- und Geburtsschmerzes kein schematisches Vorgehen geben kann, sondern diese jeweils individuell und situationsangepaßt erfolgen muß.

Ursachen des Wehenschmerzes

Die Wehen- und Geburtsschmerzen lassen sich im wesentlichen auf 4 Faktoren zurückführen:
1. Dilatation der Cervix uteri,
2. Kontraktion und Dehnung des Uterus,
3. Dehnung des Geburtskanals, der Vulva und des Perineums,
4. eine Gruppe heterogener Faktoren wie Alter, Parität und Zervixbefund bei beginnender Wehentätigkeit.

Neben der mechanischen Reizung von Nozizeptoren wird auch die chemische Erregung des Nozizeptors postuliert. Diese erfolgt über verschiedene körpereigene algetische Substanzen, wie z. B. Bradykinin, Histamin, Serotonin und Prostaglandine.

Art des Geburtsschmerzes

Die unterschiedlichen Phasen der Geburt sind durch verschiedenartige Lokalisationen des Schmerzursprungs und der Schmerzweiterleitung charakterisiert. Deren Kenntnis ist gerade wegen der möglichen Beeinflussung durch anästhesiologische Maßnahmen bedeutsam. So unterscheidet man den Wehenschmerz der Eröffnungsphase, der von der Dehnung des Uterus begleitet ist und über afferente Aδ- und C-Fasern an die Wurzeln von Th10 bis L1 weitergeleitet wird. Diese viszeralen Schmerzzustände sind schlecht lokalisierbar, von dumpfem Charakter und strahlen häufig in den Rücken oder in das Gesäß aus. Dagegen wird der gut lokalisierbare, somatische Dehnungsschmerz des Bekkenbodens während der Austreibungsphase vorwiegend über die Fasern des N. pudendus (S2–S4) vermittelt. Hinzu kommen sensorische Fasern im Bereich der Vulva, die über den N. ilioinguinalis und den N. genitofemoralis das Rückenmark erreichen.

Vegetative und endokrinologische Schmerzreaktionen

Unabhängig von den oben genannten peripheren Leitungsbahnen können psychologische Faktoren als emotionaler Streß nozizeptive Impulse und sich daraus ableitende motorische, vegetative und biochemische Reaktionen auslösen. So führen starke Wehenschmerzen in Verbindung mit begleitenden Ängsten zu einer maternalen Streßreaktion mit einem deutlichen Anstieg der Plasmakatecholamine. Klinisch zeigen sich Anstiege des arteriellen Drucks, des Herzminutenvolumens sowie des peripher-vaskulären Widerstandes. Weiterhin kommt es zu einer durch die Vasokonstriktion hervorgerufenen Abnahme des uterinen Blutflusses. Biochemisch gesehen führen die erhöhten Katecholaminkonzentrationen zu einer gesteigerten Lipolyse mit Anstieg von Glyzerin und freien Fettsäuren, einer vermehrten Glykogenolyse und Glukoneogenese bei sich entwickelnder Glukoseutilisationsstörung. Gesteigerter Laktatanfall und Ketogenese münden schließlich in einer maternalen metabolischen Azidose. Auf der anderen Seite kommt es schmerzbedingt zu einer Hyperventilation mit Ausbildung einer respiratorischen Alkalose, wodurch die O_2-Abgabe an das Gewebe erschwert wird, bei insgesamt erhöhtem O_2-Verbrauch. Damit ist der Weg zu einer fetalen Asphyxie gebahnt [8].

Methoden zur Wehenschmerzdämpfung

Geburtsschmerzen lassen sich generell nichtmedikamentös oder medikamentös behandeln. Von den nichtmedikamentösen Methoden sind die psychosomatische Geburtsvorbereitung, die Akupunktur und die transkutane Nervenstimulation zu nennen, während die medikamentöse Schmerzlinderung auf verschiedene Substanzgruppen und Techniken zurückgreift wie Sedativa, Spasmolytika, Analgetika und unterschiedliche regionale Analgesieverfahren mit Lokalanästhetika.

Psychosomatische Geburtsvorbereitung

Es existieren verschiedene Formen der Geburtsvorbereitung. Zu den bekanntesten gehören die nach Read, Lamaze, Kitzinger und Leboyer. Ihnen allen gemeinsam sind Gymnastik-, Atem- und Entspannungsübungen sowie psychologische Vorbereitungen. Es können auch Elemente des autogenen Trainings enthalten sein. Die positive Wirkung einer psychosomatischen Geburtsvorbereitung ist unbestritten. Schwieriger ist der Nachweis der letztendlich erzielten Schmerzreduktion. Gemessen an den sog. Schmerzskalen beträgt die Schmerzlinderung etwa 30% [2, 4].

Akupunktur

Bei der Akupunktur werden bestimmte Hautbezirke mechanisch oder auch elektrisch stimuliert. Der analgetische Effekt tritt erst nach einer Stimulationsdauer von 15–20 min ein, hält relativ lange an, ist auf bestimmte Areale begrenzt und läßt sich mit Opioidantagonisten aufheben. Man nimmt deshalb an, daß körpereigene Endorphine freigesetzt werden und zur Schmerzmodulation führen. Bedeutende Nebenwirkungen für Mutter und Kind sind weder bekannt noch zu erwarten [2].

Transkutane Nervenstimulation

Die transkutane Nervenstimulation ist eine weitere Möglichkeit der nichtmedikamentösen Wehenschmerzdämpfung. Dazu werden entsprechend den Segmenten, die beim Geburtsschmerz eine Rolle spielen, 2 Elektrodenpaare paravertebral angebracht. Dann wird mit Frequenzen von 15–200 Hz und geringer Stromstärke stimuliert, sodaß ein lokales Kribbelgefühl entsteht. Der schmerzlindernde Effekt tritt relativ rasch ein, ist örtlich begrenzt und läßt sich nicht mit Opioidantagonisten aufheben. Daher kann eine Wirkung durch Endorphine ausgeschlossen werden. Man nimmt heute an, daß eine Beeinflußung der Nervenleitung auf der Ebene des Rückenmarks stattfindet. Eine völlige Schmerzfreiheit wird mit dieser Methode nicht erreicht, aber bei 50% der Schwangeren kommt es zu einer deutlichen Schmerzlinderung. Diese Methode ist in der Austreibungsperiode allerdings wirkungslos [2].

Sedativa und Spasmolytika

Eine Sedierung ist bei Kreißenden dann indiziert, wenn trotz psychologischer Betreuung die mit der Geburt verbundenen Ängste besonders groß sind. Lange Zeit wurde bei dieser Indikation das Benzodiazepin Diazepam eingesetzt. Diese Substanz passiert die Plazenta sehr rasch, sodaß nach wenigen Minuten ein ausgeglichenes fetomaternales Konzentrationsverhältnis besteht. Aufgrund der langen Halbwertszeit treten gehäuft fetale und neonatale Nebenwirkungen auf, insbesondere sind zu nennen:
- eingeschränkte Variabilität der fetalen Herzfrequenz,
- herabgesezter Muskeltonus des Neugeborenen,
- eine neonatale Atemdepression und eine Hyperbilirubinämie.

Letztere resultiert zum einen durch eine Entkopplung der Bilirubin-Albumin-Bindung, zum anderen aber auch über einen verzögerten Bilirubinabbau durch Verdrängung der Glukuronsäure durch einen Diazepammetaboliten. Aus diesen Gründen sollte die Anwendung von Diazepam nur nach eindeutiger Indikationsstellung erfolgen. Aus pharmakologischer Sicht erscheint daher die Gabe kurzwirkenderer Benzodiazepine sinnvoller, um die neonatalen Nebenwirkungen zu begrenzen. Hier bietet sich insbesondere die Substanz Midazolam an, da sie eine mit 2 h wesentlich kürzere Halbwertszeit besitzt und zudem zu inaktiven Metaboliten abgebaut wird. Außerdem besitzt sie mit 0,15 einen sehr niedrigen fetomaternalen Verteilungsquotienten. Aber auch der Einsatz von Midazolam bedarf einer sorgfältigen Indikationsstellung [4].

Eine weitere Medikamentengruppe, die zur Wehenschmerzdämpfung eingesetzt wird, sind Spasmolytika. Sie bewirken allerdings nur eine kurzfristige Linderung und sind häufig von unangenehmen Nebenwirkungen wie Tachykardien, Mundtrockenheit, zentralnervösen Störungen, Akkomodationsstörungen und Miktionsbeschwerden begleitet. Ihre Anwendung wird insgesamt kontrovers diskutiert.

Analgetika

Die intramuskuläre Injektion eines Opioids war lange Zeit Standard der Schmerztherapie während der Geburt. Das synthetische Opioid Pethidin galt dabei in der Mehrzahl der Anwendungen als Medikament der Wahl. Einzeldosen zwischen 50 und 100 mg, in der Eröffnungsphase gegeben, waren die Regel, bei protrahierten Geburtsverläufen oder sehr schmerzempfindlichen Patientinnen wurden diese Mengen jedoch auch häufiger um das 2- bis 3fache überschritten. Lag dann zwischen der letztmalig an die Mutter verabreichten Opioiddosis und der Abnabelung des Neugeborenen ein zu kurzer Zeitraum, so war häufig eine Depression des Neonaten zu beobachten. Dies führte in der Folge zu der kombinierten Anwendung des Opioids Pethidin und seines partiellen Antagonisten Levallorphan, welches sich jedoch als pharmakologisch wenig sinnvoll herausstellte, da einerseits die kürzere Halbwertszeit des Levallorphans nur eine scheinbare Sicherheit der Vermeidung einer Atemdepression vermittelt und andererseits auch die erwünschte Wirkung der Analgesie partiell antagonisiert wurde. In einer klinischen Untersuchung an Kreißenden und ihren Neugeborenen konnten Moreland et al. zudem zeigen, daß Pethidin, welches an die Mutter verabreicht wurde, zum größten Teil die Plazentaschranke passiert und annähernd gleiche fetale Konzentrationen dieses Opioids auftreten [10].

Dieser Tatbestand wird aus fetaler Sicht besonders dadurch kompliziert, daß die Eliminationshalbwertszeit von Pethidin beim Neugeborenen mit fast 16 h annähernd 3mal so lang ist wie bei der Mutter mit 5 1/2 h. Bei erkennbarer Atemdepression des Neugeborenen nach Dosen von mehr als 100 mg Pethidin und insbesondere wenn die Injektion 1–3 h vor der Geburt verabreicht worden ist, ist die neonatale Gabe von Naloxon (0,01 mg/kg KG intravenös) indiziert. Da die effektive Behandlung einer respiratoprischen Depression so nur für etwa 30 min gewährleistet ist, muß zusätzlich bis zu 0,2 mg Naloxon intramuskulär injiziert werden, wodurch eine Wirkdauer von 48 h erzielt wird.

Zu den häufigsten mütterlichen Nebenwirkungen nach Opioidgabe zählen Übelkeit und Erbrechen bei bis zu 50% der Schwangeren. Des weiteren kommt es zu einer Herabsetzung der Magenmotilität mit einer Verlängerung der Verdauungszeit. Da auch die Wehentätigkeit zur Abnahme der Magenmotilität führt, wird die opioidbedingte verzögerte Verdauung potenziert und das Aspirationsrisiko im Falle einer notwendigen Anästhesie erhöht. Ferner kann es zu einer opioidbedingten Abnahme der Uterusaktivität in der frühen Eröffnungsphase kommen. Auf der anderen Seite haben natürlich Analgetika bei schmerzhaften Dystokien einen günstigen, den Muttermund erweiternden Effekt.

Generell ist zu überlegen, ob die intramuskuläre Gabe von Opioiden nicht gänzlich zu verlassen ist, da sie unter pharmakokinetischen und pharmakodynamischen Aspekten Nachteile insofern bietet, als daß die schlechte Steuerbarkeit einen ständigen Wechsel von Überdosierung mit Nebenwirkungen für Mutter und Kind und Unterdosierung mit entsprechenden Schmerzepisoden bedeutet. Die bessere Alternative stellt sicherlich die intravenöse Verabreichung dar, die mittels patientenkontrollierter Analgesie auch im Kreißsaal möglich ist.

Regionale Anästhesietechniken

Der Einsatz der Regionalanästhesie im geburtshilflichen Anwendungsbereich ist in den letzten Jahren zunehmend bedeutungsvoller geworden. Die unterschiedlichen Techniken werden sowohl von Geburtshelfern als auch von Anästhesisten angewandt (s. auch: Vereinbarung über die Zusammenarbeit in der Gynäkologie und Geburtshilfe zwischen DGAI/BDA und DGGG/BDF [16]). Aus praktischen Gründen hat sich ergeben, daß die Verfahren, die in direktem Zusammenhang mit den Geburtswegen stehen (Pudendusblockade, Parazervikalblockade), in aller Regel vom Geburtshelfer durchgeführt werden, während die Verfahren, die über die Ausschaltung größerer Nervenstämme bzw. Körperpartien ablaufen (Spinalanästhesie, Katheterperiduralanästhesie, kombinierte Spinal-/Periduralanästhesie, Kaudalanästhesie), vom Anästhesisten praktiziert werden. Für beide Fachvertreter ist jedoch die Kenntnis aller Verfahren und ihrer Besonderheiten ebenso wichtig wie die Pharmakologie und Pharmakokinetik der eingesetzten Substanzen.

Auswahl des Lokalanästhetikums

Die Wahl des Lokalanästhetikums im geburtshilflichen Bereich richtet sich nach folgenden Kriterien: geringe Systemtoxizität, schnelle Anschlagzeit bei effektiver analgetischer Potenz, Wirkdauer, Möglichkeit zur Differentialblockade (ausreichende analgetische Wirkung bei nur geringfügig beeinträchtigter Motorik) sowie minimale Plazentapassage.

Alle eingesetzten Lokalanästhetika passieren nach ihrer Resorption und systemischen Verteilung im mütterlichen Kreislauf die Plazentaschranke. Der diaplazentare Übertritt wird nach dem Fickschen Diffusionsgesetz vom Konzentrationsgradienten zwischen mütterlichem und kindlichem Blut, der Diffusionsoberfläche, der Membrandicke und der Durchblutung der Plazenta bestimmt. Diffusionsbegünstigend wirken ein niedriges Molekulargewicht, eine starke Lipidlöslichkeit, eine niedrige Plasmaeiweißbindung sowie ein geringer Ionisationsgrad. Da Lokalanästhetika pH-abhängig dissoziieren und im dissoziierten Zustand besonders gut wasserlöslich die Plazentaschranke überwinden, führt eine fetale Azidose zu einer Anreicherung der Substanz im Fetus. Dies wird mit dem Begriff "ion trapping" belegt [5]. Praktisch bedeutet dies, daß Lokalanästhetika mit einem pK_a-Wert nahe dem physiologischen pH-Wert bei fetaler Azidose im Übermaß auf den Fetus übertreten. Da es sich hierbei jedoch um einen reversiblen Vorgang handelt, führt die intrauterine Azidosekorrektur (Normalisierung der kindlichen Herzfrequenz, Therapie einer mütterlichen Hypotonie, Wehenhemmung bei Dezelerationen, Korrektur eines gestörten mütterlichen Säure-Basen-Haushalts) auch zu einer Normalisierung des fetomaternalen Verteilungskoeffizienten des jeweiligen Lokalanästhetikums.

Wie unterschiedlich der plazentare Übertritt von Lokalanästhetika aufgrund der verschiedenen physikochemischen Eigenschaften der einzelnen Substanzen ist, wird durch die Darstellung des fetomaternalen Verteilungskoeffizienten der heute gebräuchlichen Amidlokalanästhetika deutlich (Tabelle 1).

Bupivacain. Aufgrund seiner hohen Plasmaproteinbindung und folglich nur geringem plazentarem Übertritt, seinem günstigen Verhältnis von Wirkdauer zu Elimination sowie der Fähigkeit zur Differentialblockade hat das Amidlokalanästhetikum Bupivacain einen festen und ersten Platz in der geburtshilflichen Anästhesie erhalten. Diese Substanz kommt insbesondere bei Anwendung rückenmarknaher Verfahren zum Einsatz. Da zur Wehenschmerzdämpfung insgesamt niedrige Dosen verabreicht werden müssen, spielt

Tabelle 1. Fetomaternale Verteilungskoeffizienten gebräuchlicher Amidlokalanästhetika

Anästhetikum	Verteilungskoeffizient
Prilocain	1,0 –1,13
Lidocain	0,52–0,60
Mepivacain	0,69–0,71
Ropivacain	0,35–0,50
Bupivacain	0,31–0,44
Etidocain	0,14–0,35

die bekannte Zerebro- und Kardiotoxizität (insbesondere bei versehentlicher intravasaler Applikation) eine untergeordnete Rolle [6].

Ropivacain. Seit Beginn 1997 steht ein neues, langwirksames Amidlokalanästhetikum mit Ropivacain zum klinischen Einsatz zur Verfügung [14]. Bei der Entwicklung wurden erstmals neue Wege beschritten, indem selektivoptisch-aktive Varianten von Lokalanästhetika auf ihre Eignung hin überpüft wurden. So unterscheidet sich das neue Lokalanästhetikum Ropivacain in der zweidimensional dargestellten Stukturformel nur in einer um eine Methylgruppe reduzierten Seitenkette des hydrophilen Anteils, es stellt sich jedoch in der räumlichen Darstellung als sogenanntes S-Enantiomer dar. Dieses für Amidlokalanästhetika erstmals beschriebene Herstellungsprinzip stellt insofern ein körpereigenes Prinzip dar, als die vom Organismus selbst synthetisierten Stoffe vielfach optisch definierte Molekülvarianten sind. In seinen physikochemischen Eigenschaften unterscheidet sich Ropivacain in bezug auf das Molekulargewicht, den pK_a-Wert sowie das Ausmaß der Proteinbindung nur unwesentlich von Bupivacain (Tabelle 2).

Ein bedeutsamer Unterschied findet sich jedoch für den Verteilungskoeffizienten, der im wesentlichen durch die Lipophilie bestimmt wird. Im Gegensatz zu anderen langwirkenden und hochproteingebundenen Lokalanästhetika besteht bei Ropivacain die besondere Situation, daß trotz hoher Proteinbindung (wie bei Bupivacain und Editocain) die Lipophilie vergleichbar ist mit der von mittellangwirkenden Lokalanästhetika (wie Mepivacain oder Prilocain). Auch bei der Beschreibung pharmakodynamischer Merkmale nimmt Ropivacain eine Sonderstellung ein.

Aufgrund der rezeptorspezifischen Kinetik am Natriumkanal erregbarer Stukturen, wie sie von Hille zur Differenzierung der Amidlokalanästhetika eingeführt worden ist, nimmt Ropivacain eine Mittelstellung ein und ließe sich am ehesten als sogenannte „fast-in/intermediate-out"- Substanz klassifizieren. Dies bedeutet, daß Ropivacain zwar sehr schnell in den geöffneten Natriumkanal eintritt, diesen jedoch in der Phase der Repolarisation wesentlich schneller wieder verläßt als z. B. Bupivacain („fast in/slow out"). Unter dem Aspekt der möglichen Kardiotoxizität hat diese Eigenschaft klinische Bedeutung. So konnten inzwischen in zahlreichen Untersuchungen tierexperimentell und auch humanexperimentell nachgewiesen werden, daß sowohl die Kardio- als auch die Zerebrotoxizität von Ropivacain deutlich geringer ist als die von Bupivacain oder Etidocain [11, 12]. Speziell für die geburtshilfliche Analgesie ist von Interesse, daß auch Ropivacain in niedrigen Konzentrationen die schon bei Bupivacain klinisch sehr geschätzte Differentialblockade bewirkt. In-vitro-Untersuchungen lassen sogar vermuten, daß sie bei Ropivacain noch ausgeprägter sein wird [3].

Tabelle 2. Physikochemische Eigenschaften von Bupivacain und Ropivacain

Anästhetikum	Molekulargewicht	pK$_a$	Proteinbindung [%]	Verteilungskoeffizient
Bupivacain	288	8,16	95	20,5
Ropivacain	274	8,07	92	6,1

Etidocain. Diese Substanz verursacht aufgrund ihrer physikochemischen Eigenschaften eine besonders intensive motorische Blockade, die auch länger anhält als die sensorische, was gerade in der Geburtshilfe einen Nachteil bedeutet. Etidocain sollte im Bereich der geburtshilflichen Analgesie keine Verwendung finden.

Lidocain. Lidocain war jahrelang weltweit das Standardlokalanästhetikum in der Geburtshilfe. Es hat eine relativ geringe Systemtoxizität bei verläßlicher Analgesiequalität. Für repetitive Gaben ist es allerdings nicht so gut geeignet, da es nicht am Wirkort, sondern letztlich im Plasma kumuliert.

Mepivacain. Mepivacain ist auch ein mittellangwirkendes Lokalanästhetikum mit einer etwas längeren Wirkdauer als Lidocain. Die Nachteile dieser Substanz liegen in einer relativ langen neonatalen Halbwertszeit (9 h vs. 3 h für Lidocain) sowie in der leichteren Plazentagängigkeit. Beide Faktoren haben den Einsatz im Bereich der Geburtshilfe deutlich reduziert.

Prilocain. Der hohe Plazentatransfer und die Tendenz zur Methämoglobinbildung mit Zyanose des Neugeborenen verdrängten diese Substanz lange Zeit aus dem geburtshilflichen Repertoire. Durch zahlreiche Untersuchungen in den letzten Jahren hat sich allerdings gezeigt, daß bei mittleren Dosierungen die Gefahr der fetalen Methämoglobinämie zu vernachlässigen ist [9]. Da Prilocain das Amidlokalanästhetikum mit der geringsten systemischen Toxizität ist, kommt es insbesondere bei Durchführung der beidseitigen N.-pudendus-Blockade sowie bei der nur noch selten durchgeführten Parazervikalblockade zum Einsatz.

Chlorprocain. Es ist ein Esterlokalanästhetikum und stellt aus seiner Gruppe die geeignetste Substanz für die geburtshilfliche Regionalanästhesie dar. Es führt zu einer guten sensiblen Blockade und wird nach systemischer Resorption relativ rasch im Plasma hydrolysiert. Diese relativ kurzwirksame Substanz mit großer therapeutischer Breite ist in Deutschland nicht im Handel.

Auswahl des Analgesieverfahrens

N.-pudendus-Blockade

Die beidseitige Blockade des N. pudendus bewirkt eine Anästhesie des unteren Scheidendrittels, der Vulva und des Perineums mit Relaxation des M. levator ani. Diese wird ausschließlich durchgeführt in der Austreibungsphase zur Durchtrittsanalgesie bei der einfachen Spontangeburt, der Früh- und Zwillingsgeburt, bei Beckenendlagen und zur

Beckenausgangszange. Prinzipiell sind technisch zwei Zugangsmöglichkeiten gegeben, die transperineale Technik und die transvaginale Technik. Heute wird fast ausschließlich der transvaginale Zugangsweg gewählt. Als Lokalanästhetika kommen 1%iges Prilocain oder Lidocain zum Einsatz, mit einer Wirkdauer von 45–60 min. Bei nicht vollständiger Muttermundweite (6–8 cm) wird in Einzelfällen auch auf Bupivacain in der 0,25%igen bis 0,5%igen Lösung zurückgegriffen. Auf den Zusatz von Epinephrin sollte wegen der rezeptorvermittelten Hemmung des Uterotonus mit nachfolgender Verzögerung der Geburt verzichtet werden. Als weitere Nachteile der sympathomimetischen Wirkungen ist auch eine verminderte uterine Durchblutung beschrieben worden. Komplikationen bei der Durchführung der N.-pudendus-Blockade sind insgesamt selten, in unter 5% der Fälle kommt es zu akzidentellen Blockaden des N. ischiadicus und noch seltener zu lokalen Infektionen oder Scheiden- bzw. Parametriumhämatomen. Das größte Risiko liegt letztlich im systemischen Toxizitätspotential des eingesetzten Lokalanästhetikums.

Parazervikalblockade

Die Parazervikalblockade führt zu einer bilateralen Blockade des Ganglion pelvicum. Sie eignet sich nur für die Eröffnungsphase der Geburt bis zu einer Muttermundweite von 8 cm. Während maternale Nebenwirkungen insgesamt selten auftreten, sind es die schweren fetalen Nebenwirkungen, die diese Methode heute nur noch sehr selten zur Anwendung kommen lassen. Diese äußern sich innerhalb von 30 min nach Durchführung der Blockade mit Auftreten von pathologischen Veränderungen im Kardiotokogramm. Größte Bedeutung kommt den fetalen Bradykardien zu, deren Inzidenz mit bis zu 70% angegeben wird. Diese sind mit einer erhöhten neonatalen Morbidität und Mortalität verbunden. Eine ursächliche Rolle spielt dabei das schnelle Eindringen des Lokalanästhetikums in den intervillösen Raum. Die relativ hohen lokalen Lokalanästhetikakonzentrationen erhöhen zudem den Uterotonus, was nachfolgend zu einer uteroplazentaren Minderperfusion mit fetaler Hypoxie führen kann. Als Kontraindikationen gelten alle Zustände einer vorbestehenden fetalen Gefährdung. Da heute wesentlich bessere Alternativen zur Wehenschmerzdämpfung zur Verfügung stehen, sollte die Parazervikalblockade routinemäßig nicht mehr zur Anwendung kommen.

Lumbale Katheterperiduralanästhesie

Die segmentale Schmerzblockade unter der Geburt kann am effektivsten durch die Anlage einer Katheterperiduralanästhesie erreicht werden, da diese rückenmarknahe Regionalanästhesie über alle Geburtsphasen hinweg eine „titrierbare Analgesie" ermöglicht. Diese kann die mütterliche Streßreaktion während der einzelnen Geburtsphasen nahezu aufheben, sodaß die zirkulierenden Katecholamine vermindert, der intervillöse Blutfluß gesteigert und der periphere Gefäßwiderstand gesenkt wird. Sie führt aber nicht zu einer Einschränkung der fetalen Katecholaminproduktion, sodaß die extrauterine Adaptation des Neugeborenen auch unter diesem Gesichtspunkt unbeeinflußt bleibt.
Die Indikationen zur Anlage einer Periduralanästhesie sind, neben der schmerzhaften Geburt, ein erhöhtes mütterliches Risiko bei vorbestehenden kardiovaskulären oder respiratorischen Erkrankungen (Herzvitium, arterielle Hypertonie, Asthma bronchiale), Stoffwechselstörungen (Diabetis mellitus, EPH-Gestose), eine bestehende Querschnittslähmung der Mutter sowie ein erhöhtes fetales Risiko (bei plazentarer Insuffizienz, Frühgeburt, Übertragung oder kindlichen Mißbildungen). Bevorzugt wird die Peridu-

ralanästhesie auch eingesetzt bei vorausgegangener Sectio, bei Zwillingsentbindungen, bei Beckenendlage, bei extremer Adipositas sowie bei ausdrücklichem Wunsch der Patientin nach schmerzgedämpfter Geburt. Auf der anderen Seite bestehen nur wenige absolute Kontraindikationen für die geburtshilfliche Periduralanästhesie, zu denen das fehlende Einverständnis der Schwangeren, lokalisierte Infekte im Bereich der lumbalen Punktionsstelle, Volumenmangel, Schock (vorzeitige Plazentalösung) sowie Gerinnungsstörungen gehören. Der geeignetste Zeitpunkt zum Anlegen der Periduralanästhesie ist die aktive Phase der Eröffnungsperiode bei einer Muttermundweite von 4–6 cm.

Bevorzugtes Lokalanästhetikum zur Periduralanästhesie ist seit vielen Jahren Bupivacain, insbesondere unter dem Aspekt des geringen plazentaren Übertrittes, seinem günstigen Verhältnis von Wirkdauer zu Elimination sowie der Fähigkeit zur Differentialblockade. Bei Einsatz der 0,25%igen Lösung (10–12 ml zur Erreichung einer sensorischen Blockadehöhe von Th10) sind Hypotonien und verstärkte motorische Blockaden als häufigste unerwünschte Wirkungen beschrieben worden. Der Hypotonie kann durch eine konsequente prophylaktische Volumentherapie (ca. 20 ml/kgKG Ringer-Laktat) und, falls erforderlich, mit einem frühzeitigen Einsatz von Vasopressoren (z. B. Akrinor®) begegnet werden. Um das Ausmaß der motorischen Blockade zu minimieren, wurde zunächst versucht, die Lokalanästhetikakonzentration auf 0,125% zu senken. Damit war aber vielfach auch ein unzureichender analgetischer Effekt verbunden. Die Arbeitsgruppe um Vertommen konnte dann zeigen, daß der Zusatz von 1 µg/ml Sufentanil zu Bupivacain 0,125% zu einer wesentlich besseren Analgesiequalität mit schnellerem Wirkungseintritt und verlängerter Wirkdauer führt [17]. Sie beschränkten in ihren Untersuchungen die Gesamtmenge des applizierten Sufentanils (inklusive Nachinjektionen) auf 30 µg. Die zusätzliche Sufentanilgabe führt, verglichen mit der alleinigen Bupivacaingabe, bis auf einen nicht behandlungsbedürftigen Pruritus, nicht zu vermehrten Nebenwirkungen. Es konnte sogar gezeigt werden, daß im Vergleich zur alleinigen Lokalanästhetikagabe die Rate instrumenteller Entbindungen signifikant gesenkt werden konnte.

In einer weiteren Dosisfindungstudie konnten dieselben Autoren zeigen, daß mit einem Zusatz von 0,75 µg/ml Sufentanil zu Bupivacain 0,125% die gleiche analgetische Wirkung erzielt werden kann [18]. Gleichzeitig konnte gezeigt werden, daß die epidurale Sufentanilgabe bezüglich der postpartalen Apgar-Werte und NAC-Scores („neurologic and adaptive capacity score") keinen nachteiligen Effekt beim Neugeborenen bewirkt. Inwieweit das neue Lokalanästhetikum Ropivacain auf einen Opioidzusatz bei epiduraler Applikation zur Wehenschmerzdämpfung angewiesen ist, wird zur Zeit in einer Vielzahl klinischer Studien untersucht.

Erste Ergebnisse einer Metaanalyse zum Vergleich von Bupivacain 0,25% und Ropivacain 0,25% zur Periduralanästhesie bei 403 Schwangeren zeigen, daß der Medikamentenverbrauch und die Analgesiequalität beider Substanzen vergleichbar ist. Interessanterweise ergab sich, daß Mütter, die Ropivacain erhalten hatten, eine höhere Spontanentbindungsrate aufweisen (58% vs. 49%, p0,05) und daß die Rate instrumenteller Entbindungen (Forzepsentbindung, Vakuumextraktion) unter Ropivacain geringer ist (27% vs. 40%, p0,01; [19]). Als Ursache für diese günstigen Phänomene wird die bessere Differentialblockade von Ropivacain gesehen, bestätigt durch die geringere motorische Blockade.

Ein weiteres interessantes Ergebnis dieser Metaanalyse besteht darin, daß mittels eines neurophysiologischen Bewertungssystems (NAC-Score) gezeigt werden konnte, daß das neonatale Outcome von Kindern, deren Mütter unter der Geburt Ropivacain erhalten hatten, 24 h postpartal besser ist, als das der Vergleichsgruppe mit Bupivacain. Diese bisher vorliegenden günstigen klinischen Daten von Ropivacain sind sehr vielversprechend und könnten schon bald zur Ablösung des bisherigen Standardlokalanästhetikums Bupivacain zur Periduralanästhesie in der Geburtshilfe führen.

Unabhängig von der Wahl des Lokalanästhetikums und eines eventuellen Zusatzes kann die Durchführung der Periduralanästhesie mittels intermittierender Bolusgaben, als kontinuierliche Infusion oder als patientenkontrollierte Analgesie durchgeführt werden. Die kontinuierliche Infusion hat den Nachteil, daß sie nicht an den individuellen Analgetikabedarf der Schwangeren angepaßt ist und damit keine optimale situationsangepaßte Schmerztherapie darstellt. Bewährt haben sich aus diesem Grunde die intermittierenden Bolusgaben sowie die patientenkontrollierte Periduralanästhesie. Leider ist letztere noch sehr kostenintensiv und somit nicht in allen Kreißsälen verfügbar. Es hat sich jedoch herausgestellt, daß durch diese Methode die Zufriedenheit der Schwangeren durch ihr Einbeziehen in die eigene Schmerztherapie und die gleichzeitig bestehende Unabhängigkeit von der Verfügbarkeit eines Anästhesisten oder Geburtshelfers enorm gesteigert werden kann [7, 15].

Kaudalanästhesie

Bei der Kaudalanästhesie wird das Lokalanästhetikum über den Hiatus sacralis in den Periduralraum injiziert. Es gelten die gleichen Indikationen und Kontraindikationen wie für die Periduralanästhesie. Die technische Versagerquote der Kaudalanästhesie liegt etwa bei 5–8%. Wegen der erforderlichen hohen Lokalanästhetikadosis zur Blockade der Segmente Th10–L1 ist das Verfahren für die Eröffnungsphase ungeeignet. Zudem würde die Relaxierung der Beckenbodenmuskulatur zu einem Zeitpunkt erzielt, bei dem dies noch nicht erforderlich und u. U. sogar nachteilig ist.

Ihre primäre Indikation wird daher heute in der späten Eröffnungsphase gesehen. Insbesondere lassen sich Forzepsentbindungen und die Anwendung der Vakuumextraktion unter Sakralanästhesien sehr gut durchführen. Für eine ausreichende Analgesie werden in der Regel 10–15 ml Bupivacain der 0,25%igen Lösung (zukünftig Ropivacain) eingesetzt. Es können prinzipiell die gleichen Komplikationen auftreten wie bei der Periduralanästhesie, wobei die schweren Komplikationen in Anbetracht der guten Vaskularisierung insbesondere die versehentliche intravasale Injektion und die totale Spinalanästhesie bei zu weitem Vorschieben der Kanüle darstellen. Des weiteren ist wegen der Nähe der Punktionsstelle zur Analregion eine größere Infektionsgefahr gegeben. Als Katheterverfahren ist die lumbale Periduralanästhesie aus hygienischen Gründen dann der Kaudalanästhesie allerdings vorzuziehen.

Spinalanästhesie

Die Spinalanästhesie spielt zur Wehenschmerzdämpfung wegen der deutlichen motorischen Blockade eigentlich keine Rolle. Allerdings wird ihre Sonderform, der Sattelblock, zur kurzfristigen Geburtsbeendigung bei Beckenendlagen oder instrumentellen vaginalen Entbindungen durchgeführt. Es werden hyperbare Lokalanästhetikalösungen mit einem Volumen von 0,5–1 ml eingesetzt.

Kombinierte Spinal-/Epiduralanästhesie

Diese Methode wird seit wenigen Jahren auch für die geburtshilfliche Analgesie vereinzelt eingesetzt [1, 13]. Der größte Vorteil dieser Technik ist die Schnelligkeit des Wirkungseintritts und die Möglichkeit, mittels Epiduralkatheter nachfolgend Lokalanästhetikadosen weitergeben zu können. Die postpunktionelle Kopfschmerzinzidenz liegt mit etwa 1% insgesamt sehr niedrig. Aufgrund ihrer insgesamt aufwendigeren Technik hat sie sich bisher im geburtshilflichen Bereich noch nicht durchsetzen können.

Literatur

1. Abouleish A, Abouleish E, Camann W (1994) Combined spinal-epidural analgesia in advanced labour. Can J Anaesth 14: 575–578
2. Alon E (1996) Anästhesie und Schmerzlinderung in der Geburtshilfe. Huber, Bern Göttingen
3. Bader AM, Datta S, Flanagan H et al. (1989) Comparison of bupivacaine- and ropivacaine-induced conduction blockade in the isolated rabbit vagus nerve. Anesth Analg 68: 724–727
4. Beck L, Dick W (1993) Analgesie und Anästhesie in der Geburtshilfe, 3. Aufl. Thieme, Stuttgart New York
5. Biehl D, Shnider SM, Levinson G et al. (1978) Plazental transfer of lidocaine: effects of fetal acidosis. Anesthesiology 48: 409–412
6. Biscoping J, Adams HA, Hempelmann G (1988) Geburtshilfliche Anästhesie – Bewertung aus der Sicht des Anästhesiologen. In: Hempelmann G, Biscoping J (Hrsg) Schmerztherapie in der operativen Medizin. Bibliomed, Melsunger Medizinische Mitteilungen, Bd 60
7. Gambling DR, Yu P, Cole C et al. (1988) A comparative study of patient-controlled epidural analgesia during labour. Can J Anaesth 35: 249–254
8. Gogarten W, Marcus MA, Van Aken H 1997, Geburtshilfliche Schmerztherapie. Anästhesist 46 [Suppl 3]: 159–164
9. Kirschbaum M, Biscoping J, Bachmann B et al. (1991) Fetale Met-Hämoglobinämie durch Prilocain – Ist der Einsatz von Prilocain zur Pudendusblockade noch gerechtfertigt? Geburtsh Frauenheilkd 51: 228–230
10. Moreland TA, Brice JEH, Mohamdee O et al. (1983) Maternal and neonatal disposition of pethidin in childbirth. Acta Obstet Gynecol Scand 62: 549–553
11. Reiz S, Häggmark S, Johannson G et al. (1989) Cardiotoxicity of ropivacaine – a new amide local anaesthetic agent. Acta Anaesthesiol Scand 33: 93–98
12. Scott BD, Lee A, Fagan D et al. (1989) Acute toxicity of ropivacaine compared with that of bupivacaine. Anesth Analg 69: 563–569
13. Stacey RGW, Watt S, Kadim MY et al. (1993) Single space combined spinal-extradural technique for analgesia in labour. Br J Anaesth 71: 499–502
14. Van Aken H (1997) Regionalanästhesiologische Aspekte. Ein neues Lokalanästhetikum – Naropin. Arcis Verlag, Bd 10
15. Vandermeulen EP, Aken H van , Vertommen JD (1995) Labor pain relief using bupivacaine and sufentanil: Patient-controlled epidural analgesia vs. intermittent injections. Eur J Obstet Gynecol Rep Biol 59: 47–54
16. Vereinbarung (1988) über die Zusammenarbeit in der operativen Gynäkologie und in der Geburtshilfe. Anästh Intensivmed 29: 143–146
17. Vertommen JD, Vandermeulen E, Aken H van et al. (1991) The effects of the addition of sufentanil to 0,125% bupivacaine on the qualitiy of analgesia during labor and on the incidence of instrumental deliveries. Anesthesiology 74: 809–814
18. Vertommen J, Lemmers E, Aken H van (1994) Comparison of the addition of three different doses of sufentanil to 0,125% bupivacaine given epidurally during labour. Anaesthesia 49: 678–681
19. Writer WDR, Stienstra MD et al. (1998) Neonatal outcome and mode of delivery after epidural labour analgesia with ropivacaine and bupivacaine: a prospective meta- analysis. Br J Anaesth (in press)

Komplikationen durch Lokalanästhetika unter besonderer Berücksichtigung der Geburtshilfe

P. Lipfert, C. Lorenz

Bei den Komplikationen durch Lokalanästhetika in der Geburtshilfe sind indirekte und direkte zu unterscheiden. Unter indirekten Komplikationen oder Nebenwirkungen sind die durch Sympathikolyse bei rückenmarknahen Leitungsanästhesien verursachten Effekte zu verstehen, unter direkten die systemisch-toxischen Wirkungen am ZNS bzw. Herz/Kreislauf sowie die zytotoxischen Veränderungen am Nervengewebe. Außerdem ist der potentielle Einfluß der Periduralanalgesie auf den Geburtsverlauf zu diskutieren.

Schwangerschaftstypische Veränderungen des Kreislaufs bei der Mutter

Aortokavales Kompressionssyndrom

Durch die Vergrößerung des Uterus kann es mit Beginn des 2. Trimenons in Rücken-, Steinschnitt- und auch Rechtsseitenlage zum Abfall des zentralen Venendrucks, Schlagvolumens, Herzminutenvolumens sowie des systolischen und diastolischen Blutdrucks bei Anstieg des peripheren Widerstands kommen. Ätiologisch spielt die direkte Kompression der V. cava inferior eine Rolle. Da aber nur maximal 10–20% der Schwangeren klinische Symptome aufweisen, hängt das Ausmaß der Kreislaufdepression im Einzelfall offensichtlich von einer effektiven Gegenregulation ab.

Bei diesem Syndrom muß zusätzlich auch an die partielle Kompression der Aorta durch den vergrößerten Uterus in Rückenlage gedacht werden, die durch gleichzeitige Kontraktionen des Uterus erheblich verstärkt werden kann. Diese Aortenkompression soll bei 37% der Patientinnen am Schwangerschaftsende beobachtet werden und gefährdet v. a. die Durchblutung der uteroplazentaren Einheit.

Sonstige Kreislaufveränderungen

Das Herzminutenvolumen steigt am Ende der Schwangerschaft um 40–50% an. Der arterielle Blutdruck ist leicht erniedrigt, und zwar v. a. der diastolische Wert bei ebenfalls erniedrigtem peripherem Widerstand. Ursache ist eine generalisierte Vasodilatation, möglicherweise bei verringerter Empfindlichkeit des Gefäßsystems auf Vasopressin. Die Vasodilatation geht mit einer Mehrdurchblutung der Gewebe einher. Zum Beispiel steigt der Blutfluß durch die A. uterina von 3,5% des Herzminutenvolumens während der Frühschwangerschaft auf (10–) 12% kurz vor der Geburt, wobei 80% dieses Blutflusses für die Durchströmung der Plazenta zur Verfügung stehen. Der zentrale Venendruck ist unverändert, freien Fluß in der V. cava inferior vorausgesetzt.

Indirekte Wirkungen der Lokalanästhetika

Hier sind sowohl die Effekte der bei rückenmarknaher Leitungsanästhesie auftretenden Sympathikusblockade wie auch schwangerschaftstypische Veränderungen an Herz und Kreislauf von Bedeutung.

Kreislaufeffekte rückenmarknaher Leitungsanästhesien

Im Rahmen rückenmarknaher Leitungsanästhesien blockieren die Lokalanästhetika die efferent-sympathischen Fasern im Bereich der Nervenwurzeln, also präganglionär. Bei Peridural- wie auch Spinalanästhesien reicht die Obergrenze der Sympathikusblockade 4 bzw. 6 Dermatome höher als die sensible Blockade. Bei Spinalanästhesien, wahrscheinlich auch bei lumbalen Periduralanästhesien mit kranialer Ausdehnung oberhalb Th6, ist deshalb mit einem weitgehenden Funktionsverlust des Sympathikus zu rechnen, d. h. auch einer Blockierung der Sympathikusfasern zum Herzen.

Bemerkbar macht sich diese Sympathikolyse v. a. an den Haut- und Muskelgefäßen der unteren Extremität, an Gefäßen also, die unter hohem Sympathikustonus stehen, aber mit schwachem Basaltonus ausgestattet sind. Als Folge fällt der arterielle Blutdruck im Mittel um maximal 20% ab, Herzfrequenz und Herzminutenvolumen ändern sich um ±20% [12].

Beim Vergleich der Kreislaufeffekte von Spinal- und Periduralanästhesien lassen sich keine wesentlichen Unterschiede erkennen. In Übereinstimmung mit dieser Beobachtung wird die Aktivität des sympathischen Nervensystems durch Spinalanästhesien nicht stärker blockiert als durch Periduralanästhesien. Allerdings werden größere Blutdruckabfälle überwiegend bei Spinalanästhesien beschrieben, möglicherweise weil die Sympathikusblockade schneller einsetzt. Ebenso ist der Blutdruckabfall bei konventioneller Spinalanästhesie ausgeprägter als bei kontinuierlicher Spinalanästhesie.

Selten kommt es bei rückenmarknahen Leitungsanästhesien zu ausgeprägten Bradykardien und Blutdruckabfällen bzw. manifesten Kreislaufstillständen: Unter mehr als 70.000 rückenmarknahen Leitungsanästhesien wurden 29 Kreislaufstillstände registriert (Häufigkeit für Spinalanästhesien: 6,4 auf 10.000 Patienten, für Periduralanästhesie: 1,0 auf 10.000 Patienten), 6 Patienten starben [4]. Derartige Zwischenfälle betreffen zwar überwiegend alte, kranke Patienten, treten allerdings auch bei gesunden, jungen Leuten auf [6]. Auffällig werden diese Patienten durch Hypotonie (Verkleinerung der Blutdruckamplitude!) und/oder Bradykardien (keine kompensatorische Tachykardie durch Blockade sympathischer Efferenzen zum Herzen!), mitunter begleitet von Übelkeit, Erbrechen, Schwitzen, Blässe der Haut oder sogar Bewußtlosigkeit. Dabei korreliert (zumindestens bei Spinalanästhesien) die Inzidenz derartiger *symptomatischer* Kreislaufveränderungen mit der kranialen Ausbreitung der Blockade.

Die Pathogenese dieser Zwischenfälle ist nicht geklärt; möglicherweise spielen ein Füllungsdefizit des Herzens und/oder ein primärer Vaguseffekt eine Rolle [12]. Eine mangelnde Herzfüllung mit konsekutiver Reflexbradykardie und Vasodilatation (paradoxer Bezold-Jarisch-Reflex) könnte Folge einer Umverteilung von Blutvolumen vom Thorax in das Abdomen sein, wie es bei symptomatischem Blutdruckabfall unter Periduralanästhesie beobachtet wurde. Diese Blutvolumenzunahme im Abdomen könnte mit einer kompletten Sympathikusblockade der Splanchnikusorgane, d. h. vermehrter Blutspeicherung in Venen, zusammenhängen. Für einen primären Vaguseffekt als mögliche Ursache der oben genannten Zwischenfälle spricht die Ähnlichkeit einiger Symptome

(Bradykardie, Blutdruckabfall, Übelkeit, Blässe, Bewußtlosigkeit) mit einer vasovagalen Synkope.

Die genannten Auswirkungen rückenmarknaher Leitungsanästhesien auf den Kreislauf werden durch schwangerschaftstypische Kreislaufveränderungen modifiziert bzw. verstärkt. Als Folge sind Mutter wie auch Kind potentiell erheblich gefährdet.

Kreislaufeffekte rückenmarknaher Leitungsanästhesien speziell bei der Schwangeren

Der Blutdruckabfall ist die häufigste Nebenwirkung. Die Inzidenz liegt bei Spinalanästhesien zur Sectio je nach Studie bei bis zu 100%, bei Periduralanästhesien niedriger mit einem Maximum bei 75%. Dabei scheint auch bei Schwangeren der Blutdruckabfall unter Spinalanästhesie häufiger bzw. rascher einzutreten als unter Periduralanästhesie.

Über das Ausmaß des Blutdruckabfalls bei rückenmarknahen Leitungsanästhesien existieren relativ wenige Daten, da Hypotonien bei Schwangeren in der Regel frühzeitig korrigiert werden müssen (s. unten!). Bei Spinalanästhesien sinkt der Blutdruck in Rückenlage der Patientinnen und bei fehlender Flüssigkeitsapplikation um nahezu 50% ab. Patientinnen unter kontinuierlicher Spinalanästhesie zur Sectio sind kreislaufstabiler als solche unter konventioneller Spinalanästhesie. Das Herzminutenvolumen unter rückenmarknaher Leitungsanästhesie fällt um 30–40%. Bradykardien, d. h. Herzfrequenzen niedriger als 50/min, werden nur selten beobachtet.

Die ausgeprägten Hypotonien unter Spinalanästhesie sind mit einer hohen Inzidenz von Übelkeit und Erbrechen verknüpft. Allerdings wird Übelkeit auch unabhängig von Hypotonien beobachtet. In Einzelfällen wird über drastische Abfälle des Blutdrucks mit Verlust des Bewußtseins berichtet.

Offensichtlich ist also die Häufigkeit, mit der Blutdruckabfälle bei Schwangeren auftreten, größer als bei Nichtschwangeren. Ursächlich kommen eine Reihe von Gründen in Betracht:

1. Vor allem in älteren Studien wurden die Kreislaufwirkungen von Spinalanästhesien ohne Flüssigkeitsapplikation und bei Rückenlage der Schwangeren untersucht.
2. Das Liquorvolumen Schwangerer in der Lumbal- und unteren Thorakalregion ist durch Erhöhung des intraabdominellen Drucks und dadurch bedingte Volumenzunahme epiduraler Venen reduziert. Deshalb müssen Volumen bzw. Dosis des Lokalanästhetikums für die Spinal- wie auch Periduralanästhesie für eine gegebene Ausdehnung niedriger sein als bei Nichtschwangeren, d. h. bei gleicher Dosis sind die Ausdehnung der Sympathikolyse und damit möglicherweise auch die Kreislaufeffekte ausgeprägter.
3. Die Nerven bei Schwangeren (N. medianus) reagieren empfindlicher auf Lokalanästhetika als bei Nichtschwangeren, was zumindestens das raschere Eintreten der Sympathikusblockade erklären könnte. Allerdings ließen sich diese Beobachtungen an Spinalwurzeln trächtiger Ratten nicht bestätigen.
4. Sofern das Vergleichskollektiv der „Nichtschwangeren" auch Männer umfaßt, ist zu berücksichtigen, daß zumindestens bei Spinalanästhesie Hypotonien, Übelkeit und Erbrechen bei Frauen (auch bei nichtschwangeren) häufiger sind als bei Männern.
5. Vasopressin stabilisiert den Kreislauf unter rückenmarknaher Leitungsanästhesie. Bei der trächtigen Ratte konnte eine eingeschränkte Wirkung von Vasopressin auf die Gefäßmuskulatur nachgewiesen werden. Dieser Mechanismus könnte auch bei schwangeren Patientinnen zu den beobachteten instabilen Kreislaufverhältnissen unter Leitungsblockade beitragen.

Inwieweit auch die absoluten Veränderungen von Blutdruck und Herzminutenvolumen bei Schwangeren unter rückenmarknaher Leitungsanästhesie ausgeprägter sind als bei Nichtschwangeren, ist aus mehreren Gründen schwer zu sagen:

1. In den Studien wird eher über die Häufigkeit als über das Ausmaß einer Kreislaufveränderung berichtet.
2. Es muß berücksichtigt werden, ob Untersuchungen in An- oder Abwesenheit von Wehen durchgeführt wurden, da bei Kreißenden der Blutdruck steigt bzw. unter rückenmarknaher Leitungsanästhesie die Inzidenz einer Hypotonie bei gleichzeitiger Wehentätigkeit geringer ist.
3. Um einer möglichen Gefährdung des Fetus zu begegnen, wird eine Hypotonie in der Regel sofort therapiert; d. h. die in einer Mehrzahl von Studien aufgelisteten Kreislaufvariablen sind unter prophylaktischem bzw. therapeutischem Einsatz von Kristalloid- bzw. Kolloidlösungen und/oder kreislaufstimulierenden Substanzen ermittelt worden, geben also nur mittelbar den Einfluß der Sympathikolyse wider.

Unter insgesamt 33 anästhesiebedingten Todesfällen bei Regionalanästhesie während geburtshilflicher Eingriffe in den USA im Zeitraum von 1979–1990 mußten nur 2 einem Kreislaufstillstand, 12 einer zu hohen Spinal- bzw. Periduralanästhesie zugeschrieben werden [9]. Dem stehen 67 Todesfälle bei Vollnarkose gegenüber. Bezogen auf den Untersuchungszeitraum verringerte sich die Zahl der Todesfälle bei Regionalanästhesien von 13 (1979–1981) über 11 (1982–1984) und 5 (1985–1987) auf 4 in den Jahren 1988–1990, d. h. die Häufigkeit regionalanästhesiebedingter Todesfälle reduzierte sich von 8,6 auf 1 Mio. Regionalanästhesien zur Sectio in den Jahren 1979–1984 auf 1,9 im Zeitraum von 1985–1990. Demgegenüber vergrößerte sich die Häufigkeit allgemeinanästhesiebedingter Todesfälle von 20 auf 1 Mio. Allgemeinanästhesien zur Sectio in den Jahren 1979–1984 auf 32,3 im Zeitraum von 1985–1990. Regionalanästhesiebedingte Todesfälle bei Schwangeren sind also deutlich weniger geworden, und Regionalanästhesien sind für werdende Mütter weniger gefährlich als Allgemeinanästhesien!

Indirekte Wirkungen der Lokalanästhetika auf Fetus bzw. Neugeborenes

Unter den Bedingungen der Schwangerschaft ist die A. uterina als ein maximal dilatiertes Gefäß mit niedrigem Basaltonus, niedrigem Sympathikustonus (in Ruhe) und hoher Innervationsdichte mit α-Rezeptoren anzusehen und ähnelt funktionell sehr einem arteriovenösen Shunt ohne die Möglichkeit der Autoregulation. Bei Abfall des mütterlichen Blutdrucks und proportionaler Abnahme der Uterusdurchblutung unter rückenmarknahen Leitungsanästhesien kann es beim Fetus zu Hypoxie und Azidose kommen. Aber auch ohne mütterliche Hypotonie, nämlich bei aortokavalem Kompressionssyndrom, kann die Durchblutung der Plazenta beeinträchtigt werden, und zwar direkt über eine Kompression der Aorta bzw. der aus ihr abgehenden Gefäße[1], indirekt über eine Erhöhung des venösen Drucks und konsekutiver Verminderung des Perfusionsdrucks.

Potentiell gefährlich ist jede Abnahme des Blutflusses durch die Plazenta[2] infolge Verminderung des Perfusionsdrucks (mütterliche Hypotonie, aortokavales Kompressionssyndrom) bzw. infolge Zunahme des Widerstands der Uterusgefäße (Sympathikus-

---

[1] Die Uterusgefäße gehen distal der Stelle aus der Aorta ab, die bei aortokavalem Syndrom komprimiert wird.

stimulation z.B. bei Schmerz; Gabe von α-Sympathikomimetika; Erhöhung des Uterustonus)!

Kriterien für den Zustand des Kindes in utero bzw. nach der Geburt sind die Herzfrequenz und deren Variabilität, der fetale Säure-Basen-Haushalt (pH, pO_2, pCO_2), der Apgar-Score und (für diskrete Effekte) neuropädiatrische Untersuchungstechniken (ENNS, NACS), wobei hier nicht auf die Wertigkeit der einzelnen Verfahren eingegangen werden soll.

Die Auswirkungen einer Hypotonie auf Fetus bzw. Neugeborenes hängen von Ausmaß und Dauer des Blutdruckabfalls und dem Flüssigkeitsstatus der Mutter ab. So vergrößerte sich die Inzidenz fetaler Bradykardien von 0% bei einem systolischen Blutdruck von > 79 mmHg auf 67% bei einem solchen < 50 mmHg. Dauerte die mütterliche Hypotonie (systolischer Blutdruck < 80 mmHg) höchstens 4 min, wurden keine fetalen Bradykardien beobachtet, während bei einer Dauer von > 6 min bei 4 von 9 Feten Bradykardien auftraten.

Aus derartigen Studien wird die heute noch geltende Empfehlung abgeleitet, den systolischen Blutdruck der Mutter nicht unter 100 mmHg bzw. um nicht mehr als 30% des Ausgangswertes abfallen zu lassen und die Dauer der Hypotonie möglichst kurz zu halten, d. h. < 2, maximal 4 min. Selbstverständlich müssen für in ihrer Kompensationsfähigkeit eingeschränkte und dadurch gefährdete Feten möglichst optimale Kreislaufverhältnisse aufrechterhalten werden.

Prophylaxe und Therapie der Kreislaufkomplikationen während rückenmarknaher Leitungsanästhesie bei der Schwangeren

Drei Maßnahmen stehen zur Verfügung:
1. Veränderung der Körperposition,
2. Infusion von Flüssigkeit,
3. Applikation kreislaufwirksamer Medikamente.

Erst die Kombination aller 3 Maßnahmen erweist sich als effektiv zur Kreislaufstabilisierung!

Veränderung der Körperposition

Durch Schräglagerung der Schwangeren nach links um 15–30° bzw. durch Anheben der rechten Hüfte[3] (z. B. mittels eines Keilkissens) werden die großen Bauchgefäße „freigegeben", und die Auswirkungen eines aortokavalen Kompressionssysndroms auf den mütterlichen Kreislauf sowie eine mögliche Beeinträchtigung des Fetus können vermieden bzw. aufgehoben werden. Deshalb gilt die partielle Linksseitenlage der Schwangeren etwa ab Beginn des 2. Trimenons heute als unabdingbare Voraussetzung bei jeder Narkose/Regionalanästhesie.

---

[2] Von der Uterusdurchblutung stehen etwa 80% für die Durchströmung der Plazenta zur Verfügung. Sie macht etwa 10% des mütterlichen Herzzeitvolumens aus, während auf der fetalen Seite mit etwa 600 ml/min 50% des fetalen Herzzeitvolumens die Plazenta durchfließen. Nach dem Übertritt durch die Plazentamembran gelangen im Blut transportierte Substanzen über die Nabelvene zum Fetus. Nur ein Teil des Nabelvenenblutes durchströmt (via Pfortader) die fetale Leber und gelangt dann erst in die V. cava inferior. Der Rest fließt über den Ductus venosus direkt in die V. cava inferior.

[3] Es werden Höhendifferenzen bis zu 15 cm empfohlen.

Flüssigkeitsprophylaxe

Die prophylaktische Infusion von Flüssigkeit soll den Blutdruckabfall der Mutter während rückenmarknaher Regionalanästhesie und damit die Gefährdung des Fetus verhindern oder doch zumindestens mindern. In der Geburtshilfe wird zu diesem Zweck auf zwei „klassische" Studien aus den Jahren 1968/69 verwiesen, in denen Hypotonien durch Infusion von 1 l Glukose 5% in Ringer-Laktat vor Spinalanästhesie praktisch verhindert werden konnten.

Die Ergebnisse späterer Studien mit Vorgabe von Kristalloidlösungen sind jedoch enttäuschend: Zwar konnte die Inzidenz von Hypotonien teilweise gesenkt werden, jedoch traten selbst bei Infusion von über 3 l noch bei 74% der Patientinnen leichte bis mittelschwere Hypotonien auf.

Bessere Ergebnisse konnten durch die Infusion von Kolloidlösungen erzielt werden, v. a. in Kombination mit Kristalloidlösungen. So verhinderten 15 ml/kgKG 5%iges Albumin in Glukose/Ringer-Laktat (Vergleich mit gleicher Menge nur Glukose/Ringer-Laktat) das Auftreten von Hypotonien, und die Neugeborenen der Untersuchungsgruppe waren in besserem Zustand. Durch 0,5 l HÄS 6% mit 1 l Ringer-Laktat wurde die Inzidenz von Hypotonien gegenüber der Kontrollgruppe (2 l Ringer-Laktat) signifikant reduziert, betrug aber immer noch 45%. Demgegenüber konnte sich in einer weiteren Studie (Spinalanästhesie zur Sectio) nur die Kombination von Ringer-Laktat mit einem bestimmten Kolloid, nämlich HÄS 6%, als erfolgreich erweisen, nicht aber die Kombination mit Gelatinelösung. Die Infusion von 1 l Ringer-Laktat mit bis zu 1 l HÄS 6% war nämlich effektiver (Hypotonie bei 1 von 10 Patientinnen) als die Kombination mit bis zu 1 l modifizierter Gelatinelösung (Hypotonien bei mindestens 1 von 3 Patientinnen).

Zusammenfassend garantiert also die sogenannte Flüssigkeitsprophylaxe *allein* im Einzelfall keine genügende Sicherheit vor einem Blutdruckabfall. Es wäre jedoch überzogen, sie aufzugeben. Selbst wenn ein Blutdruckabfall bei der Mutter nicht sicher vermieden werden kann, so wird durch die zusätzliche Infusion von Kristalloid- und/oder Kolloidlösung möglicherweise die Durchblutung der Plazenta verbessert und damit das Wohlbefinden des Fetus/Neugeborenen gefördert. Zur Prophylaxe zu empfehlen sind Elektrolytlösungen (z. B. Ringer-Laktat), kolloidale Lösungen allein oder *vorzugsweise* in Kombination mit einer kristalloiden Lösung. Dabei sind die Nebenwirkungen (Flüssigkeitsüberladung, allergische Reaktionen) zu beachten. „Our current practice therefore in both elective and emergency cases is to commence preloading by rapid administration, to proceed with spinal anaesthesia without delay (d. h. bei notfallmäßiger Sectio nicht abwarten, bis eine vorgegebene Flüssigkeitsmenge infundiert ist!) and to monitor and manage timeously any decrease in maternal arterial pressure" [17].

Für das im letzten Satz zitierte „Management" bieten sich blutdruckwirksame Medikamente an; denn die Kreislaufeffekte der rückenmarknahen Regionalanästhesien beruhen nicht auf einem (absoluten) Volumenmangel, sondern auf einer Umverteilung des Blutvolumens.

Applikation kreislaufwirksamer Medikamente

Gegenüber der Flüssigkeitsprophylaxe ist die Applikation kreislaufwirksamer Medikamente gegenwärtig in den Hintergrund getreten. Es gibt jedoch überzeugende Daten, daß Vasokonstriktoren, speziell Katecholamine, *allein* Blutdruckabfälle vermindern bzw. sogar vermeiden. Vor 30–60 Jahren wurden Substanzen wie Adrenalin, Ephedrin sowie α-Sympathikomimetika zur Vorbeugung von Kreislaufkomplikationen generell empfohlen und die Wirksamkeit zur Stabilisierung des Blutdrucks durch Vergleich mit unbehandelten Kontrollgruppen auch bewiesen.

Es ist davon auszugehen, daß die genannten Substanzen auch den Blutdruck Schwangerer stabilisieren können. Wegen der Innervation der A. uterina mit α-Rezeptoren sollten bei Schwangeren α-Sympathikomimetika allerdings zurückhaltend verwendet werden, da die Blutdruckstabilisierung mit einer Minderdurchblutung der Plazenta einhergehen und damit möglicherweise eine Schädigung des Fetus erkauft werden könnte.

Deshalb haben sich in der Geburtshilfe im wesentlichen nur Substanzen wie Ephedrin[3] (indirekt und direkt wirkendes α- und β-Sympathikomimetikum; 5–10 mg i.v.), Etilefrin (α- und β_1-Sympathikomimetikum; 0,5–2 mg i.v.) und das aus einer Mischung von Theophyllin und Adrenalin bestehende Kombinationspräparat Akrinor (β_1- und β_2-Sympathikomimetikum, Vasokonstriktor venöser Kapazitätsgefäße; 0,3–0,5 ml i.v.), evtl. auch das stark α- und schwach β-wirksame Phenylephrin[4] (20–40, maximal 100 µg i.v.) behaupten können. Für Etilefrin und Akrinor liegen keine größeren klinischen Studien vor. Speziell Akrinor wurde jedoch am Tier untersucht und in Deutschland mit guten klinischen Erfahrungen eingesetzt.

Am besten untersucht und auch am weitesten verbreitet in der Geburtshilfe ist Ephedrin, und zwar vorzugsweise intravenös. Nur schwach α-sympathikomimetisch wirksam, steigert es Herzminutenvolumen, Blutdruck und uterinen Blutfluß und mindert eine bestehende Azidose des Fetus. Es hat sich auch zur prophylaktischen Applikation bewährt. Ephedrin penetriert leicht die Plazentaschranke und führt auch beim Fetus zu Tachykardie, einer vergrößerten Herzfrequenzvariabilität bzw. zu vorübergehenden EKG-Veränderungen. Allerdings gehen diese Effekte nicht mit einer Azidose einher und werden deshalb als harmlos angesehen. Darüber hinaus reduziert Ephedrin die Uterusaktivität. Interessanterweise scheint Ephedrin auch die Häufigkeit von Übelkeit unter Spinalanästhesie zu mindern.

Phenylephrin kann eingesetzt werden, wenn Ephedrin den Blutdruck der Mutter nicht normalisiert. Obwohl stark α-sympathikomimetisch wirksam, beeinträchtigt es den Zustand zumindestens gesunder Feten nicht. Es wird als gleich wirksam und gleich sicher zur Behandlung der mütterlichen Hypotonie angesehen wie Ephedrin, sofern keine Beeinträchtigung des Fetus vorliegt.

Zusammenfassend sind also korrekte Lagerung (Schräglage nach links um 15–30 °) und eine Flüssigkeitsapplikation, die nach vorliegender Literatur am ehesten aus einer Kombination von Kristalloid- und Kolloidlösung bestehen sollte, wichtige Voraussetzungen, um einen Blutdruckabfall mit möglicher Schädigung des Fetus zu mindern bzw. zu vermeiden. Sie ersetzen jedoch definitiv *nicht* die aufmerksame Beobachtung der Schwangeren (Monitoring!) und, falls nötig, die Therapie mit Vasopressoren wie Ephedrin, Etilefrin, Akrinor oder Phenylephrin.

[3,4] In Deutschland nicht eingeführt, aber aus dem Ausland zu beziehen.

Direkte Wirkungen der Lokalanästhetika

Neurotoxizität

Unter Neurotoxizität versteht man das Auftreten definierter morphologischer Veränderungen an Nerven. Lokalanästhetika rufen nach Anwendung genügend hoher Konzentrationen und/oder langer Applikationszeit Nervenschäden hervor. So finden sich z. B. am isolierten Nerven unter Lidocain 5% und Einwirkzeiten von 5 min ebenso irreversible Leitungsblockaden wie bei einer Konzentration von nur 0,6%, aber 75minütiger Expositionszeit. Dabei korreliert die neurotoxische Wirksamkeit der Lokalanästhetika am isolierten Nerven offensichtlich mit deren leitungsblockierenden Eigenschaften. Ester sollen dabei gefährlicher sein als Amide.

Ob also Lokalanästhetika bzw. Neurotoxine „lokalanästhetisch" oder „neurotoxisch" wirken, d. h. reversible Leitungsblockaden ohne oder irreversible Leitungsblockaden mit morphologischen Veränderungen hervorrufen, hängt offensichtlich von der verwendeten Konzentration und/oder deren Einwirkzeit ab. Auf die (zusätzliche) Bedeutung direkter Verletzungen des Nerven soll hier nicht eingegangen werden, wobei die Auslösung von Parästhesien ohne intrafaszikuläre Injektion von Lokalanästhetikum eher harmlos zu sein scheint.

Anders als es die Vielzahl experimenteller Studien vermuten läßt, spielt die Neurotoxizität durch Lokalanästhetika in der Klinik praktisch keine Rolle. In einer jüngst abgeschlossenen Studie wurden unter 103730 Regionalanästhesien 28 Wurzelreizungen (19 bei Peridural- und 5 bei Spinalanästhesien) sowie 5 Cauda-equina-Syndrome (alle bei Spinalanästhesien) beobachtet [4], das entspricht einer Häufigkeit von 0,03%. Die höchste Inzidenz von Nervenschädigungen wurde bei der Spinalanästhesie beobachtet (6 auf 10000). 85% aller Nebenwirkungen klangen innerhalb von 3 Monaten ab. Bei 13 Anästhesien konnten keine Schmerzen, Parästhesien oder technische Schwierigkeiten während der Punktion oder Injektion beobachtet werden, d. h. eine Mitbeteiligung mechanischer Faktoren (z. B. direkte Verletzung durch die Punktionskanüle) ist auszuschließen. 12 dieser Anästhesien waren Spinalanästhesien, 9 davon mit Lidocain als Lokalanästhetikum.

Nach Einführung von Mikrokathetern zur kontinuierlichen Spinalanästhesie im Jahre 1989 wurde über neurologische Ausfälle im Sinne eines Cauda-equina-Syndroms berichtet [16]. Bei diesen und anderen Fällen wurde häufig ein 28-G-Katheter benutzt und mit 7,5%iger Glukose versetztes, also hyperbares Lidocain 5% appliziert. Immer war auch die Anästhesie nach der ersten Dosis ungenügend, so daß nachinjiziert und die übliche Einzeldosis weit überschritten werden mußte. In nachfolgenden Untersuchungen wurde ursächlich eine Fehlverteilung des Lidocains im Liquor, d. h. mangelnde Durchmischung, angeschuldigt. Dadurch wirkte die 5%ige Lidocainlösung praktisch unverdünnt und anhaltend auf die umgebenden Nervenfasern ein, die wegen des fehlenden Bindegewebemantels vergleichsweise ungeschützt sind. Für die Richtigkeit dieser Vermutung spricht, daß bei In-vitro-Untersuchungen am isolierten Nerv eine 5minütige Einwirkung von Lidocain 5% bereits zu irreversiblem Leitungsblock führte.

Die Anwesenheit der Glukose hat keinen direkten Einfluß auf die Neurotoxizität von Lidocain, wirkt aber möglicherweise fördernd, indem sie die Verdünnung des Lokalanästhetikums verzögert. In jüngster Zeit wurden auch *bleibende* neurologische Defizite nach *Einzeldosen* von Lidocain beschrieben, die mit 100 mg der empfohlenen Höchstdosis entsprachen [7].

Neben diesen Zwischenfällen, überwiegend nach kontinuierlicher Spinalanästhesie, wurde in den letzten Jahren über *vorübergehende* Wurzelirritationen nach konventioneller Spinalanästhesie mit hyperbarem 5%igem Lidocain berichtet [18]. Nach unauffälligen Anästhesien und einem symptomfreien Intervall von mehreren Stunden fielen die Patienten durch Schmerzen oder Dysästhesien auf, die überwiegend beidseits in Gesäß und Beine ausstrahlten und über einige Tage anhielten.

Die Häufigkeit derartiger Beschwerden wird mit 10–37% angegeben und auch bei Schwangeren beobachtet, sie betrifft praktisch ausnahmslos die Anwendung von Lidocain. Nur in Einzelfällen wurde über ähnliche Komplikationen bei Verwendung von hyperbarem Bupivacain, Mepivacain oder Tetracain berichtet. Hyperosmolarität spielt zumindestens bei Lidocain keine Rolle. Die Symptome scheinen dosisabhängig aufzutreten. Unabhängig von der applizierten Konzentration (2 oder 5%) wurden sie bei einer Lidocaindosis von ungefähr 1 mg/kgKG beobachtet, nicht aber bei 25 mg (in isobarer 0,5%iger Lösung). Die Ursachen dieser Wurzelirritationen sind nicht endgültig geklärt. Zumindestens bei Tetracain fördert die Beimischung von Phenylephrin die Entwicklung derartiger Nebenwirkungen. Bei Lidocain läßt die Dosisabhängigkeit an eine neurotoxische Genese denken, wobei zusätzlich eine Fehlverteilung im Liquor von Bedeutung sein könnte. Ob Lidocain prinzipiell neurotoxischer ist als andere Lokalanästhetika, ist unsicher.

Systemisch-toxische Wirkungen

Wenn von systemischen Nebenwirkungen der Lokalanästhetika speziell in der Geburtshilfe die Rede ist, muß in allererster Linie an ein Editorial von Albright aus dem Jahre 1979 erinnert werden [3]. Darin wurde die Aufmerksamkeit auf 6 Fälle von schwerem Herz-Kreislauf-Versagen bei Anwendung von Bupivacain oder Etidocain gelenkt. 5 Jahre später waren bereits mehr als 50, bis ins Jahr 1973 zurückreichende Todesfälle nach einer Regionalanästhesie mit Bupivacain in den USA bekannt; zudem war zwischenzeitlich auch in Großbritannien über Todesfälle nach i.v.-Regionalanästhesien mit Bupivacain berichtet worden. Auffallend an allen Kasuistiken war:
1. Es wurde beinahe ausschließlich Bupivacain injiziert, und zwar überwiegend (allerdings nicht immer) in einer Konzentration von 0,75%.
2. Mehr als die Hälfte der Betroffenen waren Schwangere.
3. Ursachen des Herz-Kreislauf-Stillstandes waren ventrikuläre Tachykardien, Kammerflimmern, Asystolie oder höhergradige Blockierungen.
4. Krampfanfälle waren dem Kreislaufzusammenbruch vorangegangen, traten zur gleichen Zeit auf oder fehlten.
5. Die Patienten konnten nur mühevoll bzw. überhaupt nicht reanimiert werden; dementsprechend starben ungefähr 80%.

Vor dem Hintergrund dieser systemisch-toxischen Komplikationen sollen zunächst einige Grundlagen der Pharmakologie und Toxikologie der Lokalanästhetika in Erinnerung gerufen werden.

Die Lokalanästhetika existieren als nichtionisierte und damit leicht membrangängige freie Base sowie – nach Anlagerung eines Protons – als polares Kation, dessen Ladung die Diffusion durch Membranen nahezu unmöglich macht. Nach der Henderson-Hasselbalch-Gleichung gilt: Je niedriger der pH-Wert der Umgebung, desto höher ist für ein gegebenes Lokalanästhetikum der Anteil des Kations. Da im pharmakologischen Gleichgewicht der Anteil freier (ungebundener) Lokalanästhetika in Kompartimenten diesseits und jenseits einer Membran identisch ist, ist der Gesamtbestand der Lokalanästhetika im Kompartiment mit dem niedrigeren pH-Wert größer („ion trapping").

Tabelle 1. Physikochemische Eigenschaften von Lokalanästhetika. (Aus [11])

Substanz	pK_a	Lipophilie	Relative Wirksamkeit	Eiweißbindung
Procain			1	
Lidocain	7,9	2,1	2	64
Etidocain	7,7	82,8	8	94
Bupivacain	8,1	20,5	8	95
Ropivacain	8,1	6,1	6–8	94

pK_a Stoffkonstante (Verteilung von Kation bzw. freier Base bei gegebenem pH-Wert und 25°C); *Lipophilie:* hier bestimmt in n-Heptan/Pufferlösung von pH 7,4 und 37°C.

Der sog. Partitionskoeffizient, d. h. die Verteilung eines Lokalanästhetikums zwischen einer organischen (n-Heptan) und einer wäßrigen Phase (Phosphatpuffer pH=7,4), charakterisiert die Lipophilie von Lokalanästhetika, also ihre Affinität zu fetthaltigen Membranen (Tabelle 1).

Die Wirkstärke eines Lokalanästhetikums hat insofern eine Beziehung zum Partitionskoeffizienten bzw. zur Lipophilie, als die Lokalanästhetika an der aus Lipoproteinen aufgebauten Nervenmembran binden. Vergleicht man die Höhe des Partitionskoeffizienten mit der relativen (Procain=1) Wirksamkeit der Lokalanästhetika am N. ischiadicus der Ratte, so sind Lokalanästhetika mit hoher Lipophilie (Etidocain, Bupivacain) wirksamer als solche mit niedriger (Lidocain). Dieses Konzentrationsverhältnis ist von großer Bedeutung. Denn nur bei dessen Beachtung sind vergleichbare Aussagen über die Wirksamkeit, aber auch die Toxizität von Lokalanästhetika gestattet!

Die Eiweißbindung von Lokalanästhetika (hier spielt v. a. α_1-saures Glykoprotein, weniger Albumin eine Rolle) wird für eine definierte Konzentration, für einen definierten pH-Wert und eine gegebene Temperatur bestimmt. Bei steigendem pH-Wert und damit Zunahme des nichtionisierten freien Basenanteils nimmt auch die Eiweißbindung zu, bei Azidose ab. Die Eiweißbindung von Lokalanästhetika ist wichtig für deren Pharmakokinetik; so hängt der Gesamtbestand der Lokalanästhetika in Kompartimenten diesseits und jenseits einer Membran von deren Eiweißbindung und damit vom Eiweißgehalt ab, da im pharmakologischen Gleichgewicht der Anteil freier (ungebundener) Lokalanästhetika identisch ist.

Gegenwärtig wird Bupivacain am häufigsten zur Regionalanästhesie bei Schwangeren eingesetzt. Es ist 3mal lipophiler als das neue Lokalanästhetikum Ropivacain und im Gegensatz zu diesem (S-Enantiomer) nur als Razemat (Mischung von Enantiomeren) im Handel. Enantiomere existieren in 2 Formen und weisen – bei gleicher Summenformel – eine unterschiedliche Anordnung bestimmter Moleküle im Raum auf. Ebenso sind ihnen unterschiedliche pharmakologisch-toxikologische Eigenschaften zuzurechnen. Alle anderen pharmakologischen Eigenschaften von Bupivacain oder Ropivacain sind ähnlich (Molekulargewicht, Eiweißbindung) oder sogar identisch (pK_a).

Nach versehentlicher intravenöser Injektion, bei Überdosierung oder im Rahmen einer intravenösen Regionalanästhesie können größere Mengen von Lokalanästhetikum in den Kreislauf eingeschwemmt werden und lebensbedrohliche zerebrale und/oder kardiale Komplikationen auslösen. Dabei reagiert das zentrale Nervensystem auf Lokalanästhetika empfindlicher als das Herz-Kreislauf-System, d. h. schwere Herz-Kreislauf-Komplikationen treten in der Regel später bzw. erst bei Injektion größerer Dosen auf als Krampfanfälle.

Wirkungen am zentralen Nervensystem

Die Symptome einer zentralnervösen Intoxikation und die Reihenfolge ihres Auftretens wurden an Freiwilligen nach intravenöser Infusion ermittelt: Taubheit von Zunge und Mund (lokaler Effekt), Verwirrtheit, Ohrgeräusche, optische Störungen (oszillierende Objekte im Gesichtsfeld), verwaschene Sprache (deshalb verbaler Kontakt mit dem Patienten während und nach der Injektion des Lokalanästhetikums!), Muskelzuckungen im Gesicht und an den distalen Extremitäten, Zittern, wirre Sprache, Bewußtlosigkeit, Grand-mal-Anfälle, Koma und schließlich Atemstillstand.

Die Häufigkeit systemischer Nebenwirkungen ist nach neueren Studien bei Schwangeren wie Nichtschwangeren sehr gering. Unter 89 ernsten, anästhesiebedingten Komplikationen bei über 100000 Regionalanästhesien wurden nur 23 Krämpfe (0,02%) beobachtet [4]. Zwar waren mehr als die Hälfte dieser Zwischenfälle, nämlich 14, durch Bupivacain bedingt, aber bei keinem Patienten wurde ein Herz-Kreislauf-Stillstand beobachtet. Nach einer Untersuchung aus den USA traten bei über 25000 Regionalanästhesien insgesamt 26 Krämpfe (0,1%) auf [5]. Bei 16 dieser 26 Patienten wurde Bupivacain eingesetzt. Verteilt auf die eingesetzten Techniken wurden bei Periduralanästhesien nur 0,1 Zwischenfälle auf 1000 Regionalanästhesien, bei Plexus-brachialis-Blockaden 2 auf 1000 und bei Kaudalanästhesien immerhin 6,9 auf 1000 beobachtet. Unter insgesamt 33 anästhesiebedingten Todesfällen bei Regionalanästhesie während geburtshilflicher Eingriffe in den USA im Zeitraum 1979–1990 mußten nur 17 einer toxischen Wirkung der Lokalanästhetika zugeschrieben werden [9].

Die Geschwindigkeit, mit der die beschriebenen zentralnervösen Symptome auftreten, die Reihenfolge und der Schweregrad ihrer Ausprägung werden durch die Geschwindigkeit der Injektion, das Vorliegen einer systemischen bzw. lokalen Azidose und durch Sedierung beeinflußt. Insbesondere die Auswirkungen einer Sedierung werden häufig falsch beurteilt. Zwar wird durch Applikation von Benzodiazepinen die Krampfschwelle von Lokalanästhetika beim Tier angehoben. Sedierung ist aber nur ein vermeintlicher Vorteil; denn dadurch können initiale exzitatorische Symptome maskiert werden. Die Intoxikation wird möglicherweise erst bei Eintritt lebensbedrohlicher Komplikationen von Herz und Kreislauf bemerkt. Deshalb sollte der Anästhesist die Patienten während Anlage einer Regionalanästhesie nur wenig sedieren.

Auch die Bedeutung des Adrenalinzusatzes bzw. die Rolle der Eiweißbindung für die Toxizität der Lokalanästhetika wird häufig falsch eingeschätzt! Durch Adrenalinzusatz wird ohne Zweifel die maximale Plasmakonzentration und damit die Toxizität des Lokalanästhetikums bei regelhafter *perineuraler* Injektion vermindert. Aber die Toxizität adrenalinhaltiger Lokalanästhetika bei rascher *intravenöser* Injektion ist erhöht. So wichtig die Eiweißbindung für die Pharmakokinetik der Lokalanästhetika ist, so wenig spielt sie bei versehentlicher intravasaler Injektion eine Rolle. Naheliegend wäre zwar, daß zumindestens bei Substanzen mit hoher Eiweißbindung (z. B. Bupivacain, Ropivacain) die toxischen Wirkungen auf Herz und Gehirn gemildert würden. Aber 2 Argumente sprechen gegen diese Vermutung: Die Bindungsstellen an α_1-saurem Glykoprotein werden mit höheren Dosen des Lokalanästhetikums zunehmend besetzt, d. h. die prozentuale Proteinbindung nimmt ab, und zwar gilt diese Aussage auch für Schwangere und Feten. Aber selbst an α_1-saures Glykoprotein gebundenes Lokalanästhetikum kann bereits bei der ersten Kreislaufpassage freigesetzt werden und sich damit im Gewebe verteilen. Die Plasmaeiweißbindung verhindert also die systemischen Nebenwirkungen großer Lokalanästhetikumdosen bei deren versehentlicher intravasaler Injektion nur unwesentlich.

Vergleicht man die Dosen, unter denen bei intravenöser Injektion an Probanden erste Zeichen einer zentralnervösen Intoxikation beobachtet werden, so besteht offensichtlich eine Korrelation zwischen der relativen Wirksamkeit der Lokalanästhetika und ihrer Toxizität.

Zusammenfassend ist die akute ZNS-Toxizität für alle Lokalanästhetika nahezu gleich, vorausgesetzt, sie werden in äquieffektiven Konzentrationen appliziert.

Treten während einer Regionalanästhesie Krämpfe auf, so wird einheitlich deren Unterbrechung mit intravenösen Injektionen von Barbituraten bzw. Benzodiazepinen gefordert. Aber man sollte darauf achten, daß eine respiratorische Azidose (pCO_2 >65 mmHg) im Tierexperiment die Toxizität der Lokalanästhetika steigert, und deshalb eine Hypoventilation vermeiden.

Entscheidend ist die *Prophylaxe* toxischer Reaktionen, d. h. die langsame, fraktionierte Injektion des Lokalanästhetikums unter sorgfältiger Aspiration und (Sprech)kontakt mit dem Patienten. Nach jeder Injektion sollte einige Minuten abgewartet werden! Bei Periduralanästhesien ist nach Aspiration die Injektion einer Testdosis obligatorisch, durch die eine subarachnoidale wie auch intravasale Lage der Katheterspitze bzw. einer Öffnung des Katheters entdeckt werden soll. Die Häufigkeit der versehentlichen intravasalen Lage eines Periduralkatheters bei Schwangeren wird auf immerhin 8–16% geschätzt.

Die Details der Testdosis sind umstritten. Für die Diagnose einer subarachnoidalen Injektion reichen 2 ml Lokalanästhetikum (Bupivacain 0,5% oder Lidocain 2%) sicher aus, nicht aber für die Entdeckung einer intravasalen Injektion. Auch ist es speziell bei Periduralanästhesien für Schwangere umstritten, ob die Testdosis unter Beimischung von Adrenalin durchgeführt werden sollte. Ein Zusatz von 1:200.000 (=5 µg/ml) zum Lokalanästhetikum bietet nämlich keine absolute Sicherheit gegen eine intravasale Injektion. Es muß auch berücksichtigt werden, daß in 27% der Fälle mit falsch-positiven Ergebnissen gerechnet werden muß, da spontane Änderungen der Herzfrequenz der Mutter speziell während schmerzhafter Wehen beobachtet werden. Darüber hinaus kann es bereits nach versehentlicher intravenöser Injektion von 15 µg Adrenalin (=3 ml des Lokalanästhetikums) zur Reduzierung der Uterusdurchblutung kommen. Deswegen ist Adrenalin z. B. bei schwangerschaftsinduzierter Hypertonie kontraindiziert. Andererseits ist die Sensitivität einer Testdosis mit 10 oder 15 µg Adrenalin hoch, und bei dieser Dosis sind ungünstige Wirkungen auf Mutter, Fetus oder Neugeborenes zumindestens bei risiskofreier Entbindung nicht bekannt.

Wirkungen am Herzen (Kardiotoxizität)

Beeinflussung der Inotropie. Die Ergebnisse aller In-vitro-Studien sind vergleichbar. Bupivacain reduzierte die Kontraktionskraft 10fach stärker als Lidocain. Ropivacain ist in seiner Wirkung zwischen Lidocain und Bupivacain einzuordnen, d. h. die kardiodepressiven Effekte von Bupivacain, Ropivacain und Lidocain verhalten sich wie 10:5:1. In 3 In-vivo-Studien wurden die zu testenden Lokalanästhetika in Koronararterien injiziert, um zentrale Effekte auszuschließen. Bupivacain war nur 3- bis 4fach wirksamer als Lidocain und nur mäßig wirksamer als Ropivacain (4:1:3) [14].

Die Mehrzahl der Autoren sieht die am intakten Tier erzielten Ergebnisse als aussagekräftiger an. In Übereinstimmung mit Untersuchungen an Probanden unterdrücken also die untersuchten Lokalanästhetika die Kontraktilität im Verhältnis ihrer Wirksamkeit. Hinweise auf eine außergewöhnliche Kardiotoxizität von Bupivacain bezogen auf die Kontraktilität ergeben sich nicht.

Bei dem Mechanismus, über den Lokalanästhetika negativ-inotrop wirken, spielen Blockierungen des langsamen Kalziumkanals, Interaktion mit anderen Kationenkanälen und Beeinflussungen des zellulären Energiemetabolismus eine Rolle.

Beeinflussung der Erregungsleitung. In allen In-vitro-Studien war Bupivacain wirksamer als Lidocain, und zwar maximal 70fach. Ropivacain ist weniger wirksam als Bupivacain, aber effektiver als Lidocain (4:7:1). In-vivo-Untersuchungen wurden an anästhesierten und beatmeten bzw. wachen Tieren durchgeführt. Was die Verlängerung des QRS-Intervalls betraf, so war Bupivacain 16fach wirksamer als Lidocain und doppelt so wirksam wie Ropivacain [14]. Darüber hinaus starben mehr Tiere nach (äquieffektiven) Dosen von Bupivacain als von Lidocain bzw. Ropivacain. Im Vergleich zu Lidocain (Kreislaufversagen, Hypotonie) löste nur Bupivacain schwere Rhythmusstörungen (ventrikuläre Arrhythmien) und andere EKG-Veränderungen (AV-Dissoziation, Verbreiterung des QRS-Komplexes, refraktäre Asystolie) aus; es fanden sich auch wesentlich mehr Rhythmusstörungen als bei Ropivacain. Bei Probanden war die QRS-Dauer 5 min nach Infusion von Bupivacain statistisch signifikant länger als nach Ropivacain, wenngleich die Differenzen nur im Bereich von Millisekunden lagen.

Bupivacain beeinträchtigt die Erregungsleitung des Herzens also wesentlich mehr als Lidocain und Ropivacain. Nach diesen Befunden darf von einer außergewöhnlichen Kardiotoxizität von Bupivacain, nicht jedoch von Ropivacain und Lidocain gesprochen werden. Allerdings ist zu betonen, daß Bupivacain sich nur quantitativ, nicht qualitativ von anderen Lokalanästhetika unterscheidet, d. h. auch andere Lokalanästhetika sind (in entsprechend hohen Dosen) kardiotoxisch!

Offensichtlich ist diese Kardiotoxizität von Bupivacain im Vergleich zu anderen Lokalanästhetika nicht auf eine unterschiedliche Aufnahme der Substanz in den Herzmuskel und auch nicht auf unterschiedliche Verteilungskinetiken zurückzuführen. Am ehesten spielen pharmakodynamische Prozesse eine Rolle. Ein Mechanismus, der die Beeinflussung der kardialen Erregungsleitung durch Bupivacain und Lidocain erklären könnte, basiert deshalb auf deren unterschiedlicher Affinität zu und Bindung an Natriumkanälen („modulated receptor theory"). Während und nach einer Depolarisation durchlaufen Natriumkanäle unterschiedliche Funktionszustände. Im Anschluß an den Ruhezustand öffnen sie sich (Depolarisation; Durchfluß von Natriumionen) und schließen sich endlich, d. h. sie werden inaktiviert (Refraktärperiode der Membran). Die Affinität der Lokalanästhetika ist höher für offene und speziell für inaktivierte Kanäle als für ruhende Kanäle, d. h. während der Stimulation offene bzw. inaktivierte Kanäle binden Lokalanästhetika fester als ruhende. Die Lokalanästhetika sorgen also durch ihre Bindung dafür, daß der Kanal für Ionen undurchlässig wird bzw. bleibt, d. h. daß die Membran nicht mehr leitet, und zwar ist das Ausmaß der Leitungsblockade um so größer, je häufiger die Membran stimuliert wird. Das hat damit zu tun, daß durch höhere Stimulationsfrequenzen mehr Natriumkanäle pro Zeiteinheit häufiger offen sind und damit der Zugang der Lokalanästhetika zum Rezeptor „optimiert" wird. Es ist verständlich, daß die Leitungsblockade um so länger anhält, je langsamer sich das Lokalanästhetikum zwischen 2 Depolarisationen vom Rezeptor lösen kann und je höher die Stimulationsfrequenz ist (dann ist nämlich die Wahrscheinlichkeit der Dissoziation vom Rezeptor sehr klein). Bei gleichen Blockierungskonzentrationen ist die Zeitkonstante für die Aufhebung des Blockes 186 ms für Lidocain (fast out), 1,4 s für Ropivacain („medium out") und 2,1 s für Bupivacain („slow out").

Nach dieser Theorie lassen sich auch die bei Tier oder Mensch beobachteten Effekte der Lokalanästhetika erklären. Sie verzögern die Erregungsleitung im Herzen, weil ein verringerter Natriumeinwärtsstrom die benachbarte Membranregion langsamer depolarisiert. Als Folge treten ein verlängertes PR-Intervall, ein verbreiterter QRS-Komplex oder ein AV-Block auf. Eine verzögerte Erregungsleitung kann auch zu unidirektionalem Block und Reentryphänomenen führen, Auslöser von ventrikulären Tachykardien und Kammerflimmern. Daß das Enantiomer Ropivacain weniger als das Razemat Bupivacain die Erregungsleitung am Herzen beeinträchtigt, mag auf spezifische Wirkungen von Enantiomeren auf die AV-Überleitungszeit zurückzuführen sein. Denn am isolierten Herzen ist sie bei dem (+)Enantiomer von Bupivacain um 54% und bei dem Razemat um 30% länger als bei dem (-)Enantiomer von Bupivacain. In Übereinstimmung mit diesen Befunden wurden am isolierten Kaninchenherzen eine Verbreiterung des QRS-Komplexes wie auch schwere Arrhythmien deutlich seltener nach Applikation des S(-)Enantiomers von Bupivacain gesehen als nach dem R(+)Enantiomer bzw. dem Bupivacainrazemat. Bupivacainenantiomere haben also offensichtlich unterschiedliche Effekte an einem oder mehreren ionenspezifischen Kanälen, die die Erregungsleitung regulieren.

Therapie der Kardiotoxizität. Nach einem Kreislaufstillstand durch versehentliche intravasale Injektion von Bupivacain muß selbstverständlich nach den Regeln der kardiopulmonalen Reanimation gehandelt werden, und zwar frühzeitig und aggressiv, möglicherweise sehr lange, sowie unter Einsatz hoher Dosen von Adrenalin. Für einen Nutzen hoher Adrenalindosen sprechen auch die Ergebnisse von In-vitro-Untersuchungen, wonach Bupivacain durch Hemmung des zyklischen 3´,5´-AMP die Adrenalinwirkung vermindert. Desweiteren sollten Hypoxie, Azidose und Hyperkaliämie sowie Tachykardien bei Reanimation vermieden werden, da diese Faktoren zumindestens in vitro die toxische Wirkung von Bupivacain (nicht aber von Lidocain) verlängern bzw. verstärken. Über die Therapie der ventrikulären Arrhythmien besteht derzeit keine Einigkeit. Favorisiert werden Klasse-III-Antiarrhythmika wie Amiodaron oder Bretylium (USA), möglicherweise in Kombination mit Adrenalin. Auch Magnesiumsulfat erwies sich als wirksam. Lidocain, nicht jedoch Bretylium, senkte die Schwelle für ventrikuläre Tachykardien nach Bupivacainintoxikation und vergößerte damit die Gefahr zusätzlicher Rhythmusstörungen. Insgesamt gilt gegenwärtig: „No magic formula for circulatory resuscitation has been identified" [10]!

Welche Schlüsse sind aus diesen Befunden zu ziehen? Die Einführung von Ropivacain stellt ohne Zweifel einen wichtigen Beitrag zur Sicherheit der Patienten dar, da ihm bei sonst ähnlichen Eigenschaften wie Bupivacain dessen besondere Kardiotoxizität fehlt. Aber wichtiger als die eingesetzten Lokalanästhetika ist für die Sicherheit der Patienten unser Umgang mit diesen Substanzen, der durch die Einführung von Ropivacain nicht leichtfertig aufs Spiel gesetzt werden sollte.

Als Konsequenz nämlich aus den eingangs erwähnten Zwischenfällen bei Schwangeren in den USA wurde dort Bupivacain 0,75% für die Anwendung in der Geburtshilfe zurückgezogen, die Benutzung von Bupivacain als kontraindiziert bei intravenöser Regionalanästhesie angesehen, und eine Reihe von Verhaltensmaßregeln für die Injektion von Bupivacain erlassen (Testdosis, wiederholte kleine Dosen, langsame Injektion, Vorsicht bei Überschreiten einer Dosis von 15 ml 0,5%, verbesserte Überwachung der Patienten). Darüber hinaus wurden die Anästhesiepräsenz und die Ausbildung in kardiopulmonaler Reanimation verbessert (es ist wenig bekannt, daß bei den Todesfällen von Schwangeren in den USA die kardiopulmonale Reanimation in der Mehrzahl der Fälle zu spät oder inkorrekt durchgeführt wurde und ein Anästhesist teilweise nicht anwesend war und erst gerufen werden mußte). Alle diese Maßnahmen waren offensichtlich wirksam, denn 1985 wurde über keine schweren Fälle von Kardiotoxizität mehr berichtet. Und in einer jüngst veröffentlichten Mitteilung über anästhesiebedingte Komplikationen bei Regionalanästhesie während geburtshilflicher Eingriffe in den USA im Zeitraum 1979–1990 wird ausdrücklich darauf hingewiesen, daß sich die Zahl der Todesfälle von 13 (1979–1981) über 11 (1982–1984) und 5 (1985–1987) auf 4 in den Jahren 1988–1990 reduzierte. Die Autoren betonen: „The decrease in deaths due to regional anesthesia seems temporally related to the national debate about 0.75% bupivacaine, its relation to large intravenous doses having special cardiotoxic effects, and its discontinuance from obstetric anesthesia practice in 1984" [9].

Bupivacain ist sicher kardiotoxischer als andere Lokalanästhetika (Ropivacain, Lidocain), aber die fatalen Zwischenfälle müssen dem *falschen Umgang* mit einer damals neuen Substanz zugeschrieben werden. Anders ist die deutliche Reduktion der Zwischenfälle nach 1984 trotz weiterer Benutzung von Bupivacain, das später ausdrücklich als „hervorragendes bzw. sicheres Lokalanästhetikum" bezeichnet wurde, nicht zu erklären. Und in der Tat wird häufig übersehen, daß auch bei anderen Lokalanästhetika (Mepivacain, Tetracain), speziell aber bei Lidocain, über z. T. tödliche Kreislaufkomplikationen berichtet wurde.

Sind Schwangere für derartige Zwischenfälle besonders empfindlich? An trächtigen Schafen wurden durch Bolusinjektion von Bupivacain, nicht aber Mepivacain oder Lidocain, ausgeprägte ventrikuläre Arrhythmien ausgelöst. Die systemische Toxizität (Krämpfe, Hypotonie, Apnoe, Kreislaufzusammenbruch) von Bupivacain und Ropivacain bei trächtigen Schafen ist im Gegensatz zu einer früheren Studie nicht vergrößert. Ähnliches gilt für Mepivacain. Allerdings vermag Progesteron selektiv die kardiotoxischen Wirkungen von Bupivacain zu verstärken, nicht aber die von Lidocain oder Ropivacain. Bei versehentlicher intravasaler Injektion ist die Clearance von Ropivacain bei trächtigen Schafen niedriger als die bei nichtträchtigen. Generell verändert sich die Pharmakokinetik von Bupivacain und Ropivacain während der Schwangerschaft bei Schafen aber in ähnlicher Weise. Die Autoren schließen deshalb, daß sich keine spezifischen Vorteile eines der beiden Medikamente bei versehentlicher intravenöser Injektion erkennen lassen. Allerdings bestehen prinzipielle, d. h. *nicht*schwangerschaftstypische pharmakokinetische Unterschiede zwischen Ropivacain und Bupivacain, speziell bei der Halbwertzeit und „mean residence time"[5], mit leichtem „Vorteil" für Ropivacain.

Schwangerschaftsspezifische Veränderungen der Toxizität von Lokalanästhetika sind also gering und eher von theoretischem Interesse.

Direkte Wirkungen der Lokalanästhetika auf Uterus und Gefäße

Lokalanästhetika steigern in hohen Konzentrationen den Tonus der Uterusmuskulatur und verringern die Amplitude der spontanen Kontraktionen. Lokalanästhetika in Konzentrationen, wie sie bei Regionalanästhesien gemessen werden (Lidocain 2–4 µg/ml, Bupivacain 1,5–1,8 µg/ml, Ropivacain 1,6–2,5 µg/ml), haben zumindestens an trächtigen Schafen, aber auch bei der Schwangeren keinen Einfluß auf die Uterusmuskulatur.

Bei den genannten Konzentrationen von Lidocain, Bupivacain und Ropivacain sind die Uterusdurchblutung trächtiger Schafe und der Zustand der Feten nicht oder nur wenig beeinträchtigt. Erst bei sehr hohen Konzentrationen von Lidocain wird die A. uterina des Menschen in vitro kontrahiert. Substanzabhängig wird die isolierte A. umbilicalis des Menschen durch Lidocain und Etidocain erweitert, durch Prilocain und Bupivacain zumindestens in höheren Konzentrationen (wie sie möglicherweise bei Parazervikalblockade erreicht werden) kontrahiert. Bei Schwangeren wurden während einer Periduralanästhesie zur Sectio durch 115–140 mg Bupivacain bzw. Ropivacain 0,5% folgende Veränderungen beobachtet [1]: Unter Bupivacain war der arterielle Widerstand

---

[5] Sie entspricht der mittleren Zeit, während der sich die Moleküle im Körper aufhalten; sie hängt vom Verteilungsvolumen (proportional) und von der Clearance (umgekehrt proportional) ab.

im Strömungsgebiet der A. uterina sowohl auf der plazentaren wie auch auf der nichtplazentaren Seite erhöht, bei Ropivacain nur auf der nichtplazentaren. Die Neugeborenen unterschieden sich nicht, was Apgar-Score und pH-Wert in der A. umbilicalis nach Entbindung betrafen.

Nur im Rahmen einer versehentlichen intravasalen Injektion von Lokalanästhetika mit hohen Plasmakonzentrationen kann es also zu einer Erhöhung des Uterustonus, möglicherweise auch zu einer Beeinträchtigung der uteroplazentaren Durchblutung kommen.

Direkte Wirkungen der Lokalanästhetika auf Fetus bzw. Neugeborenes

Für die Diffusion durch die Plazenta sind hauptsächlich physikochemische Eigenschaften der Lokalanästhetika von Bedeutung, nämlich Lipidlöslichkeit, Ausmaß der Ionisierung (pK$_a$), Molekulargewicht, Eiweißbindung, Konzentration, pH-Werte zu beiden Seiten der Membran und Metabolismus bei Mutter und Fetus. Die Diffusion für Lokalanästhetika ist um so schneller, je lipophiler und je weniger ionisiert sie sind bzw. je größer der freie, d. h. nicht (an Eiweiß) gebundene Anteil in der Mutter ist. Da im pharmakologischen Gleichgewicht der Anteil freier (ungebundener) Lokalanästhetika in Kompartimenten diesseits und jenseits einer Membran nahezu identisch ist[6], hängt die Verteilung der *Gesamtmenge* zwischen Mutter und Fetus v. a. von den pH-Werten und den Bindungsstellen beiderseits der Membran ab; die Gesamtmenge an Lokalanästhetikum ist auf der Seite höher, auf der der pH-Wert niedriger ist und auf der mehr Bindungsstellen (im wesentlichen Eiweiße) für Lokalanästhetika vorhanden sind.

Ein Maß für diese Verteilung zwischen Fetus (V. *umbilicalis*) und *Mutter* (venöses Blut) ist das sog. *U/M*-Verhältnis. Es liegt bei 1,0–1,1 (Prilocain), 0,5–0,7 (Lidocain), 0,7 (Mepivacain), 0,2–0,4 (Bupivacain), 0,2–0,3 (Etidocain) [21], wobei die ermittelten Werte für Ropivacain dem des Bupivacain entsprechen [2]. Diese Verteilung spiegelt hauptsächlich die unterschiedliche Zahl von Eiweißbindungsstellen im Plasma von Mutter und Fetus wider, speziell den gegenüber der Mutter erniedrigten Gehalt an α_1-saurem Glykoprotein im Fetus [21]. So differierten z. B. die Konzentrationen dieses Eiweißes zum Zeitpunkt der Geburt durch Sectio zwischen 10 bis 12 µmol/l im Plasma der Mutter und 3,9 bis 5,0 µmol/l in der Umbilikalvene. Das heißt zweierlei: Die Eiweißbindung in der Mutter limitiert die Diffusion des Lokalanästhetikums durch die Plazenta, während sich bei Eiweißmangel der Mutter (z. B. bei schwerer Präeklampsie) mehr Lokalanästhetikum zum Fetus hin verteilt. Ein niedriges UM-Verhältnis ist möglicherweise auch Folge einer hohen Gewebebindung des Lokalanästhetikums im Fetus.

Das U/M-Verhältnis sagt entgegen einer weitverbreiteten Meinung *nichts* darüber aus, wie gefährlich ein Lokalanästhetikum nach versehentlicher intravasaler Injektion für den Fetus ist. Denn die Toxizität korreliert enger mit der freien, d. h. nicht an Eiweiß gebundenen Konzentration als mit der Gesamtkonzentration im Plasma. Bei versehentlicher intravasaler Injektion ist der Fetus also rasch (nach intravenöser Injektion von Lidocain bereits nach 2 min) den ungebundenen und damit gut plazentagängigen, freien Molekülen des Lokalanästhetikums ausgesetzt[7], und dessen Wirkung steigert sich noch durch

---

[6] Nach Entbindung wurden z. B. folgende *freie* Konzentrationen im Umbilikalvenenblut des Fetus und im Venenblut der Mutter gemessen: für Ropivacain 0,06 und 0,07 µg/ml, für Bupivacain 0,03 und 0,03 µg/ml [2].

[7] Möglicherweise puffert die fetale Leber einen Teil der diffundierten Dosis (hohe Leberkonzentrationen).

eine fetale Azidose. In diesen Situationen ist nicht das U/M-Verhältnis von Bedeutung (die Gesamtkonzentrationen sind ja irrelevant), sondern das Verhältnis der freien, toxisch wirkenden Konzentration im Fetus zur freien Konzentration im fetalen Blut nach normaler (perineuraler) Applikation bei der Mutter, also die therapeutische Breite. Hier dürften Bupivacain (und auch Ropivacain) den Substanzen Lidocain und Mepivacain überlegen sein.

Prinzipiell äußert sich die Toxizität von Lokalanästhetika beim Fetus oder Neugeborenen wie auch beim Erwachsenen in zentralnervösen und kardiozirkulatorischen Nebenwirkungen, im Extremfall im Tod des Fetus. Zu unterscheiden ist zwischen augenscheinlichen Nebenwirkungen und diskreten, nur durch bestimmte neuropädiatrische Tests zu erfassenden Einflüssen der Lokalanästhetika auf das Neugeborene.

Lidocain: Bei Plasmaspiegeln >2,5 µg/ml wiesen die Hälfte der Neugeborenen Apgar-Werte kleiner oder gleich 6 auf, Kinder mit Werten >3 µg/ml waren mäßig beeinträchtigt. Die versehentliche Injektion von Lidocain in die Kopfhaut des Fetus (bei geplanter Infiltration zur Episiotomie) führte zu Apnoe, Hypotonie und weiten Pupillen 15 min nach Geburt; nach 1 h kam es zum Krampfanfall, wobei noch nach 2 h eine Plasmakonzentration von 14 µg/ml im Neugeborenen gemessen wurde. Nach 3 Tagen bzw. 7 Monaten allerdings waren physikalische und neurologische Untersuchung des Kindes unauffällig.

In einer frühen Studie schnitten die Neugeborenen nach kontinuierlicher lumbaler Periduralanästhesie mit Lidocain oder Mepivacain im Hinblick auf Muskelkraft und -tonus schlechter ab als diejenigen aus der Kontrollgruppe ohne Periduralanästhesie, während bei Bupivacain kein Unterschied zur Kontrollgruppe zu finden war. Diese Untersuchungen führten zur vorübergehenden Ablehnung von Lidocain und begründeten die Vorliebe für Bupivacain zur geburtshilflichen Analgesie. Später dagegen konnten die ungünstigen Effekte von Lidocain weder bei vaginaler Entbindung noch bei Sectio reproduziert werden, und Lidocain wird seither als gleichwertig mit Bupivacain bzw. nur geringfügig schlechter als der Ester Chlorprocain eingestuft. Weder nach Lidocain noch nach anderen Lokalanästhetika, die der Mutter während der Schwangerschaft appliziert wurden, ist eine erhöhte Rate an Fehlbildungen des Kindes bekannt.

Mepivacain diffundiert rascher durch die Plazenta als Lidocain und wird langsamer metabolisiert als Lidocain. Da in einigen Studien das Wohlbefinden der Neugeborenen beeinträchtigt war, wird Mepivacain nicht als Lokalanästhetikum der ersten Wahl für die geburtshilfliche Analgesie bzw. Anästhesie angesehen.

Obwohl Prilocain weniger toxisch ist als Lidocain, kann es, zumindest in Dosen >600 mg, Methämoglobin bilden; es wird nur selten eingesetzt.

Bupivacain ist gegenwärtig das am häufigsten verwendete Lokalanästhetikum in der Geburtshilfe.

Ropivacain: Bei gleichen physikochemischen Eigenschaften wie Bupivacain, jedoch geringerer Lipophilie, sollte Ropivacain ähnlich gut für die geburtshilfliche Analgesie/Anästhesie geeignet sein wie Bupivacain. Diese Erwartung konnte in ersten Untersuchungen sowohl für die Analgesie [8] als auch für die Anästhesie zur Sectio [1] bestätigt werden.

Zusammenfassend spielt die Auswahl des Lokalanästhetikums für eine mögliche Beeinträchtigung des Neugeborenen eine weit geringere Rolle als eine Hypotonie oder Hypoxie der Mutter.

Einfluß einer Periduralanalgesie auf den Geburtsverlauf

Trotz zahlreicher Studien in den letzten Jahren werden die Einflüsse einer Periduralanalgesie auf den Geburtsverlauf nach wie vor kontrovers diskutiert. Es ist unklar, ob und inwieweit unter Periduralanalgesie die Dauer der Eröffnungs- und Austreibungsperiode verlängert ist und die Häufigkeit von kindlichen Malrotationen, vaginalen operativen Entbindungen (Forzeps- und Vakuumextraktionen) und Kaiserschnitten zunimmt.

Hierfür sind einige Gründe anzuführen:
- Doppelblinduntersuchungen sind nicht durchführbar. In randomisierten Studien wechselten nicht selten Patientinnen wegen ungenügender Analgesie durch systemisch applizierte Opioide aus der Kontrollgruppe in die Periduralgruppe. Außerdem erhielten viele Patientinnen von Anfang an nicht die ihnen zugedachte Analgesieform. Nur wenige Untersuchungen wurden prospektiv randomisiert angelegt.
- Häufig ist ein komplizierter Geburtsverlauf die Indikation für die Anlage einer Periduralanalgesie. Eine Verlängerung des Geburtsvorgangs oder eine erhöhte Rate an vaginalen operativen Entbindungen und Kaiserschnitten kann dann nicht durch die Periduralanalgesie an sich erklärt werden. Patientinnen mit Periduralanalgesie unterscheiden sich im Durchschnitt von anderen Gebärenden. Sie haben nicht selten bereits einen prolongierten Geburtsverlauf hinter sich, ehe eine Periduralanalgesie begonnen wird. Die Wahrscheinlichkeit, daß die Wehentätigkeit medikamentös eingeleitet oder unterstützt wurde, ist größer. Viele erhalten erst eine Periduralanalgesie, wenn andere Methoden der Schmerzbekämpfung sich als nicht ausreichend erwiesen haben.
- Auch das geburtshilfliche Management hat einen großen Einfluß auf die Rate an vaginalen operativen Entbindungen und Kaiserschnitten. Die Diagnose und Behandlung von erschwerten Entbindungen (Dystokien) wie z. B. Anomalien der Wehentätigkeit sub partu sind uneinheitlich. So wird u. a. das Wehenmittel Oxytocin in unterschiedlichen Dosierungen eingesetzt. Auch die Diagnose „verzögerter Geburtsverlauf" und der Zeitpunkt, zu dem dann aktiv eingegriffen wird, ist abhängig von der üblichen Praxis einer Abteilung oder der Einstellung des verantwortlichen Geburtshelfers.

Vor diesem Hintergrund ist zu diskutieren, ob und inwieweit eine Periduralanalgesie die Eröffnungs- (1. Stadium des Geburtsverlaufs) und Austreibungsperiode (2. Stadium des Geburtsverlaufs) verlängern bzw. die Häufigkeit kindlicher Malrotationen, die Rate vaginaler operativer Entbindungen und die Rate von Kaiserschnitten erhöhen kann.

Mehrere nichtrandomisierte Studien deuten darauf hin, daß eine Periduralanalgesie die Eröffnungsperiode nur wenig beeinflußt [13], sofern eine Hypotonie und ein aortokavales Kompressionssyndrom verhindert werden. Andererseits wurde in 2 prospektiv randomisierten Studien eine Verlängerung der Eröffnungsperiode bei Patientinnen mit Periduralanalgesie beschrieben [19, 20].

Umstritten ist auch, inwieweit eine Periduralanalgesie die Austreibungperiode verlängert und für eine erhöhte Rate von vaginaloperativen Entbindungen verantwortlich ist [13, 19]. Mögliche Ursachen hierfür könnten sein:
1. eine Beeinflussung der Oxytocinfreisetzung,
2. eine Beeinträchtigung der Preßfähigkeit der Mutter durch motorische Blockade oder fehlenden Preßdrang,
3. eine erhöhte Rate von kindlichen Malrotationen mit persistierender hinterer Hinterhauptslage. Wann eine „verzögerte Austreibungperiode" vorliegt, ist je nach Untersuchung nicht einheitlich definiert.

Möglicherweise hat die eingesetzte Konzentration des Lokalanästhetikums Einfluß auf den Geburtsverlauf. Hohe Konzentrationen verursachen nicht selten eine ausgeprägte motorische Blockade. Hierdurch wird die Fähigkeit der Mutter, in der Austreibungsperiode mitzupressen, z. T. deutlich eingeschränkt. Darüber hinaus wird eine Erschlaffung der Beckenbodenmuskulatur durch eine Periduralanalgesie von manchen Autoren für die erhöhte Rate von fetalen Malpositionen verantwortlich gemacht. In den letzten Jahren werden zunehmend niedrigere Lokalanästhetikumkonzentrationen verwendet, häufig mit Zusatz von Opioiden, meist Fentanyl oder Sufentanil[8]. Bei gleicher Analgesie kann das Ausmaß der motorischen Blockade hierdurch deutlich verringert werden. Ob dadurch der Geburtsverlauf beschleunigt und die Rate an Spontanentbindungen erhöht wird, ist noch nicht eindeutig geklärt [13].

Ob eine Periduralanalgesie in Form von Bolusgaben oder einer kontinuierlichen Infusion des Lokalanästhetikums bzw. als patientenkontrollierte Epiduralanalgesie (PCEA) durchgeführt wird, scheint für die Dauer der Geburt und die Art der Entbindung nicht entscheidend zu sein [13].

In letzter Zeit wird vermehrt der Einfluß einer Periduralanalgesie auf die Rate von Kaiserschnittentbindungen diskutiert. Es wird i. allg. empfohlen, eine Periduralanalgesie erst bei regelmäßiger Wehentätigkeit anzulegen. Umstritten ist, ob eine Periduralanalgesie erst bei einer Muttermundweite von 5 cm begonnen werden soll. Für dieses Vorgehen spricht, daß eine zu frühe Periduralanalgesie zumindest bei Erstgebärenden zu einer erhöhten Rate an Sectiones führen kann [20]. Andere Autoren konnten nicht nachweisen, daß der Zeitpunkt einer Periduralanalgesie den Geburtsverlauf oder die Rate an Kaiserschnittentbindungen beeinflußt. Sie beschrieben jedoch eine höhere Inzidenz von Kaiserschnitten bei den Patientinnen, deren Wehentätigkeit durch Oxytocin angeregt oder unterstützt werden mußte, unabhängig vom Zeitpunkt der Periduralanalgesie.

Besondere Kontroversen löste eine prospektiv randomisierte Studie aus den USA aus; danach war die Sectiorate bei Patientinnen mit Periduralanalgesie 11fach höher als bei Patientinnen, die Pethidin mit Promethazin zur Schmerzbekämpfung erhielten (25% vs. 2,2%) [20]. Dagegen unterschied sich in einer aktuellen prospektiv randomisierten Studie mit einer deutlich höheren Patientenzahl die Rate an Kaiserschnittentbindungen bei Patientinnen mit Periduralanalgesie bzw. Pethidin/Promethazin nicht [19]. Diese Studie ist besonders aussagekräftig, weil die Cross-over-Rate (d. h. die Rate an Patientinnen, die wegen mangelnder Analgesie aus der Pethidin/Promethazin- in die Periduralanalgesiegruppe wechselten) gering war und genaue Richtlinien über das geburtshilfliche Management vorgegeben wurden.

In mehreren retrospektiven Untersuchungen war die Zahl der Kaiserschnittentbindungen bei Patientinnen mit Periduralanalgesie erhöht, in anderen konnte diese Beobachtung jedoch nicht bestätigt werden [13, 15]. Insgesamt bleiben die Ergebnisse widersprüchlich.

Besonders interessant sind in diesem Zusammenhang Studien, in denen die Häufigkeit einer Sectio mit der Rate von Periduralanalgesien an bestimmten Krankenhäusern verglichen wird. So bleibt trotz häufigeren Einsatzes einer Periduralanalgesie die Rate an Kaiserschnittentbindungen konstant oder nimmt sogar ab. Auch erhöhte sich bei Neueinführung der Periduralanalgesie an einem Krankenhaus die Zahl der Kaiserschnitte nicht.

Zusammenfassend ist zu sagen: In vielen Studien sind bei Patientinnen mit Periduralanalgesie der Geburtsverlauf verlängert und die Rate an operativen Entbindungen erhöht. Hierfür kann jedoch nicht die Periduralanalgesie allein verantwortlich gemacht werden.

---

[8] Seit Januar 1996 ist Sufentanil zur geburtshilflichen Periduralanalgesie, nicht jedoch zum Einsatz bei Sectio caesarea, auch in Deutschland zugelassen.

Der Einsatz von niedriger konzentrierten Lokalanästhetika in Kombination mit Opioiden führt zu einer deutlichen Verringerung der motorischen Blockade. Ob dadurch der Geburtsverlauf beschleunigt und die Rate an operativen Entbindungen gesenkt wird, ist noch nicht eindeutig geklärt. In allen Studien war die Periduralanalgesie die weit überlegene Methode zur Schmerzbekämpfung. Teilweise bewirkte Pethidin sogar nur eine Sedierung ohne eindeutige Analgesie. Es kann je nach eingesetzter Dosis negative Auswirkungen auf Mutter und Kind haben. Für Frauen, die unter stärksten Wehenschmerzen leiden, sollte die Schmerzerleichterung im Vordergrund stehen. Die *American Society of Anesthesiology* und das *American College of Obstetricians and Gynecologists* gaben hierzu folgende Stellungnahme ab: „There ist no other circumstance where it is considered acceptable for a person to experience severe pain, amenable to safe intervention, while under a physician's care."

Literatur

1. Alahuhta S, Rasanen J, Jouppila P et al. (1995) The effects of epidural ropivacaine and bupivacaine for cesarean section on uteroplacental and fetal circulation. Anesthesiology 83: 23–32
2. Ala-Kokko TI, Alahuhta S, Jouppila P et al. (1997) Feto-maternal distribution of ropivacaine and bupivacaine after epidural administration for cesarean section. Int J Obstet Anesth 6: 147–152
3. Albright GA (1979) Cardiac arrest following regional anesthesia with etidocaine or bupivacaine. Anesthesiology 51: 285–287
4. Auroy Y, Narchi P, Messiah A, Litt L, Rouvier B, Samii K (1997) Serious complications related to regional anesthesia: Results of a prospective survey in France. Anesthesiology 87: 479–486
5. Brown DL, Ransom DM, Hall JA et al. (1995) Regional anesthesia and local anesthetic-induced systemic toxicity: Seizure frequency and accompanying cardiovascular changes. Anesth Analg 81: 321–328
6. Caplan RA, Ward RJ, Posner K, Cheney FW (1988) Unexpected cardiac arrest during spinal anesthesia: a closed claims analysis of predisposing factors. Anesthesiology 68: 5–11
7. Drasner K (1997) Lidocaine spinal anesthesia: A vanishing therapeutic index? Anesthesiology 87: 469–472
8. Eddleston JM, Holland JJ, Griffin RP et al. (1996) A double-blind comparison of 0.25% ropivacaine and 0.25% bupivacaine for extradural analgesia in labour. Br J Anaesth 76: 66–71
9. Hawkins JL, Koonin LM, Palmer SK, Gibbs CP (1997) Anesthesia-related deaths during obstetric delivery in the United States, 1979–1990. Anesthesiology 86: 277–284
10. Hogan Q (1996) Local anesthetic toxicity: An update. Reg Anesth 21 [Suppl 6]: 43–50
11. Lipfert P (1995) Pharmakologie von Lokalanästhetika. In: Doenicke A, Kettler D, List WF et al. (Hrsg) Anästhesiologie, 7. Aufl. Springer, Berlin Heidelberg New York Tokio, S 232–272
12. Lipfert P, Arndt JO (1993) Kreislaufeffekte rückenmarknaher Leitungsanästhesien. Anästhesist 42: 773–787
13. Miller AC (1997) The effects of epidural analgesia on uterine activity and labor. Int J Obstet Anesth 6: 2–18
14. Reiz S, Haggmark S, Johansson G, Nath S (1989) Cardiotoxicity of ropivacaine – a new amide local anaesthetic agent. Acta Anaesthesiol Scand 33: 93–98
15. Reynolds F, Russel R (1997) Central neural blockade for labour. Curr Opinion Anaesth 10: 345–349
16. Rigler ML, Drasner K, Krejcie TC et al. (1991) Cauda equina syndrome after continuous spinal anesthesia. Anesth Analg 72: 275–281
17. Rocke DA, Rout CC (1995) Volume preloading, spinal hypotension and caesarean section. Br J Anaesth 75: 257–259
18. Schneider M, Ettlin T, Kaufmann M et al. (1993) Transient neurologic toxicity after hyperbaric subarachnoid anesthesia with 5% lidocaine. Anesth Analg 76: 1154–1157
19. Sharma SK, Sidawi JE, Ramin SM et al. (1997) Cesarean delivery: A randomized trial of epidural vs. patient-controlled meperidine analgesia during labor. Anesthesiology 87: 487–494
20. Thorp JA, Hu DH, Albin RM et al. (1993) The effect of intrapartum epidural analgesia on nulliparous labor: A randomized, controlled, prospective trial. Am J Obstet Gynecol 169: 851–858
21. Tucker GT, Mather LE (1988) Properties, absorption, and disposition of local anesthetic agents. In: Cousins MJ, Bridenbaugh PO (eds) Neural blockade in clinical anesthesia and management of pain. Lippincott, Philadelphia, pp 47–110

Polytrauma – Präklinische Grundversorgung

P. Sefrin

Allgemeines

Der Anteil der traumatologischen Notfälle im Rahmen des Rettungsdienstes beläuft sich derzeit auf 27,9% der gesamten Notfalleinsätze in Deutschland. Dies bedeutet eine Reduktion gegenüber 1973 um 22%. Allein der Anteil der Verkehrsunfälle ist im Vergleichszeitraum um 15,3% (von 27,2% auf 11,9%) zurückgegangen. Trotz dieser deutlichen Reduktion und der positiven Entwicklung muß konstatiert werden, daß sich der Anteil der Patienten mit einem *Polytrauma* nicht in gleicher Weise verringert, sondern im Gegenteil zugenommen hat. Als Erklärung hierfür kommt der höhere Anteil der Rasanztraumen in Frage, die trotz Zunahme der inneren Sicherheit bei der Konstruktion von Pkws zu schwersten Mehrfachverletzungen führen. Obwohl Airbag und Sicherheitsgurt einen zusätzlichen Sicherheitsgewinn darstellen, ist bei Überschreitung einer Geschwindigkeit von 40 km/h und einer Kollision mit Verformung der Fahrgastzelle mit Mehrfachverletzungen zu rechnen [3]. Deshalb ist auch in Zukunft im Rahmen des Rettungsdienstes mit schweren Polytraumatisationen von Verkehrsteilnehmern zu rechnen.

Unter einem Polytrauma, das durch das Auftreten verschiedener Verletzungen gekennzeichnet ist, versteht man die *gleichzeitige Schädigung einzelner Körperregionen in Verbindung mit Verletzungen einer oder mehrerer Körperhöhlen, eines Organes oder eines Organsystems,* was durch starke Gewalteinwirkung beim Verkehrs-, Betriebs-, Haus- oder Sportunfall auftreten kann. Dabei kann entweder mindestens eine Verletzung oder die Kombination mehrerer Verletzungen für den Patienten lebensbedrohlich sein [6]. Bei der Altersverteilung, was im Hinblick auf die Wiederherstellung des Patienten von entscheidender Bedeutung ist, zeigt sich in unserem Patientenkollektiv, daß in erster Linie die jüngeren Erwachsenen im Alter von 16–25 Jahren betroffen sind. Damit wird offenbar, daß gerade bei diesem Patientenkollektiv der Einsatz aller denkbaren präklinischen und klinischen Rettungsmöglichkeiten indiziert ist.

Im Sinne einer lückenlosen Versorgung fällt dem Rettungsdienst unter Einschluß der (not)ärztlichen Therapie im Gesamtversorgungskonzept eine wesentliche Aufgabe zu. Unabhängig von der Qualifikation des einzelnen Notarztes gelang es, mit den Fortschritten im Bereich der Intensivmedizin aufwendige Techniken und Verfahren aus der Klinik an den Notfallort vorzuverlagern. Der Nachteil dieser Methoden ist jedoch, daß aus Kosten- und Platzgründen eine unbegrenzte Übertragung klinischer Versorgungskonzepte in die Präklinik nicht möglich ist und deshalb Abstriche und Improvisationen unumgänglich sind.

Die Erstversorgung des Polytraumas stellt für den Notarzt eine besondere Schwierigkeit dar, da eine umfassende Diagnosestellung mit den Mitteln des Notarztwagens in der Regel nicht möglich ist und sich das therapeutische Vorgehen vorwiegend an den Symptomen und dem nach dem Unfallhergang wahrscheinlichen Verletzungsmuster orientiert. Dies steht im Gegensatz zur klinischen Maxime, die vollständige Diagnostik der Therapie voranzustellen. Zwangsläufig ergibt sich daraus, daß gerade für die Beurteilung und Behandlung eines Polytraumatisierten eine große Routine und praktische Erfahrung des Notarztes unerläßlich ist [2]. Aufgrund der auslösenden Ursache für die Polytraumatisation ergibt sich am Unfallort eine Konkurrenz zwischen technischer und medizinischer Rettung. Während die Technik der Rettung in die Zuständigkeit der Feuerwehr fällt, ist die medizinische Rettung Aufgabe des Notarztes.

Diagnostik und Erstversorgung

Die Diagnostik beginnt bereits beim Eintreffen an der Unfallstelle durch die Beurteilung des Unfallmechanismus. Hierbei sind Situationen wie Sturz aus mehr als 5 m Höhe, Einklemmung, Verschüttung, aber auch Ejektion aus Pkw und Tod des Beifahrers erste Hinweiszeichen auf eine Mehrfachverletzung. Ausdruck einer hohen kinetischen Energie mit Auswirkungen auf den menschlichen Organismus sind Konstellationen wie die schwere Verformung der Fahrgastzelle, Überschlag des Fahrzeugs oder Verschiebung der Vorderachse. Deshalb ist nach Eintreffen am Unfallort neben der unmittelbaren Beurteilung der Störungen der Vitalfunktionen des Patienten auch das Suchen nach konkreten Hinweisen auf mögliche Ursachen nötig, wozu auch die Beurteilung des Fahrzeugs nach der Kollision, der Anschlag an der Windschutzscheibe, Verformungen des Lenkrades und des Armaturenbrettes, der Kopfstützen sowie des Innenspiegels und der Sonnenblende zählen. Bei Kontakt oder erkennbarer Deformationen dieser Teile sind typische Verletzungsfolgen zu erwarten.

Die Beurteilung der Verletzungen nach Körperregionen zeichnet ein eindrucksvolles Bild, wobei in unserem Patientenkollektiv die Kopfverletzungen mit 72% die häufigste Diagnose darstellen. Andere Untersucher [1] finden gar, daß bei Polytraumatisierten in mehr als 97% der Fälle eine Kopfverletzung vorlag. Damit gehört das Schädel-Hirn-Trauma und hier besonders die Schädelfraktur zu den häufigsten Diagnosen bei Polytrauma. An 2. Stelle folgen Verletzungen der Extremitäten, wobei besonders die unteren Extremitäten betroffen sind. In der Reihenfolge der Häufigkeit steht die Thoraxverletzung mit Kontusion, Pneumo- und Hämatothorax vor den Verletzungen des Abdomens mit Leber- und Milzrupturen. Die Verteilung der Einzelverletzungen ist gleichfalls vom Typ und Unfallmechanismus abhängig, wobei z. B. beim Frontalzusammenstoß eines Pkws und bei der Sicherung des Fahrers mit Gurt der Anteil der abdominellen Verletzungen wesentlich ansteigt. Die Kombination der Einzelverletzungen führt nicht nur zur Schwierigkeit der Festlegung der Versorgungsprioritäten, sondern gibt auch konkrete Hinweise auf hieraus resultierende zusätzliche Gefährdungen, was sich dann in der Letalität niederschlägt.

Die Intensität und Invasivität der präklinischen Erstversorgung ist vor dem Hintergrund der pathophysiologischen Veränderungen des Polytraumas zu sehen. Die Akuttherapie umfaßt im wesentlichen die Sicherung der Vitalfunktionen Atmung und Kreislauf. Trotz einer inzwischen standardisierten Ersttherapie im präklinischen Bereich gelingt es nur vereinzelt, die frühzeitig beginnenden pathophysiologischen Veränderungen soweit zu stoppen, als daß aus den resultierenden Funktionsstörungen nicht doch im weiteren klinischen Verlauf manifeste Organstörungen resultieren könnten. Die pathophysiologischen Auswirkungen ergeben sich aus dem Zusammenwirken von Organ- bzw. Gewebetrauma, der massiven humoralen Reaktion z. B. durch die massive Katecholamin- oder Mediatorenliberation und dem Entstehen eines traumatisch-hämorrhagischen Schocks. Die hieraus resultierende Störung ist in Analogie zum Verbrennungsverletzten, bei dem auch zwischen lokaler Schädigung und Reaktion des Gesamtorganismus in Form der

Verbrennungskrankheit unterschieden wird, bei dem Polytraumatisierten als „Verletzungskrankheit" zu bezeichen. Diese ist gekennzeichnet durch das sog. systemische inflammatorische Antwortsyndrom (SIRS) mit einem möglicherweise nachfolgenden, meist als Folge einer schweren Infektion entstehenden Multiorganversagen (MOF). Dem SIRS liegen auf zellulärer, molekularbiologischer und biochemischer Ebene charakteristische Mechanismen zugrunde: die Aktivierung von Immunzellen, die Freisetzung löslicher Mediatoren und deren komplexe Interaktionen mit anderen Systemen, wie beispielsweise dem Gerinnungssystem. Voraussetzung für eine Unterbrechung der z. T. eigengesetzlichen Abläufe ist nicht nur eine frühzeitige invasive Schocktherapie, sondern auch wenn möglich die Beseitigung der auslösenden Ursache und die Unterbrechung der das Schockgeschehen perpetuierenden Schädigungen. Die Integrität des gesamten Organismus wird durch die Polytraumatisierung so entscheidend gestört, daß auch primär nicht verletzte Organsysteme sekundär dekompensieren können.

Nach wie vor stellt die posttraumatische Sepsis eine der wesentlichen Faktoren im Hinblick auf die Prognose dar. Die Basis für eine postoperative Sepsis wird bereits in der Frühphase nach Trauma gelegt. Zum Zeitpunkt der klinischen Manifestation eines SIRS führt das Mißverhältnis zwischen O_2-Bedarf und O_2-Angebot zu einem absolut oder relativ reduziertem intravasalem Volumen durch eine Fehlverteilung dieses Volumens. Die Folge ist eine Minderoxygenierung der Organe in Abhängigkeit vom Volumenbedarf und -verteilung. Es resultiert daraus dann eine Perfusions- und Verteilungsstörung, die über Minderperfusion und regionale Ischämien mit einem Verlust intrazellulärer energiereicher Phosphate einhergehen. In der Phase eines therapiebedingten verbesserten O_2-Angebotes kann es zu einer überschießenden Produktion von O_2-Metaboliten (freie O_2-Radikale) mit der Konsequenz eines Reperfusionsschadens kommen, der die Adhäsion von Leukozyten fördert und bereits aktivierte Endothelzellen zusätzlich schädigt.

Des weiteren kann es zum Verlust der Schrankenfunktion des Endothels, zu einer vermehrten Permeabilität mit einer Zunahme interstitieller Flüssigkeit und zu einer Verstärkung bereits bestehender Einschränkungen der regionalen O_2-Versorgung kommen. Dieses Phänomen wird als Capillary-leak-Syndrom (CLS) bezeichnet. In dieser Phase läßt sich eine Verbesserung der Oxygenation nur bedingt erreichen, da sich die periphere Vasokonstriktorenparalyse bzw. die reaktive Vasokonstriktion im Nieren-, Lungen- und Splanchnikusgebiet in diesem akuten Stadium weitgehend einer Koordinierbarkeit mit dem Gesamtkreislauf entzieht. Wichtigste Behandlungskomponente ist die adäquate Volumensubstitution, d. h. die Zufuhr einer Flüssigkeitsmenge, die ausreicht, um die exogenen und transkapillären Verluste und die Zunahme des interstitiellen Raumes auszugleichen. Eine möglichst lange intravasale Verweilzeit der infundierten Flüssigkeit ist deshalb eine wünschenswerte Eigenschaft des Volumenersatzmittels der Wahl. Andererseits bedarf es in Abhängigkeit von dem konkreten Blutverlust eines möglichst frühzeitigen Ersatzes von O_2-Trägern.

Das Nerven-, das endokrine und das Immunsystem interagieren, um sich der Geweberverletzung anzupassen. Es sind v. a. diese Systeme, die die Streßantwort des Organismus ausmachen. Eine Verletzung sendet über Neurone und Mediatoren Signale an das ZNS. Es ist der Schmerz, der die generalisierte sympatho-adrenerge Steßantwort auslöst. Die Reizleitung erfolgt über die spinothalamischen Bahnen zum Thalamus und zum Kortex, wo der Schmerz bewußt wahrgenommen wird, zum Hypothalamus und zu den medullären sympathischen Zentren, wo die neuroendokrine Stimulation stattfindet. Die Katecholaminsynthese steigt insgesamt. Die Glukagonfreisetzung und die Kortisolsekretion ist starkt erhöht [4].

Kortisol, Glukagon und Katecholamine werden als gegenregulatorische oder katabole Hormone bezeichnet. Auswirkungen sind insbesondere im Bereich des Energiestoffwechsels zu erwarten. Katabolismus, negative Stickstoffbilanz, Abbau und Freisetzung intrazellulärer Komponenten von Strukturbestandteilen des Körpers gehören zu den wichtigsten Stoffwechselumstellungen im Rahmen von Verletzungen. Zum Zeitpunkt der Verletzung steigt der Glukoseblutspiegel, was mit einer relativen Hyperglykämie verbunden ist, die wiederum durch den in der Leber durch Katecholamine stimulierten Glykogenabbau bedingt ist. Die Glykogenspeicher werden schnell verbraucht, es folgt der Abbau von Körpereiweiß aus der Skelettmuskulatur. Der Abbau von Muskelproteinen, die verminderte Aufnahme von Aminosäuren sowie die vermehrte Synthese von Akutphasenproteinen wird durch Glukokortikoide, Glukogon und Zytokine aus Makrophagen/Monozyten und Neurotrophilen induziert, was schließlich mit dem typischen Bild der traumabedingten Katabolie endet.

Die Überlebensaussichten für den Polytraumatisierten in der präklinischen Phase sind durch 3 Kriterien bestimmt:
1. Schwere der Verletzung (Primärschädigung, therapeutisch unbeeinflußbar),
2. Zeitintervall zwischen Unfall und Beginn der Therapie (sog. freies Intervall),
3. Kooperation zwischen den verschiedenen Versorgungsebenen.

Während die Schwere der Verletzung nach Einwirkung eines Traumas nicht mehr beeinflußt werden kann, bestehen zumindest für die Punkte 2 und 3 Möglichkeiten einer Intensivierung und Verbesserung. Intensive Bemühungen auf dem Gebiet der Unfallrettung, der Erstversorgung und der Intensivtherapie haben heute die Chancen des Polytraumatisierten erheblich verbessert.

Der organisierte schnellstmögliche Transport eines Rettungsteams an den Unfallort hat in den letzten Jahren eine sehr positive Entwicklung genommen und ist zum integralen Bestandteil des modernen Gesamtversorgungskonzepts geworden. Teilweise haben die Erfolge dieses Bereichs erst die klinischen Versorgungskonzepte und die Rehabilitation im heutigen Umfang ermöglicht.

Die Ersttherapie des Traumatisierten muß sich am Gesamtzustand des Verletzten orientieren, da es keinen starren Schematismus in der Reihenfolge der einzelnen Maßnahmen geben kann. Obwohl es inzwischen für die Versorgung des Polytraumatisierten Algorithmen gibt, können diese nur im Sinne von Therapiehinweisen verstanden werden. Prinzipiell muß die Therapie unter den eingeschränkten Bedingungen der Präklinik durchgeführt werden – was im Einzelfall auch einen Therapiebeginn noch am Ort des Geschehens ohne Befreiung des Polytraumatisierten bedeuten kann. Wenn auch die Behandlungstaktik nicht starr in eine Reanimations-, eine erste Operations-, eine Stabilisierungs-, eine zweite Operations- und eine Erholungsphase getrennt werden kann, da therapeutische und diagnostische Maßnahmen teilweise gleichzeitig durchgeführt werden müssen, sind doch in den einzelnen Phasen bestimmte Schwerpunkte zu setzen. So wird die präklinische Versorgung mit der Reanimationsphase identisch sein, wobei für diese die folgenden grundlegenden therapeutischen Forderungen zu gelten haben:
1. Ausgleich der Hypovolämie – Wiederherstellung einer ausreichenden Perfusion,
2. Wiederherstellung und Aufrechterhaltung einer ausreichenden Ventilation,
3. Durchbrechung der schmerzbedingten humoralen Stimulation,
4. lokale Versorgung der Einzelverletzung in Abhängigkeit von den Prioritäten.

Therapeutische Grundforderungen

Ein wesentliches Problem im Hinblick auf die Therapienotwendigkeiten ist die Abschätzung der eingetretenen Vitalschädigung aufgrund der unmittelbar einsetzenden, insbesondere bei jungen Patienten körpereigenen Kompensationsmechanismen. Dies gilt sowohl für das Erkennen der Ventilationsstörung, wo bekannt ist, daß 70% der Patienten vor der Erstversorgung durch den Notarzt bereits eine Hypoxie und Hyperkapnie entwickelt haben, als auch für die Zirkulationsstörungen, die sich nicht unbedingt in einem manifesten Schockzustand am Notfallort darstellen. Als klinische Parameter für eine erforderliche Infusionstherapie sind deshalb vordergründig das Verletzungsmuster und der Unfallhergang und weniger erst in der Klinik zugängliche Laborparameter heranzuziehen. Nachdem der Volumenverlust durch Hämorrhagie und durch frühzeitig Permeabilitätsstörung bedingte Extravasation die vordergründige Ursache der Hypovolämie beim Polytrauma sind, muß ein Volumenersatz sowohl die Gabe von kolloidalen Ersatzmitteln wie auch von Elektrolytlösungen beinhalten.

Ausgleich der Hypovolämie

Die Auswahl der am besten geeigneten Infusionslösungen setzt ausreichende Kenntnisse nicht nur über die Pathophysiologie des Schocks, sondern auch über die Eigenschaften der Infusionsmittel voraus. Für die Auswahl der Volumenersatzmittel sind 3 Kriterien in bezug auf die Effektivität von Bedeutung:
1. das Ausmaß der intravasal wirksamen Volumensubstitution,
2. die Sicherheit, d. h. eine möglichst geringe Inzidenz unerwünschter Reaktionen,
3. die Praktikabilität, d. h. das möglichst günstige Arbeiten unter den Bedingungen des präklinischen Notfalls.

Alle Volumenersatzmittel, ob sie kristalloider oder kolloidaler Art sind, können letztlich zu einer Stabilisierung der Hämodynamik führen. Unter den Bedingungen des Notfalls ist allerdings ein rascher und effektiver Volumenersatz und ein einfaches Handling erforderlich. Unter diesen Bedingungen scheiden deshalb kristalloide Lösungen als alleinige Substanzen des Volumenersatzes aus. Ihre Volumenwirkung ist auf 30–40 min begrenzt und der vorherrschende Effekt der isotonen Kristalloide ist nicht die Auffüllung des Intravasalraums, sondern die Normalisierung extrazellulärer Wasser- und Elektrolytverluste. Zum primären Volumenersatz ist, im Vergleich zu kolloidalen Lösungen, ca. die 3fache Menge erforderlich, wodurch die Zeit zur Applikation der adäquaten Flüssigkeitsmenge länger wird. Im Vordergrund der Behandlung des traumatisch-hämorrhagischen Schocks stehen deshalb kolloidale Volumenersatzlösungen auf der Basis der Grundsubstanzen: (Dextrane), Gelatine und Hydroxyäthylstärke.
Entsprechend den Vor- und Nachteilen dieser Substanzen ist im Vorfeld des Einsatzes, z. B. bei der Bestückung des Rettungsdienstes, eine Auswahl aus diesen verschiedenen Substanzen zu treffen, nachdem aus logistischen Gründen die mehrfache Vorhaltung nicht möglich ist. Nachteile der kolloidalen Ersatzlösungen sind z. T. eine unerwünschte Beeinflussung des Hämostasepotentials, das Auftreten von Unverträglichkeitserscheinungen im Sinne von anaphylaktoiden Reaktionen und verstärkter Histaminliberation, sowie die Beeinflussung diverser Organfunktionen und die fragliche Ablagerung von kolloidalen Makromolekülen im retikuloendothelialen System (RES). Gemeinsam – allerdings in differenten Intensitäten – ist den kolloidalen Lösungen aufgrund ihres plasmaisotonischen, meist jedoch hypertonen kolloidosmotischen Drucks ein relativ hohes

Wasserbindungsvermögen. Durch die unterschiedlichen Eigenschaften der einzelnen Substanzen wie z. B. Konzentration, Molekülgröße, Molekulargewicht und Molekulargewichtsverteilung, Hydroxyäthylierung, kolloidosmotischer Druck, sowie Osmolalität ergeben sich verschieden lange intravasale Verweilzeiten bzw. verschiedene Volumenwirkungen.

Aufgrund einer zunächst vorwiegend klinischen Erfahrung wird im Rettungsdienst überwiegend zum präklinischen Notfallmanagement der Hypovolämie die Hydroxyäthylstärke eingesetzt. Unter den vielen zur Verfügung stehenden Volumenersatzmitteln erscheint die Hydroxyäthylstärke in 6%iger Konzentration mit einem Molekulargewicht von 200.000 als für den präklinischen Einsatz beim hypovolämischen Schock am besten geeignet. Ausreichende Volumenwirksamkeit und geringe Inzidenz an Nebenwirkungen prädisponieren diese Substanz für diesen Anwendungsbereich. Die diskutierten Auswirkungen von HÄS auf die Blutgerinnung sind schwächer ausgeprägt als z. B. nach der Infusion von Dextranen. Eine Hämostasestörung tritt infolge der Verdünnung von Gerinnungsfaktoren erst ab einem Einsatz von ca. 50% des Blutvolumens ein. Die rheologischen Eigenschaften von HÄS sind im Vergleich zu Dextranen besser. Trotz Reduktion der O_2-Träger wird die O_2-Versorgung des Gewebes verbessert, da die Verringerung des Blut- und Plasmaviskosität zu einem überproportionalen Anstieg des Blutflusses in allen Organen führt. Eine Beeinträchtigung der Nierenfunktion konnte unter HÄS nicht beobachtet werden.

Das Management des Schockbehandlung beginnt mit der Anlage von mindestens 2 großlumigen periphervenösen Zugängen, über die sowohl kolloidale wie kristalline Lösungen im Verhältnis 2:1 evtl. als Druckinfusion appliziert werden können. Sollte unter dieser Therapie ein deutlicher Schockzustand weiter bestehen bzw. sogar eine Intensivierung erkennbar sein, so ist von einer intrathorakalen und/oder intrabdominellen Blutung oder einer ausgedehnten Beckenfraktur auszugehen. In seltenen Fällen gelingt es in der Präklinik durch das Anlegen eines großlumigen zentralvenösen Katheters mittels Seldinger-Technik eine Steigerung der Volumenzugabe zu ermöglichen. Nachdem spätestens bei der Klinikaufnahme umgehend eine Substitution von O_2-Trägern erfolgen muß, ist eine frühzeitige Bereitstellung von Blutkonserven hilfreich. Hierzu sollte vor Beginn der Volumentherapie Kreuzblut entnommen werden, das dann mit einem gesonderten Fahrzeug des Rettungsdienstes oder Polizei in die Klinik gebracht wird, um eine Bereitstellung von Konserven zu sichern (Abb. 1).

Prioritäten bei Polytrauma

1. Kreislauf - Schock

Infusion mit kolloidalen und kristallinen Lösungen
(2 : 1) - mindestens 2-3 Zugänge

↓ persistierende Hypotonie ⟶ Steigerung der
Volumensubstitution (Druckinfusion)

↓ intrathorakale oder/und intraabdominale
Blutung. Beckenfraktur

↓ weiterer Blutdruckabfall - dringlicher Abtransport

Abb. 1. Prioritäten bei Polytrauma: 1. Kreislauf Schock

Wiederherstellung und Aufrechterhaltung einer ausreichenden Ventilation

Bei einem Patienten mit Polytrauma droht nach einer klinisch nicht erkennbaren Latenzphase eine akute respiratorische Insuffizienz, weshalb zur Sicherung der Oxygenation eine Intubation und Beatmung erforderlich ist. Immerhin sterben noch bis zu 30% der Verletzten an den Folgen einer pulmonalen Insuffizienz. Wegen des Fehlens von Zeichen einer manifesten respiratorischen Insuffizienz wird auch die Oxygenation in der Intensität ihrer Schädigung verkannt. Die Hypoxie in Verbindung mit einer negativen Energiebilanz führt zur energetisch bedingten funktionellen Insuffizienz der Membranen des Carriersystems und zeitlich versetzt hierzu nach bereits 10–15 min zu Strukturveränderungen vorwiegend an diesen Membranen mit der nachfolgenden Permeabilitätsstörung und der Flüssigkeitsansammlung im Interstitium. Die funktionelle Diffusionsstrecke zwischen Alveolarlichtung und Kapillare wird zunehmend verbreitert und die Hypoxie damit aggraviert. Dies ist der Hintergrund der therapeutischen Forderung im Rahmen der Ersttherapie, die Frühbeatmung zu einem festen Bestandteil des Therapiekonzeptes zu machen. Dem steht zumindest bei Patienten ohne Schädel-Hirn-Trauma die Tatsache entgegen, daß zu diesem Zweck am Notfallort eine Narkose eingeleitet werden muß. Bereits früh konnten wir auf die hohe Bedeutung der frühzeitigen präklinischen Intubation und Beatmungstherapie hinweisen: Präklinisch intubierte und beatmete Patienten wiesen bei Klinikaufnahme signifikant höhere p_aO_2-Werte auf. Bedeutsamer war allerdings, daß von diesen Patienten nur 11,8% verstarben, während bei der nichtbeatmeten Gruppe 50% zu Tode kamen. Die klinische Therapie war bei beiden Patientengruppen gleich, einziges unterschiedliches Merkmal war somit die präklinische Intubation und Beatmung [5]. Ein Vorteil einer Narkoseeinleitung am Notfallort besteht nach sicherer Plazierung des Tubus in dem suffizienten Aspirationsschutz. Nicht nur die Möglichkeit einer unbemerkten stillen Aspiration von Blut- und Mageninhalt ist als zusätzliche Komplikation in Betracht zu ziehen, sondern vor allen Dingen während des Transportes kann es ohne Sicherung der Atemwege zu einer akuten Verlegung und damit zu einer weiteren Intensivierung der Störung der Oxygenation kommen.

Andererseits kann jedoch das invasive Verfahren der Narkoseeinleitung insbesondere bei wenig geübten Notärzten eine Bedrohung des Patienten bedeuten. Hierfür sind nicht nur logistische Gründe, wie Fehlen des Materials oder unzureichende Assistenz, sondern auch Probleme bei der Funktionsfähigkeit anzuschuldigen. Nachdem die meisten Medikamente zur Einleitung der Narkose eine kreislaufdeprimierende Wirkung haben, ist der Umgang mit ihnen und die Beurteilung des im Kreislaufschock befindlichen Organismus außerordentlich schwierig. Als gangbarer Kompromiß hat sich trotz der myokardialen

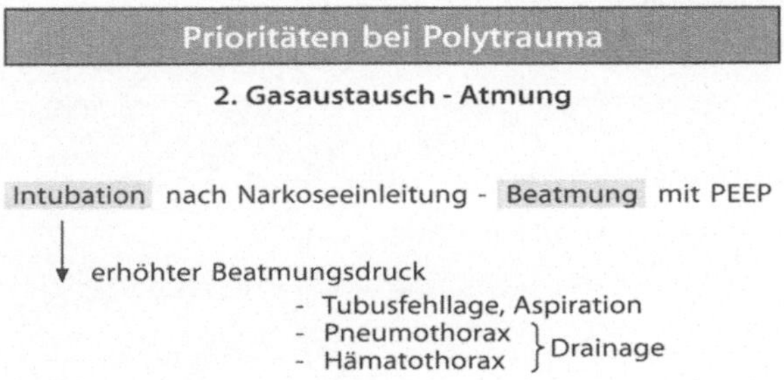

Abb. 2. Prioritäten bei Polytrauma: 2. Gasaustausch – Atmung

O_2-Verbrauchssteigerung hier besonders Ketamin bewährt. Die Dosis wird üblicherweise mit 1 mg/kgKG angegeben, wobei eine Nachinjektion der halben Dosis nach 15 min notwendig werden kann. Die ergänzende Gabe eines Benzodiazepins, z. B. Diazepam 5–10 mg, erscheint empfehlenswert. Sofern verfügbar, können auch Opioide fraktioniert zu- und nachinjiziert werden (Abb. 2).

Die Beatmung (in Narkose) mit einem positiv-endexspiratorischen Druck (PEEP) von 5–10 mbar (1 mbar=100 Pa) kann heute auch bei Patienten mit Schädel-Hirn-Trauma als Standardverfahren empfohlen werden. Durch den PEEP ist gewährleistet, daß es durch Eröffnung der Atelektase und Offenhaltung von Alveolen gegenüber dem Umgebungsdruck zu einer Steigerung der funktionellen Residualkapazität (FRC) kommt. Insgesamt resultiert hieraus eine Normalisierung der Atemmittellage mit einer Verbesserung des Ventilations-Perfusions-Verhältnisses und einer Abnahme der Shuntfraktion. Von besonderer Bedeutung ist allerdings, daß eine einmal begonnene PEEP-Beatmung kontinuierlich während der Dauer der präklinischen Versorgung fortgeführt werden muß, nachdem auch temporäre Unterbrechungen zu einem Absinken der FRC führen. Negative Auswirkungen der PEEP-Beatmung bestehen in möglichen Überblähungen der Alveolen, die das Risiko eines Barotraumas der Lunge steigern. Die Abnahme des Herzminutenvolumens kann durch engmaschige Kontrolle der Hämodynamik versucht werden zu erkennen.

Während unter physiologischen Bedingungen das Inspirations-Exspirations-Verhältnis (I:E) bei 1:1,5 liegt, wird während der präklinischen Beamtungstherapie versucht, eine Verlängerung der Inspiration anzustreben. Die Standardeinstellung liegt deshalb bei einem I:E von 1:1. Durch die Verlängerung der Inspirationsphase werden auch Alveolen erreicht, die sich erst nach längerer Zeit öffnen, wodurch eine Verbesserung der Gasaustauschfläche erreicht werden kann. Gleichzeitig treten durch die Verlängerung der Inspiration geringere Strömungswiderstände auf, sodaß unter dieser Beatmungsform der Beatmungswiderstand weniger ansteigt. Schwierig ist nach wie vor die Kontrolle der präklinischen Beatmung aufgrund eines unzureichenden Monitorings. Die Messung der O_2-Sättigung mittels Pulsoxymeter stellt zwar eine gewisse Verbesserung dar, ist aber bei der Abhängigkeit von der peripheren Perfusion störungsanfällig. Nur vereinzelt werden derzeit in der Präklinik CO_2-Monitore eingesetzt werden können, mit denen eine Kontrolle der Beatmung exakter möglich wäre (Abb. 3).

Prioritäten bei Polytrauma

3. Schädelverletzung

Bewußtlos GCS < 10

⟶ Intubation nach Zusatzsedierung

Hirndruckzeichen ⟶ (mäßige) Hyperventilation, Oberkörper hoch, (wenn von Kreislauf tolerabel)

⟶ Analgesie

Abb. 3. Prioritäten bei Polytrauma: 3. Schädelverletzung

Durchbrechung der schmerzbedingten humoralen Stimulation

Die Analgesie muß nicht nur bei schmerzgeplagten Polytraumatisierten, sondern auch bei bewußtlosen Patienten als wissenschaftlich begründete und medizinisch notwendige Therapie gefordert werden. Über der Applikation von hochpotenten Analgetika darf nicht die Möglichkeit übersehen werden, durch einfache Maßnahmen wie Beseitigung grober Fehlstellung der Extremitätenfrakturen durch dosierten Längszug oder durch Immobilisation zu einer Schmerzminderung beizutragen. Die Tatsache der vielen auf dem Markt befindlichen Analgetika ist ein deutlicher Indikatior dafür, daß derzeit keine Substanz alle Forderungen der Präklinik erfüllt. Ziel der Auswahl muß es deshalb sein, einen höchstmöglichen Nutzen ohne eine zusätzliche Gefährdung des Patienten zu erreichen. Neben den nichtsteroidalen Analgetika kommen je nach Erfahrung und Routine des Notarztes, insbesondere Opioide und Ketamin in Frage. Nur durch eine suffiziente Analgesie gelingt es, die endogene Stimulation zu kupieren.

Lokale Versorgung in Abhängigkeit von differenten Prioritäten

Hierbei handelt es sich vordergründig um die Versorgung stark blutender Wunden mit Hilfe eines Druckverbandes und einer keimfreien Auflage sowie um die Reposition und Immobilisation von Luxationen und Frakturen. Hierbei ist besondere Aufmerksamkeit der Dokumentation der peripheren Pulse, evtl. vorhandener Parästhesien und Sensibilitätsstörungen zu widmen (Abb. 4).

Im Sinne einer kontinuierlichen Therapie darf nach Abtransport zur stationären Weiterversorgung bei der Übergabe des Patienten vom Rettungsdienst kein Bruch erfolgen, weshalb in der zentralen Notaufnahme neben der unmittelbaren umfassenden Diagnostik der Einzelverletzungen eine Fortführung der Schock- und Respiratortherapie gewährleistet sein muß. Darüber hinaus ist an der Schnittstelle zwischen präklinischer und klinischer Versorgung der Informationsfluß im Hinblick auf anamnestische, diagnostische und therapeutische Angaben zu sichern. Der Wert einer ausreichenden Dokumentation ist nicht nur unter medikolegalen Gesichtspunkten zu sehen (Abb. 5).

Die Frühphase des Polytraumamanagements ist eine interdisziplinäre Aufgabe mit dem Ziel, in der Phase des labilen Gleichgewichts der vitalen Organfunktionen den Versuch einer Stabilisierung zu machen, um damit möglichst der Gefahr nachfolgender Komplikationen zu begegnen. Durch das Therapiekonzept einer aggressiven Frühtherapie mit forcierter Normalisierung der physiologischen Funktionen unter Einsatz einer primären kontrollierten Beatmung, einer adaptierten Schocktherapie und einer suffizi-

Prioritäten bei Polytrauma

4. Bewegungsapparat

→ Immobilisation nach Reposition

→ Analgesie

→ Verband bei Wunden

→ Dokumentation (Pulse-Zirkulation, Motorik-Parästhesien, Sensibilitätsstörung)

Abb. 4. Prioritäten bei Polytrauma: 4. Bewegungsapparat

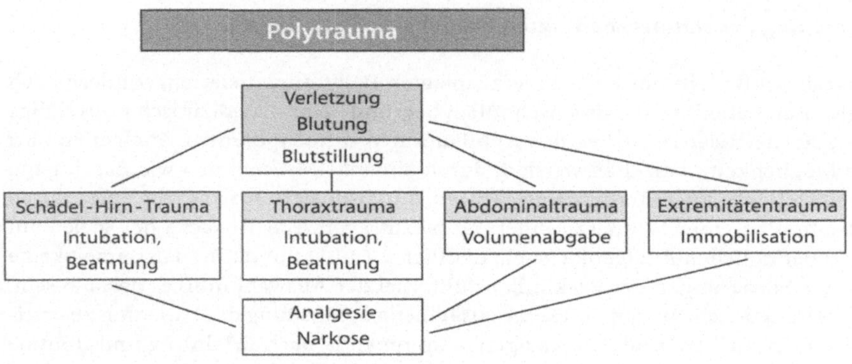

Abb. 5. Prioritäten bei Polytrauma: schematische Übersicht

enten Analgesierung und Sedierung können im begrenztem Umfang die limitierten Folgezustände gebessert werden.

Literatur

1. Böddeker W, Reith HB, Smektala R et al. (1993) Analyse der polytraumatisierten Patienten von 1981–1991. In: Kozuschek W, Reith HB (Hrsg) Das Polytrauma. Karger, Basel, S 6–17
2. Gahr RH (1993) Präklinische Erstversorgung des polytraumatisierten Patienten am Unfallort und im Notarztwagen. In: Kozuschek W, Reith HB (Hrsg) Das Polytrauma. Karger, Basel, S 18–29
3. Langwieder K (1995) Typische Fahrzeugbeschädigungen und resultierende Verletzungsfolgen bei Pkw-Insassen. In: Wagner K (Hrsg) Polytrauma im Rettungsdienst, Hofmann, Augsburg, S 27–42
4. Sefrin P (1981) Polytrauma und Stoffwechsel. Springer, Berlin Heidelberg New York (Anaesthesiologie und Intensivmedizin, Bd 135)
5. Sefrin P, Pay AW de (1987) Die posttraumatische respiratorische Insuffizienz bei Polytrauma. Anaesth Reanimat 12: 265–273
6. Tscherne H, Trentz O (1977) Mehrfachverletzungen. In: Heberer G, Köle W, Tscherne H (Hrsg) Lehrbuch der Chirurgie. Springer, Berlin Heidelberg New York

Hirntoddiagnostik und Spenderkonditionierung in der Transplantationsmedizin

R. Scherer

Organentnahme beim Verstorbenen ist mit Belastungen verbunden. Ich meine, die geringsten Bedenken hat man, daß bei einem selbst nach dem Tod am eigenen Körper operiert wird. Doch fällt es sicher keinem Angehörigen leicht, daß die „Totenruhe" des Verstorbenen gestört wird. Auch dem Pflege- und Ärzteteam ist die Umstellung von Behandlung und Pflege des Patienten zur Verletzung der Integrität des Verstorbenen nicht gleichgültig. Zumutbar sind diese Belastungen eben im Hinblick auf die entscheidende Hilfemöglichkeit für andere. Insofern sollte im Interesse der Patienten bei juristischen Diskussionen das richtige Verhältnis zwischen dem „nach dem Tode fortwährenden Persönlichkeitsrecht" und der Chance zur Rettung oder Wiedergesundung kranker Lebender bedacht werden. (Rudolf Pichlmayr: „Organe spenden heißt Solidarität zeigen". *Die Welt* 1995)

Vorbemerkungen

Aus heutiger wissenschaftlicher Sicht ist der Hirntod der irreversible Verlust aller Funktionen des gesamten Gehirns und der Tod des Menschen. Mit dem Tod des Gehirns erlischt die menschliche Persönlichkeit [2, 4, 5]. Am 25. Juni 1997 hat der Deutsche Bundestag mit großer Mehrheit das Transplantationsgesetz beschlossen, in dem zwei wesentliche Regelungen gesetzlich festgeschrieben werden. Der Hirntod gemäß der Richtlinien der Bundesärztekammer wird als der Tod des Menschen angesehen. Nach der Diagnose des Hirntodes kann die Zustimmung zur Organentnahme auch von Angehörigen des Verstorbenen erteilt werden („erweiterte Zustimmungslösung").

I. Diagnose des Hirntodes

„Die Verantwortung für die Feststellung des Hirntodes bleibt unteilbar beim Arzt". Mit diesem Satz schließt die Stellungnahme des wissenschaftlichen Beirates der Bundesärztekammer [6]. Die ausgesprochenen Entscheidungshilfen oder Richtlinien sind als Unterstützung gedacht, die ein Arzt bei der klinischen Diagnose des Hirntodes erhält, und die ihm die Gewißheit geben sollen, eine korrekte und ausreichend dokumentierte Hirntoddiagnostik durchgeführt zu haben. Sie sind nicht dazu gedacht, ärztliche Bedenken gegenüber der Diagnose „Hirntod" beim einzelnen Patienten zu zerstreuen. Der Arzt selbst muß vom Hirntod des Patienten klinisch überzeugt sein; die Richtlinien helfen ihm, die Diagnostik den strengen Ansprüchen gerecht werden zu lassen und eine einwandfreie Dokumentation zu erstellen.

Kriterien zur Hirntodfeststellung wurden in den USA schon frühzeitig formuliert [1]. In Deutschland hat der wissenschaftliche Beirat der Bundesärztekammer 1982, 1986 und 1991 seine Entscheidungshilfen publiziert [4–6], nach denen verfahren wird.

Die Diagnose des Hirntodes ruht auf 3 Säulen:
1. exakte Einhaltung bestimmter *Voraussetzungen;*
2. Feststellung der *klinischen Symptome:*
   - Koma,
   - Hirnstammareflexie,
   - Atemstillstand;
3. Nachweis der *Irreversibilität* des Hirnfunktionsverlustes.

1. Voraussetzungen

Hier wird die allgemeine Feststellung des Vorliegens eines *akuten schweren Hirnschadens* (primär oder sekundär) getroffen. Außerdem sollen Krankheitsbilder, die als wesentliche Mitursachen des Ausfalls von Hirnfunktionen im Untersuchungszeitraum in Frage kommen können, aber reversibel sind, mit einer vernünftige Zweifel ausschließenden Sicherheit ausgeschlossen werden. Zu diesen zählen
- Intoxikationen,
- neuromuskuläre Blockade,
- Hypothermie,
- Schockzustand,
- endokrines/metabolisches Koma.

Sind zentral dämpfende Medikamente therapeutisch angewendet worden und erscheint deren Nachwirkung möglich, so ist innerhalb der Hirntoddiagnostik der apparative Nachweis (z. B. zerebrale Angiographie) des zerebralen Funktionsausfalls zwingend.

2. Klinische Diagnose des Hirntodes

Der zweite Schritt besteht im *klinischen Nachweis des Hirntodsyndroms.* Hierzu gehören das Koma, der Ausfall der Hirnstammreflexe sowie der Ausfall der Spontanatmung. Im einzelnen müssen nachgewiesen und dokumentiert werden:
- Lichtstarre der mittel- bis maximal weiten Pupillen,
- fehlender okulozephaler Reflex (Puppenkopfphänomen),
- fehlender Kornealreflex,
- fehlende Reaktion auf Schmerzreize im Trigeminusbereich,
- fehlender Pharyngealreflex,
- Ausfall der Spontanatmung (Apnoetest).

Der *Apnoetest* ist obligatorisch. Er prüft, ob auch bei deutlicher Hyperkapnie (z. B. pCO_2 60 mmHg für Patienten ohne Diffusions- und Verteilungsstörungen) ohne Gefährdung durch eine Hypoxie keine Spontanatmung auftritt. In der Praxis wird mit 100% Sauerstoff beatmet und das Atemminutenvolumen solange reduziert (auf etwa 25% des Ausgangswertes), bis ein pCO_2 von mindestens 60 mmHg erreicht ist (Hypoventilationsphase). Eine Dokumentation durch eine arterielle Blutgasanalyse ist erforderlich. Danach wird der Patient unter hinreichender Insufflation von Sauerstoff in den Tubus (z. B. 10 l/min über einen Absaugkatheter) vom Respirator diskonnektiert, um die Apnoe zu objektivieren (Diskonnektionsphase). Unter O_2-Insufflation kommt es nur selten zu Bradykardien und Blutdruckabfällen. Auch die Oxygenierung ist in der Regel ausreichend [8]. Hier bietet sich die pulsoxymetrische Überwachung an. Treten nicht innerhalb einer „angemessenen Frist", also etwa innerhalb 10 Minuten, spontane Atemzüge auf, so gilt der Ausfall der Spontanatmung als bewiesen.

Das Vorliegen aller dieser Befunde muß übereinstimmend von 2 Ärzten festgestellt und dokumentiert werden. Hierfür wird das *„Protokoll zur Feststellung des Hirntodes"* verwendet. Von den beiden Ärzten muß wenigstens einer über mehrjährige Erfahrung in der Intensivbehandlung von Patienten mit schwerer Hirnschädigung verfügen. Wird eine Organentnahme beabsichtigt, müssen beide Ärzte unabhängig von einem Transplantationsteam sein.

3. Nachweis der Irreversibilität des Hirntodes

Im 3. Schritt soll die Irreversibilität des Verlustes der Hirnfunktionen bewiesen werden. Dies kann auf zwei Wegen geschehen. Entweder werden ergänzende beweisende Befunde erhoben (Nullinien-EEG, erloschene frühe akustisch evozierte Potentiale (FAEP), zerebraler Zirkulationsstillstand), oder die klinische Hirntodfeststellung und -protokollierung müssen über einen bestimmten Zeitraum wiederholt werden.

Ein Nullinien-EEG über mindestens 30 Minuten erlaubt die Feststellung des Hirntodes ohne weitere Beobachtungszeit. Bei Neugeborenen, Säuglingen und Kleinkindern bis zum vollendeten 2. Lebensjahr muß das EEG nach 24 bzw. 72 h wiederholt werden. Auch das schrittweise Erlöschen der bilateralen intrazerebralen Komponenten (Welle III, IV) der FAEP beweist bei primärer supratentorieller und sekundärer Hirnschädigung die Irreversibilität des Hirntodes. Dies gilt nicht für Neugeborene. Der zerebrale Zirkulationsstillstand kann durch eine beidseitige zerebrale Angiographie, eine Dopplersonographie oder zerebrale Perfusionsszintigraphie, jeweils bei ausreichendem Systemblutdruck, gesichert werden.

Werden keine ergänzenden Befunde erhoben und besteht die Möglichkeit einer längeren Beobachtungszeit, so müssen bestimmte Mindestfristen in der Dauer der Beobachtung des Hirntodsyndroms eingehalten werden. Bei sekundärer Hirnschädigung (z. B. infolge Reanimation) und bei allen Neugeborenen müssen die Symptome des Hirntodsyndroms mindestens während 3 Tagen mehrmals übereinstimmend festgestellt werden. Bei primärer Hirnschädigung verkürzt sich für Erwachsene und Kleinkinder die erforderliche Beobachtungszeit auf 12 bzw. 24 h.

Mit dem(den) ordnungsgemäß erhobenen und dokumentierten Hirntodprotokoll(en) ist der Tod des Patienten festgestellt. Als Todeszeitpunkt gilt in der Regel der Zeitpunkt der Feststellung des Todes, da der Zeitpunkt seines tatsächlichen Eintritts nicht bekannt ist.

An Transplantationszentren besteht eine strenge Trennung zwischen den den Hirntod diagnostizierenden Ärzten – z. B. Neurologen und Neurochirurgen – und den an der Transplantation beteiligten Chirurgen und Anästhesisten. Die Hirntodbestimmung kann durch die von der Transplantationsabteilung unabhängigen Ärzte des Zentrums vor Ort im Spenderkrankenhaus unterstützt oder durchgeführt werden, die Übernahme eines möglichen Organspenders zur Hirntoddiagnostik ist aber ebenso möglich [11].

II. Spenderkonditionierung

Etwa 35% neurochirurgischer Patienten versterben während der Beatmung. Bei etwa 70% der für eine Organspende in Frage kommenden Patienten kann eine Einwilligung erwirkt werden [10].

Ist der Hirntod entsprechend den oben beschriebenen Regeln festgestellt, kann der Totenschein ausgefüllt werden. Eine Organ- oder Multiorganentnahme wird durchgeführt, wenn der Verstorbene selbst zu Lebzeiten sein Einverständnis erklärt hat oder die Angehörigen des Verstorbenen einer Organentnahme zur Organspende zustimmen. Auch der Umfang der Organspende (Nieren, Leber, Herz, Lungen, Pankreas, Knochen, Hornhaut, Gehörknöchelchen) wird mit den nächsten Angehörigen besprochen. Die *Einwilligung der Angehörigen* in die Organentnahme bedarf der Schriftform.

Beim Vorliegen *systemischer Infektionen, Malignomverdacht, positivem HIV-Test* oder einer *Verbrauchskoagulopathie* muß grundsätzlich von einer Organspende Abstand genommen werden [14]. Eine *Verweilzeit auf einer Intensivstation* von unter 7 Tagen und ein *Spenderalter* von unter 60 Jahren sind wünschenswert. Außerdem müssen die Ergebnisse der *Hepatitis- und CMV-Serologie* sowie der *Blutgruppenbestimmung* vorliegen.

Allerdings haben die Spenderkriterien in den letzten Jahren an Schärfe verloren. Da ein Transplantationsteam ein ihm durch *Eurotransplant*/Leiden angebotenes Organ immer auch mit dem Blick auf den Organempfänger beurteilt, sind die Entscheidungen über Akzeptanz oder Ablehnung eines Organangebotes auch nicht immer dieselben. *Eurotransplant* in Leiden erhält die Anmeldung eines Patienten mit den wesentlichen Daten und sog. „donor requirements" aus dem jeweiligen Transplantationszentrum.

Aufgabe der intensivmedizinischen Behandlung des Organspenders ist es, durch eine ausreichende Organperfusion die Qualität der künftigen Transplantate zu sichern und durch eine frühzeitige Stabilisierung insbesondere der kardiovaskulären Situation die Anzahl der Multiorganspender überhaupt steigern zu helfen. Nach wie vor besteht – im Gegensatz z. B. zu den USA – in Deutschland ein krasses Mißverhältnis zwischen Organspenden und Transplantationsanmeldungen.

Mit dem Begriff „Spenderkonditionierung" soll allen Beteiligten klarwerden, daß es sich um die Aufrechterhaltung von u. a. Beatmung und Kreislauf bei einem Verstorbenen handelt. Das Gehirn als Erfolgsorgan medizinischer Bemühungen spielt nun keine Rolle mehr; die „Therapie" muß dem Erhalt der transplantierbaren Organe dienen. Der Verstorbene sollte dabei seine „Patienten-Rolle" nicht verlieren, denn diese hilft, seine Würde zu wahren und damit Achtung vor seiner Entscheidung und der seiner Angehörigen zu bezeugen. Während Pflege und Dokumentation unverändert weitergehen, wird das „Therapieregime" unter dem Gesichtspunkt „STOP hirnprotektive Therapie – START organerhaltende Therapie" umgestellt. Die intensivmedizinische Behandlung des Multiorganspenders zielt auf den Erfolg der Transplantation von 2–7 Organempfängern.

Der beim Organspender in der Regel *extrem hohe intrazerebrale Druck* verhindert eine Perfusion mit arteriellem Blut und führt zum Untergang auch der im Hirnstamm gelegenen Regulationszentren für Atmung, Hämodynamik, Temperatur und hormonelles Gleichgewicht. Deshalb zeigt der hirntote Organismus regelhaft eine (einen)
- Apnoe,
- Vasodilatation – Hypotonie,
- Bradykardie,
- Poikilothermie,
- Diabetes insipidus.

1. Beatmung

Die kontrollierte Beatmung strebt eine Normokapnie an, so daß eine vorhergehende Hyperventilation zur Hirndrucksenkung beendet wird. Ein PEEP von +5 cm H_2O wird routinemäßig, nicht nur bei geplanter Lungenentnahme, eingesetzt. Die Beatmungseinstellung und F_IO_2 müssen ausreichen, um einen pO_2 von über 100 mmHg sicherzustellen. Besondere Aufmerksamkeit gilt einer *sterilen Absaugtechnik*, insbesondere bei evtl. durchzuführenden Bronchoskopien, da die Kontamination eines Lungentransplantates unbedingt vermieden werden muß. Bronchialsekret für *mikrobiologische Analysen* sollte in jedem Fall gewonnen werden. Ein *aktuelles Thoraxröntgenbild* ist Voraussetzung für die erste Beurteilung einer voraussichtlichen Transplantierbarkeit von Herz und Lungen.

2. Stabilisierung der Herz-Kreislauf-Funktion

Hypotonie ist eine typische Erscheinung nach eingetretenem Hirntod. Nach Ausfall von Kreislaufregulationszentren tritt eine Vasodilatation auf. Insbesondere aber begünstigt die vorangegangene Therapie des erhöhten intrakraniellen Drucks die Hypotonie. Ein restriktives Infusionsregime, die Applikation von Diuretika und eine Glucosurie nach Steroidgaben bedingen eine Dehydratation des Organspenders, die durch ein bestehendes Fieber verstärkt werden kann [15]. Es handelt sich also um die Kombination aus relativem und absolutem Volumenmangel, dem sofort mit *großzügiger Volumengabe* begegnet wird. Ein ZVD von +10 cm H_2O wird angestrebt. Bei geplanter Herz-Lungen-Entnahme stellt dieser Wert zugleich die Obergrenze dar [14].

Bei der Verwendung von Vollelektrolytlösungen kommt es gelegentlich zu einer deutlichen Hypernatriämie und Hypokaliämie. Natriumspiegel von über 160 mmol/l beeinträchtigen die Funktion der zu transplantierenden Organe, denen durch die Konservierung bei +4°C (Kaltischämie) und die – wenn auch kurze – Warmischämie während der Transplantation ohnehin zusätzlicher Schaden droht. Hypokaliämien sind die Ursache zahlreicher Rhythmusstörungen. Eine *perfusorgesteuerte Kaliumzufuhr* und die Verwendung *hypotoner Infusionslösungen* (z. B. Glukose 5%) wird meistens notwendig.

Wegen des Ausfalls des Vagotonus durch Nekrose des Nucleus ambiguus kann Atropin zur Behandlung von Bradykardien unwirksam sein [3]. *Dopamin in einer Konzentration von 5–10 µg/kgKG/min* gilt als Katecholamin der ersten Wahl. Katecholamine mit überwiegender α-Wirkung (Noradrenalin, Adrenalin in hoher Dosierung) sollten erst eingesetzt werden, wenn nach Volumenexpansion keine ausreichende hämodynamische Stabilität erreicht wurde. Es herrscht keine Einigkeit über den Schaden oder Nutzen von kristallinen vs. kolloidalen Lösungen für die unterschiedlichen Transplantate. Da bei niedrigem peripherem Gefäßwiderstand trotz niedrigem arteriellem Blutdruck eine ausreichende Organperfusion bestehen kann, sollte der arterielle Blutdruck allein nicht zum Maßstab der ausreichenden Kreislauffunktion gemacht werden – Diurese, Blutgasstatus und der klinische Untersuchungsbefund müssen die Konditionierung mitbeeinflussen. Bei einem peripheren Widerstand von 800–1200 dyn×s×cm^{-5} sollten der Herzindex über 2,0 l/min/m^2 und der pulmonalkapilläre Verschlußdruck bei etwa 12 mmHg liegen.

Die hämodynamische Stabilität ist auch eine Funktion der *Hypophysenhinterlappenhormone*. Zum Beispiel kann die – teils kombinierte – Zufuhr von Trijodthyronin (T3), antidiuretischem Hormon (ADH), Kortison und Insulin vor oder während der Organentnahme [16] zu einer Wiederherstellung einer normalen Hämodynamik führen. Die T3-Zufuhr gestattet auch die signifikante Reduktion der Katecholamindosis [13].

Auch für den Organspender müssen Erythrozytenkonzentrate in ausreichender Zahl bereitgestellt werden. Ein *Hämatokrit von 30%* wird angestrebt. Da es sich bei der Multiorganentnahme um einen mehrstündigen Zweihöhleneingriff handelt, ist mit größeren Blutverlusten zu rechnen.

3. Behandlung des Hypophysenhinterlappenausfalls

Neurosekrete aus dem Hypothalamus werden normalerweise entlang der Nervenfasern transportiert und gelangen nach Ausschüttung in einen venösen Plexus in die Hypophyse. Man bezeichnet sie als hypothalamisch-hypophysäre Releasingfaktoren oder als Release-Inhibiting-Faktoren in Abhängigkeit davon, ob sie in der Hypophyse die Freisetzung von Hormonen stimulieren oder inhibieren. Ihre Synthese und Ausschüttung fehlt nach einer kompletten *Nekrose der hypothalamischen Bildungsstätten*. Ein Mangel an z. B. TSH und ACTH aus der Adenohypophyse und damit an Schilddrüsen- und Nebennierenrindenhormonen ist die Folge. Aus der Neurohypophyse des Hirntoten werden auch die Oktapeptide Oxytozin und Vasopressin (synonym ADH : antidiuretisches Hormon) vermindert freigesetzt. Ihre Bildungsstätten sind die hypothalamischen Nuclei paraventriculares und der Nucleus supraopticus. In den Hypophysenhinterlappen (Neurohypophyse) gelangen sie normalerweise als anfärbbare Kolloidtröpfchen (Herring-Körperchen), die in den dünnen, markarmen Fasern des Tractus hypothalamohypophysialis auf axonalem Wege transportiert werden (Übersicht in [12]). Diese Tröpfchen werden in der Neurohypophyse zunächst in das perikapilläre Gewebe und dann durch das gefensterte Endothel der Kapillaren in die Blutbahn abgegeben.

ADH steigert die Rückresorption von Wasser durch Erhöhung der Wasserpermeabilität der distalen Tubuli renales contorti und Sammelkanälchen. Darüber hinaus besitzt es eine vasopressorische Wirkung, die durch eine Steigerung des Arteriolentonus bedingt ist und eine Steigerung des peripheren Widerstandes bewirkt. Während 24 h werden etwa 70–100 l Primärharn aus dem Blut durch die Glomeruli herausgefiltert (125 ml/min). Im proximalen Tubulus bewirkt der osmotische Gradient des Glomerulusfiltrats die Rückresorption von 80–85% des Wasser- und Elektrolytgehaltes; es verbleiben somit 15–20 l während 24 h. Nach Passage der Henle-Schleife werden dann im distalen Tubulus unter dem steuernden Einfluß des ADH gegen den osmotischen Druck des Blutes weitere 14–18 l pro 24 h rückresorbiert, sodaß pro Tag 1–2 l Endharn verbleiben. Beim Hirntod und damit *ADH-Ausfall* unterbleibt dieser letzte Rückresorptionsvorgang, und es kommt zu einem Diabetes insipidus mit einem 24-h-Urinvolumen von bis zu 20–30 l. Die vasopressorische Wirkung entfällt.

Auf die Polyurie kann therapeutisch auf zwei Weisen reagiert werden. Zum einen kann versucht werden, die Verluste quantitativ zu ersetzen. Da dieses Vorgehen allerdings häufiger die deutliche Hypotonie als Steuergröße benutzt und keinen Ersatz für die ausgefallene vasopressorische Wirkung des ADH schafft, ist ab einem Urinvolumen von mehr als 150–200 ml/h an den Einsatz von tierischem oder synthetischem ADH zu denken. Elektrolytbalance, quantitativer Flüssigkeitsersatz und Vermeidung der Hypotonie werden wesentlich erleichtert. Bei einer ADH-Überdosierung ist jedoch mit einer Oligurie oder Anurie, einer Erhöhung des pulmonalarteriellen Drucks und einer koronaren Minderperfusion zu rechnen, weshalb ADH einschleichend dosiert werden sollte.

ADH wird anfangs mit 2–10 E/h intravenös appliziert (Perfusor). Bis zum Wirkungseintritt sind etwa 3 h abzuwarten. Für einen sofortigen Wirkungseintritt empfiehlt sich eine Dosis von 0,5–1 E/h intravenös. Auch die intramuskuläre, 6stündliche ADH-Injektion wird durchgeführt, ist jedoch schlechter steuerbar. Natürlich weist das Ansprechen auf die ADH-Zufuhr interindividuelle Schwankungen auf, weshalb die Dosis im Einzelfall titriert werden muß. Bei vorliegender Hypernatriämie sollte diese zunächst korrigiert werden, bevor ADH eingesetzt wird.

4. Temperaturerhalt

Im anterolateralen Teil des Hypothalamus finden sich Thermorezeptoren, deren Beeinflussung durch die Bluttemperatur zu kardiovaskulären und respiratorischen Reaktionen zur Wärmeerzeugung (Vasokonstriktion, Wärmezittern) oder Wärmeabgabe (Vasodilatation, Tachypnoe, Perspiration) führt. Der hirntote Organismus ist im wesentlichen poikilotherm, d. h. er folgt mit seiner Temperatur passiv der Umgebungstemperatur. Dies erfordert die Wärmezufuhr zur Vermeidung einer Hypothermie mit kardiovaskulären Komplikationen. Neben einem mechanischen Auskühlungsschutz (Wärmedecken, Folien) ist speziell die Anwärmung von Infusionslösungen auf 37°C erforderlich. Die Zufuhr von z. B. 10 l einer kristallinen Infusionslösung bei Zimmertemperatur (20°C) kostet den Patienten einen Energieaufwand von 170 kcal, wenn diese Lösungen auf 37°C erwärmt werden müssen. Dies entspricht etwa der Gesamtenergieproduktion eines anästhesierten Patienten über 3 h und bedeutet einen zusätzlichen O_2-Bedarf von 36 l [9].

5. Monitoring

Arterieller Blutdruck, Diurese und Temperatur müssen kontinuierlich überwacht werden. Die Überwachung von zentralvenösem Druck, arteriellen Blutgasen und Elektrolyten erfolgt nach klinischer Notwendigkeit. Bei einer Multiorganentnahme empfiehlt sich, auch zur genaueren Beurteilung der Herzfunktion, die Anlage eines Swan-Ganz-Katheters.

Die Organspende wird mit der Multiorganentnahme abgeschlossen. Dabei sind organisatorisch bedingte Verzögerungen durch die Anreise verschiedener Explantationsteams für Herz, Lungen, Leber und Pankreas nicht immer vermeidbar. Spongiosa, Hornhaut und Gehörknöchelchen können als bradytrophe Gewebe einige Zeit nach der Perfusion der anderen Organe, die in Absprache der verschiedenen Teams gleichzeitig geschieht, erfolgen. Mit dem Sistieren des Kreislaufs durch die Einschwemmung der Konservierungslösungen und der Beendigung der Beatmung in Absprache mit dem für die Lungen verantwortlichen Explantationsteam endet die Spenderkonditionierung. Spinalen Reflexen während der Organentnahme kann selbstverständlich durch die Applikation von Relaxanzien begegnet werden.

Die meisten Transplantationszentren versuchen, Spenderkrankenhäuser über das Ergebnis der Transplantation der gewonnenen Organe zu informieren.

Literatur

1. Ad Hoc Committee of Harvard Medical School (1968) A definition of irreversable coma. JAMA 205: 337
2. Black PM (1978) Brain death. N Engl J Med 299: 338
3. Bodenham A, Park GR (1989) Care of the multiple organ donor. Intensive Care Med 15: 340–347
4. Bundesärztekammer (1982) Kriterien des Hirntodes. Dtsch Ärztebl 79: 45–55
5. Bundesärztekammer (1986) Kriterien des Hirntodes. Dtsch Ärztebl 83: 2940–2946

6. Bundesärztekammer (1991) Kriterien des Hirntodes. Dtsch Ärztebl 88: C 2417–2422
7. Bundesärztekammer (1992) An der Widerspruchslösung scheiden sich die Geister. Dtsch Ärztebl 89: C 273–274
8. Ebate T, Watanabe Y, Amaha K, Hosaka Y, Takagi S (1991) Haemodynamic changes during the apnoea test for diagnosis of brain death. Can J Anaesth 38: 436–440
9. Gentilello LM, Cortes V, Moujaes S et al. (1990) Continuous arteriovenous rewarming: Experimental results and thermodynamic model simulation of treatment for hypothermia. J Trauma 30: 1436–1449
10. Gentleman D, Easton J, Jennett B (1990) Brain death and organ donation in a neurosurgical unit: audit of recent practice. BMJ 301: 1203–1206
11. Nau HE, Wiedemayer H, Kilian F, Daul A, Niebel W (1990) Organisation der Hirntodbestimmung an einem Transplantationszentrum. Wien Med Wochenschr 140: 574–576
12. Netter FH (1987) Farbatlanten der Medizin, Bd. V: Neuroanatomie und Physiologie. Thieme, Stuttgart, S 208–213
13. Novitzky D (1996) Novel actions of thyroid hormones : the role of triiodothyronine in cardiac transplantation. Thyroid 6: 531–536
14. Prien T, Mertes N, Buchholz B, Lawin P (1990) Spenderkonditionierung vor Explantation. Anästh Intensivmed 3: 134–139
15. Rindfleisch F, Murr R (1989) Die Therapie des erhöhten intrakraniellen Drucks. Anästh Intensivmed 30: 7–18
16. Wheeldon DR, Potter CD, Dunning J et al. (1992) Haemodynamic correction in multiorgan donation. Lancet 339: 1175

Neue Konzepte zur Behandlung des Lungenödems

D. Barckow

Das akute Lungenödem ist wahrscheinlich die häufigste Ursache einer akuten respiratorischen Insuffizienz kritisch kranker Patienten. Die Vermehrung des extravasalen Flüssigkeitsgehaltes der Lunge bedeutet immer eine schwere Beeinträchtigung ihrer Gasaustauschfunktion. Dafür sind ganz unterschiedliche pathophysiologische Mechanismen verantwortlich. Die klinische Diagnose eines Lungenödems beim sichtbar dyspnoischen Patienten mit Zeichen der Hypoxämie und röntgenologischen Infiltraten ist in der Regel nicht schwer. Die genaue Kenntnis der auslösenden Ursachen und der regelhaft ablaufenden pathophysiologischen Sequenzen erleichtert die oft notfallmäßig erforderlichen Therapiemaßnahmen, da die auftretenden Gasaustauschsstörungen für den Patienten unmittelbar lebensbedrohlich werden können.

Definition

Der Begriff Lungenödem kennzeichnet ein akut auftretendes Krankheitsbild, das durch den Austritt von Flüssigkeit aus den Kapillaren in das Lungeninterstitium (interstitielles Lungenödem) oder auch in den Alveolarraum (intraalveoläres Lungenödem) hervorgerufen wird.

Pathogenese

Der Flüssigkeitsausstrom aus den Kapillaren wird im wesentlichen vom hydrostatischen Druck im Gefäßbett, dem kolloidosmotischem Druck des Blutes und durch die Permeabilität der Gefäßwand bestimmt. Darüber hinaus spielt auch der interstitielle hydrostatische und kolloidosmotische Druck für den Nettoflüssigkeitsaustritt eine bedeutsame Rolle.

Die Starling-Gleichung faßt die Beziehung der genannten Parameter zueinander zusammen (Abb. 1).

Unter Berücksichtigung der Starling-Gesetzmäßigkeit entsteht auch unter Normalbedingungen ein Nettoausstrom von Flüssigkeit aus der Kapillare in das Interstitium, der über das Lymphsystem drainiert wird und in einer Größenordnung von etwa 20 ml/h liegt.

Der normale Flüssigkeitsgehalt der Lunge beträgt darunter in etwa 5,3±1,6 ml H_2O/kgKG.

Mit Hilfe der Doppelindikatortechnik kann die Größenordnung dieses extravaskulären Lungenwassers quantitativ erfaßt werden [5, 16].

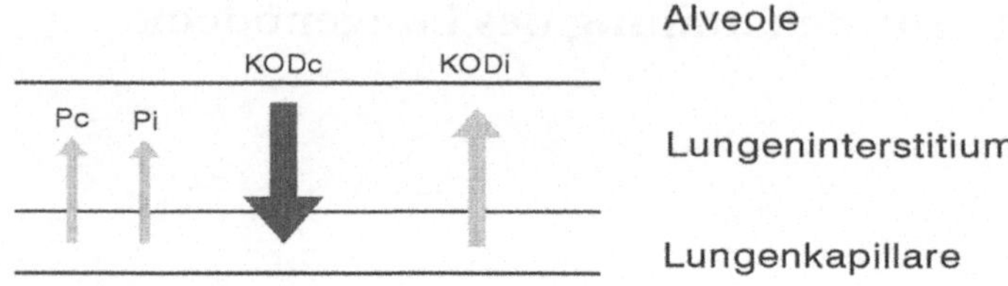

$$EVLW = Kf((Pc - Pi)-Kr(KODi - KODc))$$

Abb. 1. Starling-Gesetzmäßigkeit für den Flüssigkeitsaustausch in der Lunge

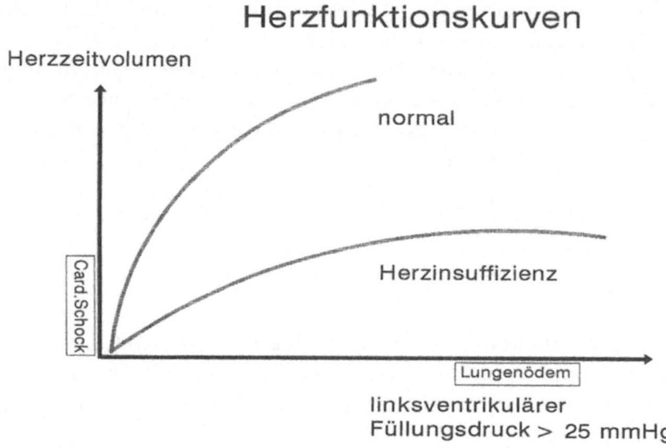

Abb. 2. Pathomechanismus des Lungenödems bei Linksherzversagen

Drei Hauptmechanismen können dieses für die Funktion der Lunge wichtige Gleichgewicht zwischen intravaskulärem und interstitiellem Flüssigkeitsgehalt stören und zur Ausbildung eines u. U. lebensbedrohlichen Lungenödems führen.

1. *Der Anstieg des Pulmonalkapillardruckes über den kolloidosmotischen Druck von etwa 25 mmHg (haemodynamisches Lungenödem).*In den meisten Fällen ist ein akutes Versagen des linken Herzens Ursache des hydrostatischen Drucks in den Lungenkapillaren. Dieser Druckanstieg ist hier die Hauptursache des massiv gesteigerten Nettoaustritts von Flüssigkeit in das Lungeninterstitium (Abb. 2).

2. *Die Zunahme der Kapillarpermeabilität (Permeabilitätslungenödem).*Bei dieser Form der Ödementstehung ist die Hauptursache für das Ödem die erhöhte Durchlässigkeit der Kapillarmembran für Eiweiß, das überwiegend für den kolloidosmotischen Druck verantwortlich ist. Es kommt dabei auch bei normalen oder sogar niedrig normalen Pulmonalkapillardrücken zum massiven Nettoausstrom von Flüssigkeit aus dem Gefäßbett in das Lungeninterstitium mit meist deutlicher Überforderung der Drainagekapazität des Lymphgefäßsystems (Abb. 3).

3. *Die Zunahme der Oberflächenspannung in den Alveolen durch Störung des Surfactantsystems.* Bei zunehmendem Funktionsverlust des oberflächenaktiven Systems der

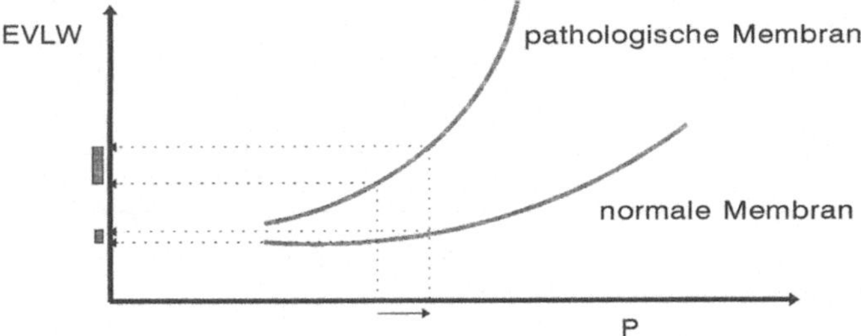

Abb. 3. Pathomechanismus des Lungenödems bei pulmonalen Membranstörungen

Alveolen kommt es zu einer starken Erhöhung der Oberflächenspannung in den Alveolen. Dadurch reduziert sich der Lungengewebsdruck und begünstigt einen Nettoausstrom von Flüssigkeit aus dem Gefäß in das Gewebe. Dieser Mechanismus ist die typische Folge von Aspiration sauren Mageninhalts bzw. der Inhalation von Reizgasen, besonders solchen mit starker Lipoidlöslichkeit. Eine drastische Störung des Surfactant ist die Folge.

Tatsächlich sind bei der Entstehung der verschiedenen Formen des Lungenödems zumeist mehrere der genannten Möglichkeiten beteiligt. Dabei gilt es festzuhalten, daß aber die bei weitem häufigste Ursache die Zunahme des hydrostatischen pulmonalen Kapillardruckes ist, der zu einer massiven Nettofiltration von Flüssigkeit in das Lungeninterstitium führt.

In Tabelle 1 sind wichtige Erkrankungen mit sehr häufiger Entstehung eines akuten Lungenödems zusammengestellt.

Pathophysiologie und Klinik

Die Vermehrung des extravaskulären Lungenwassers bedingt eine Reihe wichtiger Veränderungen im Lungenparenchym:

Durch den vermehrten interstitiellen Flüssigkeitsgehalt nimmt die Dehnbarkeit der Lunge ab, für den Patienten erhöht sich dadurch die Atemarbeit ganz erheblich.

Gleichzeitig bedingt die Schwellung der Bronchialschleimhaut über eine Erhöhung des Atemwegwiderstandes die weitere Erhöhung der Atemarbeit.

Das schließlich intraalveoläre Ödem mit Inaktivierung des Surfactant führt zum Kollaps zahlreicher Alveolen, was zu einer erheblichen Störung des Ventilations-Perfusions-Verhältnisses in der Lunge führt, mit einer ganz erheblichen Zunahme des Rechts-links-Shunts. Das Resultat ist die Abnahme des arteriellen pO_2 und durch einsetzende kompensatorische Hyperventilation und Tachypnoe die Abnahme des arteriellen pCO_2. Durch die dazu notwendige Atemarbeit ist der betroffene Patient extrem belastet. Die Linksherzinsuffizienz kann sich steigern und u. U. das Lungenödem dramatisch zunehmen.

Diese meist sehr akut auftretenden Störungen der Lungenfunktion werden immer vom Patienten auch subjektiv als lebensbedrohlich empfunden. In dieser Krankheitsphase können die klinischen Symptome der akuten respiratorischen Insuffizienz die Symptomatik der eigentlich auslösenden Grunderkrankung weitgehend überdecken.

Tabelle 1. Wichtige Ursachen des Lungenödems

Anstieg des pulmonal-kapillären Druckes	Zunahme der Kapillarpermeabilität	Schädigung des alveolären Surfactantsystems mit Zunahme der Oberflächenspannung in den Alveolen
– Akute Linksherzinsuffizienz nach Herzinfarkt oder krisenhafter Blutdruckanstieg mit resultierender Linksherzinsuffizienz.	– Toxisches Lungenödem nach Inhalation von Reizgasen.	– Reizgasinhalation.
– Akuter oder dekompensierter Herzklappenfehler, Mitralklappenstenose, Mitralklappeninsuffizienz, Aortenklappenfehler.	– Heroinintoxikation.	– Aspiration von Mageninhalt.
– Dekompensierte Kardiomyopathie.	– Urämie.	– Akutes Lungenversagen.
– Hypervolämie bei anurischem Nierenversagen bzw. Überinfusion.	– Akutes Lungenversagen, das besonders dadurch charakterisiert ist, daß die alveolo-kapilläre Membran geschädigt wird und dadurch ein Ausstrom von Proteinen aus dem Kapillarbett möglich wird. Der Schädigungsmechanismus im einzelnen ist wahrscheinlich das Ergebnis sehr komplexer Vorgänge, die nur z. T. zufriedenstellend aufgeklärt sind.	– Sepsis.
– Erhöhter Druck und Fluß in den Kapillaren bei Aufenthalt in großer Höhe (Höhenlungenödem) [16].		– Inhalation und Aspiration von organischen Lösungsmitteln [9, 16].
– Erhöhung des Kapillardruckes durch abnorme Symphatikusaktivierung nach Schädelhirntrauma (neurogenes Lungenödem) [6].		

Die typische klinische Symptomatik eines akuten Lungenödems ist wie folgt:
1. Extreme Atemnot, Tachypnoe;
2. schweres Krankheitsgefühl des Patienten, aufrechte Körperhaltung, fahl-blasse Zyanose und oft große Angst;
3. zuerst trockene Rasselgeräusche, wobei das oft stark ausgeprägte Giemen zu Verwechslungen mit einem akuten Asthma bronchiale Anfall führen kann, später als Ausdruck des dann auch alveolären Ödems feinblasige bis mittelblasige feuchte Rasselgeräusche, die bei starker Ausprägung schon mit dem bloßen Ohr wahrnehmbar sind;
4. schließlich Expektoration z. T. hämorrhagisch gefärbten Schaumes.

Laborbefunde

– *Blutgasanalyse:* p_aO_2 deutlich vermindert; p_aCO_2 anfangs vermindert, später auch erhöht.
– *Thoraxröntgen:* Im Thoraxbild finden sich charakteristische Zeichen der zunehmenden Flüssigkeitsbeladung des Lungeninterstitiums durch Abnahme der Strahlentransparenz, die voll ausgeprägt unübersehbar sind (Abb. 4); [16]).

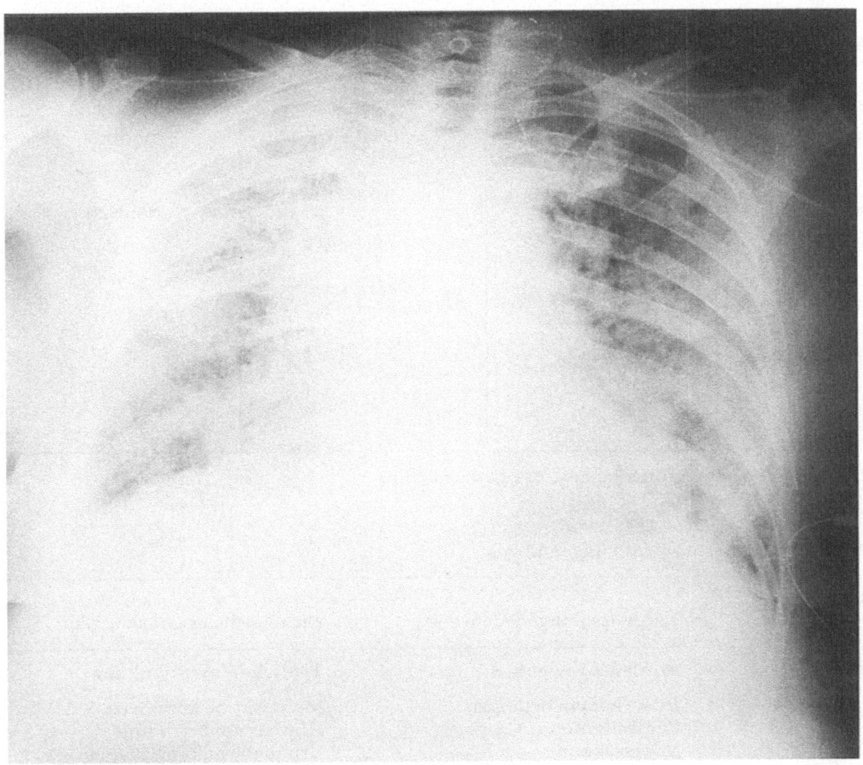

Abb. 4. Typischer Röntgenbefund des Lungenödems

Die technisch mögliche quantitative Bestimmung des extravaskulären Lungenwassers mit Hilfe der Doppelindikatortechnik ist methodisch aufwendig und klinisch selten erforderlich [2, 5].

Klinisches Bild, die *Veränderungen der Blutgase* und die typischen *röntgenologischen Lungenveränderungen* erlauben die sichere Diagnose des Lungenödems.

Oft erlauben nur wenige Daten aus der Vorgeschichte und typische klinische Befunde bereits die sichere Unterscheidung eines kardialen und nichtkardialen Lungenödems [13]; Hinweise finden sich in Tabelle 2.

Bei genauer Betrachtung sind auch die frühen röntgenologisch nachweisbaren Veränderungen in der Lunge charakteristisch für die unterschiedlichen Auslösemechanismen eines Lungenödems (s. Abb. 5).

Durch die beschriebenen pathophysiologischen Vorgänge in der Lunge ist die vitale Bedrohung des betroffenen Patienten klar erkennbar. Sinnvolle therapeutische Sofortmaßnahmen müssen schoin außerhalb der Klinik eingeleitet werden und ergeben sich aus dem Verständnis von auslösenden Ursachen und den sich einstellenden pathophysiologischen Konsequenzen.

Vorrangiges Ziel ist die Wiederherstellung einer normalen Lungenfunktion. Entscheidend dafür ist in den allermeisten Fällen die rasche Senkung des pulmonal-kapillären Druckes als Hauptkomponente der Lungenödemenstehung (Abb. 1); [16, 3]).

Ätiologie	kardial	renal/Überwäss.	ARDS
PCWP	hoch		normal/niedrig
Ödemviskos	niedrig		hoch
Herzgröße	Dilat.++	Dilat++	normal
Pleuraergüsse	"++"	"+"	
Luftbronchogramm	selten		deutlich
Ödemlokalisation			

Abb. 5. Radiologische Differentialdiagnose des Lungenödems

Tabelle 2. Differentialdiagnose des Lungenödems

Klinik: Atemnot $p_aO_2 \downarrow$, $pCO_2 \downarrow$, RR $\uparrow$	Kardiales Lungenödem	Nichtkardiales Lungenödem
Vorgeschichte	Kardiales Ereignis	Typische Vorerkrankung
Befund	RGs, Galopprhythmus, Zentralisation, Venenstauung	Meist warme Peripherie, Hinweis auf bestimmte Grunderkrankung (z. B. Sepsisherd)
Labor	Infarkt-EKG, Enzymerhöhung, PCWP >18 mmHg Rö.Thorax: Hilär betontes Ödem, Rechts-links-Shunt klein	Normales EKG, Enzyme normal PCWP <18 mmHg Thoraxröntgen: peripheres Ödem, Rechts-links-Shunt groß

Außerklinische Sofortmaßnahmen

1. Reduzierung der Vorlast des Herzens und damit des Flüssigkeitsgehalts der Lunge durch halbsitzende Lagerung des Patienten;
2. vorsichtige Sedierung mit z. B. 5–10 mg Diazepam, oder 10 mg Morphin,das zusätzlich den pulmonalen Kapillardruck senkt;
3. „unblutiger" Aderlaß durch Staubinden an den Extremitäten. Dabei sollte der Staudruck unterhalb des arteriellen Blutdrückes liegen, sodaß distal der Stauung noch eine Pulswelle palpabel ist bei Anwendung von Blutdruckmanschetten von 40–60 mmHg für ca. 15 min;
4. Sauerstoffgabe über Nasensonde (3–6 l/min), besser O_2-Maske mit 10–15 l/min;
5. Vasodilatation zur weiteren Senkung der Vorlast mit Glyceroltrinitrat 0,6–1,2 mg sublingual oder als Spray;
6. Gabe eines rasch wirkenden Diuretikums zu Verminderung des zirkulierenden Blutvolumens (z. B. 40–80 mg Lasix i.v. u. U. mehrfach);
7. bei „sprudelndem Lungenödem" Intubation und Überdruckbeatmung.

Klinische Therapiemaßnahmen

1. Fortsetzung der vorlastsenkenden Therapie mit Nitroglycerin i.v. als Dauerinfusion 1–6 mg/h;
2. bei nicht ausreichendem Effekt der Vorlastsenkung Katecholamine als Dauerinfusion (z. B. Dobutamin 100 µg–1 mg/min) zur Verbesserung der Herzauswurfleistung; bei Vorhofflimmern kann zusätzlich Digitalis 0,2–0,4 mg sinnvoll sein;
3. zur Differenzierung zwischen kardialem und nichtkardialem Lungenödem kann im Zweifelsfall ein Rechtsherzeinschwemmkatheter helfen. Ein normaler pulmonal-kapillärer Mitteldruck schließt eine kardiale Genese mit großer Sicherheit aus. Darüber hinaus ermöglicht die genaue Kenntnis der pulmonalen Hämodynamik und die Bestimmung des Herzzeitvolumens mit der Thermodilutionsmethode die Feinabstimmung der Therapie. Bei hochgradiger linksventrikulärer Insuffizienz ist oft die hämodynamisch exakt gesteuerte Nachlastsenkung mit einem potenten Vasodilatator (z. B. Natriumnitroprussid) lebensrettend.
4. bei schweren Reizgasinhalationen mit hochgradiger Irritation auch tiefer Lungenabschnitte wird die Inhalation von topisch wirksamen Steroiden wie Dexamethason empfohlen. Initial 5–10 Hübe eines Dosieraerosols. Je nach Beschwerdebild soll diese Applikation im 10–15-min-Abstand wiederholt werden.

Eine Besonderheit besteht in der Therapie des interstitiellen Lungenödems beim „akuten Lungenversagen".

Hier kommt es durch komplexe Schädigungen des Kapillarendothels in der Lunge und schließlich der kapillar-alveolären Grenzmembran zur massiven Beeinträchtigung dieses für den Flüssigkeitsgehalt der Lunge so entscheidenden Grenzbereichs. (Abb. 6). Ausgelöst wird dieser Mechanismus bei einer Vielzahl schwerer Allgemeinerkrankungen wie Sepsis, Polytrauma, Pankreatitis, schwere Vergiftungen oder massive Thoraxtraumen und ist wahrscheinlich der überschießenden Aktivierung unterschiedlicher Mediatorsysteme zuzuschreiben [15]. Der erhebliche Funktionsverlust der Lunge zwingt immer zur künstlichen Beatmung mit positiv-endexspiratorischem Druck. Frühzeitig eingesetzt, ist eine günstige Beeinflussung der Ödembildung vorstellbar. Sowohl im Tierexperiment als auch in klinischen Studien werden aber unterschiedliche Ergebnisse dazu berichtet [4, 11, 12].

Bei der Beatmung sind zur Vermeidung weiterer Lungenschädigungen Spitzendrücke von >30 cm H_2O und toxische O_2-Konzentrationen >50% nach Möglichkeit zu vermeiden, um einer weiteren entzündlichen Ödembildung durch entstehende Mikrotraumen entgegen zuwirken. Positiv beeinflußt eine restriktive Infusionsbehandlung das interstitielle Ödem bei diesem Krankheitssyndrom ([7, 8, 14]; Abb. 7). In ausgeprägten Fällen mit schwerster Beeinträchtigung der Lungenfunktion (ARDS-Score >2,5) hat sich der massive Flüssigkeitsentzug über ein extrakorporales Verfahren bewährt [1, 10]. Zielgröße des Flüssigkeitsentzuges ist ein PCWP von 10 mmHg. Bei stark abnehmender Herzauswurfleistung durch diese massive Reduktion der Vorlast des Herzens müssen kompensatorisch Katecholamine eingesetzt werden.

Da in allen diesen Fällen davon auszugehen ist, daß auch das oberflächenaktive System der Lunge schwer beeinträchtigt ist, bietet sich die heute mögliche Applikation von künstlichem Surfactant zur Normalisierung der Oberflächenspannung in den betroffenen Lungenarealen an, um damit der weiteren Ödementstehung entgegenzuwirken. Dieses theoretisch überzeugende Konzept hat aber bisher seine klinische Bewährung nicht bewiesen.

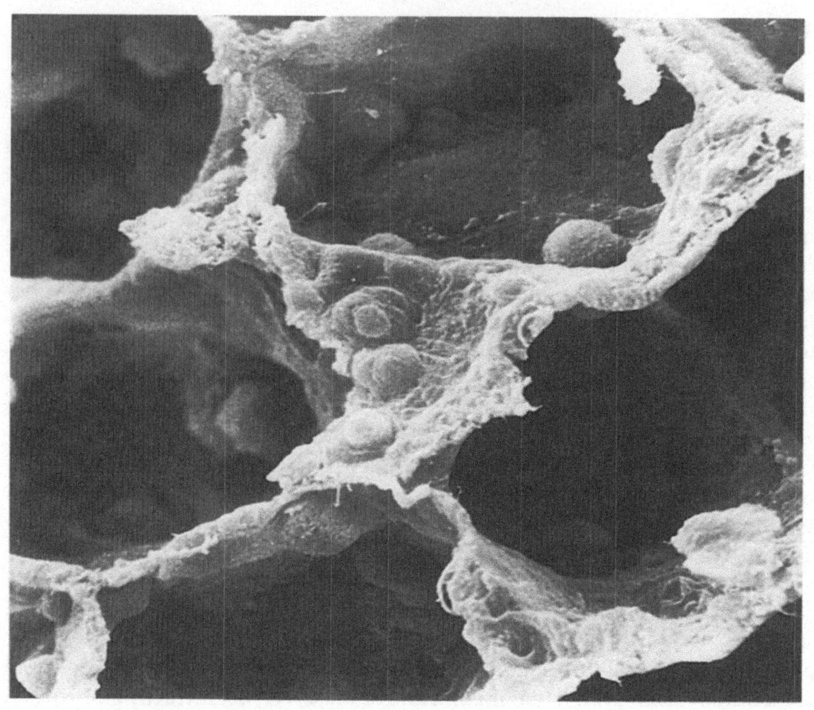

Abb. 6. Rasterelektronenaufnahme der Lungenalveolen mit verletzlicher Gasaustauschmembran

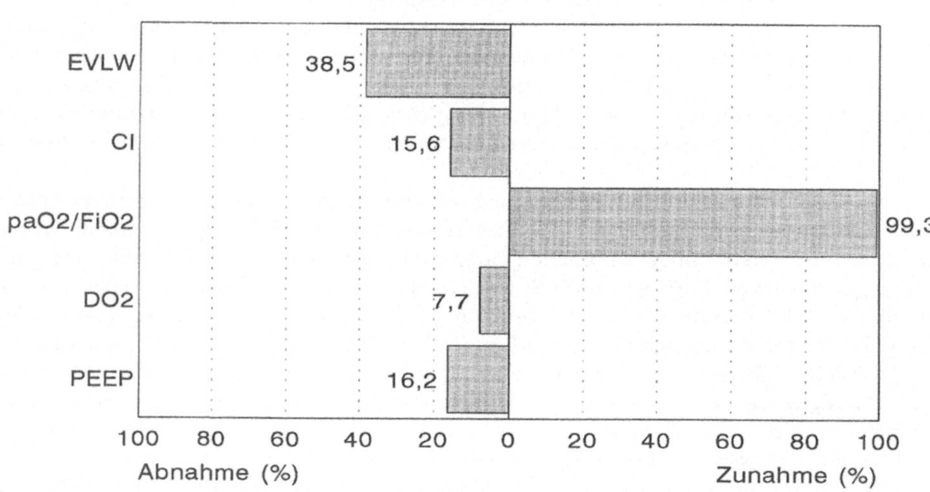

Abb. 7. Effekt der Ultrafiltration beim „Akuten Lungenversagen" mit interstitiellem Ödem. Mittelwerte von 24 Patienten mit alveolärem (ALV) Wasserentzug 2 l in 2 h

Alle Therapiemaßnahmen zur Beseitigung eines Lungenödems müssen selbstverständlich ergänzt werden durch eine möglichst kausale Behebung der auslösenden Erkrankung. Dazu gehört der Versuch der Revaskularisierung beim akuten Myocardinfarkt mit ausgeprägter linksventrikulärer Dysfunktion, die Beseitigung von komplexen Herzrhythmusstörungen und u. U. ein akuter Klappenersatz. Beim akuten Lungenversagen muß ebenso folgerichtig die auslösende Erkrankung wie ein Sepsisherd beseitigt werden.

Literatur

1. Barckow D, Schirop T (1983) Isolierte Ultrafiltration beim akuten Lungenversagen. Intensivmed 20: 213–216
2. Baudendistel L, Shields J B, Kaminski DL (1982) Comparison of double indicator thermodilution measurements of extravascular lung water (EVLW) with radiographic estimation of lung water in trauma patients. J Trauma 22: 983–988
3. Bernard G R, Brigham KL (1986) Pulmonary edema. Chest 89: 594–601
4. Lewandowski K, Pappert D, Kuhlen R, Rossaint R, Gerlach H, Falke KJ (1996) Klinische Aspekte des akuten Lungenversagens des Erwachsenen (ARDS). Anaesthesist 45: 2–18
5. Lewis FR, Elings VB, Sturm JA (1979) Bedside measurement of lung water. J Surg Res 27: 260–261
6. Mackersie RC, Christensen JM, Pitts LH, Lewis FR (1983) Pulmonary extravascular fluid accumulation following intracranial injury. J Trauma 23: 968–975
7. Matthay MA, Broaddus VC (1984) Fluid and hemodynamic manegement in acute lung injury. Semin Respir Crit Care Med 15: 271–288
8. Mitchell JP, Schuller D, Calandrino FS, Schuster DP (1992) Improved outcome based on fluid management in critically ill patients requiring pulmonary artery catheter. Am Rev Respir Dis 145: 990–998
9. Niemer M, Nemes C, Lundsgaard-Hansen P, Blauhut B (1992) Datenbuch Intensivmedizin, 3. Aufl. G. Fischer, Stuttgart Jena New York
10. Oyama C, Levin N, Magilligan DJ (1984) Pulmonary edema: Reversal by Ultrafiltration. J Surg Res 36: 191–197
11. Pepe PE, Hudson LD, Carrico CJ (1984) Early application of positive end-expiratory pressure in patients at risk for the adult respiratory distress syndrome. N Engl J Med 311: 282–286
12. Ruiz-Bailen M (1996) The influence of the timing of PEEP-application on the reduction of lung injury. European Congress of Intensive Care Glasgow Abstract 709
13. Sibbald WJ, Cunningham DR, Chin DN (1993) Non-cardiac or cardiac pulmonary edema? Chest 84: 452–461
14. Simmons RS, Berdine GG, Seidenfeld JJ et al. (1987) Fluid balance in the adult respiratory distress syndrome. Am Rev Respir Dis 135: 924–929
15. Temmesfeld-Wohlbrück, Walmrath D, Grimminger F, Seeger W (1995) Prevention and therapy of the adult respiratory distress syndrome. Lung 173: 139–164
16. Wichert P von (1992) In: Siegenthaler W, Kaufmann W, Hornbostel H, Wulen HD (Hrsg) Lehrbuch der inneren Medizin, 3. Aufl. Thieme, Stuttgart, S 299

Die Blutgasanalyse

H. Stephan

Die Durchführung von Blutgasanalysen dient der Diagnose schwerer metabolischer Störungen, von Störungen des Gasaustauschs und der Überwachung einer maschinellen Beatmung. Die moderne Säure-Basen-Blutgasanalytik beruht auf der Messung folgender 3 Größen:

1. pH-Wert als Maß für die aktuelle Wasserstoffionenkonzentration ($pH=-\log [H^+]$),
2. pCO_2, Partialdruck des Kohlendioxids (Maßeinheit mmHg oder kPa),
3. pO_2, Partialdruck des Sauerstoffs (Maßeinheit mmHg oder kPa).

Aus pH-Wert und pCO_2 kann berechnet werden:

4. $[HCO_3^-]$, die aktuelle Bikarbonatkonzentration (Maßeinheit mmol/l).

Ist zusätzlich der Hämoglobinwert bekannt, so kann berechnet werden:

5. BE, die Basenabweichung, „base excess" (Maßeinheit mmol/l),
6. SBC, das sog. Standardbikarbonat (Maßeinheit mmol/l).

    Aus pO_2 und pH-Wert kann unter der vergröbernden Annahme einer Standard-O_2-Dissoziationskurve des Hämoglobins (s. unten) berechnet werden:

7. SO_2, die O_2-Sättigung des Hämoglobins (in %).

Meßverfahren

Die Basisparameter der Blutgasanalyse werden mit elektrochemischen Verfahren bei 37°C gemessen.

pH-Wert. Der pH-Wert wird mithilfe einer Elektrodenkette, bestehend aus der mit einer Lösung bekannten pH-Werts gefüllten Glaselektrode (Meßelektrode) und der Kalomelelektrode (Referenzelektrode), gemessen. An der für Wasserstoffionen sensitiven Glasmembran der Meßelektrode entwickelt sich nach Eintauchen in eine Lösung unbekannten pH-Werts eine von der Differenz der Wasserstoffionenkonzentrationen der inneren Bezugslösung und der Meßlösung abhängige Potentialdifferenz, die im Vergleich zum konstanten Potential der Referenzelektrode gemessen wird.

pCO_2. Die Messung des pCO_2 erfolgt ebenfalls potentiometrisch mithilfe einer Glaselektrode und einer aus Silber/Silberchlorid bestehenden Bezugselektrode, die beide in eine Natriumbikarbonatlösung eintauchen. Die Bikarbonatlösung der Glaselektrode ist von der Meßlösung durch eine für Kohlendioxid durchlässige Membran getrennt. Diese Membran ist für Wasser und Ionen einschließlich Protonen, die den pH-Wert der Bikarbonatlösung verändern könnten, undurchlässig. Entsprechend der Henderson-Hasselbalch-Gleichung (s. unten) ändert sich der pH-Wert der Bikarbonatlösung in Abhängigkeit von dem in die Elektrode diffundierenden Kohlendioxid. Der pH-Wert der Bikarbonatlösung wird wieder von der Glaselektrode gemessen.

pO₂. Die Bestimmung des pO_2 wird polarographisch mit der Clark-Elektrode, bestehend aus einer Platinelektrode (Kathode) und einer Ag/AgCl-Referenzelektrode (Anode) durchgeführt. Zwischen beiden Elektroden wird eine konstante Spannung angelegt. Die gesamte Elektrode ist mit einer O_2-durchlässigen Membran überzogen. Die durch die Membran diffundierenden O_2-Moleküle werden an der Platinelektrode durch die angelegte Spannung reduziert:

$$O_2 + H_2O + 4\,e^- \rightarrow 4\,OH^-$$

Die Stärke des entstehenden Reduktionsstroms ist proportional zur Anzahl der pro Zeiteinheit an der Platinelektrode reduzierten O_2-Moleküle.

Berechnungen

Aktuelle Bikarbonatkonzentration

Die aktuelle Bikarbonatkonzentration $[HCO_3^-]$ wird mit der Henderson-Hasselbalch-Gleichung errechnet:

$$pH = pK + \log \frac{[HCO_3^-]}{\alpha \times pCO_2}$$

wobei der pH-Wert und der pCO_2 gemessen werden.

$pK = 6,1 \quad \alpha = 0,0304$

Daraus folgt:

$$[HCO_3^-]\,[mmol/l] = 0,0304\,pCO_2\,[mmHg] \times 10^{(pH-6,1)}$$

Basenabweichung

Die Basenabweichung (BE) wird meistens ohne Berücksichtigung der aktuellen O_2-Sättigung als In-vitro-Basenabweichung angegeben. Sie ist definiert als die Menge an Millimolen einer starken Säure oder Base, die notwendig ist, um einen Liter Vollblut mit einem pH-Wert von 7,4 und einer Temperatur von 37 °C zu titrieren, während der pCO_2 konstant bei 40 mmHg gehalten wird. Sie kann nach Siggaard-Andersen [4] wie folgt berechnet werden:

$$BE = (1 - 0,0143\,Hb) \times \{([HCO_3^-] - 24) + [(1,63\,Hb + 9,5) \times (pH - 7,4)]\}$$

Standardbikarbonat

Die Standardbikarbonatkonzentration (SBC) ist definiert als die Bikarbonatkonzentration des Plasmas des Vollblutes, welches mit einem pCO_2 von 40 mmHg und einer Temperatur von 37 °C und vollständig gesättigtem Hämoglobin äquilibriert wird. Sie errechnet sich wie folgt [5]:

$$SBC = 24,29 + 0,889\,BE + 0,0073\,BE$$

Sauerstoffsättigung

Die O_2-Sättigung (SO_2) ist definiert als der Teil des Oxyhämoglobins, der als Teil des Hämoglobins in der Lage ist, Sauerstoff zu binden. Zur Berechnung von SO_2 aus pO_2 ist der pO_2-Wert zunächst unter Berücksichtigung von Temperatur, pH-Wert und BE wie folgt zu korrigieren:

$$N = pO_{2(37)} \times 10^{[0,48\,(pH\,-7,4)-0,024\,(T\,-37)-0,0013\,BE]}$$

Aus dem so korrigierten pO_2 in mmHg kann SO_2 mit der folgenden Formel berechnet werden:

$$SO_2 = \frac{N^4 - 15\,N^3 + 2045\,N^2 + 2000\,N}{N^4 - 15\,N^3 + 2400\,N^2 - 31100\,N + 2,4 \times 10^6}$$

Diese Gleichung rechnet auf Basis der Standard-O_2-Dissoziationskurve und berücksichtigt zwar die Einflüsse von pH-Wert und Temperatur (s. Abb. 1), andere Faktoren werden

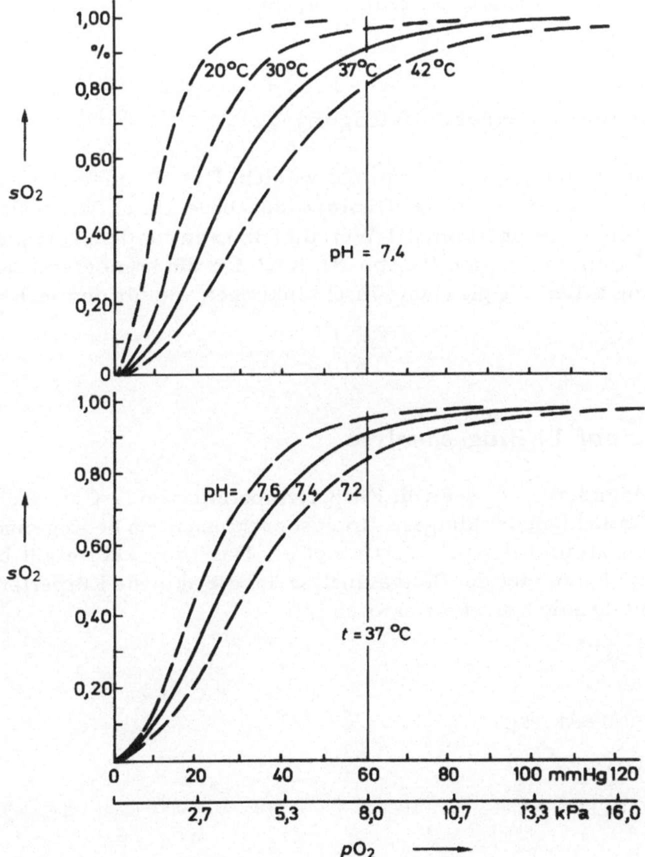

Abb. 1. O_2-Bindungskurve in Abhängigkeit vom pH-Wert (*unten*) und der Temperatur (*oben*).

jedoch außer acht gelassen. Sicherer ist daher die direkte oxymetrische Bestimmung der O_2-Sättigung.

Sauerstoffgehalt

Der O_2-Gehalt (O_2Ct) ist definiert als die Menge an Sauerstoff, die sich in einer Volumeneinheit Vollblut befindet, bestehend aus dem gelösten Sauerstoff und dem an Hämoglobin gebundenen Anteil:

$$O_2Ct \text{ [Vol.-\%]} = Hb \times 1{,}39 \times SO_2/100 + 0{,}0031 \times pO_2$$

Säure-Basen-Nomogramme

Während heute die Computer der modernen Blutgasanalysatoren die Basenparameter anhand oben genannter oder ähnlicher Formeln berechnen, wurden in früheren Jahren Nomogramme verwendet. Das Leiternomogramm von Siggaard-Andersen [3] z. B. fußt auf der Henderson-Hasselbalch-Gleichung. Aus ihm können bei bekanntem pH-Wert, pCO_2 und Hb, BE die aktuelle Bikarbonatkonzentration und der Gesamt-CO_2-Gehalt abgelesen werden (s. Abb. 2).

Nomographische Bestimmung der Sauerstoffsättigung

Auch die O_2-Sättigung kann nomographisch ermittelt werden. Das Nomogramm von Kelman u. Nunn [1] basiert auf der Standard-O_2-Dissoziationskurve. Unter Berücksichtigung von Korrekturfaktoren für Temperatur, pH-Wert und BE kann aus dem korrigierten pO_2 die O_2-Sättigung bestimmt werden (s. Abb. 3). Auch für die nomographische Ermittlung der O_2-Sättigung gelten die gleichen Einschränkungen wie für den rechnerisch bestimmten Wert.

Einfluß der Temperatur auf die Blugasanalyse

Der pH-Wert, pCO_2 und pO_2 ändern sich, wenn die Körpertemperatur von 37°C abweicht. In Hypothermie steigt die Löslichkeit der Blutgase. Unter sonst konstanten Bedingungen fallen daher pO_2 und pCO_2 ab und der pH-Wert steigt an. Das Umgekehrte gilt bei Hyperthermie. Will man die Parameter der Blutgasanalyse auf die aktuelle Körpertemperatur korrigieren, gelten folgende Korrekturfaktoren [2]:

$$pH_{(T)} = pH_{(37)} - 0{,}0147 \, (T-37)$$

(T = aktuelle Körpertemperatur)

$$pCO_{2(T)} = pCO_{2(37)} \times 10^{[0{,}019 \times (T-37)]}$$

$$pO_{2(T)} = pO_{2(37)} \times 10^{f\,(T-37)}$$

($f = 0{,}032 - 0{,}0268\, e^{\,30\,[SO_2-1]}$, SO_2 in Bruchteilen von 1!)

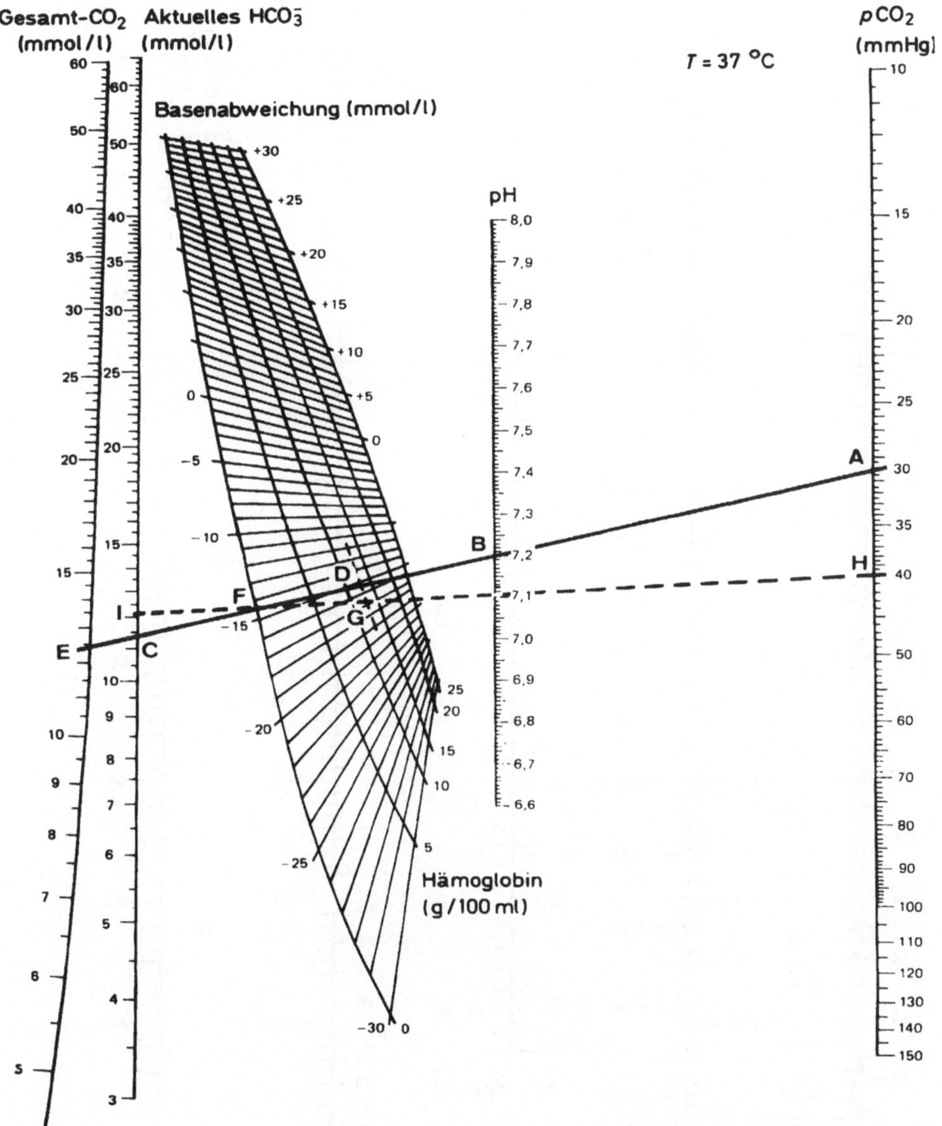

Abb. 2. Leiternomogramm zur Ermittlung der Basenparameter. (Nach Siggaard-Andersen 3)

Moderne Blutgasanalysatoren besitzen eine Vorrichtung zur Korrektur der gemessenen Werte auf die aktuelle Körpertemperatur entsprechend obiger oder ähnlicher Algorithmen. Heutzutage wird häufig auf eine Temperaturkorrektur der Blutgase verzichtet (z. B. bei Anwendung des -α-stat-Managements im Gegensatz zum pH-stat-Säure-Basen-Management).

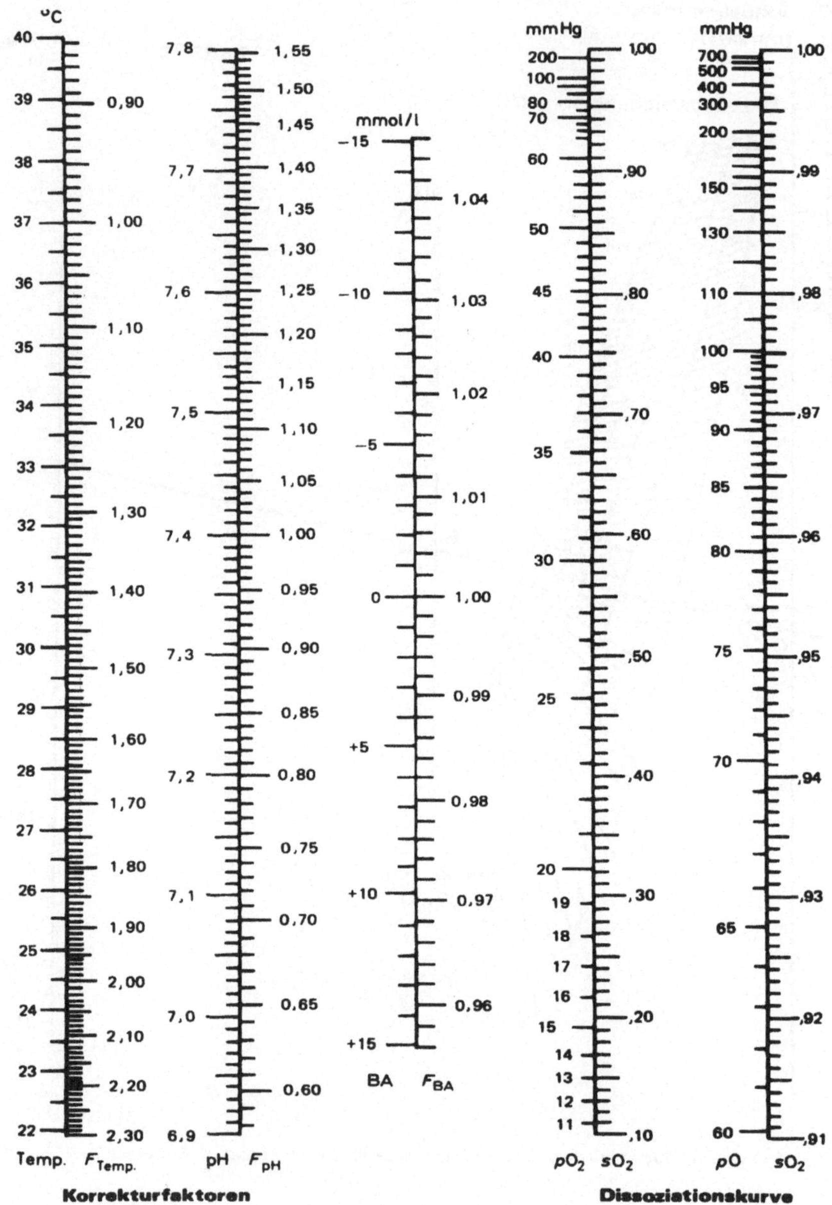

Abb. 3. Standard-O_2-Dissoziationskurve und Korrekturfaktoren für Temperatur, pH-Wert und Basenabweichung zur Ermittlung der O_2-Sättigung. (Nach Kelmann u. Nunn 1)

Probengewinnung

Blutgasanalysen werden ausschließlich mit heparinisiertem Vollblut durchgeführt, da Citrat, Oxalat und EDTA die Säure-Basen-Parameter erheblich verfälschen. Zur arteriellen und venösen Blutabnahme werden heparinisierte 2-ml-Spritzen verwendet, wobei die Heparinkonzentration 50 E/ml nicht überschreiten soll, um eine Verfälschung der Analysenresultate zu vermeiden (s. unten). Zur kapillären Blutabnahme können auch heparinbeschichtete Kapillaren benutzt werden. Die Blutabnahme muß streng anaerob erfolgen. Sofort nach der Blutabnahme ist daher die Spritze bzw. Kapillare zu verschließen. Zur Vermeidung der Blutgerinnung muß die Probe anschließend durch Rotieren mit dem Heparin gemischt werden. Besonders wenn die Analyse nicht sofort erfolgt, empfiehlt es sich, die Probe in Eiswasser zu lagern, um den Erythrozytenstoffwechsel zu verlangsamen.

Zur Beurteilung der Blutgasverhältnisse ist arterielles oder kapilläres Blut am besten geeignet; gemischtvenöses Blut wird benötigt zur Berechnung des O_2-Verbrauchs (s. Tabelle 1).

Fehler bei der Durchführung der Blutgasanalyse

Die häufigsten Störungen der Blutgasanalytik sind auf unsachgemäße Behandlung der Blutproben zurückzuführen.
1. Die Spritze wurde vor Durchführung der Analyse nicht ausreichend rotiert, sodaß eine vollständige Resuspendierung der Erythrozyten nicht stattgefunden hat. Dies ist besonders zu beachten bei Geräten, die simultan die Hb-Konzentration der Blutprobe bestimmen. In diesem Fall kommt es zu einer fehlerhaften Berechnung der O_2-Sättigung.
2. Die Probe wurde nicht ausreichend heparinisiert bzw. nicht ausreichend durchmischt. Es kommt zur Gerinnselbildung in der Spritze oder in der Meßkapillare des Analysators, was zum Ausfall des Gerätes führt.
3. Die Probe enthielt zuviel Heparin. Durch das saure Glukosaminoglykan entsteht eine Verschiebung zur metabolisch sauren Seite. Siggaard-Andersen [5] fand für eine Konzentration von 120 E Heparin/ml Blut eine pH-Senkung um 0,003, einen pCO_2-Anstieg um 0,1 mmHg und einen BE-Abfall um 0,2 mmol/l. Dieser Trend verstärkt sich mit zunehmender Heparinmenge oder wenn im Verhältnis zur Heparinmenge zu wenig Blut abgenommen wird.

Tabelle 1. Normalwerte der Blutgasanalyse

	Arteriell	Gemischtvenös
pH-Wert	7,35–7,45	7,32–7,38
pCO_2 [mmHg]	35–45	42–50
pO_2 [mmHg]	71–104	35–40
SO_2 [%]	94–98	70–75
SBC [mmol/l]	22–26	22–26
BE [mmol/l]	–3 bis +3	–3 bis +3

Tabelle 2. Vergleich einer anaerob entnommenen Blutprobe mit einer Probe, die eine Luftblase enthielt

	Anaerob	Luftblase
pH-Wert	7,42	7,42
pCO_2 [mmHg]	41,7	41,1
pO_2 [mmHg]	204	211
SO_2 [%]	98,8	98,8
SBC [mmol/l]	27,1	26,9
BE [mmol/l]	3,0	2,7

Tabelle 3. Veränderungen der Werte einer Blutprobe nach 30 min Anfangswert

	Nach 30 min
pH-Wert	$-0,021\pm0,008$
pCO_2	$+0,86\pm1,02$ mmHg
$[HCO_3^-]$	$-0,44\pm0,50$ mmol/l
BE	$-0,77\pm0,41$ mmol/l

4. Das Blut wurde nicht anaerob entnommen. Es kommt zu einer Abnahme des pCO_2 und einer Zunahme des pO_2 (s. Tabelle 2).
5. Die Blutprobe wurde zu lange bei Raumtemperatur aufbewahrt. Der Stoffwechsel der Blutzellen geht nach der Entnahme weiter. Dabei wird Sauerstoff verbraucht und saure Metaboliten entstehen. Bleibt eine Blutprobe zwischen Entnahme und Analyse 30 min bei Raumtemperatur liegen, ergeben sich etwa folgende Veränderungen (s. Tabelle 3).

Der pO_2 ändert sich unter diesen Bedingungen bei Ausgangswerten zwischen 60 und 120 mmHg um $-7,5\pm3,7\%$ und bei Ausgangswerten zwischen 140 und 200 mmHg um $-30,1\pm2,9\%$!

Kelman u. Nunn [1] haben Nomogramme angegeben, mit denen die Veränderungen blutgasanalytischer Werte infolge Aufbewahrung bei Raumtemperatur und bei 37°C rechnerisch ausgeglichen werden können (Abb. 4).

Der beste Weg, Säurebildung und O_2-Verbrauch zu drosseln, ist die Aufbewahrung des Blutes bei 4°C im Kühlschrank oder in Eiswasser. Unter diesen Voraussetzungen können Proben bis zu 30 min aufbewahrt werden.

Störungen des Säure-Basen-Haushalts

Störungen des Säure-Basen-Haushalts können respiratorisch oder metabolisch bedingt sein, können aber auch kombinierte Ursachen haben (s. Tabelle 4).

Die Schnellinterpretation der Säure-Basen-Werte auf einen Blick zeigt Tabelle 5.

Der Körper versucht, metabolisch bedingte Störungen durch Veränderung der Ventilation, respiratorisch bedingte Störungen durch Veränderung der Bikarbonatausscheidung zu kompensieren.

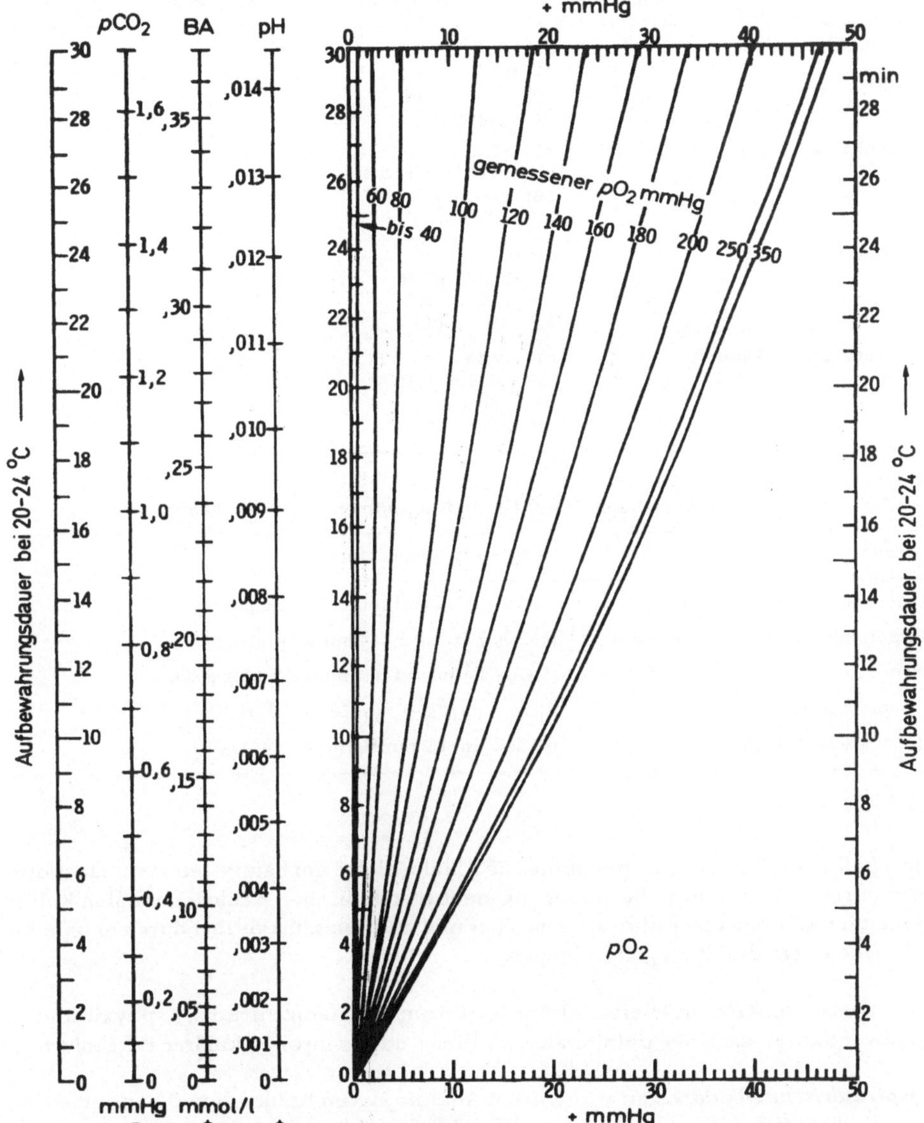

Abb. 4. Nomogramm zur Korrektur von Blutgasanalysen, wenn die Probe bis zur Analyse bei Raumtemperatur aufbewahrt wird. (Nach Kelmann u. Nunn 1)

Metabolische Azidose. Sie ist auf Bikarbonatverlust und Säureretention oder vermehrte Bildung saurer Metaboliten im Rahmen von Nierenerkrankungen, Hypoxie, Schockzuständen, Vergiftungen und massiver Diarrhoe zurückzuführen. Eine vermehrte Bildung saurer Stoffwechselprodukte tritt z. B. beim diabetischen Koma und beim Leberversagen auf.

Tabelle 4. Metabolische und respiratorische Störungen des Säure-Basen-Haushalts

Metabolische Azidose	pH<7,35 pCO_2 <35 mmHg SBC <22 mmol/l BE <-3 mmol/l
Metabolische Alkalose	pH >7,45 pCO_2 >45 mmHg SBC >26 mmol/l BE >+3 mmol/l
Respiratorische Azidose	pH <7,35 pCO_2 >45 mmHg SBC >26 mmol/l BE >+3 mmol/l
Respiratorische Alkalose	pH >7,45 pCO_2 <35 mmHg SBC <26 mmol/l BE <-3 mmol/l

Tabelle 5. Störungen des Säure-Basen-Haushalts und zugehörige Adaptivmechanismen

Störung	Adaptativmechanismus
Akute respiratorische Azidose	$[HCO_3^-]$ ↑ um 0,1 mmol/mmHg pCO_2 ↑
Chronische respiratorische Azidose	$[HCO_3^-]$ ↑um 0,3–0,4 mmol/mmHg pCO_2 ↑
Respiratorische Alkalose	$[HCO_3^-]$ ↓ um 0,1–0,3 mmol/mmHg pCO_2 ↓
Metabolische Alkalose	pCO_2 ↑ um 0,6–1 mmHg/mmol $[HCO_3^-]$ ↑
Metabolische Azidose	pCO_2 ↓ um 1,2 mmHg/mmol $[HCO_3^-]$ ↓

Metabolische Alkalose. Eine metabolische Alkalose wird am häufigsten verursacht durch vermehrte Alkalizufuhr (Überpufferung einer metabolischen Azidose), renalen Kaliumverlust im Rahmen einer diuretischen Therapie und Salzsäureverlust durch anhaltendes Erbrechen bzw. durch Magendrainagen.

Respiratorische Azidose. Hierzu führen Störungen des Atemzentrums, Asphyxie und eine Hypoventilation als Folge pulmonaler, kardialer oder neuromuskulärer Erkrankungen.

Respiratorische Alkalose. Zur vermehrten Abatmung von Kohlendioxid kommt es durch eine direkte Stimulation des Atemzentrums (Angst, Salicylatvergiftung, Meningitis, septischer Schock, Fieber). Hypoxie führt zu einer reflektorischen Hyperventilation.

Die Interpretation der Säure-Basen-Werte kann nicht nur durch respiratorische und renale Kompensationsmechanismen erschwert werden. Besonders bei Intensivpatienten kann es zu kombinierten Störungen des Säure-Basen-Haushalts kommen, bei denen gleichzeitig primäre, voneinander unabhängige Veränderungen des pCO_2 und der Bikarbonatkonzentration auftreten. Die einzelnen Komponenten der Störung addieren sich oder können auch gegensinnig auf den pH-Wert einwirken.

Metabolische und respiratorische Azidose. Hierbei kommt es zu einem ausgeprägten Abfall des pH-Wertes. Als Ursachen kommen in Frage: Herzstillstand, chronisch-obstuktive Lungenerkrankung mit septischem Schock, schweres Nieren- und Lungenversagen, schweres Lungenödem.

Metabolische und respiratorische Alkalose. Hier kommt es zu einem starken Anstieg des pH-Wertes. Als Ursachen sind bekannt: chronisches Leberleiden und Magensaftableitung oder Diuretikatherapie, Kinder mit Herzerkrankungen und Diuretikatherapie, Patienten mit Störungen des Atemzentrums und Erbrechen, Schwangerschaft und Erbrechen, Intensivpatienten mit metabolischer Alkalose und maschineller Hyperventilation.

Metabolische Alkalose und respiratorische Azidose. Bei dieser Kombination handelt es sich um eine der häufigsten Säure-Basen-Störungen. Der pH-Wert kann normal oder fast normal sein. Als Ursache findet sich häufig eine chronische respiratorische Störung mit einer metabolischen Alkalose z. B. nach Erbrechen oder Steroidtherapie.

Metabolische Azidose und respiratorische Alkalose. Auch hier liegt der pH-Wert in der Regel im Normbereich. Ursachen sind: Laktatazidose und septischer Schock, renale Azidose bei hepatorenalem Syndrom, organische Azidose und Salicylatvergiftung.

Bei Patienten mit kombinierten Störungen können Anamnese und die Bestimmung zusätzlicher Laborparameter (pO_2, Elektrolyte, Glukose, Laktat und Ketonkörper) zur Abklärung des klinischen Krankheitsbilds beitragen.

Beurteilung der Sauerstoffversorgung

Die O_2-Parameter werden zur Kontrolle der Arterialisierung des Blutes verwendet und erlauben eine Bewertung der Lungenfunktion. Erniedrigter pO_2 und verminderte O_2-Sättigung weisen auf einen O_2-Mangel oder Diffusions- und Ventilationsstörungen hin. Bei beatmeten Patienten ist dies häufig Folge eines zu geringen inspiratorischen O_2-Anteils oder eines zu geringen Atemzeitvolumens, wobei im letzteren Fall der pCO_2 erhöht ist. Zusätzlich findet sich ein normaler pO_2 und eine verminderte bzw. erhöhte O_2-Sättigung bei Azidose bzw. Alkalose. Werden gleichzeitig arterielle und gemischtvenöse Blutproben entnommen, können die arteriogemischtvenöse O_2-Gehaltsdifferenz und bei Kenntnis des Herzzeitvolumens die O_2-Aufnahme des Gesamtkörpers errechnet werden.

Literatur

1. Kelman GR, Nunn JF (1966) Nomograms for correction of blood pO_2, pCO_2, pH, and base excess for time and temperature. J Appl Physiol 21: 1484
2. Müller-Plathe O (1982) Säure-Basen-Haushalt und Blutgase: Pathobiochemie – Klinik – Methodik. Thieme, Stuttgart
3. Siggaard-Andersen O (1963) Blood acid-base alignment nomogram. Scand J Clin Lab Invest 15: 211
4. Siggaard-Andersen O (1966) Titratable acid or base of body fluids. Ann NY Acad Sci 133: 41
5. Siggaard-Andersen O (1974) The acid-base status of the blood. Munksgaard, Kopenhagen

Neue Entwicklungen in der Beatmungstherapie

R. Kuhlen, M. Max, R. Rossaint

In den letzten Jahren hat sich in den Möglichkeiten der maschinellen Beatmungstherapie eine enorme Entwicklung vollzogen, die v. a. durch die technische Entwicklung der entsprechenden Beatmungsgeräte bedingt war. Die Steuerung moderner Beatmungsgeräte durch Mikroprozessoren ermöglicht verschiedene Beatmungsformen als Softwarefunktionen zu programmieren und zu modifizieren. Zusammen mit der Weiterentwicklung schnell reagierender Ventilsysteme hat dies zu einer breiten Palette an Beatmungsformen geführt, die für den klinischen Gebrauch zur Verfügung stehen.

Hieraus ergibt sich der prinzipielle Vorteil, diese Vielfalt an Beatmungstechniken zu einer sehr differenzierten Therapie am Patienten zu nutzen, jedoch ergibt sich aus der steigenden Komplexität ebenso das Problem der unsachgemäßen Handhabung neuer Methoden. Dieses Problem muß besonders vor dem Hintergrund beachtet werden, daß auch heute noch keine einheitlichen und schlüssigen Studien die Überlegenheit einer bestimmten Beatmungsform bei einer definierten respiratorischen Störung wirklich belegen. Auch wenn kein wissenschaftlicher Beleg hierfür erbracht ist, besteht allerdings eine generelle Tendenz während der Beatmungstherapie, spontane Atembemühungen des Patienten nicht nur zu tolerieren, sondern sogar zu fördern.

Diese Entwicklung schlägt sich darin nieder, daß entsprechende Beatmungsformen, die der assistierten Spontanatmung dienen, immer früher im Verlaufe eines respiratorischen Versagens eingesetzt werden und nicht erst zur definitiven Entwöhnung von der Beatmungstherapie. Neben den etablierten und wissenschaftlich recht gut untersuchten Methoden der druckunterstützten Beatmung („pressure support ventilation", PSV) und den verschiedenen Modifikationen des BIPAP („biphasic positive airway pressure") finden nun auch neuere Ansätze der assistierten Spontanatmung wie etwa die automatische Tubuskompensation (ATC) oder die „proportional assist ventilation" (PAV) Eingang in den klinischen Gebrauch. In dieser Übersicht sollen v. a. diese Verfahren mit ihren pathophysiologischen Grundlagen und den bisher vorliegenden klinischen Erfahrungen diskutiert werden.

Vorteile der assistierten Spontanatmung

Bleibt auch während der maschinellen Beatmung eine gewisse spontane Atemaktivität erhalten, so trägt diese mit dazu bei, daß der maschinell applizierte Atemwegsdruck gesenkt werden kann, da ein Teil des notwendigen Druckes zur Ventilation der Lunge vom Patienten geleistet wird. Hierdurch können die bekannten Nebenwirkungen des erhöhten intrathorakalen Druckes auf die Hämodynamik abgeschwächt werden: der venöse Rückstrom zum rechten Herzen wird verbessert, was zu einem erhöhten Herzzeitvolumen und einem hierüber verbesserten O_2-Transport führt.

Entsprechend der weniger ausgeprägten Einschränkungen der Hämodynamik konnte gezeigt werden, daß bei assistierter maschineller Ventilation, verglichen mit kontrollierter Beatmung, die Nierenfunktion verbessert wird (Steinhoff et al. 1982). Neben den weniger ausgeprägten Nebenwirkungen der Beatmungstherapie auf die Hämodynamik und Organfunktion ist ein weiterer und sehr wesentlicher Vorteil der erhaltenen Spontanatmung eine deutlich geringere Neigung zur Atelektasenbildung in den abhängigen Lungenarealen.

So konnte z. B. in einer Studie von Hedenstierna (Hedenstierna et al. 1994) gezeigt werden, daß die bekannte Neigung zur Atelektasenbildung in den abhängigen Lungenarealen während Narkose durch künstliche Stimulierung des *N. phrenicus* mit den entsprechenden Bewegungen des Zwerchfells deutlich reduziert werden kann. Hieraus läßt sich folgern, daß eine erhaltene Bewegung des Zwerchfells zu einem *Recruitment* kollabierter Alveolen führt, was über Aufrechterhaltung der Lungenvolumina zu einer verbesserten Verteilung zwischen Ventilation und Perfusion führt und somit auch den Gasaustausch verbessert. Entsprechend diesen pathophysiologischen Zusammenhängen konnte gezeigt werden, daß die Ventilations-Perfusions-Verteilung (V_A/Q) in der Lunge und demzufolge auch der Gasaustausch durch die erhaltene Spontanatmung verbessert werden, auch wenn der Recruitmenteffekt erst nach einigen Stunden einsetzte (Sydow et al. 1994).

Daß auch ein nur ganz geringer Anteil der Spontanatmung an der gesamten Ventilation diese positiven Effekte zeigt, wurde von in einer tierexperimentellen Studie von Putensen et al. berichtet (Putensen et al. 1994): in Hunden mit einem Ölsäure induzierten Lungenschaden führte eine Spontanatemaktivität von lediglich 10% der Gesamtventilation dazu, daß die V_A/Q-Verteilung in der Lunge klar zugunsten von Arealen mit normalem V_A/Q-Verhältnis verändert wurde.

In einer klinischen Studie von Hörmann et al. (1997) an ARDS-Patienten wurden diese Ergebnisse bestätigt. Hier führte die erhaltene Spontanatmung von lediglich 70–150 ml während BIPAP bei ansonsten unveränderten Einstellungen am Ventilator zu einer Verbesserung der Oxygenierung aufgrund einer Abnahme der intrapulmonalen Shuntperfusion, wie auch zu einer effektiveren CO_2-Elimination aufgrund einer Abnahme der Totraumventilation. Diese Befunde legen nahe, daß eine erhaltene Motilität des Zwerchfells während der Beatmungstherapie klinisch auch dann sinnvoll ist, wenn das Ausmaß der Spontanatmung, gemessen am Atemzugvolumen oder am Anteil an der Gesamtventilation, insuffizient erscheint.

Ein weiterer offensichtlicher Vorteil einer Beatmungsstrategie, in der die Spontanatmung gefördert wird, ist der geringere Gebrauch von Analgosedativa oder Muskelrelaxanzien (Burchardi 1996). Der Patient sollte lediglich soweit analgosediert sein, daß er frei von Schmerz und Angst ist und alle notwendigen pflegerischen Maßnahmen gut toleriert. Tiefe Analgosedierung oder gar Muskelrelaxation, um den Patienten an die Beatmung zu adaptieren, erscheinen vor diesem Hintergrund nicht nur nicht notwendig, sondern auch wenig wünschenswert. Reduktion der Analgosedierung führt zu einer geringer ausgeprägten Akkumulation der entsprechenden Medikamente mit dem Vorteil der besseren Steuerbarkeit, was die gerade beim kritisch Kranken wichtige neurologische Beurteilung vereinfacht. Die Nebenwirkungen der Analgosedierung auf den Gastrointestinaltrakt oder die Hämodynamik sollten weniger ausgeprägt sein, und die Mobilisation und Physiotherapie sollten einfacher durchführbar sein.

Von wenigen Ausnahmesituationen abgesehen, erscheint es nicht mehr notwendig, einen Patienten zur Beatmungstherapie zu relaxieren, was die Gefahr der prolongierten neuromuskulären Dysfunktion vermindert. Mit den heute zur Verfügung stehenden differenzierten Beatmungsformen sollte es nahezu immer gelingen, die Beatmungsform an den Bedarf des Patienten anzupassen, und nicht den Patienten an die Beatmungsform zu adaptieren.

Obwohl eine solche Strategie vor dem Hintergrund der Effekte auf die Lungenfunktion pathophysiologisch sinnvoll erscheint, muß doch angemerkt werden, daß bis heute keine Studie über den klinischen Nutzen eines solchen Beatmungskonzeptes, gemessen am Outcome, der Beatmungsdauer, der Anzahl der beatmungsassoziierten Komplikationen oder dem Verlauf und Erfolg der Entwöhnung, vorliegen.

Bei allen Vorteilen der erhaltenen Spontanatmung während der Beatmung muß daran gedacht werden, daß die spontane Inspirationsbemühung zu einer Abnahme des Pleuradruckes führt, deren Ausmaß in der klinischen Routine nicht überwacht wird. Da der negative Pleuradruck in dieselbe Richtung wirksam wird wie der von außen applizierte Atemwegsdruck, erhöht sich hierdurch der transpulmonale Druck, welcher zumindest teilweise mit dem Risiko des pulmonalen Barotraumas assoziiert ist. Deshalb führt erhaltene Spontanatmung nicht per se zu einer Abnahme des Risikos für ein Barotrauma, und es ist wichtig, daß zur Abschätzung dieses Risikos während assistierter Spontanatmung nicht allein der Atemwegsdruck herangezogen wird, sondern bedacht werden muß, daß sich hierzu noch der vom Patienten aufgebrachte Pleuradruck hinzu addiert.

Zusätzliche Atemarbeit

Es ist in einer Vielzahl von Untersuchungen gezeigt worden, daß Spontanatmung durch einen endotrachealen Tubus an einem ventilgesteuerten Beatmungsgerät zu einer Erhöhung der Atemarbeit führt, was als zusätzliche Atemarbeit bezeichnet wird. Diese ist teilweise durch die nicht idealen Eigenschaften der Geräte bedingt, die sich aus der Verzögerungszeit der Ventilsteuerung, einem eventuell insensitiven Triggermechanismus oder einer ungenügenden Gaslieferung während Spontanatmung ergeben (vgl. Kuhlen et al. 1994). Dieser Anteil zusätzlicher Atemarbeit ist allerdings in der neuen Generation mikroprozessorgesteuerter Beatmungsgeräte deutlich minimiert und in Relation zur zusätzlichen Atemarbeit durch den endotrachealen Tubus beinahe zu vernachlässigen (Abb. 1).

Die durch den Tubus bedingte zusätzliche Atemarbeit kann allerdings in Abhängigkeit vom Innendurchmesser des Tubus einen so wesentlichen Anteil an der insgesamt notwendigen Atemarbeit übernehmen, daß sich der Patient hieran erschöpft. Aus Messungen an einem mechanischen Lungenmodell wissen wir, daß Tuben mit den Innendurchmessern von 7,0–9,0 mm zu einer zusätzlichen Atemarbeit von 250–350 mJ/l während CPAP führen, was annähernd einer Verdopplung des energetischen Aufwandes ungehinderter, ruhiger Spontanatmung gleichkommt (vgl. Abb. 2).

Entsprechend wurde in einer klinischen Studie von Brochard et al. (1991) gezeigt, daß die totale Atemarbeit von intubierten Patienten durch Atmung über ein T-Stück um 27±18%, verglichen mit dem entsprechenden Wert nach Extubation, erhöht ist. Der über ein T-Stück spontan atmende Patient hat also eine relevant höhere Atemarbeit zu leisten als nach erfolgter Extubation, wenn der Widerstand des Tubus wegfällt. In dieser Studie konnte auch gezeigt werden, daß die Applikation einer inspiratorischen Drukkunterstützung benutzt werden kann, um diese zusätzliche Atemarbeit zu kompensieren. Je nach zugrundeliegender Erkrankung des Patienten war hierfür eine Drukkunterstützung von 3–15 mbar notwendig.

Aus dieser Untersuchung kann der wichtige klinische Schluß gezogen werden, daß ein Patient, der mit geringer Druckunterstützung suffizient spontan atmet, wahrscheinlich

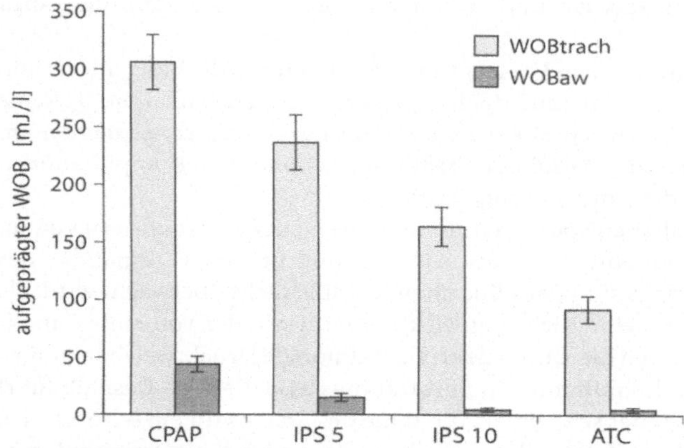

Abb. 1. Zusätzliche Atemarbeit bei verschiedenen Formen der assistierten Spontanatmung im mechanischen Lungenmodell. *CPAP* „continuous positive airway pressure"; *IPS 5* 5 mbar inspiratorische Druckunterstützung; *IPS 10* 10 mbar inspiratorische Druckunterstützung; *ATC* automatische Tubuskompensation; *WOBtrach* gesamte zusätzliche Atemarbeit einschließlich der durch den Endotrachealtubus bedingten Atemarbeit (8,0 mm ID); *WOBaw* zusätzliche Atemarbeit durch die nichtidealen Eigenschaften eines modernen, mikroprozessorgesteuerten Beatmungsgerätes

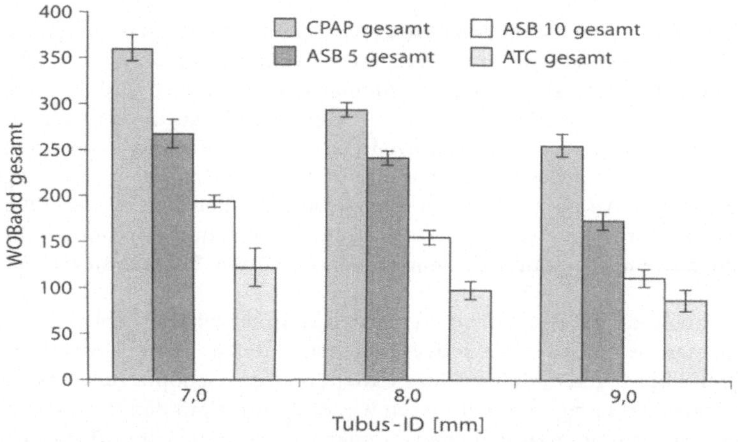

Abb. 2. Gesamte zusätzliche Atemarbeit für verschiedene Endotrachealtuben (7,0–9,0 mm ID) und verschiedene Formen assistierter Spontanatmung. *CPAP* „continuous positive airway pressure"; *ASB 5* 5 mbar inspiratorische Druckunterstützung; *ASB 10* 10 mbar inspiratorische Druckunterstützung; *ATC* automatische Tubuskompensation für den entsprechenden Tubusdurchmesser

erfolgreich zu extubieren ist. Beim individuellen Patienten ist es jedoch schwierig, die hierfür notwendige Druckunterstützung vorherzusagen, was im wesentlichen dadurch begründet ist, daß die zusätzliche Atemarbeit kein fixer Wert ist, sondern neben dem Innendurchmesser des Tubus maßgeblich von der Höhe des Gasflusses abhängt.

Guttmann et al. (1993) haben in einem Modellaufbau gezeigt, daß der Widerstand des Tubus bei Gasflüssen zwischen 0 und 2 l/s im wesentlichen exponentiell mit dem Gasfluß ansteigt. Aus diesem Zusammenhang erklärt sich, daß beim spontan atmenden Patienten

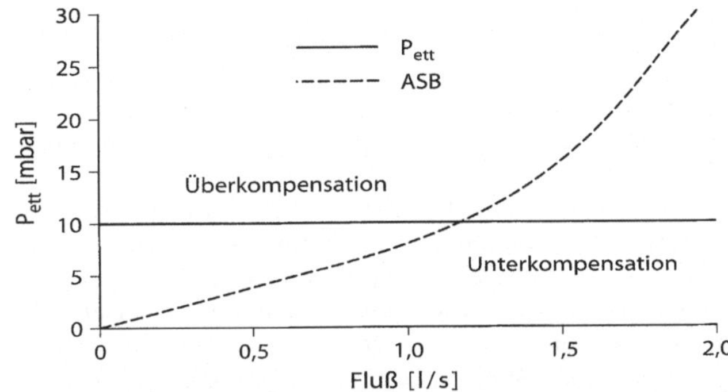

Abb. 3. Schematische Darstellung des resistiven Druckverlustes über den Endotrachealtubus (P_{ett}, *gestrichelte Kurve*) bei Gasflüssen von 0–2 l/s. Als *durchgezogene Linie* ist zusätzlich eine Druckunterstützung von 10 mbar eingezeichnet. Bei Gasflüssen bis ca. 1,2 l/s liegt die Druckunterstützung höher als P_{ett}, was zu einer Überkompensation der durch P_{ett} verursachten zusätzlichen Atemarbeit führt. Über einem Gasfluß von ca. 1,2 l/s liegt die Druckunterstützung unterhalb von P_{ett}, führt also zu einer Unterkompensation

die zusätzliche Atemarbeit neben dem Durchmesser des Tubus ganz wesentlich von den Gasflüssen beeinflußt wird, die bei Spontanatmung ausgesprochen variabel sind. Deswegen ist die zusätzliche Atemarbeit eigentlich keine feste, sondern eine abhängig vom Gasfluß variable Größe, was es schwierig macht, diese mit einer festen Druckunterstützung zu kompensieren.

Streng genommen kann eine fixe Druckunterstützung lediglich für einen definierten Gasfluß die zusätzliche Atemarbeit kompensieren und muß bei variablem Gasfluß entweder zu hoch oder zu gering sein (vgl. Abb. 3). Da am Anfang eines Atemzuges der Gasfluß hoch ist und im Verlauf abnimmt, wird die Kompensation zusätzlicher Atemarbeit mit einer fixen Druckunterstützung am Beginn des Atemhubes zu gering sein, während gegen Ende des Atemhubes die Druckunterstützung zu hoch ist, was als maschinelle Beatmung interpretiert werden kann und zu einer Steigerung des Atemzugvolumens über das gewünschte Maß führen kann. Neben der Gefahr der Überblähung resultiert hieraus eine Verlängerung der Exspiration, da der Widerstand des Tubus der schnellen Exspiration des erhöhten Volumens entgegensteht und so zu einem erhöhten exspiratorischen Druck in der Lunge führt.

Wenn bei hohem Atemantrieb die nächste Inspirationsbemühung schon beginnt, obwohl der Druck in der Lunge noch soweit erhöht ist, daß diese Inspirationsbemühung den Druck nicht auf das eingestellte Triggerniveau senken kann, führt diese Situation zu Fehltriggerung mit nicht beantworteten Atembemühungen und letztlich zur völligen Desynchronisation zwischen Patient und Ventilator (Fabry et al. 1995).

Aus den erwähnten Gründen wird deutlich, daß die klinisch häufig verwendete inspiratorische Druckunterstützung keine optimale Kompensation der zusätzlichen Atemarbeit erlaubt, da sie immer wieder an das individuelle Atemmuster des Patienten angepaßt werden muß.

Automatische Tubuskompensation (ATC)

Aus dieser Analyse heraus wurde das Verfahren der automatischen Tubuskompensation entwickelt, mit dem einleuchtenden und einfachen Konzept, den Widerstand des Tubus mit genau dem Druck zu kompensieren, der bei dem jeweilig vorliegenden Gasfluß notwendig ist.

Der wesentliche Unterschied zur konventionellen Druckunterstützung besteht also darin, daß der maschinell applizierte Druck abhängig vom aktuellen Gasfluß ist, wobei die beschriebene Nichtlinearität zwischen Tubuswiderstand und Gasfluß berücksichtigt wird. Da hiermit eine wirklich genaue Kompensation der tubusbedingten zusätzlichen Atemarbeit zu erreichen ist, kann das Atemmuster des Patienten so betrachtet werden, als sei er *elektronisch extubiert* (Wolff et al. 1994).

Technische Grundlage dieses Verfahrens war die Vorarbeit von Gutmann et al. (1993), in der die exakten Widerstandskennlinien für verschiedene Endotrachealtuben bei Gasflüssen von 0–2 l/s anhand eines Modellaufbaus beschrieben wurden. Wie schon erwähnt, fanden diese Autoren einen Druckabfall über den Endotrachealtubus (p_{ett}), der nichtlinear vom Gasfluß abhängt. Formelhaft läßt sich dieser Zusammenhang darstellen als:

$$p_{ett} = K1 \times f + K2 \times f^2 \qquad\qquad (I)$$

wobei f der Gasfluß ist und K1 und K2 charakteristische Koeffizienten für den jeweiligen Tubus sind.

Da in modernen Beatmungsgeräten die Messung von f wie auch die Messung des Atemwegsdruckes (p_{aw}) routinemäßig zur Verfügung steht, kann unter Verwendung der jeweiligen Koeffizienten K1 und K2 zu jedem Zeitpunkt während des Atemzyklus p_{aw} um den Betrag p_{ett} für den gerade vorliegende Gasfluß f verändert werden.

In Inspiration wird p_{aw} also um den Betrag p_{ett} entsprechend erhöht, während in der Exspiration p_{aw} erniedrigt werden muß, da der Tubuswiderstand in der Exspiration dazu führt, daß der Druck in der Lunge höher ist als außen. Um diesen Widerstand entsprechend von außen zu kompensieren, besteht lediglich die Möglichkeit, p_{aw} in Abhängigkeit von f zu erniedrigen (vgl. Wolff et al. 1994). Der beschriebene, sehr genaue Regulationsmechanismus anhand der Tubuskoeffizienten wurde in einem experimentellen Prototypen eines modifizierten Beatmungsgerätes mit einer sehr guten Präzision realisiert (Fabry et al. 1994). Ein wesentliches Charakteristikum dieses Prototyps war auch, daß während der Exspiration die notwendige Absenkung des p_{aw} bis unterhalb des Umgebungsdruckes mit Hilfe eines exspiratorisch wirksamen Unterdruckes ermöglicht werden konnte.

Um diese aufwendige Technologie zur Umsetzung eines an sich simplen Prinzips für den klinischen Gebrauch anwendbar zu machen, wurde ein etwas vereinfachter und in seiner Präzision limitierter Algorithmus in ein modernes, mikroprozessorgesteuertes Beatmungsgerät implementiert. In diesem Algorithmus werden nicht die exakten Tubuskoeffizienten zur Berechnung von p_{ett} herangezogen, sondern es wird der jeweils bei 1 l/s Gasfluß gemessene Tubuswiderstand (R_{ett}) verwendet.

Darüber hinaus wird die in Gleichung (I) beschriebene Abhängigkeit des p_{ett} von f um den funktionell kleineren linearen Anteil (K1×f) vereinfacht, sodaß R_{ett} als ausschließlich exponentiell abhängig von f angenommen wird. Hieraus ergibt sich der vereinfachte Regelalgorithmus

$$p_{aw} \cong R_{ett} \times f^2 \qquad\qquad (II)$$

Der maschinell applizierte Atemwegsdruck wird also proportional zum Quadrat des Gasflusses reguliert. Da in der klinisch verfügbaren Modifikation aus Sicherheitsgründen keine Absenkung des p_{aw} unterhalb des Umgebungsdrucks möglich ist, kann in dieser Modifikation die exspiratorisch notwendige Absenkung des p_{aw} lediglich um den Betrag des eingestellten PEEP bis auf Umgebungsdruck realisiert werden. Bei hohen exspiratorischen Flüssen oder einem nur geringen PEEP ist also keine 100%ige Kompensation des exspiratorischen Tubuswiderstandes zu erreichen. Obwohl dieses System bestimmte Limitierungen und Einbußen der Präzision mit sich bringt, bietet es doch den Vorteil, klinisch einfacher und auf breiterer Basis verwendbar zu sein.

Die bisherigen Ergebnisse der Studien über ATC belegen die Wirksamkeit des Verfahrens, die zusätzliche Atemarbeit präziser zu kompensieren als IPS („inspiratory pressure support"). In Untersuchungen am mechanischen Lungenmodell wurde gezeigt, daß zwar der Anteil zusätzlicher Atemarbeit, der durch die nicht idealen Eigenschaften des Beatmungsgerätes bedingt ist, gut mit einer geringen Druckunterstützung zu kompensieren ist, während weder 5 noch 10 mbar IPS zu einer adäquaten Kompensation der durch den Tubus bedingten Mehrarbeit führten (Abb. 1). Im Gegensatz hierzu konnte mit ATC für Tuben von 7,0–9,0 mm ID die zusätzliche Atemarbeit auf ein Minimum reduziert werden (Abb. 2, vgl. Kuhlen et al. 1997).

Diese Ergebnisse wurden auch in einer klinischen Studie von Fabry et al. (1997) bestätigt, die zeigte, daß bei postoperativen Patienten ohne vorbestehende Lungenerkrankung mit einem geringen ventilatorischen Bedarf die zusätzliche Atemarbeit durch IPS ähnlich wie durch ATC kompensiert werden konnte. Im Gegensatz hierzu reichte IPS bei Patienten mit einem akuten respiratorischen Versagen und erhöhtem ventilatorischem Bedarf nicht aus, die zusätzliche Atemarbeit ähnlich wie ATC zu kompensieren. Einige Patienten brauchten in dieser Studie keine weitere maschinelle Atemhilfe während ATC.

Daß man ATC in der Tat auch als *elektronische Extubation* umschreiben kann, wurde dadurch gezeigt, daß das Atemmuster wie auch der energetische Bedarf der Atmung während ATC dem nach wirklicher Extubation sehr ähnlich war. Entsprechend dieser Tatsache kann ein suffizientes Atemmuster während ATC als prädikativer Parameter zur Vorhersage einer erfolgreichen Extubation angesehen werden (vgl. Stocker 1997). Darüber hinaus wurde einhellig gezeigt, daß die während IPS beschriebenen Anzeichen der Desynchronisation zwischen Patient und Ventilator, wie Mißtriggerung und frustrane Atembemühungen, durch ATC zu beseitigen waren (vgl Stocker 1997; Haberthür et al. 1996).

Diese Untersuchungsergebnisse legen zwar nahe, daß ATC ein vielversprechender Ansatz ist, den intubierten Patienten vom Hindernis der zusätzlichen Atemarbeit entsprechend der zugrunde liegenden pathophysiologischen Zusammenhänge zu entlasten, jedoch stehen kontrollierte Untersuchungen, die den klinischen Nutzen von ATC im Vergleich zu anderen Verfahren belegen, noch aus.

Proportional Assist Ventilation (PAV)

Das Konzept der PAV, das erstmals von Younes (1991) vorgestellt wurde, besteht darin, die maschinelle Unterstützung proportional zur Atembemühung des Patienten zu steigern: je mehr der Patient „zieht", desto mehr unterstützt ihn die Maschine. Die Überlegung zu dieser positiven Feedbackregulation ist dadurch begründet, daß eine gestörte Übertragung von Atembemühung in tatsächliche Ventilation als wesentliches Charakteristikum einer respiratorischen Insuffizienz angesehen werden kann. Diese Situation resultiert entweder aus einer gestörten Funktion der Atemmuskulatur, die dazu führt, daß ein höherer Input notwendig ist, um den zur Ventilation notwendigen Druck zu generieren, oder aber eine gestörte Atemmechanik führt dazu, daß ein höherer muskulärer Druck aufgebaut werden muß, um ein adäquates Ausmaß an Ventilation sicherzustellen.

Ist auf Dauer der Aufbau eines solch hohen muskulären Drucks vonnöten, wird das zur Ermüdung der Atemmuskulatur und somit zu einer weiteren Verschlechterung der Relation zwischen Atembemühung und Ventilation führen. Diese sich entwickelnde muskuläre Erschöpfung des Patienten ist eine der wesentlichen Indikationen zur assistierten Beatmung.

Mit der Anwendung von konventionellem IPS wird die Relation zwischen Atembemühung und Ventilation in dem Sinne verbessert, daß der Patient durch den maschinell applizierten Druck bei gegebenem Atemantrieb ein erhöhtes Atemzugvolumen generieren kann oder, anders herum, für das gleiche Atemzugvolumen weniger Atemarbeit investieren muß. Ändert sich allerdings der Atemantrieb des Patienten, führt das lediglich zu einer geringen Änderung der Ventilation entsprechend der zugrundeliegenden, eingeschränkten Beziehung zwischen Atemantrieb und Ventilation. Im Gegensatz hierzu wird mit PAV der Atemwegsdruck proportional zur Erhöhung des Atemantriebs gesteigert, was zu einer vermehrten Ventilation entsprechend der eingestellten Proportionalität führt. In diesem Sinne kann PAV als ein Verfahren beschrieben werden, welches dem Patienten eine zusätzliche Atempumpe zur Verfügung stellt, die einen einstellbaren Anteil der Atemarbeit für jeden Atemantrieb übernimmt (Younes 1991).

Um ein solches Verfahren technisch zu realisieren, ist es notwendig, daß der muskuläre Atemantrieb des Patienten abgeschätzt werden kann, da dieser porportional unterstützt werden soll. Diese Abschätzung kann anhand der sogenannten Bewegungsgleichung der Lunge vorgenommen werden. Entsprechend dieser Beziehung kann der zur Ventilation der Lunge notwendige transpulmonale Druckgradient (p_{tp}) ausgedrückt werden als die Summe aus dem Druck der notwendig ist, die elastischen (p_{el}) und die resistiven (p_{res}) Widerstände des respiratorischen Systems zu überwinden:

$$P_{tp} = P_{el} + P_{res} \tag{III}$$

Bei reiner Spontanatmung wird dieser Druckgradient lediglich durch die respiratorische Muskulatur generiert, so daß gilt:

$$P_{tp} = P_{mus} \tag{IV}$$

wobei p_{mus} der muskulär generierte Druck ist.

Im Gegensatz hierzu wird bei jeder Form der maschinell assistierten Spontanatmung der Atemwegsdruck (p_{aw}) erhöht, so daß hierfür gilt:

$$P_{tp} = P_{mus} + P_{aw} \tag{V}$$

Aus Einsetzen in III folgt also, daß für die Formen der assistierten Spontanatmung der Zusammenhang gilt:

$$P_{mus} + P_{aw} = P_{el} + P_{res} \tag{VI}$$

Da die Compliance des respiratorischen Systems (C) eine Funktion des Lungenvolumens (V) und p_{el} ist ($C = V/p_{el}$) und der Widerstand (R) des respiratorischen Systems eine Funktion aus Gasfluß (f) und p_{res} ($R = p_{res}/f$) kann Gleichung VI umgeschrieben werden zu:

$$P_{mus} = V/C + R \times f - P_{aw} \tag{VII}$$

Während bei konventionellem IPS jede Atemanstrengung des Patienten durch Erhöhung von p_{aw} um einen festen Betrag unterstützt wird, ist diese Unterstützung bei PAV proportional zum generierten Volumen oder Gasfluß vorgenommen. Man kann die Regulation von PAV entsprechend formelhaft ausdrücken als:

$$p_{mus}=V/C+R{\times}f-(V{\times}K1+f{\times}K2) \tag{VIII}$$

wobei K1 der volumenabhängige und K2 der flußabhängige Proportionalitätsfaktor ist. In diesem Sinne kann K1 als der Betrag angesehen werden, um den der Patient von seiner eingeschränkten Compliance entlastet wird, während K2 der Betrag ist, um den der Atemwegswiderstand entlastet wird. Mit diesem Konzept kann der Patient entsprechend seiner zugrunde liegenden respiratorischen Störung vom elastischen oder resistiven Anteil seiner erhöhten Atemlast im Sinne einer volumenproportionalen oder flußproportionalen Druckunterstützung entlastet werden (vgl Wolff et al. 1994; Kuhlen et al. 1997).

Zur Illustration der verschiedenen Wirkprinzipien von IPS und PAV ist in Abb. 4 der Effekt einer Verdopplung des muskulären Atemantriebs während IPS im Gegensatz zu der Situation während PAV gezeigt.

Erste klinische Untersuchungen bestätigen die theoretischen Vorteile des physiologisch überzeugenden Ansatzes dieses Verfahrens (Literatur in: Wolff et al. 1994; Kuhlen et al. 1997) in dem Sinne, daß tatsächlich eine bessere und differenzierte Entlastung des Patienten von seiner erhöhten Atemarbeit mit Hilfe von PAV zu erreichen ist. Allerdings liegen auch für dieses Verfahren noch keine Berichte über den klinischen Nutzen, verglichen zu anderen Formen der assistierten Spontanatmung, vor.

Einschränkend muß erwähnt werden, daß eine notwendige Voraussetzung zur Durchführung von PAV ein wirklich ausreichender und stetiger Atemantrieb des Patienten ist, da lediglich die eigene Atmung proportional verstärkt wird. Atmet der Patient nur unregelmäßig oder gar nicht, dann wird auch die maschinelle Unterstützung entsprechend der proportionalen Regulation unregelmäßig oder gar wegfallen. Aus diesem Grunde sind Patienten mit Störungen des Atemantriebs von diesem Verfahren ausgenommen.

Eine weitere Einschränkung des klassischen PAV-Konzepts könnte darin liegen, daß in diesem Konzept lediglich ein Atemwegswiderstand angenommen wird, der sich linear zum Gasfluß verhält. Wie im Abschnitt über zusätzliche Atemarbeit und ATC beschrieben, wissen wir aber, daß ein wesentlicher Anteil des Gesamtwiderstands, nämlich die durch den Tubus bedingte Erhöhung der Resistance, nicht linear, sondern überwiegend exponentiell vom Gasfluß abhängt. Aus diesem Grund erscheint eine Kombination des konventionellen PAV-Konzepts mit ATC sinnvoll, was dann als proportionale Druckunterstützung bezeichnet werden könnte, die entweder volumenproportional oder flußproportional oder als Kombination dieser beiden Aspekte reguliert wird. Da die Grundidee des PAV darin besteht, den Patienten entsprechend seines Bedarfs zu unterstützen, ist hierfür absolut entscheidend, den Bedarf des Patienten so präzise wie möglich zu erfassen. Vor diesem Hintergrund erscheint die Kombination aus ATC und PAV pathophysiologisch sinnvoll, da durch die Kompensation des artifiziellen Tubuswiderstandes eine näher am patienteneigenen Atemantrieb orientierte Ansteuerung von PAV gewährleistet werden kann.

Inspiratory pressure support [IPS]

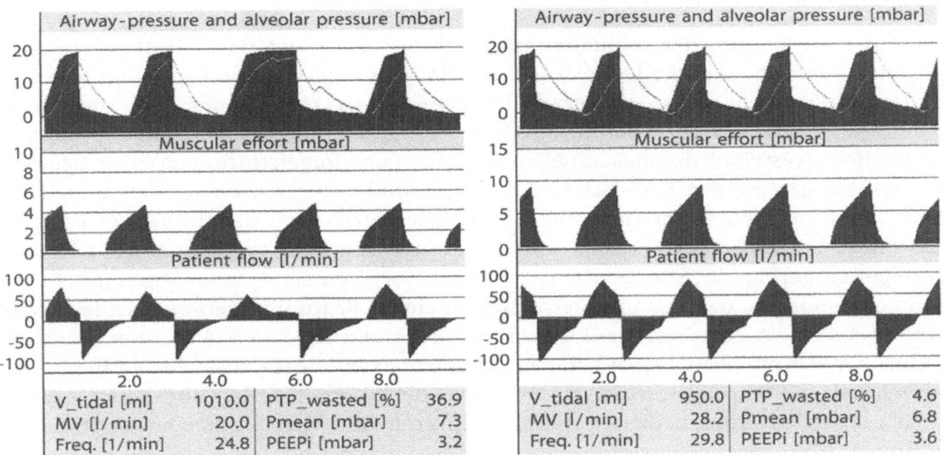

Proportional assist ventilation [PAV]

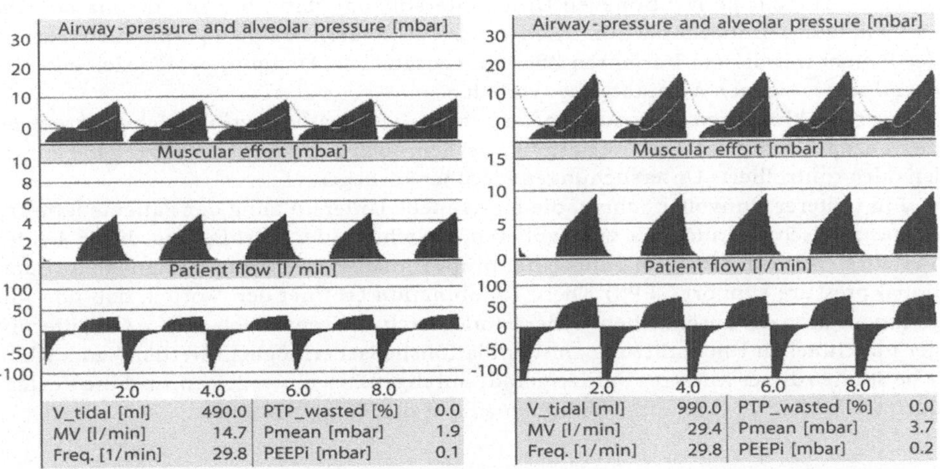

Abb. 4. Schematische Darstellung der verschiedenen Funktionsweisen von inspiratorischer Druckunterstützung (*IPS*) und „proportional assist ventilation" (*PAV*) bei variablem muskulärem Atemantrieb. Im *oberen linken Bild* ist IPS bei einem Patienten mit einem muskulären Atemantrieb (*mittlere Kurve*) von 5 mbar gezeigt. Verdoppelt dieser Patient den muskulären Antrieb auf 10 mbar (*oberes rechtes Bild*), führt dies nicht zu einer nennenswerten Änderung des Atemzugvolumens, da die Höhe der maschinellen Unterstützung (p_{aw}, *obere Kurve*) unverändert bleibt. Dieselbe Änderung des muskulären Antriebs ist für denselben Patienten während PAV im *unteren Bild* gezeigt. Hier führt Verdopplung des muskulären Antriebes (*unteres rechtes Bild*) zu einer annähernden Verdopplung des p_{aw}, was sich entsprechend in einer Verdopplung des Atemzugvolumens niederschlägt

Zusammenfassung

Die Aufrechterhaltung der Spontanatmung während der maschinellen Beatmungstherapie wird heute nicht mehr lediglich für die Entwöhnung von der Beatmung toleriert, sondern findet mehr und mehr Verwendung über die ganze Phase der Beatmungstherapie hinweg. Dies liegt im wesentlichen darin begründet, daß bei erhaltener Spontanatmung die „Invasivität" der maschinellen Beatmung und folgerichtig auch deren negative Rückwirkungen auf den Kreislauf und die Organfunktion reduziert werden kann. Darüber hinaus führt die erhaltene Bewegung des Zwerchfells dazu, daß die basalen Lungenabschnitte besser belüftet werden und deren Neigung zum exspiratorischen Kollaps geringer ausgeprägt ist. Diesen offensichtlichen Vorteilen der Spontanatmung steht das Problem entgegen, daß der intubierte und an einem Beatmungsgerät atmende Patient eine zusätzliche Atemarbeit zur Überwindung der externen Widerstände, von denen der Tubus der wesentlichste ist, aufbringen muß. Um exakt diesen zusätzlichen Betrag der Atemarbeit zu kompensieren, ist das Verfahren der automatischen Tubuskompensation (ATC) entwickelt worden, dessen Wert in mehreren klinischen Studien bestätigt werden konnte.

Zur weiteren Entlastung des Patienten von seiner eigenen Atemarbeit wurde das Verfahren der „proportional assist ventilation" (PAV) entwickelt, dessen Funktionsweise im Gegensatz zur konventionellen Druckunterstützung darin besteht, die maschinelle Unterstützung proportional zum Atemantrieb zu steuern. Bildlich gesprochen, verfügt der Patient mit diesem Verfahren über eine zusätzliche Atempumpe, die sich entsprechend seines eigenen Atemantriebes verhält.

In ersten klinischen Untersuchungen konnte dieses pathophysiologisch überzeugende Konzept als klinisch wertvoll bestätigt werden, auch wenn noch keine großen Fallzahlen oder kontrollierte Untersuchungen hierüber vorliegen.

Ein weiterer sinnvoller Schritt, die maschinelle Unterstützung der Patientenatmung so harmonisch wie möglich zu regulieren, besteht in der Verbindung dieser beiden Verfahren ATC und PAV im Sinne einer proportionalen Druckunterstützung („proportional pressure support", PPS). Diese Kombination eröffnet den Vorteil, daß über die Kompensation der zusätzlichen Widerstände durch ATC eine noch engere Orientierung der maschinellen Unterstützung am Ventilationsbedarf ermöglicht werden kann. Klinische Studien dieses Ansatzes werden gerade durchgeführt, um zu zeigen, ob diese Vorteile auch tatsächlich zu einem meßbaren Benefit für den Patienten führen.

Literatur

Brochard L, Rua F, Lorini H, Lemaire F, Harf A (1991) Inspiratory pressure support compensates for the additional work of breathing caused by the endotracheal tube. Anesthesiology 75: 739–45

Burchardi H (1996) New strategies in mechanical ventilation for acute lung injury. Eur Respir J 9: 1063–72

Fabry B, Guttmann J, Eberhard L, Wolff G (1994) Automatic compensation of endotracheal tube resitance in spontaneously breathing patients. Technol Health Care 1: 281–91

Fabry B, Guttmann J, Eberhard L, Bauer T, Haberthür C, Wolff G (1995) An analysis of desynchronisation between the spontaneously breathing patient and the ventilator during inspiratory pressure support. Chest 107: 1387–94

Fabry B, Haberthür C, Zappe D, Guttmann J, Kuhlen R, Stocker R (1997) Breathing pattern and additional work of breathing in spontaneously breathing patients with different ventilatory demand during inspiratory pressure support and automatic tube compensation. Intensive Care Med 23/5: 545–552

Guttmann J, Eberhard L, Fabry B, Bertschmann W, Wolff G (1993) Continuous calculation of intratracheal pressure in tracheally intubated patients. Anesthesiology 73: 503–13

Haberthür C, Fabry B, Zappe D, Eberhard L, Trüeb K, Stulz P (1996) Automatic tube compensation (ATC) and proportional assist ventilation (PAV): Klinische Erfahrungen mit einem neuen Modus zur Unterstützung von spontan atmenden Patienten. Intensivmedizin 33: 282–92

Hedenstierna G, Tokics L, Lundquist H, Andersson T, Strandberg A, Brismar B (1994) Phrenic nerve stimulation during halothane anesthesia. Anesthesiology 80: 751–60

Hörmann C, Baum M, Putensen C, Kleinsasser A, Benzer H (1997) Effects of spontaneous breathing with BIPAP on pulmonary gas exchange in patients with ARDS. Acta Anaesthesiol Scand 41 Suppl: 152–155

Kuhlen R, Guttmann J, Nibbe L et al. (1997) Proportional pressure support and automatic tube compensation: New options for assisted spontaneous breathing. Acta Anaesthesiol Scand 41 Suppl: 155–159

Kuhlen R, Rossaint R, Hausmann S, Pappert D, Falke K (1994) Entwöhnung vom Respirator. In: Deutsche Akademie für Anaesthesiologische Fortbildung (Hrsg) Refresher Course (Aktuelles Wissen für Anaesthesisten), Bd 20. Springer, Berlin Heidelberg New York Tokio, S 89–105

Putensen C, Räsänen J, Lopez FA (1994) Ventilation-perfusion distributions during mmechanical ventilation with superimposed spontaneous breathing in canine lung injury. Am J Respir Crit Care Med 150: 101–8

Steinhoff H, Falke K, Schwarzhoff W (1982) Enhanced renal function associated with intermittend mandatory ventilation in acute respiratory failure. Intensive Care Med 8: 69–74

Stocker R (1997) New modes of ventilatory support in spontaneous breathing intubated patients. In: Vincent JL (ed) Yearbook of intensive care and emergency medicine. Springer, Berlin Heidelberg New York Tokio, pp 514–533

Sydow M, Burchardi H, Ephraim E, Zielmann S, Crozier TA (1994) Airway pressure release ventilation vs. volume-controlled inverse ratio ventilation in patients with acute lung injury. Am J Respir Crit Care Med 149: 1550–1556

Wolff G, Fabry B, Guttmann J, Eberhard L, Habicht J (1994) Automatische Tubus-Kompensation mit volumen- und flußproportionaler Druckunterstützung – ATC with VPPS and FPPS. INA 84: 79–99

Younes M (1991) Proportional assist ventilation and pressure support ventilation. In: Marini JJ, Roussos C (eds) Ventilatory failure. Springer, Berlin Heidelberg New York Tokio (Update in intensive care and emergeny medicine)

Differentialindikation für Opioide in Anästhesie und Intensivmedizin

E. Freye

Stellt die opioidgestützte Narkose das zur Zeit gängigste Verfahren im Rahmen der Anästhesiologie dar und ist der Einsatz eines Opioids auf der Intensivstation wichtigster Bestandteil der Analgosedierung beatmungspflichtiger Patienten, so muß aus der großen Anzahl der zur Verfügung stehenden Pharmaka jedoch das für den momentan vorliegenden Bedarf passende Präparat ausgewählt werden. Da alle Opioide über spezifische Bindungsstellen den Opioidrezeptoren ihre Wirkung vermitteln, könnte bei grober Betrachtung vermutet werden, daß im Prinzip, um eine ausreichende Analgesie zu erreichen, es eigentlich gleichgültig ist, welches Analgetikum Verwendung findet. Denn sollte die Wirkung nicht ausreichen, so wird einfach die Dosis erhöht!

Dieser nicht gerade selten getroffenen unkritischen Feststellung muß jedoch besonders dann widersprochen werden, wenn es darum geht, etwaige Nebenwirkungen eines Opioids zu vermeiden, einen evtl. Überhang bis in die postoperative Phase zu umgehen bzw. mit einfachen Mitteln eine suffiziente Analgesie beim beatmungspflichtigen Patienten einzuleiten, dabei jedoch eine evtl. Entzugssymptomatik in der Phase der "Entwöhnung vom Respirator" von vornherein zu berücksichtigen.

So weist nicht nur die Differenzierung zwischen Agonisten und Antagonisten auf eine unterschiedliche Anwendung hin; auch innerhalb der Gruppe der Agonisten muß grundsätzlich zwischen sog. reinen Agonisten und gemischt wirkenden Agonisten/Antagonisten unterschieden werden (Abb. 1). Somit unterliegt der Einsatz eines Opioids beim Patienten auch gewissen Regeln, die sich aus der Wirkstruktur des jeweiligen Pharmakons ableiten lassen.

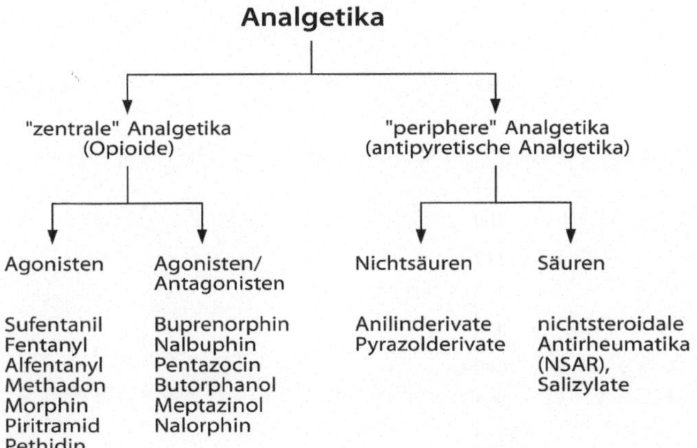

Abb. 1. Übersicht über die in der Anästhesiologie verwendeten Analgetika

Grundsätzlich gibt es mehrere Gründe, Opioide vermehrt in der Anästhesie einzusetzen:

1. Volatile Anästhetika und insbesondere Barbiturate führen bei hoher Dosierung zu einer Beeinträchtigung des kardiovaskulären Systems.
2. Neuroleptika (z. B. Dehydrobenzperidol), Sedativa (z. B. Diazepam) oder Hypnotika (z. B. Etomidat, Propofol) vermitteln keine Analgesie.
3. Der chirurgische Eingriff ist, für sich betrachtet, sehr schmerzhaft. Es ist deswegen nur logisch, solche Substanzen gezielt einzusetzen, die speziell die sensorische Afferenz blockieren.
4. Opioide zeichnen sich durch eine vergleichsweise große therapeutische Breite aus (Tabelle 1).
5. Opioide werden vornehmlich intravenös verabreicht. Sie sind der entscheidende Teil einer totalen intravenösen Anästhesie (TIVA).
6. Opioide sind ökologisch, da sie nicht zu einer Belastung der Umwelt führen.
7. Opioideffekte können mit selektiv wirkenden Antagonisten umgekehrt werden.
8. Aufgrund der Erkenntnisse über den Wirkmechanismus der Opioide und den ihren zugehörigen spezifischen Rezeptoren im ZNS ist ihre Wirkung verständlich.
9. Opioide sind bezüglich der Kosten-Nutzen-Relation als günstig einzustufen.
10. Opioide führen zu keiner Beeinträchtigung der inneren Organe (Nieren, Leber, Myokard).
11. Durch Opioidapplikation wird, im Gegensatz zu den volatilen Anästhetika, eine maligne Hyperthermie nicht ausgelöst.
12. Im Gegensatz zu einer Narkose durch volatile Anästhetika treten nach einer opioidgestützten Narkose die postoperative Schmerzen sehr viel später auf.

Tabelle 1. Therapeutische Breite (LD_{50}/ED_{50}) verschiedener Opioide. Carfentanil und Lofentanil sind nicht für den klinischen Einsatz geplant. (Nach De Castro et al. 1982; Schmidt et al. 1985; Hennies et al. 1988; Niemegeers et al. 1976; Niemegeers u. Janssen 1981; Cookson 1983; Meert et al. 1988)

Pharmakon	Therapeutische Breite
Tramadol	3
Tilidin	3
Pentazocin	4
Pethidin	6
Piritramid	11
Methadon	12
Butorphanol	45
Morphin	71
Dextromoramid	105
Lofentanil	112
Fentanyl	277
Nalbuphin	1034
Alfentanil	1080
Buprenorphin	7933
Carfentanil	8460
Sufentanil	26716

Einsatz der reinen Agonisten im Rahmen der Anästhesie

Da die Agonisten eine recht unterschiedliche analgetische Wirkstärke aufweisen, müssen die Opioide, die sich speziell für den intraoperativen Einsatz eignen, von denen, die vorzugsweise für einen postoperative Analgesie in Frage kommen, getrennt werden. So weisen die wirkstarken Opioide Fentanyl, Alfentanil und Sufentanil deswegen eine bessere analgetische Effektivität auf auf, weil sie aufgrund der höheren Affinität zum Rezeptor auch eine tiefere Analgesie vermitteln. Die hierzu benötigte Dosis ist gering, so daß deswegen auch weniger Nebenwirkungen zu erwarten sind (Abb. 2). Diese höhere Affinität wird insbesondere in Rezeptorbindungs- und Verdrängungsstudien offenkundig, wo der Anteil eines Opioids (in nmol/l), der notwendig ist, um einen radioaktiv markierten Liganden zu 50% von der Bindestelle zu verdrängen (IC_{50}), recht unterschiedlich ist. Hierbei läßt sich eine enge Korrelation von Affintätskonstanten und den aus der Klinik bekannten analgetischen Wirkpotenzen nachweisen. Dabei wird offenkundig, daß Sufentanil im Vergleich zu Fentanyl eine 3,5fach höhere Affinität und zu Morphin eine 186fach höhere Affinität zum Opioidrezeptor aufweist, was sich in einer größeren analgetischen Wirkpotenz von 10 bzw. 1000 niederschlägt. Hieraus wird aber auch verständlich, daß speziell bei den durch einen chirurgisch ausgelösten nozizeptiven Reiz nur Pharmaka mit hoher Affinität zum Rezeptor und damit auch einer ausreichend analgetischen Wirkstärke wie z. B. Sufentanil, Fentanyl, Remifentanil oder Alfentanil zum Einsatz kommen sollten. Dagegen sind Opioide wie Morphin, Pentazocin oder Pethidin eher für die postoperative Analgesie geeignet, da dann die Schmerzintensität nicht so ausgeprägt ist.

Mit zunehmender Rezeptorspezifität und intrinsischer Aktivität besteht bei den Opioiden auch eine größere therapeutische Breite. Dieser Effekt weist auf weniger Nebenwirkungen, insbesondere von seiten des kardiovaskulären Systems, hin.

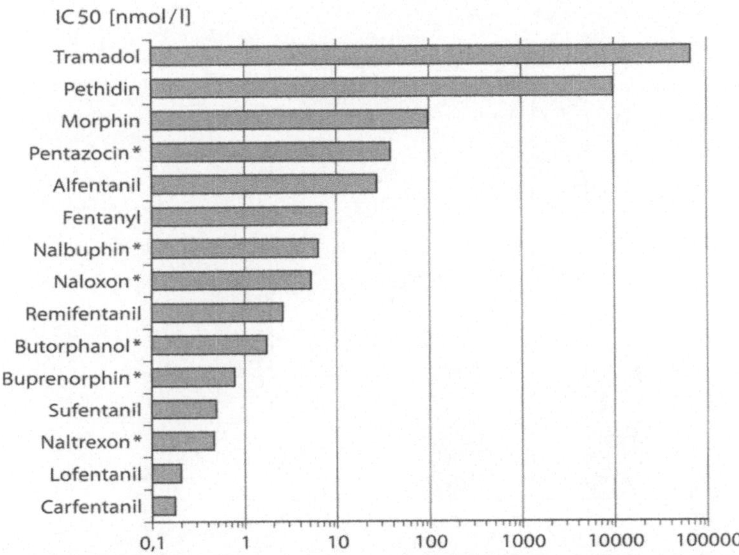

Abb. 2. Logarithmische Darstellung der relativen Affinitätskonstanten (IC_{50}) verschiedener Opioide zum µ-Rezeptor, abgeleitet aus Rezeptorbindungs- und Verdrängungsstudien. Je geringer die Affinitäts- oder Verdrängungskonstante, um so besser die Paßform zum Rezeptor. Opioide mit * weisen am µ-Rezeptor ein antagonistisches Wirkprofil auf. (Mod. nach Freye 1994)

Anwendungsgebiete des wirkstarken Opioids Sufentanil

Sufentanil hat, im Vergleich zu Fentanyl, neben einer größeren therapeutischen Breite, einer kürzeren Anschlagzeit (Sufentanil 2–4 min, Fentanyl 5–7 min) und einer größeren Lipophilie, besonders eine größere analgetische sowie ausgeprägtere und hypnosedative Wirkung. Es ist überall dort indiziert, wo ausgedehnte aggressive operative Eingriffe eine vollständige Blockade aller Schmerzafferenzen und eine Optimierung der Streßabschirmung erfordern. Hierzu zählen insbesondere

1. ausgedehnte abdominelle Operationen,
2. Eingriffe am offenen Herzen,
3. neurochirurgische Operationen,
4. gefäßchirurgische Operationen (vgl. DeLange et al. 1982; Sebel u. Bovill 1982; Flacke et al. 1985; Monk et al. 1988; Helmers et al. 1989; Stephan et al. 1989).

Der vorteilhaftere hypnotische Effekt von Sufentanil läßt sich im Elektroenzephalogramm darstellen, wo die δ-Aktivitäten (0,5–3 Hz) einen verläßlichen Parameter darstellen, hypnosedative Effekte eines Pharmakons zu quantifizieren. So ist insbesondere im Vergleich zu Fentanyl der größere hypnotische Effekt im δ-Band des EEG nachweisbar, wo Fentanyl (7 μg/kg) bzw. Sufentanil (1 μg/kg) zur Intubation prämedizierter Patienten in der Kardiochirurgie verwendet wurde (Abb. 3). Dies konnte auch in anderen Untersuchungen bestätigt werden, wo im Gegensatz zu Fentanyl nach Sufentanil die δ-Leistung um ein vielfaches ausgeprägter war (Bovill et al. 1982; Bowdle u. Ward 1989). Dieser für Sufentanil vorteilhafte Effekt kann insbesondere in der Einleitungsphase genutzt werden und es ist, im Gegensatz zu Morphin oder Fentanyl, unter Sufentanil über keine intraoperativen Aufwachreaktionen berichtet worden. Abhängig von der Prämedikation und dem Zustand des Patienten liegt die schlafinduzierende Dosis für Sufentanil bei 3,5 μg/kg, für

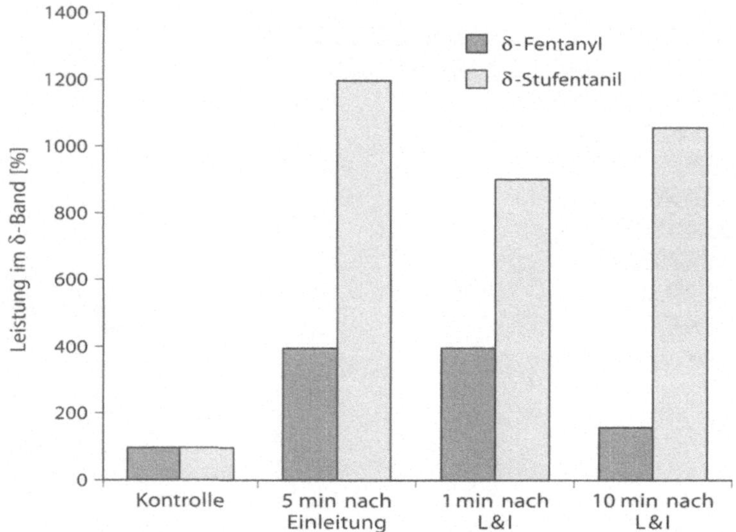

Abb. 3. Nach Einleitung kardiochirurgischer Patienten mit Sufentanil bzw. Fentanyl im EEG nachweisbare mittlere relative Leistungszunahme im langsamen δ-Band (0,5–3 Hz) bei je 20 Patienten, gefolgt von Laryngoskopie und Intubation (*L & I*). Durch Sufentanil wird ein tieferer hypnotischer Effekt erreicht, der um den Faktor 3,5 höher ist als unter Fentanyl. (Nach Freye et al. 1997)

Fentanyl bei 20–50 μg/kg und für Alfentanil bei 120 μg/kg (Kugler et al. 1977; DeLange et al. 1982; Rosow 1984).

Besonderheiten des Opioids Alfentanil

Alfentanil eignet sich besonders für kurze operative Eingriffe von bis zu maximal 45 min Dauer sowie als sog. On-top-Medikation bei der klassischen Neuroleptanalgesie oder einer durch Sufentanil bzw. Fentanyl balancierten Narkosetechnik. Dies leitet sich aus den vergleichsweise günstigeren pharmakokinetischen und physikochemischen Eigenschaften von Alfentanil ab. Da für Fentanyl und auch für Sufentanil ein größeres Verteilungsvolumen (V_d) als für Alfentanil vorliegt (Tabelle 2), werden sich diese Opioide in den peripheren Kompartimenten des Körpers (Haut, Muskulatur und Fettgewebe) "verstecken". Sie entziehen sich hierdurch einer Biotransformation durch die Leber, wodurch in der Folge verlängerte Eliminationshalbwertszeiten ($t_{1/2}\beta$) resultieren (Tabelle 2). Diesen Nachteil weist das kurzwirkende Opioid Alfentanil (Rapifen) nicht auf, da es aufgrund des geringeren Verteilungsvolumens eine höhere metabolische Abbaurate mit einer daraus resultierenden kürzeren Eliminationshalbwertszeit ($t_{1/2}\beta$) und eine kürzere Wirkdauer aufweist.

So ist nach einer einmaligen Alfentanilmenge die zu erwartende Wirkdauer wegen der sofortigen Metabolisierung besser vorherzusagen. Da die *Beendigung* der pharmakologischen Wirkung eines Opioids von der *Elimination durch die Leber* abhängt (Stanski u. Hug 1982), wird aufgrund des niedrigeren Verteilungsvolumens Alfentanil auch nicht auf mg/kg-Basis, sondern nach der zur erwartenden Zeitdauer der Operation gegeben. Adipöse Patienten würden sonst eine relative Überdosierung erhalten und der vorteilhaftere pharmakokinetische Effekt ginge verloren. Zwar kommt es auch unter Alfentanil zu einer Umverteilung, sie hat jedoch nach einmaliger Gabe des Opioids keinen maßgeblichen Anteil an der Wirkdauer. Nur wiederholt verabreichte Alfentanildosen bzw. eine Alfentanilinfusion führen zu einem Wirkabfall, der von der Eliminationshalbwertszeit abhängt; die Möglichkeit einer lang andauernden Wirkung mit verzögerter Erholung ist unter solchen Vorbedingungen ebenfalls gegeben.

Tabelle 2. Vergleichende pharmakokinetische Daten verschiedener Opioide untereinander. (Nach Hug 1984)

Opioid	$t_{1/2}$ [min]	Clearance [ml/min/kg]	Verteilungs- volumen [l/kg]	Proteinbindung [%]
Fentanyl	219	13,0	4,0	84
Alfentanil	94	6,4	0,86	92
Sufentanil	64	12,7	2,9	92
Morphin	177	14,7	3,2	60
Pethidin	192	12,0	2,8	?

Das neue, ultrakurzwirkende Opioid Remifentanil

Da der Zeitpunkt von durch chirurgische Manipulationen ausgelösten schmerzhaften Stimuli nicht vorherbestimmbar ist, erscheint neben Alfentanil das neue Opioid Remifentanil (Ultiva) das Opioid zu sein, welches, kurz vorher gegeben, den Schmerz zum Zeitpunkt seiner Entstehung am effektivsten blockiert. Remifentanil ist ebenfalls ein reiner µ-Ligand. Aufgrund seiner Esterstruktur hat es, im Gegensatz zu dem kurz wirkenden Opioid Alfentanil, eine um den Faktor 7 kürzere terminale Eliminationshalbwertszeit von im Mittel 8,8 min gegenüber 60,9 min. Ursächlich für diese kurze Halbwertszeit ist die fast initiale Metabolisierung durch Blut- und Gewebeesterasen, welche das Opioid sehr rasch in pharmakologisch unwirksame Metabolite aufspalten (Westmoreland et al. 1993). Der Patient wird sich innerhalb von 5 min – nach Abstellen einer Infusion mit Remifentanil – erholen, da pharmakologisch wirksame Konzentrationen am Rezeptor dann nicht mehr vorliegen. Remifentanil hat jedoch wie Alfentanil eine emetische, bradykarde und blutdrucksenkende Wirkung und kann, speziell bei der Einleitung, eine Muskelrigidität auslösen (Morton et al. 1991; Schuster et al. 1991). Das Opioid entspricht, was die Analgesie betrifft, etwa der Wirkeffektivität von Fentanyl und hat wie dieses auch keine Histaminliberation zur Folge (Westmoreland et al. 1993). 88% der initial verabreichten Menge werden über die Niere in Form eines sauren Metaboliten ausgeschieden, der nur 1/300 der Wirkstärke von Remifentanil aufweist (Westmoreland et al. 1993).

Bei Remifentanil ist jedoch zu berücksichtigen, daß die Analgesie so schnell verloren gehen kann, daß die Patienten fast schlagartig von einem Zustand ausreichender Analgesie in eine schmerzhafte Phase mit allen ihren Reaktionen überwechseln können. Somit ist schon in der letzten Phase der Operation, überlappend mit einem langwirkenden Opioid, die postoperative Analgesie einzuleiten. Von allen momentan hierfür getesteten Opioiden erscheint Piritramid mit 7 mg/70 kg noch das optimalste Wirkprofil aufzuweisen, um postoperative Schmerzen vor ihrem Auftreten rechtzeitig abzufangen.

Wegen der schnellen Metabolisierung ist intraoperativ eine kontinuierliche Applikation angezeigt. Es ist deswegen dafür Sorge zu tragen, daß die Infusion nicht durch einen technischen Fehler unterbrochen wird, da der Patient sonst innerhalb kürzester Zeit in ein analgetisches Loch fällt. Der postoperative kontinuierliche Einsatz kann zwar soweit reguliert werden, daß eine Atemdepression ausgeschlossen und die Analgesie den individuellen Bedürfnissen angepaßt wird. Dies erfordert jedoch einen sehr hohen zeitlichen und personellen Aufwand, zumal gerade hier, bei versehentlicher Überdosierung, analgetischer Effekt und Atemdepression sehr nahe beieinander liegen. Ob die Applikation dieses Opioids in Form der "target-controlled infusion" (TCI) über eine mikroprozessorgesteuerte Motorspritzenpumpe Vorteile bringt, wird die Zukunft zeigen. Hierbei wird nach Eingabe von Patientendaten (Alter, Gewicht, Dauer der Operation) und unter Berücksichtigung der gespeicherten kinetischen Daten eine gewünschte Plasmakonzentration angestrebt (Gepts et al. 1987).

Zusammenfassend sind folgende Punkte bei der Anwendung von Remifentanil zu berücksichtigen:

1. Remifentanil muß über einer Perfusor verabreicht werden, um dauerhaft eine Analgesie aufrecht zu erhalten. Ein Perfusorausfall führt zum raschen Analgesieverlust.
2. Eine Spülung der Perfusor-/Infusionsleitung führt zu einer plötzlichen Konzentrationserhöhung des Opioids im Plasma mit allen ihren Effekten.
3. Aufgrund der raschen Metabolisierung und Erholung kann es auch zu einem raschen Analgesieverlust mit erhöhten BD-Spitzen bis zu 200 mmHg in der postoperativen Phase kommen.

4. Zu Remifentanil muß immer zusätzlich ein Hypnotikum verabreicht werden.
5. Wie bei allen anderen Opioiden ist die medikamentöse Interaktion im Sinne einer Wirkverstärkung durch Kalziumantagonisten, β-Blocker und/oder ACE-Hemmer mit daraus resultierenden Kreislaufeffekten zu berücksichtigen.
6. Die bei einer Niereninsuffizienz sich anreichernden Metaboliten sind noch nicht ausreichend untersucht.
7. Über die Anwendung von Remifentanil bei Kindern liegt noch kein ausreichendes Datenmaterial vor.
8. Speziell für Remifentanil ist das "handling", verbunden mit einer Phase des Lernens, von Bedeutung, um sich die besonderen Vorteile des Opioids auch nutzbar zu machen.

Aufgrund der momentan vorliegende Erkenntnisse ergeben sich für Remifentanil folgende Indikationen:
1. Alle besonders schmerzhaften diagnostischen Eingriffe, bei denen postoperativ eine Analgesie nicht notwendig ist oder mit einem NSAID erreicht werden kann;
2. alle ambulanten Eingriffe, bei denen eine schnelle Erholung wünschenswert ist;
3. als On-top-Medikation bei einer Fentanyl-Sufentanil-gestützten bzw. reinen Narkose durch volatile Anästhetika.

Opioide im Rahmen der Analgosedierung

Da die Analgesie heutzutage einen wichtigen und integrierten Teil der Therapie auf der Intensivstation darstellt, wird eine Analgosedierung mit einem Opioid als entscheidend angesehen, zumal die alleinige Verabreichung von Hypnotika und Sedativa, insbesondere vom Typ der Barbiturate, eine Hemmung des Immunsystems bewirken kann (Weiss et al. 1994), ein Effekt, der unter der Applikation von Opioiden mit hoher Affinität zum Rezeptor nicht nachgewiesen werden konnte (Moudgil et al. 1984). Andererseits können aufgrund der mehrere Liter betragenden Verschiebung von Flüssigkeiten vom Intra- zum Extrazellulärraum auch entsprechende Dosisschwankungen der Medikamente für die Analgosedierung auftreten. Auch kann die Funktion der Blut-Hirn-Schranke gestört sein, wodurch die an den Rezeptoren zentral angreifenden Substanzen in ihrer Konzentration am Wirkort erhöht sind. Messungen der Serumspiegel zur Beurteilung einer Opioidwirkung sind deshalb ungeeignet, da die Halbwertszeiten im Hirngewebe ein mehrfaches der Serumeliminationhalbwertszeiten betragen können (Shafer u. Varvel 1991). Dennoch lassen sich allgemein anerkannte Grundsätze für die Anwendung bei Intensivpatienten ableiten. So sind Opioide in der Intensivmedizin dann indiziert, wenn eine Analgosedierung erforderlich wird, wobei das Opioid den möglichen Veränderungen in der Kinetik Rechnung tragen muß.

Wegen der im Vergleich zu anderen Opioiden vom Sufentanil ausgehenden ausgeprägten hypnotischen Wirkung kann bei seiner Anwendung im Rahmen der Analgosedierung nicht nur der Anteil des Hypnotikums (Midazolam, Propofol) maßgeblich verringert werden. Vielmehr kann unter einer kontinuierlichen Sufentanilgabe auf der Intensivstation aufgrund der dem Präparat innewohnenden ausgeprägten sedativen Kom- ponente, wenn nicht immer, jedoch gelegentlich eine Monotherapie betrieben werden. Bei der kombinierten Anwendung bzw. bei der Monotherapie haben sich folgende Dosierungen als praktikabel erwiesen (Kröll u. List 1989, 1990, 1992):
1. Bei Dosierungen von *0,75–1,0 µg/kg/h* kann bei beatmeten Patienten eine gute bis sehr gute Analgosedierung erreicht werden.

2. In Dosen zwischen *0,25 und 0,35* µg/kg/h kann sogar, ohne Gefahr einer Atemdepression, das Opioid auch beim spontan atmenden Patienten eingesetzt werden.

3. Im Gegensatz zu anderen Analgosedierungsregimen ist unter Sufentanil ein Ceilingeffekt nach oben nicht nachweisbar (Mauritz 1993).

4. Die gleichzeitige *kontinuierliche* Gabe eines Sedativums erübrigt sich unter Sufentanilanalgosedierung, da das Opioid von sich aus eine gute Sedierungskomponente beinhaltet. Nur intermittierend müssen einzelne Dosen von Midazolam oder eines anderen Hypnotikums zur Unterstützung des Schlaf-Wach-Rhythmus verabreicht werden.

5. In der Entwöhnungsphase können evtl. auftretende Abstinenzsymptome sehr gut mit ausschleichenden Dosen des α_2-Agonisten Clonidin kupiert werden (7,5 mg in 50 ml; 1 ml=150 µg). Die Dosierung erfolgt hierbei nach Wirkung.

6. Aufgrund der hohen Rezeptorspezifität sind geringe Substanzmengen/Volumina notwendig, sodaß die Metabolisierungskapazität der Leber nicht unnötigerweise beansprucht wird.

7. Aufgrund der geringeren Substanzmengen wird auch die Verdrängung an Plasmaproteinen minimiert.

8. Wegen der hohen Rezeptorselektivität und der daraus resultierenden großen therapeutischen Breite (s. Tabelle 1) sind Nebenwirkungen auf Herz und Kreislauf sowie auf die inneren Organe kaum zu erwarten.

9. Wegen der günstigeren Kinetik ist selbst unter Langzeitapplikation eine schnelle Erholung nach Beendigung der Zufuhr zu erwarten (Shafer u. Varvel 1991; Alazia et al. 1992; Hughes et al. 1992; Abb. 4).

Letzteres kommt besonders in einer Computersimulation, unter Einbeziehung aller aus der Literatur bekannten Daten zur Pharmakokinetik verschiedener Opioide, zum Ausdruck, wo die Zeit der Erholung (50% Abfall der Wirkstoffkonzentration) von der Dauer und dem vorher verabreichten Opioid abhängt. Die Erholung ist speziell für die Opioide Remifentanil und Sufentanil am günstigsten.

Für die Langzeitsedierung beatmeter Patienten ist als Analgetikum gegenüber Fentanyl dem Sufentanil wegen seiner guten Steuerbarkeit und größeren hypnotischen Komponente der Vorzug zu geben!

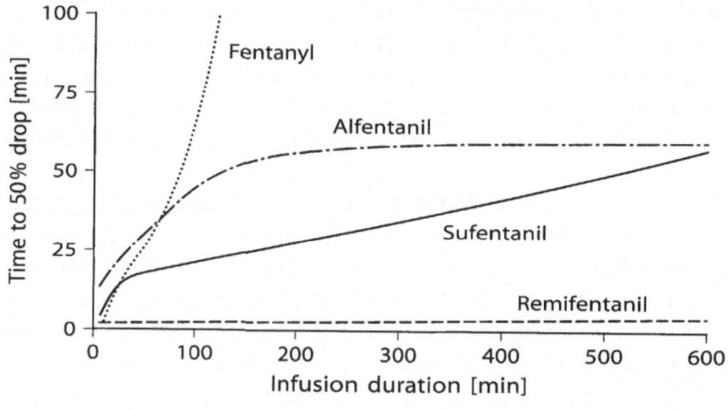

Abb. 4. Computersimulation, welche die Erholung nach einer Langzeit-Fentanyl-, Alfentanil-Remifentanil- bzw. Sufentanil-Infusion darstellt. *Abszisse:* Infusionsdauer; *Ordinate:* Zeit die vergeht, bis ein 50%iger Abfall in der sog. Biophase, dem Ort der eigentlichen Wirkvermittlung eines Opioids, erreicht ist. (Nach Hughes 1995)

Der Zusatz von z. B. Midazolam sollte nur intermittierend vorgenommen werden, da es
Hinweise dafür gibt, daß die kontinuierliche und langfristige Applikation eines Benzodiazepins über Tage zu einer Wirkverminderung des Opioids führt. Das Analgetikum
muß dann zur Aufrechterhaltung seiner Wirkung in der Dosis gesteigert werden (Luger
et al. 1992, 1993). Diese scheinbar sich entwickelnde Tachyphylaxie scheint auf einem
indirekten antagonistischen Effekt zu beruhen, der durch die langfristige Benzodiazepin-
gabe ausgelöst wird (vgl. Schwieger 1991, *Anesthesiology 74*: 1060). Ursächlich wird eine
partielle Hemmung deszendierender monoaminerger Schmerzbahnen sowie eine "down
regulation" (verminderte Ansprechrate) des Opioidrezeptors durch das Benzodiazepin
diskutiert.

Andererseits muß bei einer scheinbaren Toleranzentwicklung auf Opioide während
der Analgosedierung auf der Intensivstation auch daran gedacht werden, daß

1. die metabolische Rate der Leber zugenommen hat;
2. die Proteinbindungskapazität des Blutes sich verändert hat;
3. Flüssigkeitsverschiebungen bis zu mehreren Litern zwischen dem Intra- und Extrazellulärraum stattgefunden haben;
4. die Blut-Hirn-Schrankenfunktion gestört ist;
5. das Opioid durch eine gleichzeitige Hämofiltration entfernt worden ist;
6. eine unspezifische Antagonisierung durch andere zentral wirksame Medikamente
   erfolgt;
7. eine Zunahme des Extrazellulärraumes (V_d) bei einer begleitenden Leber- und/oder
   Niereninsuffizienz vorliegt.

Deswegen gilt: Sowohl die Pharmakokinetik als auch die Pharmakodynamik eines
Opioids auf der Intensivstation kann sich von der im operativen Bereich grundsätzlich
unterscheiden.

Differenzierter Einsatz der Opioide mit gemischtem Wirkcharakter

Von den Opioiden mit gemischter agonistisch/antagonistischer Wirkung finden in der
Klinik momentan mehrere Substanzen Verwendung, die sowohl ein agonistisches (analgetisches) als auch ein antagonistisches (verdrängendes) Wirkprofil aufweisen (Tabelle 3).

Bei der Angabe der analgetischen Potenz von Opioiden ist zu berücksichtigen, daß die
verabreichte Substanzmenge im Verhältnis zu Morphin gesetzt wird. Eine Aussage über
die mit einer Substanz maximal zu erreichende Analgesie ist hieraus nicht abzuleiten, da
die Analgesie nicht über den μ-Rezeptor, sondern über den κ-Rezeptor vermittelt wird.
Somit ist die hierbei ausgelöste analgetische Potenz den reinen Agonisten (Piritramid,
Alfentanil, Fentanyl, Sufentanil) unterlegen. Insbesondere kommt es bei Dosissteigerung
dieser Agonisten/Antagonisten zu einem analgetischen "Ceilingeffekt". Das heißt, die
Analgesie nimmt nicht zu, und ein Plateau wird erreicht (Tabelle 4). Statt dessen nehmen
die Nebenwirkungen wie Übelkeit, Erbrechen und Dysphorie zu. Insbesondere sind
solche Nebenwirkungen nach Pentazocin, wenn es im hohen Dosisbereich verabreicht
(>30 mg) wird, nachweisbar, wobei zusätzlich eine Druckerhöhung im kleinen Kreislauf
und eine Frequenzzunahme offenkundig werden (Houde 1979).

Merke: Buprenorphin (Temgesic) und Meptazinol (Meptid) werden als partielle Agonisten eingestuft. Nach der Verdrängung eines Liganden vom μ-Rezeptor induzieren sie
über den gleichen Rezeptor eine von ihnen ausgehende eigene analgetische Wirkung.

Tabelle 3. Unterschiedliche agonistische (im Vergleich zu Morphin=1) und antagonistische (im Vergleich zu Naloxon=1) Potenz verschiedener Opioide. (Nach Freye 1994)

Produkt	Hersteller	Antagonismus	Agonismus
Butorphanol	Bristol Myers, Boehringer	0,025	11
Buprenorphin	Reckitt &Colmann, Boehringer	0,5	30
Levallorphan	Roche	0,2	1
Naloxon	Du Pont	1	0
Morphin	Merck	0	1
Nalbuphin	Du Pont	0,4	0,8
Pentazocin	Winthrop	0,04	0,4
Butorphanol	Bristol-Myers	0,25–0,5	5–8
Meptazinol	Wyeth	0,02	0,15

Tabelle 4. Vergleichende analgetische Wirkungen und Ceilingeffekte verschiedener gemischtwirkender Agonisten/Antagonisten. (Mod. nach De Castro et al. 1969; Freye 1994)

Produkt	Wirkpotenz im Vergleich zu Morphin=1	Analgetischer Ceilingeffekt [mg/70 kg i.v.]	Äquianalgetische Dosis [bezogen auf mg/70 kg]
Buprenorphin	30–40	1,2	0,3
Nalbuphin	0,8	240	20–40
Pentazocin	0,4	90	30–60
Butorphanol	5–8	10	2–4
Meptazinol	0,09	400	100

Meptazinol soll zusätzlich über eine Zunahme zentralcholinerger Aktivitäten eine Analgesie vermitteln

Von den gemischt wirkenden Agonisten/Antagonisten hat Nalbuphin aufgrund der relativ starken antagonistischen Wirkung eine Indikation bei der Aufhebung einer nach Opioidnarkosen überhängenden Atemdepression. Sein Vorteil gegenüber Naloxon liegt in einer nicht so abrupt einsetzenden antagonistischen Wirkung (Magruder et al. 1982; Freye et al. 1984, 1985) bei einer vergleichsweise fast doppelt so langen Wirkdauer (Freye et al. 1983, 1984, 1985). Andererseits kann Nalbuphin auch als Supplement zu einer Narkose mit volatilen Anästhetika gegeben werden (0,5–1,0 mg/kg), wodurch sich der MAC bis fast um die Hälfte reduzieren läßt und gleichzeitig schon ein analgetisches Niveau für die postoperative Phase angelegt wird (Di Fiazo et al. 1981; Murphy u. Hug 1982; Dumas 1984).

Des weiteren soll dieser Agonist/Antagonist eine effektive Therapie bei den durch epidurale μ-Liganden ausgelöstem Pruritus und Nausea ohne nennenswerte Verminderung der Analgesie ermöglichen (Cheng u. May 1989).

Für den praktischen Einsatz ist zu berücksichtigen, daß die Gruppe der Agonisten (z. B. Morphin, Pethidin, Piritramid) streng von der Gruppe der Agonisten/Antagonisten (z. B. Buprenorphin, Nalbuphin) getrennt wird.

Bei der medikamentösen Therapie mit Opioiden dürfen Substanzen beider Gruppen nicht abwechselnd verabreicht oder sogar gemischt werden!

Diese apodiktische Forderung findet ihre Erklärung darin begründet, daß der analgetische Effekt beider Gruppen über verschiedene Rezeptorgruppen vermittelt wird und gemischt wirkende Agonisten/Antagonisten die analgetische Wirkung der reinen Agonisten aufheben können(Wood 1984).

Agonisten/Antagonisten oder reine Agonisten für die postoperative Schmerztherapie

Von den zur Verfügung stehenden Agonisten/Antagonisten hat sich eigentlich nur Nalbuphin bewährt, da es imstande ist, nach einer opioidgestützten Narkose einen evtl. Überhang ausreichend zu antagonisieren, um anschließend über die κ-Rezeptoren eine postoperative Analgesie zu induzieren. Hierbei ist jedoch der analgetische Ceilingeffekt zu berücksichtigen, so daß der Einsatz dieses Opioids nur bei leichten bis mittelschweren Schmerzen indiziert ist. Wegen des respiratorischen Ceilingeffekts (Romagnoli u. Keats 1980), stellt Nalbuphin eine Alternative bei der Schmerztherapie von Kindern dar (Schäffer et al. 1986).

Ansonsten ist jedoch der Einsatz der reinen μ-Liganden mit mittelstarker Wirkstruktur die Domäne für eine postoperative Schmerzbefreiung. Hierbei ist insbesondere Piritramid wegen der von ihm ausgehenden geringeren Inzidenz an Nebenwirkungen wie z. B. Nausea und Erbrechen (Abb. 5) und einer Stabilität des kardiovaskulären Systems geeignet (DeCastro et al. 1969; Houde 1979). Ein gesteigerter Tonus der glatten Harnleitermuskulatur, sonst ein Charakteristikum für Opioide mit μ-Charakter, konnte für Piritramid nicht nachgewiesen werden (Watson u. Edmond 1977). Um eine ausreichende, auf den individuellen Opioidbedarf abgestimmte Dosierung im postoperativen Bereich zu erreichen, sollte Piritramid verdünnt i.v. auf das jeweilige Schmerzniveau in Form von

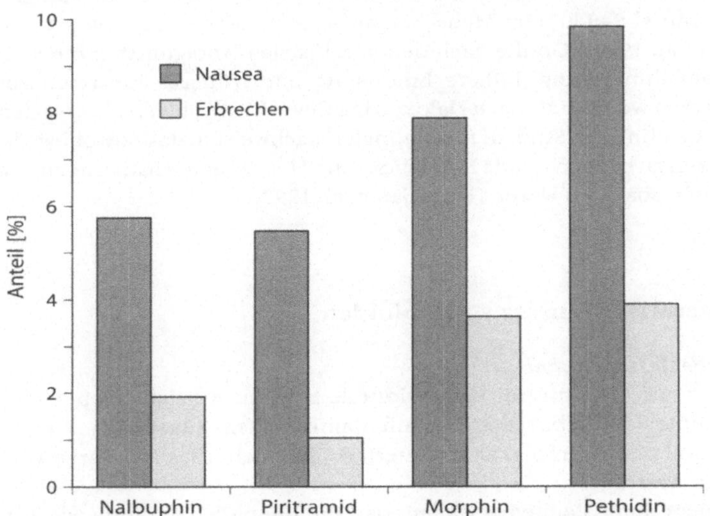

Abb. 5. Häufigkeit von Nausea und postoperativem Erbrechen nach Nalbuphin- (1066 Patienten), Pethidin- (234 Patienten), Morphin- (486 Patienten) bzw. Piritramidgabe (756 Patienten). (Nach Saarne 1969; Schmidt et al. 1985)

2-ml-Boli titriert werden (2 ml=3 mg einer Lösung von 15 mg auf 10 ml NaCl-Lösung). Für das zu den "Senioren" der Opioide zählende Pethidin besteht keine Indikation im postoperativen Bereich, da seine analgetische Potenz zu gering ist, die Wirkdauer mit 2–3 h als ungenügend anzusehen ist, die Inzidenz von Nausea und Emesis deutlich höher als nach Piritramid ist und aufgrund seiner atropinähnlichen Struktur gelegentlich tachykarde Effekte ausgelöst werden. Es hat jedoch seine Indikation, wenn es darum geht, ein postoperatives Shivering sofort zu kupieren (25 mg/70 kg i.v.).

Umkehr eines postoperativen Opioidüberhanges durch Antagonisten

Alle spezifischen Antagonisten vermitteln ihre Wirkung durch kompetitive Verdrängung des am Rezeptor sitzenden Agonisten, wodurch die Opioideffekte umgekehrt werden. So ist insbesondere Naloxon der klassische Antagonist für die Umkehr einer durch wirkstarke Opioide ausgelösten Atemdepression nach einer Narkose. Diese Antagonisierung sollte jedoch schrittweise erfolgen (1 Amp. Naloxon auf 10 ml NaCl-Lösung, davon bis zu einer ausreichenden Atmung titriert 2 ml i.v.), damit ein "akutes Abstinenzsyndrom" mit erhöhtem Sympathikotonus und einem evtl. sich daraus entwickelndem Lungenödem (Flacke et al. 1977) vermieden wird. Es ist jedoch darauf hinzuweisen, daß diese Antagonisierung durch den spezifischen Antagonisten am Ende der Narkose vermehrt zu Nausea, Erbrechen und postoperativen Schmerzen führen kann. Auch ist die Plasmahalbwertszeit des klinisch sonst sehr wirkungsvollen Antagonisten Naloxon mit im Mittel 30 min (Smith 1979) deutlich kürzer als die der Agonisten Morphin, Fentanyl oder Sufentanil, so daß sich nach anfänglich erfolgreicher Antagonisierung später eine erneute Atemdepression einstellen kann. Diese macht die wiederholte Gabe des Antagonisten notwendig. Ein aus der Reihe der Oxymorphone entwickelter weiterer Opioidantagonist, das Nalmefen (Revex), soll nach ersten klinischen Untersuchungen, neben einer im Vergleich zu Naloxon 2fach höheren antagonistischen Wirkstärke, eine deutlich längere Halbwertszeit von im Mittel 8–9 h beim Menschen aufweisen (Dixon et al. 1986; Gal u. DiFazio 1986; Moore et al. 1990). Ob die nach den spezifischen Antagonisten öfters zu beobachtende Kreislaufstimulierung, höhere Emesisrate und früheres Auftreten von postoperativen Schmerzen weniger als nach Naloxon ins Gewicht fällt, bleibt abzuwarten. Immerhin konnten erste klinische Studien mit Nalmefen nachweisen, daß sowohl weder der übliche nach Naloxon zu beobachtende Blutdruck- und Herzfrequenzanstieg noch eine Remorphinisierung zu beobachten waren (Nagrajan et al. 1992).

Periduraler, perioperativer Einsatz von Opioiden

Grundsätzlich ist hierbei festzuhalten:
Von allen Opioiden ist nur Morphin für die peridurale bzw. intrathekale Applikation zugelassen. Nur im Rahmen der Geburtshilfe ist Sufentanil ebenfalls zugelassen. Werden andere Opioide peridural oder intrathekal appliziert, so geschieht dies auf Verantwortung des behandelnden Arztes!

Auch sollte man nicht dem Glauben verfallen, daß die lipophilen Opioide wie z. B. Fentanyl oder Sufentanil keine Atemdepression bedingen. Grundsätzlich wurde davon ausgegangen, daß lipophile Opioide aufgrund der höheren Affinität zu den fettähnlichen Strukturen im Rückenmark weniger in die wässerige Phase des Liquor cerebrospinalis

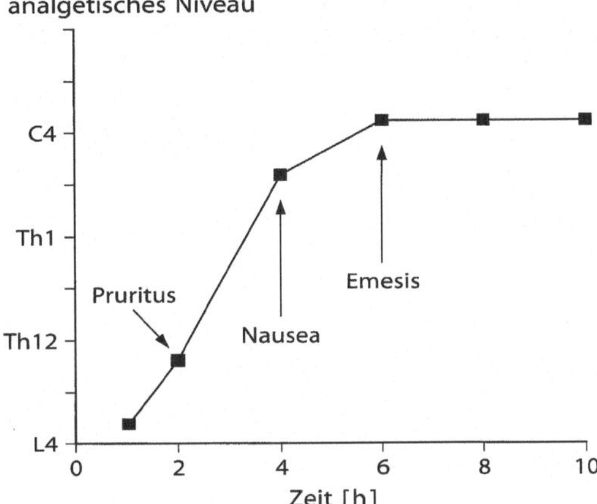

Abb. 6. Zeitabhängige, rostrale Ausbreitung des schmerzfreien Niveaus nach epiduraler Morphingabe und damit einhergehende Nebenwirkungen. (Mod. nach Bromage et al. 1982)

übertreten und somit den IV. Hirnventrikel kaum erreichen. Diese scheinbar günstigere physikochemische Eigenschaft der lipophilen Opioide wird jedoch durch das Arachnoid zunichte gemacht, da solche Pharmaka die wässerige Phase bis zum Rückenmark erst überwinden müssen. Um zu ausreichend hohen Wirkstoffkonzentrationen im Rückenmark zu gelangen, sind in solchen Fällen relativ höhere Dosen zu verabreichen. So konnten einige Studien demonstrieren, daß nach lumbaler Applikation des lipophilen Opioids Fentanyl schon nach 30 min hohe Wirkstoffspiegel in der zervikalen Spinalflüssigkeit nachweisbar waren (Gourlay et al. 1989). Der Mechanismus für diese schnelle Ausbreitung ist nicht bekannt. Jedoch sind hierdurch die nach periduraler Gabe lipophiler Opioide auftretenden Atemdepressionen, die mit einer Häufigkeit von 0,6% angegeben werden, zu erklären (Weightman 1991). Diese Häufigkeit liegt nicht unter der von Morphin, und in einigen Fällen trat die Atemdepression sogar erst 17 h nach einer über 5 h laufenden kontinuierlichen periduralen Fentanylgabe auf. Aufgrund der für das hydrophile Morphin bekannten rostralen Ausbreitung und einer damit einhergehenden Atemdepression (Abb. 6) ist auch nach lipophilen Opioiden eine Atemdepressionen zu erwarten. Mitverursachend für diese Atemdepression ist eine in Relation zu dem hydrophilen Morphin notwendige höhere Dosierung lipophiler Opioide (z. B. Sufentanil 30–50 µg).

Der hypothetische Vorteil lipophiler Opioide für die peridurale Applikation ist nicht eindeutig, da die Relation zwischen einer effektiven analgetisch-intravenösen zu einer periduralen Dosis eher zugunsten des hydrophilen Morphins verschoben ist. Das heißt, eine deutliche Dosisverringerung und eine damit einhergehende Verringerung der Nebenwirkungen bei periduraler Opioidgabe ist für Morphin offensichtlicher als z. B. nach Fentanyl oder Sufentanil. Hierauf verweisen nicht nur Ergebnisse am Tier (Cube et al. 1970), sondern auch Daten aus der Klinik (Abb. 7).

Diese bezüglich der Dosis-Wirkungs-Beziehung epidural/intravenös geringere Effektivität lipophiler Opioide hat ursächlich mehrere Gründe:

1. Die nichtspezifische Bindung an peridurales Fett (lokales Depot) ist besonders hoch. Hierdurch erklärt sich, daß für Sufentanil effektive Dosen zwischen 30 und 50 µg als Bolus notwendig sind.
2. Lipophile Opioide weisen eine schnelle Penetration durch die Dura mater in das Rückenmark auf. Genauso schnell erfolgt aber auch eine Resorption über den Venenplexus im Bereich des Rückenmarks.

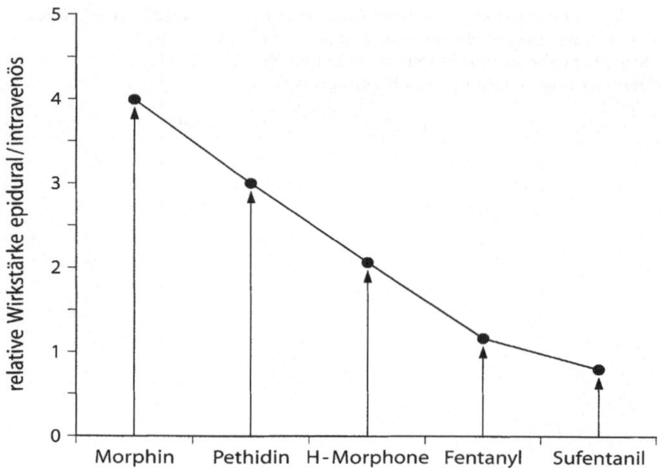

Abb. 7. Antinozizeptive Wirkstärke verschiedener Opioide nach intravenöser bzw. periduraler Applikation. Bei dem hydrophilen Opioid Morphin besteht die günstigste Beziehung zugunsten einer neuroaxialen Applikation. (Nach Eisenach 1992)

3. Es besteht möglicherweise eine schwächere Interaktion zwischen Bindungsstellen im Rückenmark und supraspinalen Effekten. So ist für Morphin eine synergistische Wirkung zu vermuten, während für Fentanyl eine nur additive Wirkung besteht.

Sufentanil hat sich jedoch in Kombination mit 0,125% Bupivacain in einer Dosis zwischen 20 und 30 µg (3 ml Sufentanil gemischt mit 5 ml 0,5% Bupivacain, aufgefüllt auf 20 ml 0,9% NaCl-Lösung) als ein Mittel der Wahl zur Schmerzbefreiung in der Geburtshilfe bewährt. Hierdurch kann
- eine Verbesserung der Analgesiequalität,
- eine Verlängerung der Analgesiedauer,
- eine geringere Inzidenz sonst auftretender Blutdruckabfälle,
- eine Verringerung vaginal-operativer Entbindungen
  bei fehlender Beeinträchtigung des Neugeborenen erreicht werden (Vertommen, Vandermeulen et al. 1991).

Zusammenfassend gilt für die epidurale Opioidapplikation, daß eine anhaltende, tiefe Analgesie mit minimaler Sedierung oder dem Risiko einer Atemdepression durch eine epidurale Morphinapplikation möglich ist. Eventuell läßt sich ein ähnlicher Effekt mit einem lipophileren Opioid, jedoch in Kombination mit einem Lokalanästhetikum, erreichen. Die peridurale Opioidapplikation ist nicht für jeden Patienten in der postoperativen Phase angezeigt, sodaß eine Kosten-Nutzen-Analyse (zusätzlicher Zeitaufwand des Anästhesisten, zusätzliche Überwachung, jedoch kürzer andauernde motorische Blockade, frühzeitigere Mobilisierung, frühzeitigere Entlassung) angezeigt ist.

Literatur

Alazia M et al. (1992) Pharmacokinetics of long-term sufenanil infusion (72 hours) used for sedation in ICU patients. Anesthesiology 77(3 A): A 365
Bovill JG et al. (1982) Electroencephalographic effects of sufentanil anaesthesia in man. Br J Anaesth 54: 45–52

Bowdle TA, Ward RJ (1989) Induction of anesthesia with small doses of sufentanil or fentanyl: dose vs. EEG response, speed of onset, and thiopental requirement. Anesthesiology 70: 26–30

Bromage PR et al. (1982) Rostral spread of epidural morphine. Anesthesiology 56: 431–436

Cheng EY, May J (1989) Nalbuphine reversal of repiratory depression after epidural sufentanil. Crit Care Med 17: 378–379

Cookson RF (1983) Carfentanil and Lofentanil. Clin Anaesthesiol 1: 156–158

Cube B von et al. (1970) Permeation of morphine-like substances to their site of antinociceptive action in the brain after intravenous and intraventricular application and dependence on lipid solubility. Arch Pharmacol 265: 455–502

DeCastro J et al. (1969) Utilisation de la pentazocine comme analgesique pour le traitement des douleurs post-operatoires. Etude comparative entre le pethidine, la piritramide et la pentazocine. In: DeCastro J et al. (eds) Utilisation de la pentazocine en anesthésie et réanimation. Ars Medici, Bruxelles, pp 99–109

DeCastro J et al. (1982) Buprenorphine. A review of its pharmacological properties and therapeutical uses. Kluwer NVM & ISA, Antwerpen

DeLange S, Boscoe MJ et al. (1982) Comparison of sufentanil-02 and fentanyl-02 for coronary artery surgery. Anesthesiology 56: 112–118

DiFiazo CA et al. (1981) Anesthetic potency of nalbuphine and interaction with morphine in rats. Anesth Analg 60: 629–622

Dixon R et al. (1986) Nalmefene: Intravenous safety and kinetics of a new opioid antagonist. Clin Pharmacol Ther 39: 49–53

Dumas PA (1984) MAC reduction of enflurane and isoflurane and postoperative findings with nalbuphine HCl and fentanyl: A retrospective study. In: VII. World Congress of Anaesthesiologists, Manila/Philippines. Exerpta Medica, Amsterdam, pp 43–53

Egan TD et al. (1993) The pharmacokinetics of the new short-acting opioid remifentanil (GI87084B) in healthy adult male volunteers. Anesthesiology 79: 881–892

Eisenach JC (1992) Epidural and spinal narcotics. In: Barash PG (ed) ASA Refresher courses in anesthesiology, vol 20. Lippincott, Philadelphia, pp 1–4

Flacke JW et al. (1977) Acute pulmonary edema following naloxone reversal of high dose morphine anesthesia. Anesthesiology 47: 376–378

Flacke JW et al. (1985) Comparison of meperidine, fentanyl and sufentanil in balanced anesthesia. Anesth Analg 64: 897–910

Freye E (1994) Opioide in der Medizin, 3. Aufl. Springer, Berlin Heidelberg New York Tokio

Freye E et al. (1983) Nalbuphin antagonisiert EEG-Veränderungen und hebt die Beeinträchtigung der ventilatorischen C02-Antwort nach Fentanylnarkose auf. Anaesthesist 32: 427

Freye E et al. (1984) Nalbuphine reverses fentanyl-related EEG changes in man. Acta Anaesthesiol Belg 35: 25–36

Freye E et al. (1985) Reversal of fentanyl-related respiratory depression with nalbuphine; effects on the CO_2-response curve of man. Acta Anaesthesiol Belg 36: 365–374

Freye E et al. (1997) EEG-power spectra as indices of arousal after larnygoscopy and intubation following induction with opioids. Acta Anaesth Belg (im Druck)

Gal TJ (1986) Prolonged antagonism of opioid action with intravenous nalmefene in man. Anesthesiology 64: 175–180

Gepts E et al. (1987) Disposition of propofol administered as constant rate infusions in humans. Anesth Analg 66: 1256–1263

Gourlay GK et al. (1989) Pharmacokinetics of fentanyl in lumbar and cervical CSF following lumbar epidural and intravenous administration. Pain 38: 253–259

Helmers JH et al. (1989) Sufentanil-Dosierungsstudie bei allgemeinen chirurgischen Eingriffen. Anaesthesist 38: 397–400

Hennies HH et al. (1988) Receptor binding, analgesic and antitussive potency of tramadol and other selected opioids. Drug Res 38/7: 877–880

Houde RW (1979) Analgesic effectiveness of the narcotic agonist-antagonists. Br J Clin Pharmacol 7: 297 S–308 S

Hug CCJ (1984) Pharmacokinetics of new synthetic narcotic analgesics. In: Estafanous FG (ed) Opioids in anesthesia. Butterworths, Boston, pp 50–60

Hughes MA et al. (1992) Context-sensitive half-time in multicompartment pharmacokinetic models for intravenous anesthetic drugs. Anesthesiology 76: 334–341

Kröll W (1989) Sufentanil, ein neues Opioid in der Analgosedierung des kritisch Kranken. Beitr Anaest Intensivmed 30: 330–334

Kröll W (1990) Erfahrungen mit Sufentanil in der Langzeitsedierung des Intensivpatienten. In: List WF, Kröll W (Hrsg) Langzeitsedierung in der Aufwach- und Intensivstation, 32. Maudrich, Wien München Bern, pp 125–132

Kröll W, List WF (1992) Eignet sich Sufentanil für die Langzeitanalgosedierung kritischer Kranker? Anaesthesist 41/5: 271–275

Kugler J et al. (1977) Die hypnotische Wirkung von Fentanyl und Sufentanil. Anaesthesist 26: 343–348

Luger TJ et al. (1992) Can midazolam diminish sufenanil analgesia in patients with major trauma? A retrospective study with 43 patients. Drug Metab Drug Interact 10: 177–184

Luger TJ et al. (1993) Spinal potentiating and supraspinal inhibitory effect of midazolam on morphine analgesia in rats. In: 7th World Congress on Pain, IASP Publication, Paris, pp 201–202

Magruder MR et al. (1982) Reversal of narcotic-induced respiratory depression with nalbuphine hydrochloride. Anesthesiol Rev 9: 34–37

Mauritz W (1993) Stellungnahme und Empfehlungen zur Langzeit-Analgosedierung von Intensivpatienten mit Sufentanil. Janssen-Pharmaceutica, Österreich

Meert TF et al. (1988) Comparison between epidural fentanyl, sufentanil, carfentanil, lofentanil and alfentanil in rats: Analgesia and other in vivo effects. Eur J Anaesth 5: 313–321

Monk JP et al. (1988) Sufentanil. A review of its pharmacological properties and therapeutic use. Drugs 36: 286–313

Moore LR et al. (1990) Antagonism of fentanyl-induced respiratory depression with nalmefene. Meth Find Expt Clin Pharmacol 12/1: 29–35

Morton JP et al. (1991) Analgesic efficacy of single escalating doses of GI 87084B administered intravenously to healthy adult male volunteers. Anesthesiology 75/3 A: A 378

Moudgil GC et al. (1984) Fentanyl, sufenanil and alfentanil do not inhibit cell-mediated immune response. Anesthesiology 61/3 A: A 355

Murphy MR (1982) The enflurane sparing effect of morphine, butorphanol, and nalbuphine. Anesthesiology 57: 489–492

Nagrajan R et al. (1992) Reversal effects of morphine by nalmefene. J Clin Res Drug Dev 7: 25–29

Niemegeers CJE (1981) Alfentanil (R 39 209) – a particularly short-acting narcotic analgesic in rats. Drug Dev Res 1: 83–88

Niemegeers CJE et al. (1976) Sufentanil, a very potent and extremely safe intravenous morphine-like compound in mice, rats and dogs. Arzneimittelforschung 216: 1551–1556

Romagnoli A (1980) Ceiling effect for respiratory depression by nalbuphine. Clin Pharmacol Ther 27: 478–485

Rosow CE (1984) Sufentanil citrate: A new opioid analgesic for use in anesthesia. Pharmacotherapy 4: 111–119

Saarne A (1969) Clinical evaluation of a new analgesic piritramide. Acta Anaesthesiol Scand 13: 11–19

Schäffer J et al. (1986) Nalbuphin und Tramadol zur postoperativen Schmerzbekämpfung bei Kindern. Anaesthesist 35: 408–413

Schmidt WK et al. (1985) Nalbuphine. Drug Alcohol Depend 14: 339–362

Schuster SV et al. (1991) Analgesic activity of the ultrashort acting opioid, GI 87804B. FASEB J 5/4: 2846

Sebel PS (1982) Cardiovascular effects of sufentanil anesthesia: A study in patients undergoing cardiac surgery. Anaesth Analg 61: 115–119

Shafer L, Varvel JR (1991) Pharmacokinetics, pharmacodynamics, and rational opioid selection. Anesthesiology 74/1: 53–63

Smith TC (1979) Comparison of naloxone and naltrexone in man. Anesthesiology 51: S 573

Stanski DR, Hug CC (1982) Alfentanil-a kinetically predictable narcotic analgesic. Anesthesiology 57: 435–438

Stephan H et al. (1989) Die Wirkungen von Sufentanil in hohen Dosen auf die Hämodynamik und die elektroenezephalographische Aktivität von Koronarkranken. Anaesthesist 38: 510–518

Vertommen JD et al. (1991) The effects of the addition of sufentanil to 0.125% bupivacaine on the quality of analgesia during labor and on the incidence of intrumental deliveries. Anesthesiology 74: 809–814

Watson GS, Edmond P (1977) Analgesics and urethral function. In: Harcus AW, Smith R, Whittle B (eds) Pain. New perspectives in measurement and management. Churchill Livingstone, Edinburgh London New York, pp 27–33

Weightman WM (1991) Respiratory arrest during epidural infusion of bupivacaine and fentanyl. Anaesth Intensive Care 19: 282–284

Weiss M et al. (1994) Einfluß von Hypnotika und Sedativa auf die Immunabwehr. In: Jahrbuch der Anästhesiologie und Intensivmedizin. Biermann, München, pp 27–37

Westmoreland C et al. (1993) Histamine levels and hemodynamic responses following remifentanil. Anesthesiology 79/3 A: A 111

Westmoreland C et al. (1993) Pharmacokinetics of remifentanil (GI87084B). Anesthesiology 79/3 A: A 372

Wood PL (1984) κ-agonists analgesics: Evidence for μ_2 and δ opioid receptor antagonism. Drug Dev Res 4: 429–435

Prämedikation bei Säuglingen und Kleinkindern

W. Büttner

Ziel der Prämedikation

„The aim of premedication in infants and children is to establish mental and emotional relaxation, reduced sensory input and metabolic rate and antagonize adverse reactions of the autonomic nervous system" [18]. Diese Definition der Ziele der Prämedikation bei Säuglingen und Kleinkindern klang zum Zeitpunkt ihrer Formulierung durch Collins im Jahre 1976 überzeugend, und in den Ohren mancher Anästhesisten tut sie es heute noch. Aber sie hält nicht in allen Teilen einer kritischen Überprüfung stand. Sie setzt voraus, daß bei jedem Kind die Erlebnisse dieser präoperativen Phase so verarbeitet werden, daß immer ein Schaden für das Kind entsteht. Sie impliziert auch, daß alle Kinder von einer Reduktion des sensorischen Inputs profitieren und daß eine Antagonisierung adverser Reaktionen des autonomen Nervensystems nur durch eine Prämedikation erreicht werden kann. Alle 3 Voraussetzungen treffen nach heutigem Wissensstand nicht zu.

Reduktion der Wahrnehmung

Was der englische Ausdruck „sensory input" bezeichnet, ist ein komplexes funktionales Geschehen, das an anatomische, neurophysiologische und kognitive Abläufe gebunden ist. Für das Säuglings- und Kleinkindesalter besteht dabei die Frage, inwieweit die Funktionen der 3 Ebenen von Anatomie, Physiologie und kognitiver Verarbeitung altersabhängig sind.

An dieser Stelle wird gern die im Neugeborenenalter noch nicht abgeschlossene Myelinisierung der afferenten Nervenfasern angeführt. Die Anzahl der Nozizeptorsignale über nichtmyelinisierte Nervenfasern ist größer als über vollständig myelinisierte Fasern, aber eine inkomplette Myelinisierung verzögert die Weiterleitung nur, sie verhindert sie nicht. Die Entwicklung der Nozizeptorsysteme findet bereits während früher Stadien der Gestation statt, und sie ist bereits bei prämaturen Kindern abgeschlossen, zumindest was ihre Funktion betrifft. Das betrifft auch die Entwicklung der Myelinisierung unterschiedlicher anatomischer Partien, zumindest soweit sie z. B. an der Weiterleitung von Schmerzsignalen beteiligt sind. Dennoch ist daran zu erinnern, daß die funktionelle Entwicklung sensitiver und motorischer Einheiten Jahre dauert. So ist z. B. die Kontrolle der motorischen Innervation, die für Zeichnen und Schreiben erforderlich ist, erst mit dem 5.–6. Lebensjahr erreicht. Bekanntlich resultiert daraus ein sinnvoller Test für die Beurteilung der Schulfähigkeit.

Während der frühen Kindheit findet eine Entwicklung auf den Ebenen der kognitiven Verarbeitung und der Verhaltensweisen statt, die manchmal Anlaß zur Desorientierung geben, wenn über den idealen Umgang mit Kindern entschieden werden soll. Neugeborene und Säuglinge scheinen auf streßinduzierende Stimuli mit passiven Reflexen zu reagieren. Aber dieser Schein trügt. Es steht wohl außer Frage, daß das Erinnerungsvermögen eine, wenn nicht gar *die* Voraussetzung dafür ist, daß Erlebnisse psychisch verarbeitet werden. Wenn es nun gelingt, das Erinnerungsvermögen von Neugeborenen und Säuglingen nachzuweisen, dann ist nicht mehr von der Hand zu weisen, daß auch in diesem Alter das stattfinden kann, was als kognitive Perzeption zu bezeichnen ist.

In einer faszinierenden Studie mit dem Thema „Über die auditive Wahrnehmung musikalischer Reize in utero" hat Frau El-Nawab bei 64 werdenden Müttern nachgewiesen, daß bereits die ungeborenen Kinder in der 37.–40. Gestationswoche Musikstücke wiedererkannten, die ihnen in der 32. Schwangerschaftswoche 2mal täglich vorgespielt worden waren. Dabei reflektierten unterschiedliche Reaktionen der Herzfrequenzen die Tatsache, ob ihnen eine unbekannte Melodie oder die bereits vertraute Musik vorgespielt wurde. Die vertraute Musik verminderte u. a. die Herzfrequenz, was mit Lauschen oder gar mit Erwartungshaltung interpretiert werden kann [57].

Jeder Säuglingsschwester ist das Phänomen der Senkung der Herzfrequenz bei liebevoller Pflege, besonders durch die Mutter bekannt. Aus dem eigenen Betätigungsfeld der Anästhesisten auf der Intensivstation sind die Situationen zu erwähnen, in denen sich intubierte Säuglinge terrorisiert fühlt, wenn die Trachea abgesaugt werden soll. Schon bei den vorbereitenden Schritten reagieren sie gelegentlich fast hysterisch, obwohl die eigentliche Störung – das Absaugen mit einem Katheter – noch gar nicht stattfindet. Es besteht daher kein Zweifel, daß bereits beim ungeborenen Kind und natürlich erst recht bei einem Säugling die Gedächtnisfunktion und sogar Verarbeitungsprozesse funktionieren. Denn ihre Reaktionen beweisen ja, daß sie sogar eine Bewertung ihrer Erlebnisse vornehmen. Das mag nur auf der Ebene der Unterscheidung zwischen unangenehm und angenehm erfolgen, weil die kognitiven Fähigkeiten für eine bewußte Wertung noch nicht ausreichen. Auch ist inzwischen allgemein akzeptiert, daß Säuglinge nur schlecht zwischen einzelnen Reizen unterscheiden können, aber sie antworten durchaus spezifisch auf bestimmte Umweltsituationen. Hier sei nur auf die heute schon als historich zu bezeichnenden Versuche von Lee Salk erinnert, der Säuglingen Tonbandaufnahmen von Herzrhythmen vorspielte und bei einer Schlagfrequenz von 72/min eine Abnahme des Weinens registrieren konnte, während eine Schlagfrequenz von 128/min Weinen und Unruhe auslöste. Wir haben zur Zeit noch keine valide Information darüber, ob und wie lange Erlebnisse der Säuglingsperiode in der psychischen Entwicklung eine Rolle spielen, aber es bleibt die Tatsache, daß bereits Neugeborene und Säuglinge sich zu erinnern vermögen.

Die höchst beeindruckenden Veränderungen in den kognitiven Fähigkeiten spielen sich im Alter zwischen 6 Monaten und dem 5.–6. Lebensjahr ab. Das Erinnerungsvermögen wächst rasant, aber dennoch sind Säuglinge und Kleinkinder lange nicht fähig, in abstrakten Dimensionen zu denken. Sie fühlen Schmerz, wissen aber nicht, was der Begriff meint. Sie sind ängstlich, verstehen aber nicht, was das Wort „Angst" heißt. Sie realisiern noch nicht einmal, daß es eine Welt außerhalb ihrer selbst gibt.

Alle Informationen, mit anderen Worten der „total sensory input" werden solange als eine Entität gehandhabt, solange sie nicht realisieren, daß es auch eine Außenwelt gibt. Normalerweise dauert dieser Prozeß bis zum 3. oder 4. Lebensjahr. Während dieser Zeit sind Säuglinge und Kleinkinder nicht in der Lage, Ursache und Wirkung logisch miteinander zu verknüpfen. Sie malen und bezeichnen nur die Hauptkörperteile (den Kopf und den Bauch) und sie können noch nicht zwischen den einzelnen Körperteilen differenzieren. Sie sprechen z. B. über Kopfschmerzen, wenn ihnen der Bauch weh tut. Zeit und Raum sind für dieses Lebensalter unbekannte Begriffe, und ein Kleinkind versteht nicht, was morgen, gestern, vorher oder nachher, rechts oder links, vorne oder hinten bedeutet.

Jede Änderung der gewohnten Umgebung und des gewohnten Ablaufs wird als Störung empfunden und ziemlich einheitlich beantwortet. Die Intensität der Änderung bestimmt dabei mehr das Verhaltensmuster als ihre Qualität. Und je gestörter sich die Kleinkinder fühlen, desto ängstlicher werden sie. In schmerzhaften Situationen reagieren sie mit Weinen, Stöhnen, motorischer Unruhe und violentem Widerstand. Eine Bewertung der Störung findet nicht statt, u. a. auch deshalb, weil Säuglinge und Kleinkinder nicht den möglichen Vorteil einer Situationsänderung erkennen können. Sie können ihn erfahren, und darin sind sie außerordentlich sensibel und lernfähig. Aber dazu bedarf es des zeitlichen Ablaufs und gelegentlich auch der Wiederholung.

Im Vorschulalter entwickelt sich der Sinn für Zeit und Raum, und so wissen Kinder im Alter von 4–5 Jahren, was damit gemeint ist: davor und dahinter. Mit 5–6 Jahren unterscheiden sie zwischen darüber und darunter und erst danach zwischen rechts und links. In dieser Zeit beginnen sie, die einzelnen Teile ihres Körpers zu unterscheiden und sie fangen an, die Zeitachse gestern–heute–morgen zu realisieren. Dies ist eine unabdingbare Vorraussetzung für das zeitliche Gedächtnis, das ja überhaupt erst eine valide Selbstbewertung von Schmerzen, Ängsten u. ä. m. zuläßt. Dieser Prozeß ist normalerweise mit dem 7.–8. Lebensjahr abgeschlossen.

Sobald die Kinder langsam lernen, in abstrakten Begriffen zu denken, gelingt es ihnen auch, den Zusammenhang zwischen Ursache und Wirkung und einen möglichen Vorteil oder Nachteil künftiger Ereignissse zu entdecken. Dennoch wird ein störendes oder schmerzhaftes Ereignis in Ängsten enden, obwohl diese Kinder eine unangenehme Situation als ein notwendiges Übel erkennen können.

Die Inhalte der Ängste ändern sich mit dem Alter. Bei Säuglingen entwickelt sich in der Regel eine allgemeine Ängstlichkeit, während sich bei Kleinkindern und Vorschulkindern die Ängste mehr gegen ein spezielles Ziel richten, wie z. B. Trennung von der Mutter, Angst vor schmerzhaften Injektionen, vor fremder Umgebung u. ä. m. Jüngere Schulkinder entwickeln Ängste, die mehr und mehr an eigene Erfahrungen geknüpft sind. Die ganz spezielle Angst vor der Narkose und davor, nicht mehr aufzuwachen, ist üblicherweise im späteren Jugendalter anzutreffen und spielt bei Vorschulkindern keine wesentliche Rolle.

All dies reflektiert die Entwicklung von kognitiven Funktionen und macht es offensichtlich, daß der Grad der Differenzierungsfähigkeit sowohl in unterschiedlichen Copingprozessen als auch in unterschiedlichen Verhaltensweisen resultieren. Für Vorschulkinder ist eine Krankheit ein Fremdkörper, der in den eigenen Körper eindringt und Schmerzen verursacht. In schmerzfreiem Zustand – und das trifft überwiegend für Kinder zu, die für eine Operation vorbereitet werden müssen – haben sie keinerlei Idee über ihr Kranksein. Und wir haben in diesen Situationen keine Möglichkeit, ihnen ihre Krankheit zu erklären; denn sie verstehen einfach nicht den Zusammenhang zwischen Krankheit, Schmerz, Operation und eigenem biologischen Vorteil. Manchmal akzeptieren sie den ganzen Ablauf als eine Strafe für etwas, an das sie sich nicht mehr erinnern können. Folglich vermischen sie eine Operation mit einem Schuldgefühl und Insubordination. Kinder im Alter von ca. 10 Jahren führen dagegen ihre Erkrankung mehr auf innere Ereignisse zurück. Aber sie verstehen immer noch nicht den logischen Zusammenhang von Krankheit und medizinischer Therapie. Dies geschieht erst im Alter von etwa 12–14 Jahren.

Man könnte polemisieren, indem man fragt, wie verloren man sich fühlen muß in einer Situation, in der man keinen Sinn für Zeit und Raum hat, in der man nicht versteht, was mit einem geschieht, in der ein fremder Mensch einen in eine unbekannte Umgebung bringt und in der ein unbekannter Mensch über instrumentelle Manipulationen am Körper redet. Denn dies ist genau die Situation eines kleinen Jungen vor einer Orchidolyse. Für uns Erwachsene könnte es ein Horrortrip sein. Säuglinge und Kleinkinder hingegen sind gerade durch den mangelnden Sinn für die Zeit vor dieser Art Schrecken geschützt. Aber es bleibt auch bei ihnen wirksam, was in jedem Alter Ängste auslöst: das Unbekannte.

Wie verhalten sich Kinder in einer solchen Situation? Säuglinge und Kleinkinder reagieren direkt: sie rudern mit Armen und Beinen und schreien. Kleinkinder werden ruhelos, jammern über das Übel, das sie innerlich am meisten trifft, z. B. die Trennung von der Bezugsperson oder schmerzhafte Spritzen und zeigen jede Nuance der Abneigung bis hin zur violenten Abwehr. Vorschulkinder reagieren verbal und weniger heftig, wobei sie sich systematischer verteidigen. Im 5.–6. Lebensjahr gibt es einen scharfen Bruch in den Verhaltensmustern gegenüber den vorigen Lebensabschnitten: von jetzt an haben die Kinder mehr gezielte Ängste und reagieren mit muskulärer Anspannung. Sie demonstrieren weniger Abwehr oder Verteidigung und weinen oder jammern weniger verbal über die Situation [36, 40, 47].

Alle diese Verhaltensweisen signalisieren, wie die Kinder ihre Situation mental und emotional verarbeiten. Wir sprechen hier von Copingprozessen, die in allen klindlichen Altersstufen stattfinden. Manchmal erreichen sie eine gößere Macht und Stärke, als sich die Mütter vorstellen können. Hierzu ein Beispiel.

Es handelt sich um das Ergebnis einer randomisierten Doppelblindstudie zur psychologischen Intervention bei 66 Kleinkindern zwischen 2 und 6 Jahren. Erfolgt eine Intervention bei Müttern und ihren Kleinkindern gemeinsam, indem 10 Tage vor einer Operation beiden der Ablauf des Operationstages erläutert und dabei gleichzeitig die Räumlichkeiten des Krankenhauses ausführlich demonstriert werden, dann erreicht man damit, daß die Ängstlichkeit der Mütter bis zum eigentlichen Operationstag zunimmt. Im Gegensatz dazu tritt aber bei den Kindern und gerade auch bei Kindern unter 4 Jahren eine signifikante Verringerung der Ängstlichkeit ein. Im Vergleich kann durch eine derartige demonstrative „Krankenhaustour" der Anteil der Kinder, die zu keinem Meßzeitpunkt vor der Narkoseeinleitung erkennbare Ängstlichkeit zeigen, von 40% auf 78% angehoben werden.

In dieser Situation muß die Hypothese also verworfen werden, daß die Mutter vom Kind als Vorbild erkannt wird und sein Verhalten mitbestimmt (Bedingungsmodell) [8, 13]. Diese Tatsache wird von Sorgeberechtigten meist mit ungläubigem Staunen gestraft. Welche Mutter hört denn auch gerne, daß sie eben nicht in jedem Falle die geeignete Person zur Beruhigung ihres Kindes ist, und welche Mutter wäre nicht überrascht von der Tatsache, daß ihr kleines Kind besser in der Lage ist, die Krankenhaussituation zu verarbeiten als sie selbst? Aber es ist nicht zu leugnen: auch Säuglinge und Kleinkinder sind fähig zur differenzierten psychischen Verarbeitung ihrer Erlebnisse. Und diese Copingprozesse enden keineswegs nur in einer grundsätzlichen Verschlechterung der Situation, im Gegenteil führen sie sogar in einer bemerkenswert hohen Inzidenz auch zu einer eindeutigen Verbesserung für das Kind. So sind z. B. auch Kleinkinder im Alter unter 4 Jahren durchaus in der Lage, aus einem kurzzeitigen Krankenhausaufenthalt einen Kompetenzgewinn zu erzielen. Sie lernen neue Spiele, steigern ihr Durchsetzungsvermögen, reduzieren ihre Abhängigkeit von der Bezugsperson u. ä.m. Dies haben eindrucksvoll die Forschungen der letzten Jahre zu Verhaltensänderungen nach Operationen im Kleinkindesalter ergeben, aus denen man folgende Thesen als erwiesen ableiten kann:

Postoperative Verhaltensänderungen haben sehr differenzierte Inhalte, und sie hängen vom Alter des Kindes ab. Bei Kindern unter 3 Jahren ist mit einer Zunahme der emotionalen Verstörtheit zu rechnen. Sie enden nicht nur in einer Verschlechterung des sozialen Verhaltens. Es treten auch Verbesserungen mit einem deutlichen Kompetenzgewinn auf. Eine gesteigerte emotionale Verstörtheit verliert sich im Laufe der Zeit und ist nach längstens 1 Jahr nicht mehr nachweisbar. Im Gegensatz dazu bleibt ein einmal erworbener Kompetenzgewinn erhalten [7, 14, 39, 38, 42, 43, 44].

Daraus ist zu folgern, daß es keinen zwingenden Grund gibt, Säuglinge und Kleinkinder von jeder Wahrnehmung äußerer Ereignisse abzuschirmen (Blockade des „sensory input"). Die Erkrankung und die daraus folgenden diagnostischen und therapeutischen Abläufe gehören insgesamt zum Erfahrungsschatz des betroffenen Kindes. Sie sind letztlich unvermeidlich, da der biologische Vorteil einer Operation das entscheidende Kriterium für die notwendigen Maßnahmen bleibt.

In diesem Zusammenhang muß auch darauf aufmerksam gemacht werden, daß es vermessen ist, zu glauben, daß eine Prämedikation den entscheidenden Einfluß bei der psychischen Bewältigung des operativen Eingriffs hat. Sie kann nur Einfluß auf die kurze Zeitspanne vor Beginn der Narkose nehmen. Alle anderen prä-, intra- und postoperativen Erlebnisinhalte werden gar nicht oder nur marginal von einer Prämedikation berührt. Die Einflußmöglichkeiten auf die gesamte Krankenkarriere des Kindes durch die Prämedikation sind daher stark eingeschränkt.

Woher aber stammt dann die häufig vorgebrachte Annahme, daß gerade der Anästhesist eine wesentliche Rolle bei der Verhütung von perioperativen Ängsten spielt? Sie stammt aus einer undurchsichtigen Mischung von stark emotional gefärbten Glaubenssätzen und nachprüfbaren wissenschaftlichen Erkenntnissen. Die unmittelbare pränarkotische Phase weist tatsächlich im Unterschied zu anderen Abschnitten des Krankenhausaufenthalts von Säuglingen und Kleinkindern einige Besonderheiten auf.

Zunächst ist dabei die Unausweichlichkeit der Situation zu nennen. Patienten und Sorgeberechtigte sind dabei durch vorher abgelaufene diagnostische Verfahren und die medicolegal erforderliche Aufklärung in erhöhte, gezielte Erwartungshaltung versetzt. Inhalte dieser Erwartungen sind die Kenntnisse über drohende Schmerzhaftigkeit, mögliche Risiken der Operation und Narkose und Verlust der Kontrolle. Gesteigert wird diese Vigilanz in der unmittelbar pränarkotischen Phase durch die Erkenntnis, daß es jetzt ernst wird und daß der einmal beschrittene Weg in diesem Moment nicht mehr verlassen werden kann.

Es ist ein Irrtum, zu glauben, Säuglinge und Kleinkinder unterlägen nicht den besonderen psychischen Belastungen dieser Situation, da sie weder zur Erkenntnis noch zur Bewertung dieser Situation fähig seien. Sie verstehen sicher nicht ihre Inhalte und Notwendigkeiten, aber sie erhalten eine Fülle von Signalen, die ihnen die Bedrohlichkeit offenbaren. Angefangen vom Vorenthalten der üblichen Nahrung wegen des Zwanges zur Nüchternheit bis hin zur völlig fremden Umgebung einschließlich der Personen, an die die Patienten geraten, und dies bei im Vergleich zu ihrem normalen Leben völlig verschiedenem Tagesablauf, ist dieser Abschnitt gespickt mit Informationen darüber, daß ihr normales „Setting" aufgehoben ist. Daß dabei die Bezugsperson ungewohnte Verhaltensweisen zeigt, trägt nicht zur besseren Orientierung von Säuglingen und Kleinkindern bei. Als Gegenpart steht in dieser Situation nur das Vertrauen in die Personen des Anästhesisten und Operateurs zur Verfügung. In der Regel hat dabei der Operateur die besseren Möglichkeiten, weil er mit Bezugsperson und Patient früher und häufig Kontakt hat, während der Anästhesist unter den heutigen Bedingungen oft nur eine Gesprächschance hat und das noch nicht einmal mit der Gewißheit, daß er die erworbene Vertrauensbasis nutzen kann, indem er die Narkose selbst durchführen kann.

Als nicht ganz unwichtiger Einfluß mag hier auch daran erinnert werden, daß nicht jedes Trio von Kind, Sorgeberechtigtem und Anästhesisten erfolgreich harmoniert. Das ist ja noch nicht einmal bei jeder Mutter-Kind-Dyade gegeben. Der gesamte Ablauf wird eben in der Regel durch die Tatsache kompliziert, daß wir es mit der Behandlung von Patient und Sorgeberechtigtem zu tun haben, wohl fast immer mit der eigentlichen

Bezugsperson. Daß dabei die Vorstellung, das Verhalten der Bezugsperson bedinge auch das Verhalten der Säuglinge und Kleinkinder, falsch ist, konnte beispielhaft anhand der oben angeführten Ergebnisse der „Krankenhaustour" belegt werden. Daher muß der emotionale Glaubenssatz „die Anwesenheit der Mutter ist der Garant für eine streßarme Vorbereitung und Einleitung der Narkose" korrigiert werden durch die wissenschaftlich geprüfte Tatsache, daß nur unter bestimmten Voraussetzungen die Ängstlichkeit von Säuglingen und Kleinkindern während der unmittelbaren pränarkotischen Phase durch die Anwesenheit der Mutter unterdrückt oder wenigtens reduziert werden kann.

Infolge des gesamten präoperativen Ablaufs entstehen Ängste. Im Alter von Säuglingen und Kleinkindern haben die Ängste aus Mangel an kognitiven Fähigkeiten keine benennbaren Inhalte. Es entsteht demnach eine allgemeine Ängstlichkeit. Das macht ihre Erfassung und Kontrolle einfacher als eine Suche und Bewertung von gezielten Ängsten, die eher im höheren Alter anzutreffen sind. Damit steht konsequenterweise ein Ziel der Prämedikation von Säuglingen und Kleinkindern fest: die Ängstlichkeit muß an ihrer Entstehung oder an ihrer Steigerung gehindert werden.

Vagolyse

Bereits 1979 konnten Mirakhur et al. [50] unmißverständlich formulieren, daß der Routinegebrauch von Anticholinergika unnötig scheint. Dahinter verbarg sich die Notwendigkeit, die Indikation für Anticholinergika im Zusammenhang mit Narkosen neu zu überdenken.

Bis dahin hatte sich die positive klinische Erfahrung mit Atropin in der Prämedikation als das entscheidende Kriterium gehalten, wobei neben den vagolytischen und antisialogen Effekten auch angeführt wurde, daß auch eine antiemetische Wirkung besteht, daß sich Atropin zur Prävention von Laryngospasmen eignet und den Tonus des Kardiasphinkters erhöht [17, 22, 52]. Dabei wurde nicht verkannt, daß die bis dahin verwendeten Anticholinergika Atropin und Hyoscin Ruhelosigkeit, Exzitation und Sehtstörungen verursachen können. Aber die Kritik an der routinemäßigen Verwendung von Anticholinergika zur Prämedikation richtete sich auch auf die unvorhersehbare antisialoge Wirkung des Hyoscins und auf die schwache kardiale Wirkung von Atropin [35, 61]. Es kam hinzu, daß sich in den Jahren zuvor das Spektrum der zur Verfügung stehenden Narkotika und Hypnotika gründlich verändert hatte, und daher der aus der Ätherzeit stammende Wunsch nach Schutz vor vagalen Reflexen verblaßte.

In einer ähnlichen Situation stehen wir heute nach Einführung neuer Inhalationsanästhetika und Hypnotika in die klinische pädiatrische Anästhesie. Dennoch gilt auch heute noch die Kombination einer Hypoxie mit einer Bradykardie als gefahrenträchtigste Situation in der Anästhesie von Säuglingen und Kleinkindern, und zumindest die Inzidenz einer drohenden Hypoxämie während der Narkoseeinleitung ist im Alter unter einem Jahr signifikant höher als bei älteren Kindern [46].

Der gerade bei Kleinkindern leicht auslösbare Laryngospasmus ist das gefürchtete Paradebeispiel für eine Kombination von Hypoxämie und Bradykardie. Die Möglichkeiten ihrer Verhütung haben sich aber im Unterschied zu den 70er Jahren noch wesentlich erweitert, so daß auch die Tatsache, daß gerade in der Anästhesie bei Säugligen und Kleinkindern die rein inhalative Narkoseeinleitung und -führung erforderlich sein kann, nur noch eine untergeordnete Rolle spielt. Hier sei an die Möglichkeit der Einleitung mit Sevofluran oder Propofol erinnert [23].

In der oben bereits angeführten Arbeit von Mirakhur et al. konnte eindrucksvoll belegt werden, daß selbst bei hohe Dosen von Hyoscin (1 mg i.m. oder oral), Atropin (2 mg i.m.

oder oral) oder Glycopyrrolat (0,4 mg i.m. oder 8 mg oral) als einziger positiver Effekt die Reduktion der Salivation nachgewiesen werden konnte, während die vagolytische Wirkung für den Verlauf der Anästhesie unbedeutend blieb. Letztlich hat sich trotz verfeinerter Suche und subtilerer Untersuchungstechniken bis heute an dieser Aussage nichts geändert. So fanden Gervais et al. in einer randomisierten Studie an 45 Kleinkindern, daß nach 0,3 mg/kg KG oral verabreichtem Atropin nur maximal 10–20% der Muskarin-2-Rezeptoren belegt waren, während nach 0,2 mg/kg KG intramuskulärer Gabe nach 25 min 60–70% der M2-Cholinozeptoren belegt waren. Dabei war in keinem Falle die Änderung der Herzfrequenz signifikant gegenüber den Ausgangswerten [30].

Bemerkenswerterweise konnte bisher auch keine Zunahme der perioperativen Morbidität oder Mortalität im Kindesalter durch das Unterlassen einer anticholinergischen Prämedikation aufgedeckt werden, weder in den 50er und 60er Jahren noch in den 80er Jahren [26, 27, 31, 41, 48, 59].

Diese Ergebnisse zeigen die Unsicherheit auf, die mit einer oralen Gabe von Atropin bei Kleinkindern verbunden ist, während die intramuskuläre Gabe zumindest hinsichtlich der antisialogen Wirkung sinnvoll erscheint. Daß gerade die intramuskuläre Gabe aus anderen Gründen unerwünscht ist, wird an anderer Stelle erläutert. Es bleibt bis heute strittig, ob die pränarkotische Gabe von Anticholinergika tatsächlich einen präventiven Effekt im Sinne einer Antagonisierung adverser Reaktionen des autonomen Nervensystems hat. Einerseits gibt es also keinen gesicherten Nachweis der Effektivität von präventiv verwendeten Anticholinergika, andererseits schrillen bei jedem erfahrenen Anästhesisten die Alarmglocken, wenn bei Säuglingen oder Kleinkindern ein langsamer Herzrhythmus auftritt, besonders mit kontinuierlich zunehmender Tendenz. Es ist daher nicht verwunderlich, daß es eine stark emotional bestimmte Neigung zu einer präventiven Anwendung von Anticholinergika gibt.

Zwei einfache, aber wichtige Überlegungen können die Entscheidung für oder gegen eine anticholinerge Prämedikation auf eine rationale Basis stellen: Zum einen können vagale Reflexe durch intravenöse Gabe von Anticholinergika schnell und sicher therapiert werden. Zum anderen gelingt es mit den heutigen Möglichkeiten einer ausreichenden medikamentösen Sedierung, einer Anwendung der Emla®-Creme und einer einfühlsamen Behandlung in der weit überwiegenden Zahl der Fälle, bei Säuglingen und Kleinkindern einen venösen Zugang vor Beginn der Narkose zu legen. Und selbst bei den gefürchteten „speckigen Säuglingen" ohne erkennbare Venen, bei denen sich die inhalatorische Einleitung anbietet, bevor eine venöser Zugang gefunden werden kann, ist bei geschickter Anwendung von Sevofluran oder auch Halothan ein bedrohlicher vagaler Reflex vermeidbar. Damit entfällt endgültig die Notwendigkeit, mit einer Prämedikation routinemäßig mögliche adverse Reaktionen des autonomen Nervensystems zu antagonisieren.

Stoffwechselreduktion

Endokrine Streßreaktionen von Säuglingen wurden bei Venenpunktionen, Manipulationen an den Luftwegen und bei Zirkumzisionen bei wachen Neugeborenen nachgewiesen [24, 33, 58]. Bei Säuglingen unter Bypassbedingungen zur offenen Herzchirurgie wurde der Einfluß hoher Sufentanil-Dosierungen im Vergleich zu konventionellen Anästhesien mit Ketamin, Halothan und Morphin entdeckt. Hohe Opioiddosen eliminierten dabei die endokrinen und metabolischen Reaktionen in der Bypassphase. Dabei nahm unter hoher Opioidgabe die Inzidenz der postoperativen Sepsis, metabolischen Azidose und der disseminierten intravasalen Gerinnung ab [1, 2, 29, 69].

Der wesentliche Begleitmechanismus der „stress response" des Säuglings und Klein-kindes ist bei alledem, daß die Ausschüttung von katabolen Streßhormonen zu einem Zusammenbruch der Fett-, Protein- umd Kohlenhydratspeicher führt, weil gerade in diesen Altersabschnitten deren Speicher sehr limitiert sind. Die streßbedingte Katecho-lamin- und Kortisolausschüttung bei Säuglingen erfolgt schneller, die Spitzenkonzentra-tionen sind höher und die Rückkehr zu Ruhewerten erfolgt schneller als bei älteren Kindern oder Erwachsenen.

Daraus kann nicht gefolgert werden, daß eine prämedikamentöse Streßreduktion bei Säuglingen und Kleinkindern weniger erforderlich sein könnte als bei älteren Kindern. Unabhängig davon muß bezweifelt werden, daß eine Prämedikation diese Abläufe mil-dern, geschweige denn unterdrücken kann [3, 4, 34, 55, 56]. Wenn überhaupt, wäre dies nach heutigen Kenntnissen nur mit hoch dosierten Opioiden oder kompletten supple-mentären Regionalanästhesien zu bewerkstelligen. Die ersteren verbieten sich wegen der dann unvermeidlichen Atemdepression für eine Prämedikation. Die Herabsetzung des metabolischen Umsatzes ist daher als Ziel der Prämedikation aufzugeben.

Qualitätskontrolle

Da die allgemeine Ängstlichkeit von Säuglingen und Kleinkindern vor Narkosebeginn die entscheidende Zielgröße der Prämedikation ist, ist auch das Qualitätsmaß identifi-ziert: es gilt, die Ängstlichkeit zu erfassen und, wenn möglich, auch zu quantifizieren. Dabei bestehen 3 ernsthafte Probleme, die heute jedoch als weitgehend gelöst gelten können:

1. Eine einmalige Erfassung der Ängstlichkeit z. B. zum Zeitpunkt nach erfolgter medi-kamentöser Prämedikation und vor Einleitung der Narkose ist sinnlos. Sie sagt nichts darüber aus, wie die Ängstlichkeit des Kindes *vor* der Prämedikation war. Sie kann höher, niedriger oder durch die Prämedikation unverändert geblieben sein. Die Re-duktion der Ängstlichkeit ist ein Prozeß, der Zeit erfordert, und dessen Ablauf man nur erfassen kann, wenn man die Ängstlichkeit wenigstens *vor und nach* der Interven-tion (z. B. in Form einer medikamentösen Prämedikation) ermittelt.

2. Es ist dafür zu sorgen, daß keine anderen Qualitäten als die Ängstlichkeit des Kindes zum Maßstab genommen werden. Ein berühmtes Beispiel für eine Fehldeutung des Prämedikationserfolgs ist das Verhalten des Kindes bei der Venenpunktion. Ob dabei das Kind keine Reaktion zeigt oder zurückzuckt oder gar schreit und Gegenwehr aufbaut, hängt nicht nur von der Ängstlichkeit des Kindes ab, sondern auch von seiner Vigilanz, Vorerfahrung mit Venenpunktionen, von der Verwendung der Emla®-Cre-me und auch von der Geschicklichkeit des Punktierenden. Es werden daher mit der Erfassung der Reaktion bei der Venenpunktion so unterschiedliche Qualitäten wie Sedierung, Analgesie, Erinnerungsvermögen und Erfahrung des Anästhesisten beur-teilt. Alle haben zunächst mit der Ängstlichkeit des Kindes nichts zu tun. Natürlich kann diese das ganze Verhalten des Kindes in dieser Situation auch noch überlagern. Auch kann durch die Punktion überhaupt erst eine Ängstlichkeit ausgelöst werden, aber das akute Verhalten läßt keine Aussage über den Erfolg einer Prämedikation zu, wenn die Reduktion der Ängstlichkeit die entscheidende Zielgröße ist.

3. Wenn die Ängstlichkeit erfaßt werden muß, dann darf das nur mit Hilfe eines Systems geschehen, das valide, sensitiv, reliabel und möglichst ökonomisch sein muß. Erste in der Literatur beschriebene Versuche halten einer Überprüfung auf diese Qualitätskri-terien nicht stand. Doughty verwendete in seiner Arbeit „The evaluation of premedi-

cation in children" [21] die Aussagen des Anästhesisten darüber, ob das Kind schlafend, gelassen oder auch ernst, aber ruhig oder aber sorgenvoll, ängstlich schreiend oder weinend agierte. Bei genauerem Hinsehen mußte hier der Beobachter bereits ein Urteil abgeben; denn wie sollte er sonst zu der Aussage kommen, das Kind sei gelassen oder sorgenvoll?

Desjardin et al. [20] legten bei ihren Untersuchungen einen differenzierteren Fragebogen zugrunde. Er enthielt Aussagen zu emotionalem Verhalten, die als *heiter, besorgt, leicht ängstlich* oder *sehr ängstlich* zu kennzeichnen waren; zur Qualität der Einleitung, die *sanft, adäquat, leicht agitiert, agitiert* oder *stürmisch* sein durfte; zur Zufriedenheit (des Anästhesisten!), die als *exzellent, sehr gut, gut, schlecht* oder *nicht akzeptabel* zu beurteilen war; und zu Komplikationen, die beobachtet wurden (Bradykardie, Tachykardie, Arrhythmie, Laryngospasmus, Bronchospasmus, Salivation, Apnoe). Er verlangte also vom Beobachter z. B. eine Aussage darüber, ob das Kind ängstlich ist. Woher sollte er das wissen? Die Aussage darüber entspringt nur der persönlichen Erfahrung und Einsicht des Beobachters. Damit ist aber nicht gesagt, daß sie auch gültig und korrekt ist, mit anderen Worten valide und reliabel. Noch deutlicher wird dies natürlich in der Aussage des Anästhesisten zur Zufriedenheit.

Welcher Anästhesist ist nicht selbst zufrieden mit der Einleitung bei einem Kind, das sich nicht wehrt und das alle Manipulationen ruhig über sich ergehen läßt, weil es dem Anästhesisten das Leben erleichtert? Aber äußere Ruhe kann das Ergebnis einer falschen Medikation sein, wie wir aus der Verwendung von Thalamonal wissen, sie kann auch das Ergebnis einer Vorgeschichte sein, aus der heraus sich das Kind in sein Schicksal ergibt. Sie ist also nicht unbesehen Ausdruck mangelnder Ängstlichkeit. Außerdem ist die Abwehr gegen anästhesiologische Maßnahmen zunächst einmal eine natürliche Reaktion, die dem Kind bei der Verarbeitung der Situation hilft. Den Anästhesisten stört sie, das Kind braucht sie. Ist sie deshalb negativ zu beurteilen? Jedenfalls ist die Zufriedenheit des Anästhesisten kein gültiges Maß für die Qualität einer Prämedikation.

Heute konkurrieren 3 Systeme miteinander, die alle ihrer Aufgabe nahe kommen, die Ängstlichkeit von Kleinkindern in der pränarkotischen Phase zu erfassen. Kretz legte 1986 visuelle Analogskalen mit den *Inhalten Stimmung, Verhalten, Toleranz Maske, Toleranz Venenpunktion* und *Vigilanz* vor. Dabei handelte es sich um 5 je 100 mm lange horizontale Linien, auf denen ein Fremdbeobachter die Stelle markieren muß, auf der das beobachtete kindliche Verhalten zwischen 2 vorgegebenen Extremen einzuordnen ist. Diese Konstruktion der visuellen Analogskalen ist hinlänglich bekannt [45].

Aus unserer Klinik stammt die „Children's Preanaesthetic Anxiety Scale" (CPAAS). Hierbei hat ein Fremdbeobachter Kleinkinder zu definierten Beobachtungszeiträumen zu beobachten und sofort deren Verhalten auf 5 dreigestuften Skalen zu kodieren. Die 5 Skalen enthalten die Aussagen zu Atemfrequenz, Gesichtsfarbe, emotionalem Ausdruck, Zittern und gezielter Abwehr [9, 7, 12]. Diese beiden Systeme wurden 1988 in einer multizentrischen Studie an 208 Kleinkindern angewendet, in der 2 Ziele verfolgt wurden: zum einen sollten die Parameter anhand der Daten der einzelnen Beobachtungsparameter einer großen Patientenzahl einer Faktorenanalyse unterzogen werden, um Aussagen zu interner Konsistenz, Reliabilität, Selektivität und Sensitivität machen zu können, und zum anderen sollten die beiden Systeme auf ihr gemeinsames Ziel hin miteinander verglichen werden, die Ängstlichkeit von Kleinkindernn in der pränarkotischen Phase zu erfassen.

Bereits bei der Vorbereitung der Studie zeigte sich ein tückisches Risiko beim Einsatz der visuellen Analogskalen: nicht jeder Fotokopierer stellt echte 1:1-Kopien her. Daraus kann sich ergeben, daß die systemisch wichtige Länge der Analoglinie statt 100 mm nur

95 mm betragen kann. Der Drucklegung der Analogskala nach Kretz ist daher besondere Aufmerksamkeit zuzuwenden. Die Skalierungen der CPAAS können durch drucktechnische Verkleinerung oder Vergrößerung nicht verfälscht werden. Bei der Auswertung der CPAAS ergaben sich in keinem Falle Schwierigkeiten, die Markierungen der Beobachter in Punktwerte umzusetzen. Anders bei der visuellen Analogskala: es war erforderlich, daß der Auswerter in einer zeitraubenden Prozedur die einzelnen Beobachtermarkierungen einem klaren Punktwert zuordnete, weil sonst gegen die Regel der Objektivität verstoßen worden wäre, daß der Auswerter nicht über die Ausprägung der Parameter befinden darf.

Da bei der CPAAS die Dimension der Ängstlichkeit mit mehreren Items erfaßt wird, konnte auf diese Items das formalstatistische Verfahren der Faktorenanalyse angewendet werden. Es stellte sich als reliabel, faktoriell valide und robust gegenüber Beobachterunterschieden dar. Bei den visuellen Analogskalen war eine Bestimmung der Fehlervarianz durch den Einsatz formaler statistischer Methoden nicht möglich, weil die verwendeten Parameter konstruktionsbedingt unterschiedliche Dimensionen des Verhaltens repräsentieren und weil deshalb die Punktwerte der einzelnen Items nicht durch einfaches Addidionsverfahren zu einer gemeinsamen Aussage zusammengefaßt werden können. Somit ergab sich, daß die CPAAS ein Verfahren ist, mit dem eine reliable, ökonomische und objektive Messung einer Dimension des kindlichen Verhaltens möglich ist, ohne daß es einer besonderen Schulung des Beobachters bedarf. Diesen Testgütekriterien halten die visuellen Analogskalen nach Kretz nicht in gleichem Maße stand. Ihre Fehlervarianzen liegen deutlich höher.

Bei der Berechnung der Konstruktvalidierung nach Campbell u. Fiske [16] ergaben sich auffallend hohe Korrelationen zwischen der CPAAS und den Dimensionen der Stimmung und des Verhaltens aus den visuellen Analogskalen nach Kretz. Aufrund der unterschiedlichen Konstruktion der beiden Systeme überraschte die Höhe dieser Korreletionen. Sie werden aber erklärlich, wenn man die Qualifizierung der beteiligten Beobachter mit ins Kalkül zieht.

Das Studiendesign gab vor, daß als Beobachter nur Anästhesisten eingesetzt werden durften, die in den beiden vorhergehenden Jahren mindestens 100 Kleinkinder in den festgelegten Beobachterzeiträumen gesehen hatten. Und die Namensliste der Beteiligten gibt Auskuft über deren besondere Qualifizierung für diese Studie. Sie mußten als besonders erfahren in der perioperativen Behandlung von Kleinkindern gelten.

In der Berechnung der Retest-Reliabilität ergab sich aber auch, daß das Merkmal der Vigilanz instabil war, während die Dimension der Stimmung, des Verhaltens und der in der CPAAS enthaltenen Dimension mit Retest-Reliabilitätskoeffizienten um 0,4 relativ stabil war. Das besagt, daß es sich bei der Vigilanz um ein Merkmal handelte, das sich durch die medikamentöse Prämedikation mittels Midazolam deutlich veränderte, während sich die Dimensionen der Stimmung, des Verhaltens und der Ängstlichkeit dadurch wenig beeinflussen ließen. Insgesamt konnte mit der multizentrischen Studie erwiesen werden, daß sich 2 Verhaltensdimensionen in der präoperativen Phase erfassen lassen: eine Dimension der Angst und eine Dimension der Vigilanz.

Mit der CPAAS existiert ein Verfahren, mit dem beide Dimensionen valide, reliabel, objektiv und ökonomisch meßbar sind. Die visuellen Analogskalen nach Kretz können das offenbar ebenfalls, sie führen aber konstruktionsbedingt ein deutlich höheres Risiko der Fehlervarianz mit sich.

1994 veröffentlichten Kain et al. [37] ihre Ergebnisse zur Reliabilität und Validität eines holistisch ausgerichteten Fremdbeobachterverfahrens. Es enthält 22 Parameter zu 5 Verhaltensweisen: Aktivität, verbaler Ausdruck, emotionale Expressivität, Wachheitszustand und Umgang mit den Eltern. Sie werden nicht gemeinsam zu einer quantifizierenden Aussage verrechnet, geben aber zusammmen ein Gesamtbild der Situation wieder.

In den einzelnen Verhaltensweisen kommen sie der Mischung der in den Analogskalen von Kretz und den in der CPAAS verwendeten Parametern fast bis zur Deckungsgleichheit nahe. Dennoch zielt das System mehr auf eine Gesamtsicht der Änderungen durch eine Prämedikation als darauf, die Ängstlichkeit der Kinder zu erfassen. Die Bezeichnung als „Anxiety Score" ist daher etwas irreführend, was auch in der relativ niedrigen Korrelation mit den konkurrierenden Expertenaussagen zum Ausdruck kommt, die zur Validierung für die Dimension „Angst" zu Rate gezogen wurden (r=0,59 für die Situation, wenn das Kind den Op.-Bereich betritt, und r=0,63 für die Situation zum Zeitpunkt der Narkoseeinleitung). Die anderen Testkennwerte wie Beobachterübereinstimmung und gewichtete κ-Werte liegen mit signifikanten Ergebnissen im durchaus akzeptablen Bereich.

Alle 3 Verfahren zur Einschätzung des Prämedikationserfolges berücksichtigen nur Kleinkinder. Für Säuglinge gibt es bisher kein gesichertes System, mit dessen Hilfe ihre existierende oder aufkeimende Ängstlichkeit vor der Narkose zuverlässig und sensitiv evaluiert werden kann.

In der „Yale Preoperative Anxiety Scale" taucht zum erstenmal wissenschaftlich berücksichtigt das Verhalten der Kinder bei der Trennung von den Eltern bzw. der Bezugsperson auf. Dies ist insofern interessant, als die Mütter das Prämedikationsergebnis u. U. völlig anders beurteilen als wir. Die in Deutschland viel beachtete Organisation „Kind im Krankenhaus" ficht seit langem für das Recht jedes Kindes, daß es vor dem Beginn der Narkose in einen Zustand versetzt wird, der eine Trennung von der Mutter ohne Gegenwehr zuläßt. Dies ist eine sehr kluge Forderung, weil sie nicht festlegt, auf welche Weise dies zu erreichen ist. Aber sie verführt leicht zu dem Fehlurteil, daß eine Prämedikation erfolglos ist, wenn das Kind bei der Trennung anfängt zu weinen und Gegenwehr aufzubauen. Wir wissen, daß dabei trotz emotionaler Reaktionen die kognitiven Verarbeitungsprozesse und das Erinnerungsvermögen z. B. durch die Anwendung von Benzodiazepinen soweit behindert sein können, daß eine nachhaltige Beeinträchtigung des Kindes dennoch nicht eintritt. Hier können also die Bewertung der Mutter und unsere eigenen Bewertungen auseinandergehen, und es bedarf manchmal großen Feingefühls, bei den Eltern ein echtes Verständnis der Situation zu erreichen. Im Übrigen verlangt die oben angeführte elterliche Forderung nicht, daß die Bezugsperson bei der Narkoseeinleitung anwesend ist. Dies ist eine häufige, aber völlig falsche Folgerung von Pädiatern und Anästhesisten. Sie verlangt wirklich nur die gegenwehrfreie Trennung, und wir sollten alle Möglichkeiten ausnutzen, dies zu erreichen. Das muß nicht nur durch das Narkotisieren der Kinder in Anwesenheit der Mütter erfolgen, das kann auch durch entsprechendes eigenes Verhalten, durch Sedierung, durch vorgezogene Narkoseeinleitung oder durch vorgezogene Trennung von den Bezugspersonen geschehen. Hier spielen Alter, Umgebung, Tagesablauf und organisatorische Möglichkeiten eine mitentscheidende Rolle.

Äußere Einflüsse auf die Ängstlichkeit

Mitbestimmend für den Erfolg einer Prämedikation ist die Höhe des Angstniveaus der Säuglinge und Kleinkinder *vor* der Prämedikation. Dabei existieren 5 wesentliche Einflüsse: das Alter des Kindes, die soziale Aktivität des Kindes, die unmittelbare Umgebung einschließlich der akuten Handlungsabläufe, die eigene Erfahrung aus der gesamten Krankenkarriere und die Bindung an die Bezugsperson, in der Regel an die Mutter. Grundsätzlich ist festzuhalten, daß Kinder mit eigener operativer Vorerfahrung bereits vor der Prämedikation signifikant ängstlicher reagieren als Erstoperierte [7]. Dieser

Unterschied ist nicht altersabhängig; schlechte Erfahrungen hinterlassen offenbar immer ihre Spuren. Aber die Ängstlichkeit kann durch eine medikamentöse Prämedikation auf dasselbe Niveau gesenkt werden wie bei Erstoperierten. Die präexistente Ängstlichkeit kann durch geeignete nichtmedikamentöse Interventionen gesenkt werden. Das trifft nachweislich auf den Effekt einer Demonstration der Krankenhausumgebung 10 Tage vor dem operativen Eingriff zu. Kinder sind dabei in der Lage, die gesamte Situation so zu verarbeiten, daß ihr Angstniveau bis zum Zeitpunkt vor der Prämedikation nicht steigt. Zwei Dinge sind dabei bemerkenswert: zum einen tritt dieser wünschenswerte Effekt unabhängig vom Verhalten der Mutter auf. Bei ihnen steigt nämlich das Angstniveau durch die Demonstration des Kankenhauses signifikant. Damit entfällt die Möglichkeit, die erfolgreiche Angstreduktion beim Kind auf einen Effekt des Modells „Mutter" zurückzuführen (Bedingungsmodell). Und zum anderen ist auch dieser Effekt nicht vom Alter des Kindes abhängig [8, 13]. Findet eine derart wirksame „Krankenhaustour" nicht statt, werden die Einflüsse der Mutter bedeutsam. Das Besondere dabei ist, daß diese Einflüsse vom Alter des Kindes abhängen und daß dabei das Kindesalter auch auf die Ängstlichkeit der Mutter zurückwirkt. Etwa im Alter von 36 Monaten tritt nachweislich eine Veränderung in den Fähigkeiten des Kindes und der Mutter ein, mit der präoperativen Situation umzugehen. Denn es bestehen altersabhängig signifikante Unterschiede im Angstniveau vor und nach der Prämedikation bei dem Kind in der Situation, wenn sich das Kind von der Mutter trennen muß, wenn das Kind in den Operationstrakt gefahren wird und wenn mit der Narkose begonnen wird. Und rückwirkend auf die Mutter entwickelt diese signifikant höhere eigene Ängste vor der Operation, wenn das Kind jünger als 36 Monate alt ist. Diese Einflüsse sind so stark, daß sie sich sogar auf den möglichen erzielbaren Grad der Sedierung auswirken, falls ein Benzodiazepin zur Prämedikation verwendet wird.

Auch der Unterschied in der Bewältigung der Situation durch die Mutter wird vom Alter des Kindes beeinflußt: bei der Streßverarbeitung durch Herunterspielen, durch Vergleich mit anderen und durch Ablenkung bestehen signifikante Unterschiede zwischen Müttern von Kindern im Alter unter oder über 36 Monaten. Selbst die eigenen operativen Vorerfahrungen der Mütter spielen eine Rolle: Kleinkinder von Müttern mit eigener Vorerfahrung sind vor der Prämedikation weniger ängstlich als Kinder von Müttern ohne eigene Vorerfahrung.

Die Fähigkeit zur Kontaktaufnahme mit anderen und zur Bewältigung der akuten Situation ist bereits im frühkindlichen Alter sehr unterschiedlich ausgeprägt. Sie drückt sich u. a. im Temperament und in der allgemeinen Stimmungslage aus und ist sowohl genetisch bestimmt als auch durch Umwelteinflüsse modifiziert. Diese mit dem nahezu unübersetzbaren englischen Ausdruck „sociability" bezeichnete Fähigkeit hat einen durchschlagenden Einfluß sowohl auf das Angstniveau vor der Operation als auch auf die Streßverarbeitung im Rahmen des gesamten operativen Ablaufs. Insgesamt ist daraus zu folgern, daß das gesamte Umfeld der Prämedikation bei Säuglingen und Kleinkindern gespickt ist mit Tretminen. Sie sind leicht zu umgehen, wenn man es mit einem sozial aktiven Kind im Alter über 36 Monaten zu tun hat, dessen Mutter bereits eigene operative Vorerfahrung hat, das aber selbst noch nicht voroperiert ist und dem der Ablauf der bevorstehenden Operation anhand der Demonstration der Krankenhausumgebung gezeigt wurde. Sie sind hingegen nur schwer zu umgehen, wenn als Beispiel des ungünstigsten Falles das Kind im Alter unter 36 Monaten sozial inaktiv ist, seine Mutter keine eigene operative Vorerfahrung hat, das aber selbst schon einmal operiert wurde und dem der Ablauf nicht entsprechend demonstriert wurde. Im ersten Fall können wir mit einem weitgehend angstfreien Kind rechnen, im zweiten Fall ist damit zu rechnen, daß bereits vor der Prämedikation ein hohes Angstniveau vorherrscht, dessen Reduktion dringend erforderlich ist. Schon allein diese grob vereinfachte Darstellung macht deutlich, daß eine Reduktion der Ängstlichkeit von Säuglingen und Kleinkindern durch eine medikamentöse Prämedikation in Wirklichkeit das Ergebnis eines multifaktoriellen Geschehens ist, von dem wir nur einen kleinen Teil beeinflussen können.

Sinnvolle medikamentöse Prämedikation

Bei jeder Form der Intervention am Kind gilt eine Maxime, über die wir uns bei Erwachsenen weniger Sorgen machen, weil sie leichter einzuhalten bzw. zu erreichen ist: die Akzeptanz durch den Patienten. Kinder mit ihren mangelnden kognitiven Fähigkeiten bringen Vorlieben, Ablehnungen, Vorurteile und eine Offenheit mit, die wir nicht zu bewerten oder gar zu beeinflussen haben. Wir haben uns ihnen anzupassen. Wenn es um die medikamentöse Prämedikation geht, lautet daher die wichtigste Frage an das Kind und an die Mutter: welchen Zugangsweg bevorzugt das Kind?

Die Präferenz für einen injektionsfreien Weg ist weit verbreitet, aus welchen Gründen auch immer. Aber sie betrifft keineswegs grundsätzlich alle Kinder und sie läßt nicht den endgültigen Schluß zu, daß Injektionen immer zu vermeiden seien. Die intramuskuläre und erste recht die intravenöse Injektion bietet wesentliche Vorteile gegenüber anderen Wegen der Medikamentenzufuhr über oralen, sublingualen, intranasalen oder rektalen Zugang, insbesondere was die Bioverfügbarkeit der Medikamente und die Vorhersagbarkeit ihrer Wirkung betrifft.

Die Vermeidung intramuskulärer Injektionen in der Prämedikation von Säuglingen und Kleinkindern ist aus Gründen der Akzeptanz durch die Patienten sinnvoll, aber sie ist kein Selbstzweck, der zu Formulierungen wie „Megaout" Anlaß gibt. Solchen Formulierungen haftet leicht der Geruch an, jedes Zuwiderhandeln moralisch zu desavouieren. Dazu gibt es im Zusammenhang mit der intramuskulären Injektion zum Zweck der Prämedikation keinen Grund, denn 2–5% aller Kleinkinder lehnen die rektale Zufuhr eines Medikaments zur Prämedikation ab, ca 10% eine orale und etwa 1% lehnt jede Art einer Prämedikation ab. In beachtlichen 28% erfordert es größeren Aufwand, die Kinder zur oralen Einnahme zu überreden [49, 53]. Die Gründe dafür sind im Einzelfalle nicht immer nachvollziehbar und stellen den Anästhesisten häufig vor schwer lösbare Probleme; das ernsthafteste besteht darin, daß ein Kind sich jeder Kontaktaufnahme und Beruhigung durch Zuwendung widersetzt. Es bedarf in derartigen Fällen eines erheblichen persönlichen, organisatorischen und zeitlichen Aufwandes, jeden weiteren psychischen Schaden von diesen Kindern fernzuhalten und dennoch erfolgreich eine Narkose einzuleiten. Nicht nur in derartigen Situationen können Injektionen unvermeidbar sein.

Als Kriterium für die Auswahl eines Medikaments zur Prämedikation von Säuglingen und Kleinkindern steht somit fest, daß es in diesen Altersgruppen anxiolytisch wirkt und über jeden vom Kind gewünschten oder akzepierten Zugang zuführbar ist. Das erste Kriterium wird prinzipiell von Benzodiazepinen erfüllt, das zweite auch, aber nur mit Einschränkungen.

Ein Nachweis dafür, daß die medikamentöse Prämedikation bei Säuglingen und Kleinkindern deren Angstniveau senken kann, liegt nur für die Medikamente Midazolam, Lorazepam und überraschenderweise auch für Ketamin vor [6, 19, 25]. Für Diazepam kann der Schluß gültig sein, daß die Anxiolyse, die beim Erwachsenen nachgewiesen ist, auch für das Säuglings- und Kleinkindalter angenommen werden kann [54]. Für alle anderen zur oralen Prämedikation vorgeschlagenen und getesteten Medikamente steht der Beweis ihrer anxiolytischen Wirkung in diesen Altersgruppen noch aus. Das gilt für

Trimeprazine, Chloralhydrat, Chlorprothixen, Flunitrazepam, Nefopam, Temazepam, Meperidin und Lorazepam.

Die orale Zufuhr anxiolytisch-sedativ wirkender Medikamente im Kleinkindalter stößt u. U. auf Probleme der Dosierung und Zubereitung. Die in Tablettenform vorliegenden Zubereitungen lassen eine differenzierte Medikation häufig nicht zu. Außerdem werden gerade von Kleinkindern häufig Tabletten abgelehnt, nicht jedoch Säfte oder Sirupe, die Wirkstoffe enthalten. Es bleibt daher häufig nur die Möglichkeit, derartige flüssige Mischungen herzustellen. Eine der geeigneten Möglichkeiten mit Midazolam wurde bereits 1989 beschrieben, wobei besonderer Wert darauf gelegt wurde, den äußerst bitteren Geschmack von Midazolam soweit zu überdecken, daß nicht nach einer einmaligen Gabe eine Aversion gegen diese orale Medikamentenzufuhr hervorgerufen wird [15].

Bei rektaler Gabe sind 2 Dinge zu beachten, denn die venösen Abflüsse des Rektums erreichen auf unterschiedlichen Wegen das Zentralnervensystem. Die Vv. haemorrhoidales superiores erreichen die V. portae, sodaß die zugeführten Medikamente einem First-pass-Effekt in der Leber unterworfen sind, der für Benzodiazepine hoch ist. Die Vv. haemorrhoidales inferiores fließen über die V. cava ab. Die hier resorbierten Medikamente gelangen daher in höherer Konzentration zum zentralen Nervensystem. Es macht somit keinen Sinn, Benzodiazepine zu verdünnen; genuine Zubereitungen sind sinnvoller, da eine größere Menge über die Vv. haemorrhoidales inferiores aufgenommen wird. Außerdem ist für eine ausreichende Resorptionszeit eine wasserlösliche Zubereitung erforderlich, da ein Medikament aus einer Fettlösung erst in den wasserhaltigen Darminhalt und dann wieder durch die fetthaltige Mukosa in das Gefäßlumen diffundieren muß. Aus einer wasserlöslichen Zubereitung muß es also eine Barriere weniger überwinden. Daher ist Midazolam für die rektale Zufuhr geeignet, während Diazepam nur in der wasserlöslichen Zubereitung voraussehbare Effekte erwarten läßt (Desitin-Diazepam). Das letztere gilt auch für die nasale und sublinguale Zufuhr, die sich für Sonderfälle anbieten mag [28].

Für das gesamte Management der Vorbereitung zur Narkose ist in diesem Zusammenhang schließlich noch zu beachten, daß die Zeitpunkte von Wirkungseintritt und Wirkungsoptimum bekannt sein und in der täglichen Routine berücksichtigt werden müssen.

Aus diesen Daten läßt sich für Midazolam eine Datenbank erstellen, aus der der zeitgerechte Umgang mit den gewünschten Prämedikationserfolgen abgeleitet werden kann (Tabelle 1).

Tabelle 1. Anwendung von Midazolam zur pränarkotischen Anxiolyse bei Säuglingen und Kleinkindern

Zugang	Dosierung [mg/kgKG]	Wirkungseintritt [min]	Wirkoptimum [min]
Oral	0,5	20	30–45
Rektal	0,5	5–7	12–15
Nasal	0,2	5–7	10–15
Sublingual	0,2	10–15	20–?
Intravenös	0,02	1–2	5–15
Intramuskulär	0,08	5–7	10–20

Diese Angaben beziehen sich auf Säuglinge und Kleinkinder bis zum Alter von etwa 5– 6 Jahren. Eine rektale oder orale Dosis über insgesamt 15 mg Midazolam ist unangebracht.

Da die rektale Zufuhr die weitaus gebräuchlichste und aus Gründen der guten Eignung für „On-call-Prämedikationen" auch die erfolgreichste Form ist, sind deren zu erwartenden Erfolge beispielhaft vorzustellen. Bei der o. a. rektalen Dosierung ist bei Kleinkindern im Alter zwischen 2 und 6 Jahren zu erwarten, daß 52% ihre Ängstlichkeit während der Narkoseeinleitung im Vergleich zum Zeitpunkt vor der Prämedikation nicht verändern, daß etwa 13% primär nicht ängstlich sind, wohl aber nach der Prämedikation, daß 19% vor der Prämedikation ängstlich sind und es auch trotz Prämedikation bleiben und daß nur 16% durch die Prämedikation ihre Ängstlichkeit verringern [6]. Trotz dieser medikamentösen Anxiolyse muß man also damit rechnen, daß das eigentliche Prämedikationsziel bei etwa 30% nicht erreicht wird. Andererseits deckt sich der hohe Prozentsatz von Kindern, die ihre Ängstlichkeit nicht steigern, mit alten klinischen Erfahrungswerten, daß bei entsprechend einfühlsamer Behandlung eine medikamentöse Prämedikation entbehrlich sein kann [5].

Man kann sich mit diesen Ergebnissen zufrieden geben, da in immerhin ca. 70% der Fälle mit einem angstfreien Kind gerechnet werden kann. Die umgekehrte Argumentation ist aber stichhaltiger: in etwa 30% der Fälle wird das Prämedikationsziel verfehlt. Diese Aussage wird auch aus den Ergebnissen der oralen Prämedikation mit Midazolam in der angegebenen Dosierung bestätigt [51]. Daraus sind 2 Schlüsse zu ziehen: Der Vorgang der medikamentösen Prämedikation kann selbst den gewünschten anxiolytischen Effekt konterkarieren. Und es ist in der Regel nicht zu umgehen, daß durch Dosissteigerung oder Kombination mit anderen Medikamenten eine stärkere Sedierung induziert wird. Denn in Fällen, in denen die Anxiolyse versagt, kann ein entsprechender Ausgleich nur durch Blockade der Wahrnehmung geschaffen werden. Das heißt natürlich, daß damit die Narkose vorgezogen werden kann oder muß. Und infolgedessen muß sich die Patientenüberwachung an deren Notwendigkeiten orientieren. Schließt man aus diesen logischen Zusammenhängen umgekehrt, daß wegen der Schwierigkeiten einer adäquaten Überwachung eine Dosissteigerung oder eine Medikamentenkombination zur besseren Sedierung nicht durchführbar ist, dann setzt man sich dem Vorwurf aus, den Säuglingen und Kleinkindern den Schutz vor negativen Folgen der Streßsituation bei der Narkoseeinleitung vorzuenthalten.

Als erfolgversprechende Kombination scheint sich die zusätzlich rektale Gabe von 3 mg Ketamin/kg KG durchzusetzen. Als Alternative sind Opioide abzulehnen, obwohl deren besondere Vorteile in der erfolgreichen Unterdrückung der endokrinen Streßreaktion unübersehbar sind. Der Vorteil der Midazolam-Ketamin-Kombination in der angegebenen Dosierung liegt in der Vermeidung einer zentralen Atemdepression [11, 10].

Die medikamentöse Anxiolyse in Form der Prämedikation spielt im Rahmen des gesamten Ablaufs einer Operation bei Säuglingen und Kleinkindern eine untergeordnete Rolle, zumindest was die mehr oder weniger nachhaltigen psychosomatischen Verhaltensänderungen nach ambulanten oder stationären Eingriffen betrifft. Dennoch hat sie im Rahmen der Vorbereitung zur Narkose und bei deren Einleitung einen sehr hohen Stellenwert. Dabei ist sie unter Berücksichtigung der gegebenen Örtlichkeiten in die Bedingungen des Ablaufs der Vorbereitung und der Art der Narkoseeinleitung einzugliedern. Dies macht die Empfehlung einer „Standardprämedikationen" nahezu unmöglich. Es macht aber auch deutlich, daß eine kritische Qualitätskontrolle vor Ort unerläßlich ist.

Literatur

1. Anand KJS, Hansen DD, Hickey PR (1990) Hormonal-metabolic stress responses on neonates undergoing cardiac surgery. Anesthesiology 73: 661–670
2. Anand KJS, Hickey PR (1992) Halothane – morphine compared with high dose sufentanil for anesthesia and postoperative analgesia in neonatal cardiac surgery. N Engl J Med 326: 1–9
3. Anand KJS (1990) Neonatal responses to anesthesia and surgery. Clin Perinatol 17: 207–214
4. Anand KJS, Ward-Platt MP (1988) Neonatal and pediatric stress response to anesthesia and operation. Int Anesth Clin 26: 218–225
5. Beeby DG, Morgan H (1980) Behavior of unsedated children in the anesthetic room. Br J Anaesth 52: 279–281
6. Breitkopf L (1988) Zur Evaluation der Prämedikation aus medizinpsychologischer Sicht. In: Kretz FJ, Eyrich K (Hrsg) Kinderanästhesie. Springer, Berlin Heidelberg New York Tokio, S 30–43
7. Breitkopf L, Büttner W (1986) Die Effekte früherer Operationen auf Narkose- und Operationsängste bei Kleinkindern. Anästhesist 35: 30–35
8. Breitkopf L, Büttner W, Menger A, Marquardt M (1987) Der therapeutische Effekt von Müttern bei der Reduktion von kleinkindlichen Narkose- und Operationsängsten. In: Romkopf G, Fröhlich WD, Lindner I (Hrsg) Forschung und Praxis im Dialog – Entwicklungen und Perspektiven. Bericht über den 14. Kongreß für angewandte Psychologie, Mainz, Bd 2. Deutscher Psychologen-Verlag Bonn, S 228–231
9. Breitkopf L, Bause HW, Büttner W, Kraus G, Kretz FJ, Tolksdorf W (1988) Die Beurteilung sedativhypnotischer und anxiolytischer Wirkungen von Midazolam beim Kleinkind – Ergebnisse des Vergleichs zweier Fremdbeurteilungsverfahren in einer multizentrischen Studie. Anästhesist 37/8.3: 208
10. Büttner W (1983) Sicherheitsrisiken bei der Prämedikation mit Ketamin. In: Brückner JB (Hrsg) [Reihe:] Anaesthesiologie und Intensivmedizin, Kinderanästhesie. Springer, Berlin Heidelberg New York (vol 157, S 136–140)
11. Büttner W (1990) Ketamin bei Kleinkindern: Vorteile und Risiken bei Prämedikation und Narkoseeinleitung. In: Kreuscher K, Kettler D (Hrsg) [Reihe:] Anaesthesiologie und Intensivemedizin. Springer, Berlin Heidelberg New York Tokio (vol 218, S 1–12)
12. Büttner W (1993) CPAAS: An observational scale for assessment of preanaesthetic anxiety in children between 2 and 6 years. 3rd European Congress of Paediatric Anaesthesiology. Liverpool, 2–4 Sept
13. Büttner W, Breitkopf L (1988) Neue pychologische Gesichtspunkte zur Prämedikation bei Kindern. Fortschr Anaesth Notfall Intensivmed 1: 73–75
14. Büttner W, Breitkopf L, Engert J, Bilz M (1989) Das Psychotrauma ambulanter und stationärer Eingriffe bei Kleinkindern. Anästhesist 38: 597–603
15. Büttner W, Keppel P, Reckmeier B (1989) Geschmackskorrektur von Midazolam zur oralen Prämedikation von Säuglingen und Kleinkindern. Anästhesist 39: 339
16. Campbell DT, Fiske DW (1959) Convergent and discriminant validation by the multitrait-multimethod matrix. Psychol Bull 56: 81–105
17. Clark RSJ, Riddoch ME (1962) Observations on the human cardia at operation. Br J Anaesth 34: 875
18. Collins VJ (1976) Principles of anesthesiology, 2nd edn. Lea & Febinger, Philadelpia
19. Czorny-Rütten M, Büttner W, Breitkopf L, Finke W (1986) Benötigen Kleinkinder immer eine Prämedikation? In: Rügheimer E, Pasch T (Hrsg) Vorbereitung des Patienten zur Anästhesie und Operation. Springer, Berlin Heidelberg New York Tokio, S 492–494
20. Desjardin R, Ansara S, Charset J (1981) Pre-anesthestic medication in paediatric day-care surgery. Can Anesth Soc 28: 141
21. Doughty AG (1959) The evaluation of premedication in children. Proc Roy Soc Med 52: 823
22. Dripps RD (1944) The pharmacological basis for preoperative medication. Surg Clin North Am 24: 1377
23. Drummond GB (1993) Upper airway reflexes. Br J Anaesth 70: 121–123
24. Fieselier T, Monnens L, Moerman E (1983) Influence of the stress of venopuncture on basal levels of plasma renin activity in infants and children. Int J Pediatr Nephrol 4: 181–185
25. Gale GD, Galloon S, Porter WR (1983) Sublingual lorazepam: a better premedication? Br J Anaesth 55: 761–765
26. Gannon K (1991) Mortality associated with anaesthesia. Anaesthesia 46: 962–966
27. Geiduschek JM, Morray JP, Caplan RA, Ward RJ, Neney FW (1989) Review of closed malpractise claims in paediatric anesthesia. Anesthesiology 71: A 1174
28. Geldner G, Hubmann M, Knoll R, Jakoni K (1997) Comparison between three transmucosal routes of administration of midazolam in children. Paediatr Anaesth 7: 103–109
29. George JM, Beier GE, Lanese RR (1974) Morphine anaesthesia blocks cortisol and growth hormone response to surgical stress in humans. J Clin Endocrinol Metab 38: 736–741
30. Gervais HW, El Gindi M, Radermacher PR et al. (1997) Plasma concentration following oral and intramuscular atropine in children and their clinical effect. Paediatr Anaesth 7: 13–18

31. Graff ThD, Phillips AC, Benson DW, Kelley E (1964) Baltimore Anesthesia Study Committee: Factors in paediatric anesthesia mortality. Anesth Analg 43: 407–414
32. Grant IS, Nimmo WS, McNicol LR, Clements JA (1983) Ketamine disposition in children and adults. Br J Anaesth 55: 1107–1111
33. Greisen GS, Frederiksen PS, Hertel J (1985) Catecholamine response to chest physiotherapy and endotracheal suctioning in preterm infants. Acta Paediatr Scand 74: 525–529
34. Grewal RS, Mampilly J, Mistra TR (1969) Postoperative protein metabolism and electrolyte changes in pediatric surgery. Int Surg 51: 142–148
35. Griggs TS, AdrianiJ (1954) Some advances in paediatric anaesthesia. South Med J 47: 323
36. Jay SM, Otolins M, Elliot CH, (1983) Assessment of children's distress during painfull medical procedures. Health Psychol 2: 133–147
37. Kain ZN, Mayes L, Cicchetti DV et al. (1994) A tool for measurement of preoperative anxiety in children: the Yale Preoperative Anxiety Scale (YPAS). Anesthesiology 81/3: A 1361
38. Kain ZN, Mayes L, Nygren M, Rimar S (1994) Behavioral disturbances in children following surgery. Anesthesiology 81: A 1382
39. Kain ZN, Mayes L, Camirico L (1995) Delayed behavioral disturbances in children following surgery. Anesthesiology 83: A 1154
40. Katz ER, Kellerman J, Siegel SE (1989) Behavioral distress in children with cancer undergoing medical procedures: developmental considerations. J Consult Clin Psychol 48: 356–365
41. Keenan RL, Shapiro JH, Dawson K (1991) Frequency of anesthetic cardiac arrrests in infants. Effect of paediastric anesthesiologists. J Clin Anaesth 3: 433–437
42. Kotiniemi LH, Ryhänen PT (1996) Behavioural changes and children's memories after intraveneous, inhalation and rectal induction of anaesthesia. Paed Anaesth 6: 201–207
43. Kotiniemi LH, Ryhänen PT, Moilanen IK (1996) Behavioural changes following routine ENT operations in two-to-ten-year old children. Paed Anaesth 6: 45–49
44. Kotiniemi LH, Ryhänen PT, Valanne J, Jokela R, Mustonen A, Poukkula E (1997) Postoperative symptoms at home following day-case surgery in children: a multicentre survey of 551 children. Anaesthesia 52: 963–969
45. Kretz FJ (1986) Zur Beurteilung sedativ-hypnotisch und anxiolytischer Wirkungen von Pharmaka im Kleinkindesalter – Ergebnisse eines Expertengespräches. In: Tolsdorf W, Kretz FJ, Prager J (Hrsg) Neue Wege in der Prämedikation – Die Prämedikation im Kindesalter mit Midazolam. Basel, Editiones Roche, S 47–56
46. Laycock GJA, McNicol LR (1988) Hypoxaemia during induction of anaesthesia – an audit of children who underwent general anaesthesia for routine elective surgery. Anaesthesia 43: 981–984
47. LeBaron S. Zeltzer L (1984) Assessmnet of acute pain and anxiety in children and adolescents by self reports, observer reports, and a behavior checklist. J Consult Psychol 52: 729–738
48. Lew JKL, Spence AAS, Elton RA (1991) Cross-sectional study of complications of inhalational anaesthesia in16995 patients. Anaesthesia 46: 810–815
49. Mantel K (persönliche Mitteilung, unveröffentlicht)
50. Mirakhur RK, Dundee JW, Conolly JDR (1979) Studies of drugs given before anaesthesia XVII: anticholinergic premedicants. Br J Anaesth 51: 339–345
51. Molter G, Castor G, Atmeyer P, Büch U (1990) Psychosomatische, sedative und hämodynamische Reaktionen nach präoperativer Gabe von Midazolam bei Kindern. Klin Paediatr 202: 328–333
52. Norris W (1971) Psychological and drug preparation of patients for anaesthesia. In: Gray TC, Nunn JF (eds) General anaesthesia, vol II, 3rd edn. Butterworth, London, p 155
53. Piotrowski R, Petrow N (1989) Rektale Prämedikation mit Midazolam bei Kindern. Anästhesist 38: 16–21
54. Pippingsköld K, Lethinen AM, Laatikainen T, Hänninen H, Korttila K (1991) The effect of orally administered diazepam and midazolam on plasma beta-endorphin, ACTH and preoperative anxiety. Acta Anaesth Scand 2: 175–180
55. Siggurdsson G, Lindahl S, Norden N (1982) Influence of premedication on plasma ACTH and Cortisol concentrations in children during adenoidectomy. Br J Anaesth 54: 1075–1080
56. Siggurdsson G. Lindahl S, Norden N (1983) Premedication, catecholamines and venricular arrhythmia in children during halothane anaesthesia. Anesthesiology 59: A 451
57. Soham El-Nawab (1987) Über die auditive Wahrnehmung musikalischer Reize in utero. Dissertationschrift Medizinische Hochschule Hannover (Abt. Medizinische Psychologie)
58. Stang HG, Gunnar MR, Snellman LS (1988) Local anesthesia for neonatal circumcision: effects on distress and cortisol response. JAMA 259: 1507–1511
59. Tiret L, Nivoche Y, Hatton F, Desmonts JM (1981) Complications related to anaesthesia in infants and children. Br J Anaesth 61: 263–269
60. Walsh ES, Paterson JL, ORiordan JBA (1988) Effect of high dose fentanyl anaesthesia on the metabolic and endocrine response to cardiac surgery. Br J Anaesth 53: 1155–1165
61. Wyant GM, Dobkin AB (1957) Antisialogue drugs in man. Anesthesiology 12: 203

Pharmakokinetik der Inhalationsanästhetika

J. SCHOLZ

Vor 150 Jahren wurde von W.T.G. Morton die erste *Äther*narkose durchgeführt. Dieses Inhalationsanästhetikum steht uns wegen seiner Feuergefährlichkeit für die klinische Praxis heutzutage nicht mehr zur Verfügung. Auch das ein Jahr später eingeführte *Chloroform* wurde wegen seiner Toxizität verlassen. 1951 wurde *Halothan* synthetisiert und 1956 in die klinische Praxis eingeführt. Von 1959 bis 1966 haben R.C. Terrell et al. 700 Methylethyläther synthetisiert und von diesen war die 347. Substanz *Enfluran*, die 469. Substanz *Isofluran* und die 653. Substanz *Desfluran*. 1970 haben R.F. Wallin et al. verschiedene Isopropyläther synthetisiert, einer von ihnen war *Sevofluran*. Das heißt, die jetzt in die klinische Praxis neu eingeführten Substanzen Desfluran und Sevofluran sind eigentlich alte Inhalationsanästhetika [9, 15]. Allerdings wurde Sevofluran erst 1990 in Japan erstmals zugelassen und Desfluran 1992 in den USA. Seit 1995 sind Desfluran und Sevofluran auch in Deutschland zugelassen.

Mit Desfluran und Sevofluran sind 2 Substanzen eingeführt worden, die sich von den etablierten Inhalationsanästhetika v. a. durch ihre geringere Löslichkeit im Blut und damit in ihrer Pharmakokinetik unterscheiden. Grundsätzlich erscheint aber die Einführung neuer Substanzen nur dann gerechtfertigt, wenn sie den Anforderungen an ein *ideales Inhalationsanästhetikum* näher kommen als die bereits etablierten Substanzen:
- gute hypnotische, analgetische und muskelrelaxierende Wirkungen,
- hohe therapeutische Breite,
- weder entflammbar noch explosiv,
- geringe Blutlöslichkeit (perioperative Steuerbarkeit),
- keine oder minimale (reversible) Effekte auf Organfunktionen,
- chemische Stabilität,
- nebenwirkungsarme Metabolisierung,
- Kompatibilität mit anderen Medikamenten,
- angenehmer Geruch,
- Umweltverträglichkeit,
- günstiges Kosten-Nutzen-Verhältnis.

Viele von diesen Anforderungen werden von den etablierten Inhalationsanästhetika Halothan, Enfluran und Isofluran nicht ausreichend erfüllt. Die Inhalationsanästhetika sind in den letzten Jahren in verschiedenen Übersichtsartikeln dargestellt und kritisch bewertet worden [7, 10, 22, 23, 27, 30]. Deshalb sollen in dieser Übersicht nur die Aspekte der *physikochemischen Eigenschaften*, *Pharmakokinetik* und *Metabolisierung* sowie der klinisch daraus abzuleitenden Besonderheit bei der *Niedrigflußnarkose* diskutiert werden.

Strukturformeln

Desfluran ist ein Methylethyläther, der sich von Isofluran nur durch den Austausch eines Chloratoms gegen ein Fluoratom unterscheidet (Abb. 1), während Sevofluran zu den Isopropyläthern gehört. Desfluran und Sevofluran sind ausschließlich mit *Fluor* halogenierte Kohlenwasserstoffe und daher unter ökologischen Gesichtspunkten den etablierten Inhalationsanästhetika vorzuziehen, da beide Substanzen weniger schädigend auf die Ozonschicht einwirken.

Verteilungskoeffizienten

Die gute Steuerbarkeit eines Inhalationsanästhetikums hängt im wesentlichen vom *Blut-Gas-Verteilungskoeffizienten* ab (Tabelle 1); mit den beiden neuen Inhalationsanästhetika Desfluran und Sevofluran stehen uns Substanzen zur Verfügung, die einen Blut-Gas-Verteilungskoeffizienten von 0,45 bzw. 0,65 haben, der dem von N_2O (0,47) eher ent-

Tabelle 1. Physikalische Eigenschaften und Metabolisierung von Desfluran und Sevofluran

	Blut/Gas-Verteilungskoeffizient	Fettgewebe/Blut-Verteilungskoeffizient	Dampfdruck bei 20°C (mm Hg)	MAK (Vol%)	Metabolisierungsrate (%)
Desfluran	0,45	27	669	6	0,02
Sevofluran	0,65	48	160	2	3–5
Halothan	2,4	51	244	0,75	20
Enfluran	1,8	36	172	2	2
Isofluran	1,4	45	240	1,15	0,2

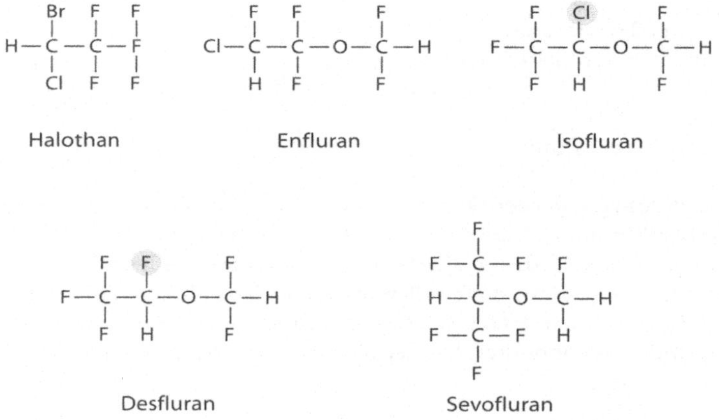

Abb. 1. Chemische Strukturformeln von Halothan, Enfluran, Isofluran, Desfluran und Sevofluran. Desfluran gehört wie Enfluran und Isofluran zur Gruppe der Methylethyläther und Sevofluran zur Gruppe der Isopropyläther. Desfluran und Isofluran unterscheiden sich nur durch Austausch eines Chlor- gegen ein Fluoratom

spricht als dem älterer Inhalationsanästhetika, von denen Isofluran einen Blut-Gas-Verteilungskoeffizienten von 1,4, Enfluran einen von 1,8 und Halothan einen von 2,4 aufweist. Die neuen Inhalationsanästhetika sind also eher dem N_2O (Lachgas) vergleichbar als den älteren volatilen Anästhetika. Daß bei einem solchen Blut-Gas-Verteilungskoeffizienten die neuen Inhalationsanästhetika schneller anfluten, ist in Abb. 2 dargestellt [29].

Wenn man beispielsweise anstrebt, daß der Koeffizient aus alveolärer und inspiratorischer eingestellter Konzentration 0,7 betragen soll, so hat man bisher mit dem Inhalationsanästhetikum Isofluran 20 min benötigt, um diesen Wert zu erreichen. Mit den neuen Inhalationsanästhetika Desfluran und Sevofluran erreicht man den gleichen Wert innerhalb von 3–5 min. N_2O flutet aufgrund des Konzentrationseffekts schneller als Desfluran und Sevofluran an. In dem zweiten Teil der Abbildung ist dargestellt, daß Substanzen, die schnell anfluten, auch schnell wieder abgeatmet werden. Auch hier scheinen die beiden neuen Inhalationsanästhetika Vorteile gegenüber den etablierten zu besitzen. Desfluran weist von den derzeit verwendeten Inhalationsanästhetika den niedrigsten *Fettgewebe-Blut-Verteilungskoeffizienten* (Tabelle 1) auf und ist damit aufgrund der geringeren Aufnahme in periphere Kompartimente insbesondere für langandauern-

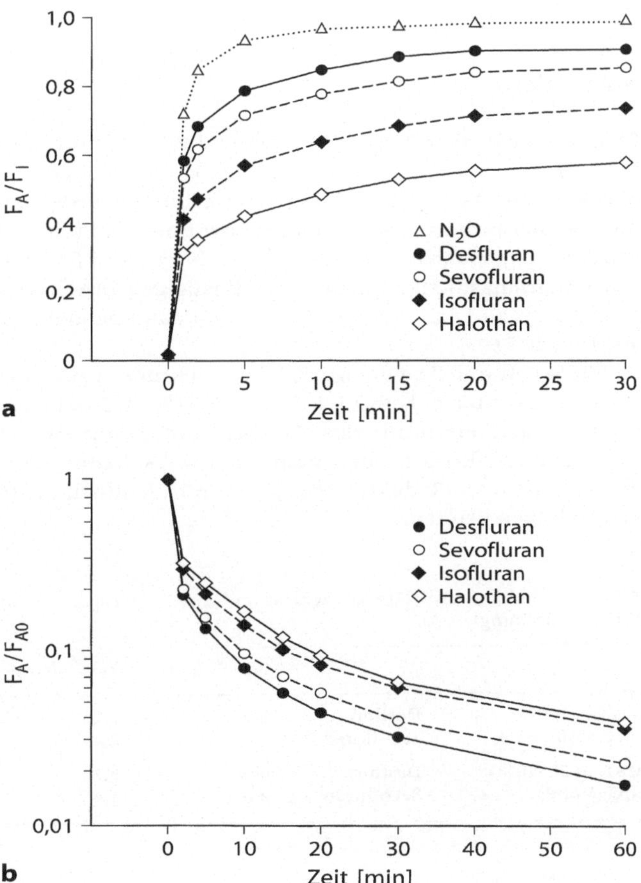

Abb. 2. Kinetik der Anflutung (a) und Elimination (b) einiger moderner Inhalationsanästhetika; *FA* alveoläre Konzentration, *FI* inspiratorische Konzentration, *FA0* alveoläre Konzentration bei Narkoseende (Zeitpunkt 0 min). (Mod. nach 29])

de Anästhesien geeignet. Zusammenfassend kann mit den neuen Inhalationsanästhetika die Narkose rascher vertieft oder abgeflacht werden als mit den etablierten Substanzen, d. h. Desfluran und Sevofluran weisen eine bessere intraoperative Steuerbarkeit auf. Darüber hinaus erlauben die pharmakokinetischen Eigenschaften ein schnelleres Erwachen und eine frühere Rückkehr kognitiver und motorischer Funktionen.

Dampfdruck

Tabelle 1 zeigt Werte für den *Dampfdruck*. Sevofluran hat einen Dampfdruck, der dem von Enfluran entspricht, so daß man daher auch mit herkömmlicher Verdampfertechnologie diese Substanz verabreichen kann. Desfluran hat einen Dampfdruck, der bei Raumtemperatur in der Nähe des atmosphärischen Druckes liegt. Aus diesem Grund war es nötig, eine neue Verdampfertechnologie mit Heizung und elektronischer Regelung zu entwickeln, um diese Substanz in gleichförmig geregeltem und ökonomisch vertretbarem Maß verabreichen zu können. Desfluran wird in kunststoffummantelten und bruchsicheren Flaschen geliefert, die mit speziellen Einfüllstutzen versehen sind, um eine sichere Handhabung der Substanz zu gewährleisten.

MAK-Werte

Sevofluran hat einen MAK-Wert, der in der Größenordnung von Enfluran liegt, dagegen besitzt Desfluran einen MAK-Wert, der 5fach höher ist als der von Isofluran. Das heißt, die ökonomische Verabreichung von Desfluran wurde erst dadurch ermöglicht, daß im Rahmen der Beatmungstechnologie Low-flow- und Minimal-flow-Techniken eingeführt wurden. Vergleichbar mit Halothan, Isofluran und Enfluran gibt es auch bei den neuen Inhalationsanästhetika einen altersabhängigen MAK-Wert. Er liegt für Desfluran bei Kindern bis zu 1 Jahr bei 9–10% und fällt dann bei über 70jährigen auf Werte um 5,2% ab (Tabelle 2).

Für Sevofluran liegt der MAK-Wert bei Kindern zwischen 2,5 und 3,3 Vol.-% und fällt bei älteren Leuten auf etwa 1,4 Vol.-% ab [19, 24, 26]. Bemerkenswert ist, daß bei beiden neuen Inhalationsanästhetika N_2O bei Kindern nur eine MAK-Reduktion von 25% bewirkt und bei Erwachsenen dann eine MAK-Reduktion um 50%, d. h. die maximal erreichbare MAK-Reduktion bei Kindern ist deutlich niedriger als wir es beispielsweise von Halothan kennen.

Tabelle 2. Minimale alveoläre Konzentration (MAK) von Desfluran und Sevofluran in Abhängigkeit der N_2O-Beimischung

		0,5–12 Jahre	18–30 Jahre	31–65 Jahre	70–80 Jahre
MAK in 100%	Desfluran	8,5	7,25	6,0	5,2
Sauerstoff (Vol%)	Sevofluran	2,5	2,4	2,0	1,4
MAK in 50–70%	Desfluran	6–8	3,7	2,8	1,7
N_2O (Vol%)	Sevofluran	2,0	1,4	1,1	0,7

Tabelle 3. Eigenschaften von Desfluran und Sevofluran

	Geruch	Konservierungsmittel	Atemkalk (60°C)	MH-Trigger
Desfluran	ätherisch	nein	stabil	ja
Sevofluran	Lösungsmittel	nein	instabil	ja
Halothan	Lösungsmittel	Thymol	instabil	ja
Enfluran	ätherisch	nein	stabil	ja
Isofluran	ätherisch	nein	stabil	ja

Geruch, Konservierungsmittel, maligne Hyperthermie

Beim weiteren Vergleich der Inhalationsanästhetika (Tabelle 3) fällt hinsichtlich des *Geruchs* auf, daß Desfluran unangenehm und stechend riecht wie Isofluran und Enfluran und sich daher zur Kindereinleitung per inhalationem nicht eignet. Im Gegensatz dazu hat Sevofluran einen relativ angenehmen Geruch, wie man es vom Halothan bereits kennt, und stellt daher eine klinische Alternative zur Anwendung von Halothan in der Kinderanästhesie dar. Beiden Inhalationsanästhetika ist kein *Konservierungsmittel* zugesetzt. Desfluran und Sevofluran sind wie die etablierten Inhalationsanästhestika Trigger der *malignen Hyperthermie* und dürfen daher bei Patienten mit einem Verdacht oder einer Prädisposition für diese Erkrankung nicht eingesetzt werden.

Biotransformation (Fluoriddogma)

Halothan weist eine *Biotransformation* von 20% auf, Enfluran eine von etwa 2% und Isofluran eine von 0,2%. Desfluran hat eine noch niedrigere Metabolisierungsrate von 0,02% und kann daher als eine sehr sichere Substanz angesehen werden. Viel ausführlicher ist die Frage der Metabolisierung für Sevofluran zu betrachten. Sevofluran hat eine Metabolisierungsrate von 3–5% und man muß sich fragen, ob eine Metabolisierung der Inhalationsanästhetika etwas Unerwünschtes ist oder nicht. Bei Beantwortung dieser Frage muß man bedenken, daß wir eine Metabolisierung bei intravenösen Anästhetika als wünschenswert ansehen. Da Metabolisierung nichts anderes bedeutet, als daß ein Stoff in der Leber verstoffwechselt wird, damit er dann ausgeschieden werden kann, ist für die Beantwortung dieser Frage nicht entscheidend, wie hoch die Metabolisierungsrate ist, sondern welche Metaboliten entstehen und ob diese unerwünschte Wirkungen hervorrufen. Erste Arbeiten von Frink et al. 1992 [12] und viele darauffolgende andere Arbeiten zeigten, daß Sevofluran eine Fluoridkonzentration von im Mittel 20–30 µmol/l aufweist. Allerdings wurden auch Werte von über 50 µmol/l gefunden. Während der Ära des Methoxyflurans ist ein sog. „*Fluoriddogma*" entstanden [8], das besagt, daß bei Metabolisierung eines Inhalationsanästhetikums Fluoridionen entstehen. Dieses Fluorid wird über das Blut in die Niere transportiert, und dort wirkt Fluorid nephrotoxisch. Lange Zeit war unklar, warum Fluorid nur nephrotoxisch wirkt und keine anderen unerwünschten systemischen Nebenwirkungen zeigt, wie es von anderen Fluoridintoxikationen bekannt ist, mit Übelkeit, Erbrechen, Bauchschmerzen und Parästhesien, aber in den seltensten Fällen Nierenveränderungen. Auch ist aus der Analgosedierung mit Isofluran auf der

Intensivstation bekannt, daß Fluoridspiegel bis zu 90 µmol/l ohne nephrotoxische Nebenwirkungen gemessen werden können. Das gleiche gilt für die chronische Fluoridtherapie bei der Osteoporose. Nachdem Sevofluran in Japan bereits 1990 zugelassen wurde, gibt es mittlerweile über 15 Mio. Anwendungen. Es gibt aber keine Hinweise auf ernsthafte Nierenfunktionsstörungen.

Durch die Arbeit von Kharasch et al. 1995 [16] wissen wir, daß das sog. Fluoriddogma eine Besonderheit des Methoxyflurans ist. Die Autoren haben herausgefunden, daß Methoxyfluran in der Leber zu einer 2- bis 3fach höheren Fluoridproduktion führt. Das interessante ist aber, daß Methoxyflurans auch direkt in der Niere verstoffwechselt wird und dort zu einer vielfach höheren Fluoridproduktion führt als Sevofluran. Dafür sind bestimmte Cytochrom-P450-Untereinheiten zuständig, die speziell Methoxyfluran metabolisieren, aber nicht Sevofluran [17]. Man muß daher davon ausgehen, daß die intrazelluläre Fluoridkonzentration direkt „vor Ort" im Nierengewebe nach Gabe von Methoxyfluran weit höhere Fluoridspiegel als 50 µmol/l erreicht, und dies die durch das Fluoriddogma postulierten Nebenwirkungen erklärt. Der Serumfluoridspiegel scheint daher für die Nephrotoxizität allein nur ein Parameter von untergeordneter Bedeutung zu sein.

Atemkalk
(Compound A, Kohlenmonoxid)

Bei der Durchführung von Low-flow- und Minimal-flow-Anästhesien erreichen wir im Atemkalk Temperaturen bis zu etwa 50°C. Sevofluran ist im *Atemkalk* instabil und reagiert unter Bildung von bis zu 5 verschiedenen Abbauprodukten, darunter ein Vinyläther, das sog. „*Compound A*". Auch von der etablierten Substanz Halothan ist die Bildung von Vinyläthern (BCDFE) bekannt [25, 28]. Die gemessene ppm-Konzentration an Compound A ist abhängig von der Art des verwendeten Atemkalks, also Natron- oder Bariumkalk, von Temperatur und Feuchtigkeit, von der Flußrate und von der Sevoflurankonzentration. Die maximale Compound-A-Konzentration wird nach etwa 90–120 min erreicht, bleibt für etwa 10 h stabil und fällt dann wieder ab [2]. Die höchste beim Menschen gemessene Compound-A-Konzentration betrug weniger als 40 ppm. Die mittlere LD-50-Konzentration von Compound A bei Ratten beträgt 1000 ppm nach einer MAK-Stunde und etwa 127 ppm nach 12 MAK-Stunden [13]. Die Nierenschäden bei Ratten sind Folge eines spezifischen Stoffwechsels. So wurde demonstriert, daß eine renale β-Lyase notwendig ist, um aus Compound A ein Thiolderivat zu synthetisieren [14]. Dieses Thiolderivat ist nephrotoxisch und nicht das Compound A. Die notwendige renale β-Lyase hat eine 10fach höhere Aktivität bei der Ratte als beim Menschen, so daß durch die Arbeiten insbesondere der Arbeitsgruppe um Bito u. Ikeda davon ausgegangen werden kann, daß Sevofluran auch bei Low-flow-Techniken [6] und bei geschlossenen Narkosegassystemen [5] angewandt werden kann und die Patienten nicht gefährdet werden. Weltweit, mit Ausnahme der USA, wo ein Frischgasfluß von mindestens 2 l vorgeschrieben ist, kann Sevofluran mit jedem Frischgasfluß angewendet werden. Es ist aber zu erwarten, daß auch die USA sich der weltweiten Anwendungspraxis von Sevofluran anpassen [20].

Bei Desfluranapplikation kann, vergleichbar mit den anderen Methylethyläthern Enfluran und Isofluran, die Reaktion mit trockenem Atemkalk zur Bildung von *Kohlenmonoxid (CO)* führen. Es gibt bereits Fallberichte [21] über CO-Hämoglobinintoxikationen, insbesondere am Montagmorgen, wenn der Atemkalk über das Wochenende ausgetrocknet ist. Eine In-vitro-Untersuchung [11] ergab folgende CO-Konzentrationsproduktionen: Desfluran 8000 ppm, Enfluran 4000 ppm, Isofluran 600 ppm, Halothan und Sevofluran nicht nachweisbar. Da eine CO-Intoxikation derzeit nicht Online meßbar ist, muß unbedingt ein regelmäßiger Atemkalkwechsel und das Zudrehen der Frischgaszufuhr bei Anästhesieende beachtet werden, um ein Austrocknen des Atemkalks zu verhindern. Die klinische Bedeutung und Vermeidungsstrategien einer CO-Intoxikation waren Anlaß eines Editorials („Keep the blood red ... the right way" [18]) in *Anesthesiology* im August 1997.

Niedrigflußnarkose

Desfluran und Sevofluran sind wegen ihres geringen Blut-Gas-Verteilungskoeffizienten besser für die Niedrigflußnarkose geeignet als die etablierten Inhalationsanästhetika [2–4]. Im Gegensatz zu den etablierten Inhalationsanästhetika ist die Zeitkonstante für Desfluran und Sevofluran, d. h. die Zeit, in der Veränderungen der Frischgaszusammensetzung zu einer entsprechenden Veränderung der Gaszusammensetzung im Narkosesystem führen, gering. Je geringer die Zeitkonstante für ein Inhalationsanästhetikum ist, desto schneller können Konzentrationsänderungen auch unter den Bedingungen der Niedrigflußnarkose erreicht werden. Insbesondere ist Desfluran, das gegenüber Sevofluran einen noch geringeren Blut-Gas-Verteilungskoeffizienten besitzt, zur Durchführung von *Low-flow-Anästhesien* (Frischgasfluß 1 l/min) bzw. *Minimal-flow-Anästhesien* (Frischgasfluß 0,5 l/min) geeignet. Diese Eigenschaften der neuen Inhalationsanästhetika führen aber zu einer gegenüber den etablierten Inhalationsanästhetika veränderten Anästhesiepraxis. Bei Isofluranapplikation führen auch drastische Veränderungen der Vaporeinstellungen nur zu träger und verzögerter Veränderung der inspiratorischen Isofluranapplikation (Abb. 3). Anders als bei Isofluran ist es bei Desfluran- oder Sevofluranapplikation nicht mehr notwendig, nach der initialen Einwaschphase (10 min) von einem niedrigen auf einen hohen Frischgasfluß überzugehen, um eine schnelle Änderung der Anästhesiegaskonzentration im Narkosesystem zu erreichen. Dies bedingt aber, daß eine sehr viel höhere Konzentration von z. B. Desfluran am Verdampfer eingestellt werden muß, als endexspiratorisch gewünscht ist, damit die Narkose in einem klinisch vertretbaren Zeitraum vertieft werden kann. Das heißt praktisch, daß z. B. der Desfluranverdampfer auf die maximal mögliche Konzentration von 18 Vol.-% eingestellt werden muß. Wird aber am Verdampfer nur die Konzentration eingestellt, die dem angestrebten Sollwert entspricht, so ist auch beim Einsatz von Desfluran mit einer verhältnismäßig langen Zeitkonstanten zu rechnen [3, 4]. Desfluran und Sevofluran sollten möglichst unter Low-flow- bzw. Minimal-flow-Techniken appliziert werden, da unter diesen Bedingungen ein größerer Teil des Inhalationsanästhetikums zurückgeatmet wird als unter hohem Frischgasfluß. Unter diesen Voraussetzungen ist dann auch ein ökonomisch sinnvoller Einsatz der neuen Substanzen möglich [1].

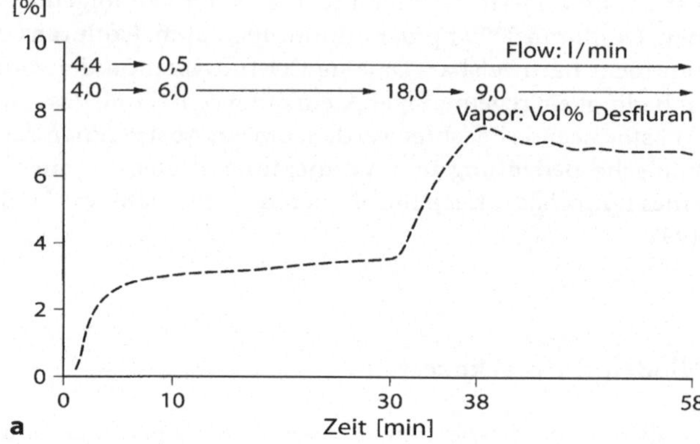

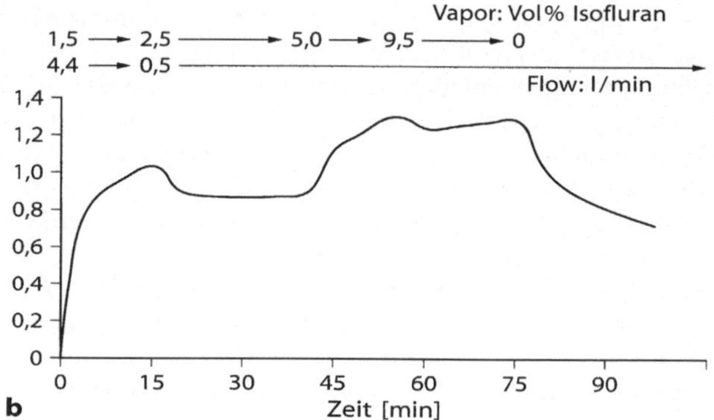

Abb. 3. Bei Desfluran (**a**) ist es anders als bei Isofluran (**b**) nicht nötig, nach der initialen Einwaschphase (10 min) von einem niedrigen auf einen hohen Frischgasfluß überzugehen, um eine schnelle Änderung der Gaskonzentration im Narkosesystem zu erreichen. Praktisch heißt dies, daß bei Niedrigflußnarkosen eine sehr viel höhere Desflurankonzentration am Verdampfer eingestellt werden muß als endexspiratorisch gewünscht, um eine rasche Konzentrationsänderung zu erreichen, d. h. 18 Vol.-%. (Mod. nach 2, 3])

Literatur

1. Bach A, Böhrer H, Schmidt H, Motsch J, Martin E (1997) Ökonomische Aspekte beim Einsatz moderner Inhalationsanästhetika am Beispiel des Sevofluran. Anaesthesist 46: 21–28
2. Baum J (1994) Niedrigflußnarkosen. Anaesthesist 43: 194–210
3. Baum J, Berghoff M, Stanke HG, Petermeyer M, Kalff G (1997) Niedrigflußnarkosen mit Desfluran. Anaesthesist 46: 287–293
4. Baxter AD (1997) Low and minimal flow inhalational anaesthesia. Can J Anaesth 44: 643–652
5. Bito H, Ikeda K (1994) Closed-circuit anesthesia with sevoflurane in humans. Anesthesiology 80: 71–76
6. Bito H, Ikeda K (1996) Renal and hepatic function in surgical patients after low-flow sevoflurane or isoflurane anesthesia. Anesth Analg 82:173–176
7. Conzen P, Nuscheler M (1996) Neue Inhalationsanästhetika. Anaesthesist 45: 674–693
8. Cousins MJ, Mazze RI (1973) Methoxyflurane nephrotoxicity. A study of dose response in man. JAMA 225: 1611–1616
9. Eger EI II (1993) New inhalational agents – desflurane and sevoflurane. Can J Anaesth 40: R 3–R 8
10. Eger EI II (1994) New inhaled anesthetics. Anesthesiology 80: 906–922
11. Fang ZX, Eger EI, Laster MI et al. (1995) Carbon monoxide production from degradation of desflurane, enflurane, isoflurane, halothane and sevoflurane by soda lime and baralyme. Anesth Analg 80: 1187–1193
12. Frink EJ, Malan TP, Atlas M et al. (1992) Clinical comparison of sevoflurane and isoflurane in healthy patients. Anesth Analg 74: 241–245

13. Gonsowski BS, Laster MJ, Eger EI, Ferrell LD, Kerschmann RL (1994) Toxicity of compound A in rats. Anesthesiology 80: 556–565
14. Jin L, Baille A, Davis MR, Kharasch ED (1995) Nephrotoxicity of sevoflurane compound A in rats: evidence for glutathione and cysteine conjugated formation and the role of renal cysteine conjugate β-lyase. Biochem Biophys Res Commun 210: 498–506
15. Jones RM (1990) Desflurane and sevoflurane: inhalation anaesthetics for this decade? Br J Anaesth 65: 527–536
16. Kharasch ED, Hankins DC, Thummel KE (1995) Human kidney methoxyflurane and sevoflurane metabolism. Anesthesiology 82:689–699
17. Kharasch ED, Thummel K (1993) Identification of cytochrom P450 2E1 as the predominant enzyme catalyzing human liver microsomal defluorination of sevoflurane, isoflurane, and methoxyflurane. Anesthesiology 79: 795–807
18. Kharasch ED (1997) Keep the blood red É the right way. Anesthesiology 87: 202–203
19. Lerman J (1995) Sevoflurane in pediatric anesthesia. Anesth Analg 81: S 4–S 10
20. Mazze RI, Jamison RL (1997) Low-flow (1 l/min) sevoflurane: is it safe? Anesthesiology 86: 1225–1227
21. Moon RE, Ingram C, Brunner EA, Meyer AF (1991) Spontaneous generation of carbon monoxide within anesthetic circuits. Anesthesiology 75: A 873
22. Patel SS, Goa KL (1995) Desflurane. A review of its pharmacodynamic and pharmacokinetic properties and its efficacy in general anaesthesia. Drugs 50: 742–767
23. Patel SS, Goa KL (1996) Sevoflurane. A review of its pharmacodynamic and pharmacokinetic properties and its clinical use in general anaesthesia. Drugs 51: 658–700
24. Rampil IJ, Lockhardt SH, Zwass MS (1991) Clinical characteristics of desflurane in surgical patients: minimum alveolar concentration. Anesthesiology 74: 429–433
25. Raventos J, Lemon PG (1965) The impurities in fluothane: their biological properties. Br J Anaesth 37: 716–737
26. Scheller MS, Saidman LJ, Partridge BL (1988) MAC of sevoflurane in humans and the new zealand white rabbit. Can J Anaesth 35: 153–156
27. Scholz J, Tonner PH (1997) Desfluran und Sevofluran – Eine Zwischenbilanz. Anaesthesist 46: 816–825
28. Sharp JH, Trudell JR, Cohen EN (1979) Volatile metabolites and decomposition products of halothane in man. Anesthesiology 50: 2–8
29. Yasuda N, Lockhart SH, Eger EI II et al. (1991) Comparison of kinetics of sevoflurane and isoflurane in humans. Anesth Analg 72: 316–324
30. Young CJ, Apfelbaum JL (1995) Inhalational anesthetics: desflurane and sevoflurane. J Clin Anesth 7: 564–577

Der Notfallpatient mit kardialer Dekompensation – Perioperatives Management

B. Zickmann

Die kontinuierliche Verbesserung anästhesiologischer Techniken und Konzepte, Weiterentwicklungen im Monitoring und eine Erweiterung der pharmakologischen Möglichkeiten der Therapie kritischer Krankheitszustände in Anästhesie und Intensivmedizin gehen heute mit einer Erweiterung der Indikationsstellungen zur Operation auch bei kritisch kranken Patienten einher und machen diese mit einem für Arzt und Patient vertretbaren Risiko erst möglich.

Patienten mit kompensierter, seltener auch mit dekompensierter myokardialer Insuffizienz gehören in Krankenhäusern aller Versorgungsstufen bereits zur Klientel, die insbesondere bei der Notfallversorgung dem Anästhesisten zur Narkose präsentiert wird.

Die Senkung des perioperativen Risikos auch in dieser Patientengruppe muß das Ziel anästhesiologischer Bemühungen sein. In diesem Beitrag werden Hinweise gegeben, die es möglich machen sollen:
- die aktuelle kardiale Situation eines Patienten einzuschätzen und
- damit sein perioperatives kardiales Risiko besser quantifizieren zu können,
- eine Entscheidungshilfe bei der Auswahl des perioperativen Monitoring zu geben,
- ein patientenbezogenes individuelles Konzept in der pharmakologischen Akuttherapie des perioperativen myokardialen Versagens zu entwickeln.

Beurteilung des aktuellen kardialen Status

Die Beurteilung des kardialen Status des Patienten und die individuelle Risikoeinschätzung basiert auf den 3 Komponenten: Anamnese, körperliche Untersuchung und technische Untersuchungen.

Anamnese

Nur bei wenigen Patienten mit kardialen Problemen, die notfallmäßig operiert werden müssen, liegen exakte Befunde über die zugrunde liegende Herzerkrankung oder aktuelle objektive kardiale Daten vor. Die Anamnese ist insbesondere in Notfallsituationen vielfach die einzige Möglichkeit, Informationen zum kardialen Status des Patienten zu erlangen.

Wesentliche Informationen ergeben Fragen nach
- Symptomen (Angina pectoris, Herzrhythmusstörungen, Dyspnoe, Zyanose, Ödeme, Nykturie, Müdigkeit, Verschlechterung der Belastbarkeit, Synkopen);
- Ursache der kardialen Vorschädigung (Klappenvitium, koronare Herzerkrankung, „Herzmuskelschwäche");
- Dauer der Erkrankung;

- durchgeführten und geplanten kardiologischen Untersuchungen;
- durchgeführten oder geplanten kardiochirurgischen Eingriffen;
- Medikamenteneinnahme (relevant: Antiarrhythmika, Antihypertensiva, Antianginosa, Diuretika, Antikoagulanzien);
- Risikofaktoren der KHK (Rauchen, Hypertonie, Diabetes usw.).

Die wahrscheinlich wichtigste Frage zur Einschätzung des Risikos ist die nach der körperlichen Belastbarkeit des Patienten und den Symptomen, die unter seiner maximalen Belastungsstufe auftreten. (Wieviele Treppenstufen können Sie steigen? Welche Verrichtungen können Sie im Haushalt noch ausführen? Was sind typische Dinge, die Sie nicht mehr tun können? Was passiert, wenn Sie sich zu stark belasten?)

Die Belastungstoleranz ist eine der entscheidenden Determinanten des perioperativen Risikos und einer der wichtigsten Faktoren bei der Entscheidung für die Invasivität des Monitoring. Eine gute Belastungstoleranz weist auch bei Patienten mit stabiler Angina pectoris oder mit bekannten Klappenvitien darauf hin, daß das Herz trotz seiner Vorschädigung belastet werden kann, ohne zumindest schwerwiegende Funktionseinschränkungen zu entwickeln.

Die am häufigsten verwendete Klassifizierung der kardialen Belastbarkeit erfolgt anhand der Kriterien der New York Heart Association (NYHA):
- NYHA I:Herzerkrankung ohne Einschränkung der körperlichen Belastbarkeit;
- NYHA II:Herzerkrankung mit leichter Einschränkung der körperlichen Belastbarkeit, keine Beschwerden bei Ruhe;
- NYHA III: Herzerkrankung mit deutlich eingeschränkter körperlicher Belastbarkeit, Beschwerden bei geringer körperlicher Belastung;
- NYHA IV: Herzerkrankung mit stark eingeschränkter körperlicher Belastbarkeit, Beschwerden bereits in Ruhe, jede Art von körperlicher Belastung verstärkt die Beschwerden.

Körperliche Untersuchung

Zur Einschätzung des Ausmaßes und der Dauer einer kardialen Insuffizienz können folgende Parameter beitragen:
- Alter, Größe, Gewicht,
- Blutdruck,
- Herzfrequenz und -rhythmus,
- Auskultationsbefunde kardial und pulmonal,
- Füllungszustand der Halsvenen, Größe der Leber (Stauung),
- Ödeme in abhängigen Körperpartien, ggf. Stauungsdermatosen,
- Beobachtung des Atemmusters,
- Beobachtung der Belastbarkeit während der Untersuchung.

Technische Untersuchungen

Insbesondere bei der Behandlung von Notfällen muß auf den Einsatz technischer Untersuchungsverfahren weitgehend verzichtet werden. Nach den Ergebnissen von Anamnese und körperlicher Untersuchung sind zusätzliche Informationen in vielen Fällen nur mit hohem Zeitaufwand zu erbringen. Hier muß jeweils der potentielle Wert des Ergebnisses mit dem Zeitverlust vor der Narkoseeinleitung korreliert werden.

EKG

Die Durchführung eines EKG ist in aller Regel nicht notwendig, da insbesondere Rhythmusstörungen, Ischämiezeichen und Zeichen vorangegangener Infarkte im (falls möglich Mehrkanal-)Monitor-EKG in aller Regel suffizient diagnostiziert werden können.

Thoraxröntgenbild

Auf ein präoperatives Röntgenbild kann im Notfall nahezu immer verzichtet werden, da es keine anästhesierelevanten neuen Erkenntnisse liefert.

Echokardiogramm

In geübten Händen stellt dieses Untersuchungsverfahren heute sicherlich die beste Informationsquelle zur Beurteilung einer kardialen Insuffizienz auch im Notfall dar. Die Beurteilung der Ventrikelgröße, -füllung und -kontraktilität sowohl global als auch regional und die Einschätzung der Klappenfunktion sind in kurzer Zeit noninvasiv möglich. In Kombination mit dem EKG ergibt sich eine umfassende Einschätzung der kardialen Situation, die in aller Regel den Verzicht auf weitere Untersuchungen erlaubt.

Interventionelle Verfahren

In seltenen Ausnahmefällen muß auch eine invasive kardiologische Diagnostik vor nichtkardiochirurgischen Notfalleingriffen durchgeführt werden. Dies allerdings nur dann, wenn beispielsweise (aus Sicht der Op.-Indikation) eine Aortendissektion oder eine instabile Angina pectoris differentialdiagnostisch ausgeschlossen werden müssen.

Die Anlage eines Pulmonalarterienkatheters noch vor Narkoseeinleitung kann zur Beurteilung des intravasalen Volumenstatus und der myokardialen Belastung vor der Einleitung und insbesondere in der Einleitungsphase, die ja häufig mit erheblichen Veränderungen von Vor- und Nachlast der Ventrikel einhergeht, sehr hilfreich sein.

Laborchemische Untersuchungen

In absoluten Notfällen muß auch bei dekompensierter Herzinsuffizienz auf Laborwerte verzichtet werden. Insbesondere der Elektrolytstatus des Patienten und ein Maß für seine O_2-Transportkapazität (Hämoglobin, Hämatokrit, Blutgasanalyse) sollten allerdings möglichst schnell verfügbar sein.

Stellenwert des geplanten operativen Eingriffs

Der geplante chirurgische Eingriff hat einen großen Einfluß auf die Auswahl des Anästhesieverfahrens, das Monitoring und die Planung der intensivmedizinischen Weiterbehandlung. Wundversorgungen oder Notfalleingriffe am Auge beispielsweise haben in aller Regel keine impliziten zusätzlichen Risiken für den Kreislauf des Patienten. Bei

Eingriffen, die mit erheblichen Schmerzen prä-, intra- oder postoperativ einhergehen, kann der schmerzinduzierte Streß beim Patienten über eine vermehrte Katecholaminausschüttung zu Rhythmusstörungen jeder Form, insbesondere zu Tachykardien, zu Hypertension und damit zu einem erhöhten O_2-Bedarf des Myokards führen. Erhebliche intraoperative Volumenverschiebungen können ebenfalls reflektorisch Rhythmusstörungen induzieren oder durch Blutdruckveränderungen und Verringerung des Herzzeitvolumens zu einer Verschlechterung der kardialen Situation führen.

Die zur akuten kardialen Insuffizienz führenden Ursachen in der perioperativen Phase sind Veränderungen von Herzfrequenz oder Blutdruck, Rhythmusstörungen, Hypo- und Hypertonie, Myokardischämie, myokardiales Pumpversagen oder Phasen des Low output aus anderer Ursache. Der Patient befindet sich in der perioperativen Phase nicht in einem steady state, sondern ist komplexen Außeneinflüssen ausgesetzt. Veränderungen des Volumenstatus durch Infusionen und Volumenverluste, der Einfluß der Lagerung auf Volumenstatus und Perfusion und der Einfluß von Anästhetika und anderen Medikamenten machen die Einschätzung der aktuellen Situation des Patienten vielfach schwierig. Hinzu kommt noch die Grundkrankheit des Patienten als möglicher Einflußfaktor. Eine intensive Überwachung der Vitalfunktionen und der wesentlichen Einflußgrößen ist erforderlich, um den Patienten in einem (labilen) Gleichgewicht zu halten. Allerdings ist es auch nötig, bei der Behandlung des akut kardial dekompensierten Patienten eine realistische Kosten-Nutzen-Einschätzung und Risikoeinschätzung insbesondere beim perioperativen apparativen Aufwand durchzuführen.

Determinanten des Herzzeitvolumens

Aufgabe des Herzens ist die Aufrechterhaltung der Kreislauffunktion und damit die Sicherung einer für die Versorgung aller Gewebe des Körpers ausreichenden Perfusion. Das Herzzeitvolumen (HZV, CO „cardiac output") ist somit ein wesentlicher Parameter für die Beurteilung der funktionellen Leistungsfähigkeit des Herzens. Das HZV ist das Produkt aus Herzfrequenz und Schlagvolumen. Es wird von den folgenden Einflußgrößen mitbestimmt:
- Herzfrequenz,
- Rhythmus,
- Kontraktilität,
- Vorlast (Preload der Ventrikel, enddiastolisches Volumen),
- Nachlast (Afterload, pulmonal- bzw. systemvaskulärer Widerstand).

Bei Patienten, die als kardial oder kardiozirkulatorisch insuffizient eingestuft werden, muß jede einzelne dieser Determinanten noch vor Narkoseeinleitung auf ihre Relevanz in der aktuellen Situation überprüft werden. In vielen Fällen können dann therapeutische Maßnahmen noch vor der Narkoseeinleitung ergriffen werden.

Herzfrequenz

Das HZV ist das Produkt aus Herzfrequenz und Schlagvolumen. Eine niedrige (zu niedrige) Herzfrequenz kann somit Ursache eines Low output sein (z. B. Sinusbradykardie, Intoxikation mit Antiarrhythmika, Hyperkaliämie, Hypermagnesiämie). Zu beachten ist, daß die elektrokardiographisch gemessene Herzfrequenz dabei nicht der effektiven Herzfrequenz entsprechen muß, d. h. daß nicht unbedingt auf jede elektrischen Herzaktion auch eine effektive Kontraktion folgt. Typische Beispiele sind Vorhofflimmern mit hoher Frequenz oder bigeminiforme ventrikuläre Rhythmusstörungen mit früh einfallenden VES.

In beiden Fällen kann es sein, daß die Zeit zwischen den elektrischen Erregungen und den dadurch ausgelösten Kontraktionen zu kurz für eine effektive Füllung des Herzens mit Blut ist, sodaß frustrane Kontraktionen vorliegen. Effektive Kontraktionen lassen sich durch die „Hand am Puls" (sog. Pulsdefizit) bzw. durch die Pulsoxymetrie quantifizieren. Dies gilt insbesondere auch für Patienten mit Herzschrittmachern, bei denen rhythmische elektrische Aktionen im EKG ohne folgende ventrikuläre Kontraktion vorliegen können, ohne daß dies aus dem EKG ersichtlich ist.

Das HZV ist bei Patienten mit fixiertem ventrikulärem Schlagvolumen frequenzabhängig, beispielsweise bei Patienten mit Kardiomyopathien im Endstadium, vielfach auch bei Patienten mit Mitralsstenosen (Fluß über die Mitralklappe kann nicht gesteigert werden).

Unter Tachykardien kann es zu einem Low output aufgrund einer unzureichenden Füllung der Ventrikel kommen. In diesen Fällen bewirkt eine Frequenzsenkung eine verlängerte Füllungsphase der Ventrikel und damit ein höheres Schlagvolumen. Gleichzeitig führen tachykarde Kreislaufsituationen zu einem erhöhten O_2-Bedarf des Herzens. Bei Patienten mit koronarer Herzkrankheit oder Aortenstenosen kann es in dieser Situation zu einem myokardialen O_2-Defizit und zur myokardialen Ischämie (Verschlechterung der Kreislaufsituation durch verminderte Kontraktilität und Compliancestörung) kommen.

Rhythmus

Die Ventrikel sind für eine optimale Volumenfüllung von der atrialen Kontraktion abhängig. Der Verlust der Koordination zwischen Vorhof- und Ventrikelkontraktion reduziert die ventrikuläre Füllung und damit das Schlagvolumen um 10–20%, in einigen Fällen noch stärker. Insbesondere bei Patienten mit schwer funktionsgestörten Ventrikeln kann der Verlust des Sinusrhythmus (z. B. AV-Block III. Grades, neu aufgetretenes Vorhofflimmern) zu erheblichen Verringerungen des Schlagvolumens und damit von HZV und Blutdruck führen.

Kontraktilität

Die Kontraktilität der Ventrikel ist von verschiedenen Parametern abhängig, z. B. von der enddiastolischen Position auf der Frank-Starling-Kurve oder von der Herzfrequenz (Frequenzinotropie). Hauptursachen für eine eingeschränkte globale oder regionale Ventrikelfunktion sind eine akute oder chronische Ischämie des Herzens im Sinne einer koronaren Perfusionsstörung oder ein myokardiales Versagen (Kardiomyopathie). Bei derart funktionsgestörten Ventrikeln führt eine zusätzliche Volumengabe nicht mehr zu einer Steigerung des Schlagvolumens, sondern zu einer ventrikulären Überdehnung mit resultierender Verminderung des Schlagvolumens.

Vorlast (Preload der Ventrikel, enddiastolisches Volumen)·

Die Frank-Starling-Kurve stellt die Abhängigkeit eines gesunden Ventrikels von seiner Füllung am Ende der Diastole und die Relation zu dem daraus resultierenden Schlagvolumen dar. Während das gesunde Herz durch Steigerung der Kontraktilität sowohl in Fällen einer zu niedrigen als auch insbesondere einer zu starken Füllung in der Lage ist, das angebotene Volumen suffizient auszuwerfen, ist beim kranken Herzen die Kompensationsfähigkeit bei unterschiedlichen Füllungszuständen limitiert. Häufig ist eine stärkere Vorfüllung des Herzens nötig, um überhaupt ein suffizientes Schlagvolumen zu erreichen. Ein zu großes enddiastolisches Volumen führt zur Überdehnung des kontraktilen Apparates und über einen Anstieg des intraventrikulären enddiastolischen Drucks zu Perfusionsstörungen insbesondere der subendokardialen Schichten der Ventrikelwand. Da gleichzeitig vielfach auch die diastolische Funktion des Herzens gestört ist (eingeschränkte Relaxationsfähigkeit, sog. Störung der Compliance), ist das Stadium der optimalen Füllung des Herzens gerade bei kritisch kranken Patienten auf einen sehr engen Bereich beschränkt. Dieser läßt sich auch klinisch nur sehr schlecht abschätzen.

Nachlast (Afterload, pulmonal- bzw. systemvaskulärer Widerstand)

Im klinischen Sprachgebrauch wird als Nachlast insbesondere der systemische (bzw. pulmonale) Gefäßwiderstand angesehen. Es handelt sich um eine aus HZV und Blutdruck im großen und im kleinen Kreislauf berechnete Größe, die ein Maß für den Widerstand sein soll, gegen den das Herz sein Volumen auswerfen muß. Diese vereinfachende und mechanistische Vorstellung erleichtert das Verständnis der Wirkung vasodilatierender und -konstringierender Medikamente.

Situation vor der Narkoseeinleitung

Die klinische Einschätzung des Grades der myokardialen Dekompensation bzw. der kardialen Kompensationsfähigkeit muß vor der Narkoseeinleitung möglichst klar definiert sein. Die eben aufgeführten Determinanten der myokardialen Funktion sollten vom Anästhesisten auf ihre Relevanz im betreffenden Einzelfall überprüft worden sein. Noch vor der Narkoseeinleitung wird man versuchen, jede dieser Determinanten in einen für die Gesamthämodynamik günstigen Bereich zu bringen. Dies muß unter Beachtung der prospektiv durch die jeweils gewählte Narkoseeinleitungs- und -führungstechnik zu erwartenden hämodynamischen Veränderungen geschehen. Der kardial insuffiziente Patient ist sich seiner kritischen Situation auch im Notfall meist klar bewußt. Die entsprechenden Streßreaktionen münden in einer Katecholaminfreisetzung, die einerseits vielfach den Patienten auf seinem hämodynamischen Niveau hält, in vielen Fällen aber auch durch Nebenwirkungen wie Tachykardie oder periphere Vasokonstriktion diese Situation verschlechtert. Die Narkoseeinleitung nimmt diese Streßkomponente, reduziert in aller Regel das sympathoadrenerge Aktivitätsniveau und resultiert in einer (teils vorteilhaften, teils ungünstigen) Veränderung der hämodynamischen Situation.
Besonderes Augenmerk sollte auf den Volumenstatus des Patienten gerichtet werden. Bei chronisch kardial insuffizienten Patienten findet man häufig eine Situation mit Hypertonie und eingeschränkter Herzauswurfleistung bei gleichzeitig scheinbar kongestiver Volumensituation (Ödeme, Einflußstauung) und gut gefülltem Ventrikel. Diese

Situation wird häufig durch eine hohe Aktivität des Renin-Angiotensin-Systems verursacht. Es kommt bei einer bestehenden verminderten Auswurfleistung des Herzens zu einer kompensatorischen peripheren Vasokonstriktion, die der Blutdruckerhaltung dient. Gleichzeitig staut sich das Blut aufgrund des weiter verminderten kardialen Auswurfs vor den Ventrikeln. Besondere Vorsicht ist dabei bei Patienten geboten, die zusätzlich Diuretika in der Eigenmedikation haben. Diese Patienten sind nur unter der Bedingung einer ausgeprägten systemischen Vasokonstriktion intravasal normo- oder sogar hypervolämisch. Mit prinzipiell jeder Form der Narkoseinduktion kommt es zu einer mehr (Barbiturate, Benzodiazepine, Propofol) oder weniger (Ketamin, Etomidat) ausgeprägten Sympatholyse und Vasodilatation. Dies resultiert häufig in einer intravasalen Hypovolämie und daher in Hypotonie und Low output mit den entsprechenden Konsequenzen.

Die Hämodynamik ist insbesondere beim kritisch kranken Patienten nicht statisch. Sie ist gerade unter den Bedingungen von Narkose und Operation und dabei v. a. in der Ein- und Ausleitungsphase immer im Fluß und erfordert daher auch eine dynamische Beurteilung durch den Anästhesisten.

Eine Narkoseeinleitung besteht nicht nur aus der Gabe von Medikamenten. Weitere Veränderungen des Aktivitätszustands des autonomen Nervensystems werden durch Intubation, durch Anlage einer Magensonde, durch Lagerung oder auch durch lange Zeiten, in denen nichts am Patienten geschieht, induziert. Interventionen, die der Veränderung einer aktuellen hämodynamischen Situation dienen, müssen im Zusammenhang mit dem Gesamtablauf der perioperativen Patientenbehandlung gesehen werden, um nicht beispielsweise durch kurzfristig wirksame, aber mittelfristig nicht reversible Maßnahmen (z. B. Vertiefung der Narkose mit langwirksamen Opioiden zur Lagerung mit dann folgender langer Wartezeit auf den Operateur) von einem Interventionsbedarf unter den Zwang zu weiteren Maßnahmen zu geraten.

Durch Intubation und Beatmung werden die intrathorakalen Flußverhältnisse bei kardial insuffizienten Patienten in einem kaum voraussagbaren Ausmaß geändert. Die Anwendung von PEEP, unterschiedlichen Konzentrationen von Sauerstoff, N_2O oder volatilen Anästhetika im Atemgasgemisch können die rechtsventrikuläre Nachlast verändern.

Veränderung der Hämodynamik des kardial dekompensierten Patienten durch anästhesiologische Maßnahmen

Die Narkoseeinleitung beim kardial dekompensierten Patienten stellt ein großes Risiko dar. Viele der in der Anästhesie eingesetzten Medikamente beeinflussen die Hämodynamik des Patienten. Allein schon eine suffiziente Präoxygenierung kann über eine Verbesserung des O_2-Angebots oder über eine Entlastung des rechten Ventrikels (pulmonalvaskuläre Dilatation unter hohen Konzentrationen von Sauerstoff) eine positive Wirkung auf die kardiale Situation haben.

Ursachen für eine Verschlechterung des HZV während der Narkose

Die oben dargestellten Determinanten der kardialen Funktion können sich während der Narkoseein- und -ausleitungsphase, aber auch intraoperativ verändern. Typische Veränderungen sind im folgenden in tabellarischer Form zusammengestellt:

Herzfrequenz

- Auftreten von Tachykardien mit verminderter Füllung der Ventrikel (Intubationsreiz, Schnitt, zu flache Narkose, Hypovolämie, plötzlich auftretendes Vorhofflimmern, arterielle oder venöse Vasodilatation);
- Bradykardie (vagaler Reiz, reflektorisch bei extremer Hypovolämie).

Rhythmus

- Tachykardie, Bradykardie;
- Vorhofflimmern oder -flattern mit schneller oder unregelmäßiger Überleitung und Verlust des „atrial kick";
- AV-Dissoziation;
- Extrasystolie mit langen kompensatorischen Pausen und Überdehnung der Ventrikel;
- ventrikuläre Rhythmusstörungen (Extrasystolen, Kammertachykardie, Kammerflattern oder -flimmern).

Kontraktilität

- Verlust des präoperativen sympathischen Aktivitätsniveaus;
- negativ-inotrope Anästhetika;
- Ischämie;
- ungünstige Position auf der Frank-Starling-Kurve.

Vorlast (Preload der Ventrikel, enddiastolisches Volumen)

- Hypovolämie verschiedener Ursache (medikamentös, Blutverlust);
- akute Vasodilatation;
- Rhythmusstörungen mit insuffizienter Ventrikelfüllung.

Nachlast (Afterload, pulmonal- bzw. systemvaskulärer Widerstand)

- Sympathische Aktivität durch zu flache Anästhesie;
- Hypertonie;
- akute Nachlasterhöhung durch chirurgische Maßnahmen.

Therapeutische Konzepte

Die rationale Therapie der akuten bzw. dekompensierten kardialen Insuffizienz muß sich
ebenfalls an den hier dargestellten 5 Determinanten der Myokardfunktion orientieren.
Insbesondere bei der Auswahl der medikamentösen Maßnahmen kann aufgrund des
eingeschränkten Platzes nur ein kursorischer Überblick über die möglichen Maßnahmen
gegeben werden. Die endgültige Auswahl eines bestimmten Pharmakons muß der verantwortliche Anästhesist anhand seiner Erfahrung mit den Medikamenten der entsprechenden Indikationsgruppe treffen. „Kochrezepte" für den Einsatz von Medikamenten
sind bei der Therapie eines klinischen Krankheitsbildes mit derart heterogener Ätiologie
wenig hilfreich. Wirkungen und Nebenwirkungen der gängigen Kardiaka, Katecholamine und Vasodilatanzien sind jedem Anästhesisten geläufig, sodaß an dieser Stelle lediglich
auf die Ansatzpunkte für die medikamentöse Therapie eingegangen werden soll.

Behandlung tachykarder Rhythmusstörungen

Zur Verminderung der Herzfrequenz steht uns heute ein breites Arsenal von Pharmaka
zur Verfügung. Bevor man sich zum Einsatz einer bestimmten Substanz entscheidet,
sollten folgende Faktoren mitgewertet werden:
- Was ist die Ursache der Tachykardie (Hypovolämie, sympathische Aktivierung, Elek-
  trolytentgleisung, unausgeglichener Säure-Basen-Haushalt, unklare Ursache)?
- Habe ich Zeit, eine kausale Therapie einzuleiten, oder muß ich schon vorher symptomatisch reagieren?
- Soll die symptomatische Therapie medikamentös sein, oder gibt es alternative Verfahren?

Insbesondere diese Frage sollte beim kardial dekompensierten Patienten intensiv über-
dacht werden. Für den Fall der medikamentösen Therapie gelten einige wichtige Überle-
gungen:
- Wirkstärke bzw. Sicherheit des Eintritts der erwünschten Wirkung;
- Steuerbarkeit bzw. Halbwertszeit der Wirkung;
- Nebenwirkungen, insbesondere negativ-inotrope Wirkungen.

Gerade die negativ-inotropen Wirkungen weisen in vielen Fällen eher den Weg zu
alternativen Verfahren. In Frage kommen Stimulationen des Nervus vagus, beispielsweise der Karotisdruckversuch.
  Besonders wichtig ist es, in die Überlegungen die elektrische Therapie der tachykarden
Rhythmusstörungen mit einzubeziehen, da diese die Vorteile hat, sehr schnell verfügbar
zu sein, eine hohe Erfolgsrate zu haben (v. a. bei Kammertachykardien und neu aufgetre-
tenem Vorhofflimmern und -flattern) und gleichzeitig keine negativ-inotropen Wirkungen zu befürchten sind. Gerade im hier vorgestellten Patientenkollektiv sollte man die
vielfach bestehende Scheu vor der Elektrotherapie zugunsten einer fehlenden negativ-
inotropen Wirkung hint anstellen.

Behandlung bradykarder Rhythmusstörungen

Für die Behandlung bradykarder Rhythmusstörungen stehen 3 Konzepte zur Verfügung:
- Vagolyse (Atropin, Ipatropriumbromid);
- sympathomimetische Substanzen (Dopamin, Dobutrex, Orciprenalin, Adrenalin);
- passagere Schrittmachertherapie.

Auch hier ist die passagere elektrische Stimulation des Herzens heute eine elegante Option. In Narkose kann diese Stimulation perkutan oder transvenös erfolgen, beim wachen Patienten sollte sie vorzugsweise transvenös durchgeführt werden. Die gewünschte Herzfrequenz kann exakt eingestellt und für den individuellen Patienten auch anhand der resultierenden Kreislaufparameter angepaßt werden. Mit Hilfe von (AV-sequentiellen) Paceportkathetern ist bei Bedarf auch eine Quantifizierung des HZV, der Drücke im kleinen Kreislauf und der abgeleiteten Größen möglich. Vagolyse und sympathomimetische Verfahren führen zu nicht voraussagbaren Frequenzveränderungen, sind schlecht steuerbar und steigern vielfach den myokardialen O_2-Verbrauch durch eine Steigerung der Inotropie ohne adäquaten Frequenzanstieg.

Rhythmus

Eine differenzierte Darstellung der medikamentösen Therapie von Herzrhythmusstörungen würde den Rahmen dieses Beitrags sprengen, sodaß an dieser Stelle auf die einschlägige Literatur verwiesen werden soll.

Kontraktilität

Eine Verbesserung der Kontraktilität der Ventrikel kann aus mehreren Komponenten bestehen:
- Falls möglich, sollte die Ursache der Kontraktilitätseinschränkung beseitigt werden (Therapie einer Ischämie, O_2-Gabe bei Hypoxämie, Korrektur des Elektrolyhaushaltes bei Hyperkaliämie, Verzicht auf negativ-inotrope Medikamente).
- Gabe positiv-inotroper Substanzen:
  - Sympathomimetika (Adrenalin, Dobutamin, Dopamin, Noradrenalin);
  - Phosphodiesteraseinhibitoren (Amrinon, Enoximon, Milrinon);
  - Kalzium: Die Gabe von Kalzium sollte möglichst nur bei Hypokalzämie erfolgen. Bei Ischämie von Herzmuskelzellen kann es durch zusätzliche Kalziumzufuhr zu einer Kalziumüberlastung der ischämischen Zellen kommen. Die globale Hämodynamik wird allerdings gebessert, da die Kontraktilität nichtischämischer Muskelzellen steigt.
  - Der vielfach noch vorgeschlagene Einsatz von Digitalis (v. a. Digoxin) als positiv-inotrope Substanz ist in der Notfallsituation dann empfehlenswert, wenn es als Antiarrhythmikum, insbesondere bei atrialen Rhythmusstörungen wirken soll. Als positiv-inotrope Substanz kann Digitalis in dieser Situation nicht empfohlen werden.
- Die Volumensituation des Patienten sollte in einen möglichst günstigen Bereich gebracht werden (Frank-Starling-Kurve).
- In vielen Fällen hat es sich bewährt, eine Herzfrequenz von 80–90/min anzustreben (Frequenzinotropie, Vermeidung einer ventrikulären Überdehnung).

Vorlast (Preload der Ventrikel, enddiastolisches Volumen)

- Die Veränderung der Vorlast erfolgt typischerweise auf 3 Wegen:
- Lagerung des Patienten:
  Durch Veränderung der Lage des Patienten kann sehr schnell Volumen dem Kreislauf zugeführt bzw. entzogen werden. Dieses Verfahren dient insbesondere zur Einschätzung der aktuellen intravasalen Volumensituation des Patienten und zur Entscheidung für das weitere Procedere.
- Volumengabe bei (relativer) Hypovolämie:
  Dabei richten sich Menge und Art der zugeführten Flüssigkeit nach den üblichen Kriterien.
- Gabe von Nitraten und/oder Diuretika bei Hypervolämie.

Nachlast (Afterload, pulmonaler bzw. systemvaskulärer Widerstand)

Der systemische Gefäßwiderstand und damit die sogenannte Nachlast lassen sich durch folgende Verfahren vermindern:
- Einsatz von Vasodilatatoren (Ca-Anatagonisten vom Nifedipintyp, Nitrate in hoher Dosierung, Urapidil, Nitroprussidnatrium, Phosphodiesteraseinhibitoren u. a.);
- externe Erwärmung der Körperperipherie;
- intraaortale Ballonpumpe (IABP);
- Hämodilution bzw. Zufuhr kristalloider oder kolloidaler Lösungen durch Senkung der Blutviskosität.

Monitoring

Die Quantifizierung der ausführlich besprochenen Determinanten der myokardialen Funktion erfordert gerade beim kritisch kranken Patienten ein suffizientes zeitnahes Monitoring seiner kardialen Funktion und die Möglichkeit der Darstellung der Veränderungen dieser Parameter unter den anästhesiologischen Maßnahmen und während therapeutischer Interventionen.

Als Standard der Überwachung dieser Patienten müssen neben dem üblichen Sicherheitsmonitoring (EKG, in diesem Fall am besten 5-Kanal-EKG, O_2-Sättigung, Kapnometrie, Atemgasmonitoring) auch die intraarterielle Druckmessung und ein zentralvenöser Zugang angesehen werden.

Ein Pulmonalarterienkatheter ist in dieser Situation zur Objektivierung der klinisch erhobenen Daten vielfach wünschenswert, der Anwender sollte jedoch auch über die entsprechenden Erfahrungen bei der Anlage des Katheters und der Interpretation der Daten verfügen. In speziell gelagerten Fällen kann die Anlage eines Paceportkatheters (ggf. AV-sequentiell), eines zusätzlichen Schrittmachers oder die Anlage einer Schleuse als Option für eine schnelle Insertion der oben genannten Katheter empfohlen werden. Beim kardial dekompensierten Patienten verspricht ein Katheter zur kontinuierlichen HZV-Messung Vorteile, insbesondere den Vorteil der reduzierten Volumenzufuhr bei mehrfacher HZV-Messung und der kontinuierlichen Ermittlung der Parameter.

Alle genannten Zugänge sollten vor Narkoseeinleitung in Lokalanästhesie gelegt werden, um Ausgangswerte des individuellen Patienten ermitteln zu können und bereits die besonders risikoreiche Einleitungsphase adäquat überwachen zu können.

In Zukunft wird die kardiale Überwachung mittels transösophagealer Echokardiographie einen deutlich höheren Stellenwert erreichen und ist sicherlich bei entsprechender Erfahrung des Untersuchers für dieses Patientenkollektiv bereits heute zu empfehlen.

Zusammenfassung

Wesentlich bei der Behandlung des Notfallpatienten mit kardialer Dekompensation ist die kontinuierliche Beobachtung der Determinanten der myokardialen Funktion: Herzfrequenz, Rhythmus, Kontraktilität, Pre- und Afterload des Herzens. Diese Faktoren werden kontinuierlich eingeschätzt und so weit wie möglich in funktionell günstige Bereiche gebracht. Ziel muß es sein, die myokardiale Funktion des Patienten so weit zu stabilisieren, daß einerseits das Herz selbst keinen weiteren Schaden nimmt und perioperativ nicht überlastet wird. Andererseits muß die Funktion des Herzens als Pumpe so weit erhalten bzw. verbessert werden, daß eine suffiziente Perfusion des gesamten Körpers erfolgt, ohne daß Folgeschäden durch Ischämie oder inadäquate Perfusion entstehen. Das erhöhte perioperative Risiko erfordert ein invasives Monitoring, das bereits vor der Narkoseeinleitung angelegt werden sollte.

Nur durch einen kontinuierlichen Prozeß der Erhebung von hämodynamischen Daten und deren konsequente therapeutische Umsetzung wird es möglich, die hohe Letalität bei diesem kritischen Patientengut weiter zu reduzieren.

Anästhesiologische Implikationen
bei Schrittmacherpatienten

J. Boldt, D. Mentges

Die Möglichkeit der externen elektrischen Stimulation des Herzens gibt es schon seit Ende der 20er Jahre. Was damals noch mit temporären Experimenten bei Bradykardien begann, wurde dann in den 50er Jahren mit der Implantation der ersten permanenten Herzschrittmacher fortgesetzt. Diese großen, kastenförmigen Apparate waren in ihrer klinischen Anwendung durch eine kurze Batterieüberlebenszeit (max. 2 Jahre), Einkammerstimulation und fehlende Wahrnehmung des Eigenrhythmus mit asynchroner Impulsabgabe noch sehr limitiert. Die Elektroden wurden epikardial fixiert, was immer eine Thorakotomie erforderlich machte [3]. 1962 begann in Stockholm mit der ersten transvenösen Elektrodenplazierung und Einsetzung des kompletten Schrittmachersystems in Lokalanästhesie das Zeitalter der modernen Schrittmachertherapie [14]. Neben diesen Verbesserungen der Implantationstechniken brachte die rasante Entwicklung der Mikroelektronik und Chiptechnologie in den letzten 20 Jahren auch eine ständige Verbesserung der Herzschrittmacheraggregate in Größe, Leistung und Lebensdauer mit sich. Damit wuchs die Zahl der Indikationen und die Akzeptanz dieser medizinischen Geräte immer mehr.

Mittlerweile sind weltweit über 1 Mio. Menschen Schrittmacherträger. In Deutschland leben z. Z. über 200000 Patienten mit einem permanenten Herzschrittmacher [10]. Die Wahrscheinlichkeit für den Anästhesisten, irgendwann einmal während seiner Tätigkeit im Operationssaal oder auf der Intensivstation mit einem solchen Patienten konfrontiert zu werden, ist sehr hoch und wird in Zukunft noch weiter steigen. Er sollte deshalb über Art und Funktionsweise dieser Geräte, prä- und intraoperatives Vorgehen und mögliche Gefahren während der Narkose bei Herzschrittmacherpatienten Bescheid wissen.

Arten und Funktionsweisen von Herzschrittmachern

Antibradykarde Schrittmacher

Die weitaus häufigsten Schrittmacher sind antibradykarde Schrittmachertypen. Ihre Grundfunktionsweise wird durch einen 5stelligen, internationalen Code erklärt (Tabelle 1). Grundsätzlich unterscheidet man zwischen Einkammerschrittmachern und Zweikammerschrittmachern. Einkammerschrittmacher erlauben die Stimulation entweder im Vorhof oder im rechten Ventrikel des Herzens. Die Registrierung eines elektrischen Potentials, das die Stimulation z. B. im Ventrikel unterdrückt, kann aber trotzdem im Vorhof erfolgen (VAI). Am häufigsten wird z. Z. allerdings immer noch der VVI-Einkammerschrittmacher implantiert, ein Schrittmachertyp, der in der rechten Ventrikel stimuliert, wenn die Schrittmachertätigkeit nicht durch eine dort wahrgenommene Depolarisation inhibiert wird. Ein solcher Schrittmachertyp wäre die einzige Therapiemöglichkeit bei Patienten mit Vorhofflimmern und assoziierter Bradykardie, wenn Medikamente

Tabelle 1. Kodierung von antibradykarden Schrittmachern

Abkürzung	Bedeutung	Möglichkeiten
1. Buchstabe	Stimulationsort	A = Atrium, V = Ventrikel, D = doppelt = A + V
2. Buchstabe	Wahrnehmungsort	A = Atrium, V = Ventrikel, D = doppelt = A + V
3. Buchstabe	Betriebsart	I = Inhibition, T = Triggerung, D = doppelt = I + T
4. Buchstabe	Programmierbarkeit	P = 1–2 Funktionen, M = multiprogrammierbar, R = frequenzadaptiert
5. Buchstabe	Antitachykardiefunktion	0 = keine, P = antiarrhythmische Stimulation, S = Defibrillation, D = doppelt = P + S

oder sonstige Gründe für diese Herzrhythmusstörung ausgeschlossen wurden und auch ein Kardioversionsversuch keinen Erfolg zeigte. Der VVI-Schrittmacher hat den Nachteil, daß damit eine unphysiologische Form des Erregungsablaufes im Herzen getriggert wird. Bei einem normalen, synchronisierten atrioventrikulären Erregungsablauf trägt die Vorhofkontraktion mit über 20% zum ventrikulären Füllungsvolumen bei [4]. Die Kammerstimulation führt bei einer rein ventrikulären Stimulationsform zu einer retrograden Vorhoferregung, was eine Vorhofkontraktion gegen die geschlossene atrioventrikuläre Herzklappe zur Folge hat. Der dadurch bedingte Verlust der Vorhofsystole und der plötzliche Druckanstieg im Vorhof können zu einem relevanten Blutdruckabfall mit klinischer Symptomatik führen (bei etwa 20% aller VVI-Schrittmacherpatienten).

Um diese Nachteile zu vermeiden, werden heutzutage bei atrioventrikulären Überleitungsstörungen immer häufiger aufwendige Zweikammerschrittmacher implantiert. Sie ermöglichen sowohl eine Stimulation des Herzens als auch die Registrierung von Potentialen mit Inhibition oder Triggerung in einer oder beiden Herzkammern. Die modernste Methode ist hier die zweikammersequentielle, vorhofgetriggerte, ventrikelinhibierte Stimulierung (DDD). Dabei wird im Bedarfsfall zuerst eine Vorhofstimulation ausgelöst. Folgt keine Ventrikelkontraktion, wird dann nach ~150 ms eine Ventrikelstimulation ausgeführt. Damit ist ein physiologischer Erregungsablauf bei allen Formen der AV-Blokkierung gewährleistet.
Als zweite Bedingung für eine optimale Anpassung an physiologische Verhältnisse wäre das Reagieren des Schrittmachers bei stärkerer physischer Belastung oder erhöhtem metabolischem Bedarf wünschenswert. Neueren frequenzadaptiven Schrittmachersystemen ist dies möglich. Sie können sich mit Hilfe von Regelkreisen für biologische Parameter, wie z. B. QT-Zeit, Atemfrequenz, Muskelaktivität (Impedanzmessung), Temperatur, O_2-Gehalt des Blutes oder pH-Wert des Blutes, durch Frequenzsteigerung an unterschiedliche Belastungsbedingungen anpassen.

Moderne Schrittmachersysteme erlauben über Telemetrie eine einfache und nichtinvasive Abfrage ihrer Programmierungsdaten. Bei Veränderungen und Fehlfunktionen oder externen Störungen ihrer einzelnen Komponenten lassen sie sich dadurch mit einem geeigneten Programmierungsgerät leicht umprogrammieren. Sie sind fast alle multiprogrammierbar, d. h. nicht nur die 4 Grundfunktionen Frequenz, Impulsenergie (Amplitude und Dauer des Reizimpulses), Reizschwelle und Refraktärzeit sind veränderbar, sondern der Kardiologe ist mit Hilfe eines Programmierungsgerätes in der Lage, schnell und für den Patienten wenig belastend, zusätzlich noch eine Reihe von weiteren Eigenschaften (Schrittmachermodus, Pulsweite, Ableitungspolarität, AV-Verzögerungszeit) zu manipulieren. Weil bei neueren Schrittmachermodellen eine solche Multiprogrammierbarkeit immer vorausgesetzt werden kann, findet der 4. Buchstabe des internationalen Schrittmachercodes häufig keine Erwähnung.

Antitachykarde Schrittmacher

In den letzten 10 Jahren hat die rasante Entwicklung in der Mikroelektronik auch bei den antitachykarden Schrittmachern zu immer weiter verbesserten Geräten geführt [9]. Als Folge davon kam es zu einem sprunghaften Anstieg in der Implantation von antitachykarden Schrittmachern. Hierbei spielen insbesondere die automatischen implantierbaren Kardioverter-Defibrillatoren (AICD) eine Hauptrolle [6]. Bei den lebensbedrohlichen rezidivierenden Kammertachykardien versprechen sie eine bessere Überlebensrate als eine rein medikamentöse Rhythmustherapie. Bis 1993 wurden die Aggregate aufgrund ihrer Größe im Abdomenbereich implantiert. Die Schrittmacherelektroden mußten relativ aufwendig durch eine Thorakotomie epikardial plaziert werden. Mittlerweile lassen sich auch antitachykarde Schrittmacherelektroden chirurgisch-technisch relativ einfach transvenös einsetzen, und für das Aggregat wird die Schrittmachertasche subpektoral präpariert. Die Hauptaufgabe dieser Form von Schrittmachern ist die Detektion und Terminierung eine Kammertachykardie durch eine interne Defibrillation mit niedriger Energie (5–20 J). Daneben sind diese Geräte auch für antibradykarde Funktionen programmierbar. Da bis vor kurzem die Elektroden der AICD immer nur im Ventrikel plaziert wurden, war eine solche Möglichkeit natürlich nur im VVI-Modus gegeben. Die neueste Generation der antitachykarden Schrittmacher ermöglicht bei entsprechender Indikation (z. B. intermittierendes Vorhofflimmern) nun auch das Legen einer Vorhofelektrode mit Zweikammerstimulation.

Präoperatives Management von Schrittmacherpatienten

Prämedikationsvisite

Bei der Betreuung eines Schrittmacherpatienten muß sich der Anästhesist bereits während der Prämedikationsvisite über Art und Funktion des Herzschrittmachers informieren. Anhand des Schrittmacherausweises sollte das Schrittmachersystem, die Funktionsweise und der Eigenrhythmus des Patienten bekannt sein. Ein EKG läßt Rückschlüsse über die korrekte Funktion des Schrittmachers zu. Im Thoraxröntgenbild können Sondenlage und -unversehrtheit beurteilt werden. Die Grunderkrankung, die zur Schrittmacherimplantation geführt hat, sollte bekannt sein. Hier ist als häufigste Ursache die koronare Herzerkrankung zu nennen [5].

Die meist älteren Patienten sind durch eine eingeschränkte koronare Reserve gekennzeichnet. Vorausgegangene ischämische Ereignisse haben häufig zu einer Reduktion der linksventrikulären Pumpfunktion geführt. Darauf ist ganz besonders bei Patienten mit antitachykarden Schrittmachern zu achten. Hier ist meistens eine dilatative oder ischämische Kardiomyopathie Ursache für ventrikuläre Tachykardien, die zur Implantation des AICD führte. Eine Echokardiographie wäre deshalb bei dieser Patientengruppe zur präoperativen Risikoeinschätzung und Planung des Narkoseverfahrens sinnvoll. Durch begleitende diuretische und pektanginöse Medikation liegt präoperativ ein intravasaler Volumenmangel vor, der häufig erst durch die Sympathikolyse bei Narkoseeinleitung zum Vorschein kommt. Die Verteilungsräume für Medikamente sind dadurch verändert, und die Prämedikation ist entsprechend vorsichtig und dosisreduziert zu verordnen. Die Gefährdung einer suffizienten Koronarperfusion durch Blutdruckabfälle sollte bei dieser Risikopatientengruppe unbedingt vermieden werden. Daher ist bei der Prämedikations-visite abzuwägen, ob beim einzelnen Patienten evtl. schon vor Narkoseeinleitung ein erweitertes Monitoring mit arterieller Blutdruckmessung sinnvoll und durchführbar ist, um entsprechend schnell auf hämodynamische Veränderungen reagieren zu können. Störungen der Kaliumhomöostase mit Hypo- oder Hyperkaliämie können die Reiz-schwelle des Erregungsleitungssystems des Herzens beeinflussen [19] und zu Schritt-macherfehlfunktionen führen. Der Kaliumspiegel sollte deshalb präoperativ im Norm-bereich liegen.

Kardiologisches Konsil

Um eine Schrittmacherfehlfunktion möglichst sicher auszuschließen, sollte die letzte Schrittmacherkontrolle nicht länger als 6 Monate zurückliegen. Störungen können grundsätzlich durch Aggregatfehler, Elektrodenprobleme oder durch Reizleitungsverän-derungen auf Myokardebene bedingt sein. Stimulationsfehler können ihre Ursache z. B. in einer Batterieerschöpfung haben. Als Gründe für ein Unter- bzw. Übersensing seien ein Elektrodenbruch, eine Elektrodendislokation oder eine Erhöhung der Reizschwelle durch eine (entzündliche) Gewebereaktion an der Elektrodenspitze genannt. Der Kardio-loge wird mit Hilfe des auf den jeweils einzelnen Schrittmacher abgestimmten Program-mierungsgerätes zu einer genauen Diagnostik kommen und kann bei Fehlern Schritte zur Behebung einleiten.

Umprogrammierung des Herzschrittmachers

Herzschrittmacher sind normalerweise gut gegen elektromagnetische Interferenzen im Operationsraum abgeschirmt. Trotzdem sind einige Vorsichtsmaßnahmen schon im Vorfeld der Operation zu treffen. Das früher propagierte routinemäßige Auflegen eines Magneten zur Umschaltung auf eine festfrequente Ventrikelstimulation (V00) gilt heute als obsolet. Dadurch können bei interferierendem Eigenrhythmus Arrhythmien bis zum Kammerflimmern ausgelöst werden. Ebenso sind dann artifizielle Umprogrammierun-gen durch Diathermie oder chirurgische Instrumente und Induktion von Testprogram-men beschrieben worden [7, 18]. Trotzdem sollten moderne frequenzadaptive Schritt-macher möglichst schon präoperativ in kontrollierter Form durch ein Programmierungs-gerät in einen Modus mit gleichbleibender Stimulationsfrequenz umprogrammiert werden [12]. Sie können nämlich durch verschiedene Einflüsse während einer Narkose in ihrer Funktion erheblich gestört werden. Durch Katecholamingabe kann z. B. das QT-Intervall verändert werden, was für frequenzadaptive Schrittmacher, die diesen Wert als Parameter messen, eine stärkere physische Belastung des Patienten impliziert [1]. Eine Herzfrequenzsteigerung wäre dann die Folge.

Schrittmacher, die als Index für die körperliche Belastung das Atemminutenvolumen des Patienten erfassen, neigen während einer Vollnarkose mit Beatmung besonders dazu, unerwünschte Tachykardien auszulösen [16]. Dies gilt auch für eine normovolämische

Ventilation, da offensichtlich die Beatmung über eine Änderung der Atemmittellage Änderungen der Thoraximpedanz bewirkt, die im Einzelfall höhere Stimulationsfrequenzen induzieren können [13]. Der frequenzadaptive Modus eines Schrittmachers sollte deshalb möglichst immer präoperativ durch den Kardiologen ausgeschaltet werden.

Das gleiche gilt auch für die antitachykarden Schrittmacher. Ist ihre antitachykarde Funktion intraoperativ noch programmiert, können dem Gerät Tachykardien durch elektromagnetische Interferenzen vorgetäuscht werden, die zu sehr unangenehmen, wiederholten internen Defibrillationen führen.

Narkoseverfahren bei Schrittmacherpatienten

Grundsätzlich können alle Verfahren der Vollnarkose, Regionalanästhesie oder Lokalanästhesie bei Schrittmacherpatienten angewandt werden. Volatile Anästhetika führten unter experimentellen Bedingungen zu Veränderungen von Membranpotentialen am Herzmuskel. In klinischen Untersuchungen konnten aber solche Effekte nie nachgewiesen werden [20]. Fast alle Medikamente, mit denen der Anästhesist eine Vollnarkose einleiten und aufrechterhalten kann, wie Sedativa, Hypnotika, Opioide und nichtdepolarisierende Muskelrelaxanzien führten bisher nicht zu Interaktionen mit einem Schrittmacher [2]. Eine Ausnahme bildet Succinylcholin. Es kann bei Narkoseeinleitung Muskelfaszikulationen verursachen, die durch ihren Einfluß auf die Sensingfunktion eines Demandschrittmachers in seltenen Fällen eine konsekutive Asystolie auslösen können [8]. Bei der Verwendung von Succinylcholin sollte deshalb zur Dämpfung dieser Muskelfaszikulationen unbedingt präkurarisiert werden. Auch bei der Anwendung von N_2O (Lachgas) während einer Vollnarkose ist in einem Fall eine Komplikation beschrieben, bei dem es einen Tag nach Schrittmacherneuimplantation während einer Hüftoperation durch Diffusion in die Schrittmachertasche zu einem partiellen Ausfall des Herzschrittmachers kam [15]. N_2O sollte daher in den ersten Tagen nach Implantation eines Schrittmachers oder Revision der Schrittmachertasche zurückhaltend verwendet werden. Zu den Medikamenten, die in vorgeschriebener und empfohlener Dosierung bedenkenlos bei Schrittmacherpatienten eingesetzt werden können, gehören auch die Lokalanästhetika. Nur bei unmittelbarem Kontakt des Lokalanästhetikums mit einer Elektrode kann es zu einem Anstieg der Reizschwelle des Schrittmachers kommen und damit eine Fehlfunktion ausgelöst werden.

Herzschrittmacherpatienten sind meist ältere Patienten mit eingeschränkter Koronarreserve und einer Vielzahl von Begleiterkrankungen. Um eine Gefährdung dieser Risikopatienten zu vermeiden, hat die adäquate, vorsichtige, patientenorientierte Dosierung und Anwendung der Anästhesiemedikamente eine viel größere Bedeutung, als die konkrete Auswahl oder Präferenz eines einzelnen Medikaments oder Narkoseverfahrens. Für den Anästhesisten muß bei Operationen bei Schrittmacherpatienten eine bestmöglichste Sedierung und Analgesie mit ausreichender hämodynamischer Stabilität oberstes Ziel sein.

Intraoperative Gefahren
und Besonderheiten bei Schrittmacherpatienten

Auch wenn der Schrittmacherpatient optimal für einen chirurgischen Eingriff vorbereitet wurde, bleiben dennoch spezifische Risiken und Gefahren, die der Anästhesist wissen und kennen muß. Eine Schrittmacherkontrolle und/oder das Verändern von Pacing- und Sensingfunktionen sind bei Notfalleingriffen nicht immer möglich. Diese Eingriffe sind schon per se mit einem höheren Risiko behaftet und finden oft in Bereitschaftsdienstzeiten ohne zeitliche Verzögerung und ohne vollständige Spezialistenbetreuung statt. Deshalb sollte jeder verantwortliche Anästhesist in der Lage sein, einen Herzschrittmacher im Notfall manipulieren zu können. Er sollte selbstverständlich auch mit dem sofortigen und schnellen Einsatz und Handling von Ersatzsystemen vertraut sein, falls es zu einem Ausfall des fest implantierten Schrittmachers kommen sollte.

Narkoseführung

Grundsätzlich sind alle Narkosemedikamente so zu dosieren, daß eine größtmögliche hämodynamische Stabilität erreicht wird. Normalerweise können Schrittmacherpatienten eine Hypotension, z. B. ausgelöst durch eine sympathischen Block bei Regionalanästhesie, nicht durch einen Herzfrequenzanstieg kompensieren. Mit einem Abfall des Herzminutenvolumens muß in einem solchen Fall gerechnet und dieser durch Volumengabe und/oder Gegensteuerung mit vasoaktiven Substanzen ausgeglichen werden. Hyper- und Hypokaliämie, Hypoxämie und myokardiale Ischämie können die Reizschwelle des Erregungsleitungssystems des Herzens verändern. Anästhesiologische Maßnahmen, die die Kaliumhomöostase beeinflussen, wie Hyper- oder Hypoventilation, sind deshalb zu unterlassen. Eine ausreichende und sichere Oxygenierung des Schrittmacherpatienten ist unbedingt zu gewährleisten.

Die EKG-Ableitungen können intraoperativ durch Verwendung der Diathermie und Elektrokoagulation massiv gestört werden. Nicht interpretierbare Artefakte sind die Folge. Um auch dann Stimulationsausfälle sofort erfassen zu können, muß der Blutfluß entweder durch indirekte Verfahren wie manuelle Pulskontrolle und Pulsoxymetrie oder direkt durch eine arterielle Blutdruckmessung registriert werden. Besonders bei bipolarer Stimulation sind die typischen Schrittmacherspikes nicht immer am EKG-Monitor zu erkennen. Auch dann muß mit den eben genannten Verfahren eine kontinuierliche Stimulationskontrolle intraoperativ erfolgen.

Elektromagnetische Interferenzen

Obwohl neuere Schrittmacheraggregate gegen elektromagnetische Interferenzen durch ihren Metallmantel sehr gut abgeschirmt sind, können elektromagnetische Signale aus der Umgebung des Patienten dessen Schrittmacherfunktion beeinflussen. Man kann dabei galvanische Interferenzen, die den direkten Kontakt mit Stromflüssen bedingen (z. B. Elektrokauter, Defibrillator, Diathermie), von elektrisch gekoppelten Interferenzen, die keinen direkten Kontakt voraussetzen (z. B. Metalldetektoren, große Elektrotransformatoren), und magnetische Interferenzen (z. B. Kernspintomographie) unterscheiden. Intraoperativ sind fast ausschließlich die galvanischen Interferenzen zu beachten. Gefahr besteht v. a. durch Signale, die über die Schrittmacherelektrode empfangen werden, die dann somit eine Antennenfunktion wahrnimmt. Im Vergleich zu einem System, bei dem ein bipolares Kabel das Schrittmacheraggregat mit dem Herzen verbindet, ist die Stärke dieser Signale bei einem unipolaren Schrittmachersystem erheblich größer.

Häufigste Ursachen von intraoperativen Störungen fest implantierter Schrittmacher sind elektromagnetische Interferenzen, die durch Diathermie- und Elektrokoagulationsgeräte zur chirurgischen Blutstillung ausgelöst werden [7, 11]. Aber auch bei peripheren Nervenstimulatoren zur Quantifizierung der neuromuskulären Blockade während einer Vollnarkose sind Funktionsausfälle von Herzschrittmacheraggregaten bis zu einer Asystolie beschrieben worden [17]. Um hier mögliche Risiken zu vermeiden, sollten vom Chirurgen bevorzugt bipolare Diathermiegeräte verwendet werden, bei denen kein Strom durch den Körper fließt. Leider haben diese Geräte nur eine sehr beschränkte Leistung, sodaß der Chirurg häufig (z. B. zum Gewebeschneiden) doch auf unipolare Diathermiegeräte zurückgreifen muß. Um in dieser Situation die Wahrscheinlichkeit von Interferenzen zu minimieren, müssen einige Vorsichtsmaßnahmen beachtet werden. Die Koagulationselektrode sollte in einer Entfernung von wenigstens 15 cm vom aktivierten Schrittmacheraggregat benutzt werden. Weiterhin sollte die Erdungsplatte der unipolaren Diathermie so weit wie möglich entfernt vom Schrittmacheraggregat am Patienten befestigt werden, und zwar in einer solchen Weise, daß die Richtung des Stromflusses im rechten Winkel zur Lage der Schrittmacherelektrode erfolgt.

Kardioversion und Defibrillation

Die sehr hohen transthorakalen elektrischen Energien, die zur externen Kardioversion oder gar Defibrillation benötigt werden, können natürlich Schrittmacheraggregate schädigen und in ihrer Funktion beeinträchtigen. Deshalb sind diese nach einem solchen Ereignis immer von einem Kardiologen zu überprüfen. Bei einer Kardioversion oder Defibrillation ist darauf zu achten, daß die Defibrillatorelektroden wenn möglich in einer Entfernung von mindestens 12 cm vom Schrittmacheraggregat aufgelegt werden. Die anterior-posteriore Elektrodenposition (eine Elektrode im 2. Intercostalraum rechts vom Sternum, die 2. Elektrode unterhalb der linken Clavicula) ist der anteriorlateralen Elektrodenposition bei einer Elektroschocktherapie vorzuziehen [3], da hier die Achse des Stromflusses senkrecht zu der Achse aus Schrittmacheraggregat- und elektrode steht.

Antitachykarde Schrittmacher

Antitachykarde Schrittmacher können intraoperativ Signale durch elektromagnetische Interferenzen fehlerhaft als eine Tachykardie interpretieren und dann mit schmerzhaften, das Myokard schädigenden internen Defibrillationen reagieren. Sie sollten deswegen immer vor elektiven operativen Eingriffen vom Kardiologen ausgeschaltet werden. Ist das z. B. bei einem Noteingriff nicht möglich, so kann der Anästhesist schnell und einfach durch Auflegen eines starken Magneten über das oberste Drittel des Schrittmacheraggregates den antitachykarden Schrittmacher ausschalten. Nach 30 s werden alle gängigen AICD inaktiviert, was durch einen kontinuierlichen Ton auch akustisch signalisiert wird. Da bei diesen Patienten dann im Falle einer lebensbedrohlichen ventrikulären Tachykardie die Schutzfunktion des Schrittmachers wegfällt, sollte natürlich jederzeit in unmittelbarer Nähe eine Möglichkeit zur sofortigen externen Defibrillation vorhanden sein.

Vorgehen bei Fehlfunktionen antibradykarder Schrittmacher

Im Gegensatz zu den antitachykarden Schrittmachern kann man bei den antibradykarden Schrittmachern auch in Notfällen oder bei Fehlfunktionen heute nicht mehr generell empfehlen, diesen durch Auflegen eines starken Magneten in einen asynchronen V00-Modus umzuwandeln. Die elektrischen Interferenzen, die evtl. zu einer Fehlfunktion führten, könnten dann vom Schrittmacher als Programmierungssignale aufgefaßt werden, und der Schrittmacher beginnt in einer unkontrollierten Weise zu stimulieren. Eine Umprogrammierung sollte deshalb bei neueren antibradykarden Schrittmachern nur mit einem geeigneten Programmierungsgerät erfolgen.

Intraoperativ ist bei tachykarden Stimulationsproblemen antibradykarder Schrittmacher immer zuerst eine Ursachenforschung und -erklärung zu betreiben. Dies gilt insbesondere, wenn es sich um einen frequenzadaptierten Schrittmacher handelt, der z. B. für einen dringlichen Noteingriff ohne präoperative Möglichkeit zu einem kardiologisches Konsil in seiner frequenzadaptiven Schrittmacherfunktion nicht inaktiviert werden konnte. Dabei scheinen v. a. diejenigen Schrittmachertypen mit Frequenzanstiegen während einer Narkose zu reagieren, die als physikalischen Belastungsparameter die Thoraximpedanz messen [13, 16]. Reagiert ein Patient mit einem solchen Schrittmachertyp bei Narkoseeinleitung mit künstlicher Beatmung mit einem überraschenden Herzfrequenzanstieg, so ist also immer an eine Fehlfunktion des Schrittmachers durch eine Veränderung der Atemmittellage zu denken. Unter Beatmung können auch unter Normoventilation anscheinend Änderungen der Thoraximpedanz induziert werden, die im Einzelfall zu höheren Stimulationsfrequenzen führen. Als Sofortmaßnahme wurde in allen bisher publizierten Fällen durch eine klinisch vertretbare Reduktion des Atemminutenvolumens eine Senkung der schrittmacherinduzierten Herzfrequenz erreicht. Nur wenn ein solches Vorgehen nicht zu einer Änderung der bedrohlichen, schrittmacherausgelösten Tachykardie führt, darf durch Magnetauflage auch ohne Programmierungsgerät versucht werden, die Tachykardie in eine normo- und festfrequente Ventrikelstimulation (V00) umzuwandeln [2].

Kommt es während der Narkose durch eine Schrittmacherfehlfunktion zu einer hämodynamisch wirksamen Bradykardie, sollte zur sofortigen medikamentösen Therapie Atropin intravenös verabreicht werden. Da meist atrioventrikuläre Überleitungsstörungen zur Schrittmacherimplantation führen, sind die Erfolgsaussichten dieses Vorgehens aber eher gering. Mit Isoproterenol oder Orciprenalin, Medikamente die positivinotrop und chronotrop wirken, kann evtl. ein ventrikulärer Ersatzrhythmus beschleunigt werden. Beide Medikamente verursachen jedoch eine Senkung des peripheren Gefäßwiderstandes, was die bradykardiebedingte Hypotension noch verstärkt. Falls keine hämodynamische Stabilisierung zu erreichen ist, sollte deshalb bei therapierefraktärer Bradykardie nicht gezögert werden, eine temporäre Schrittmacherstimulationsmethode einzusetzen.

Neben der seltenen, technisch aufwendigen und für den Unerfahrenen schwierigen transösophagealen Stimulation bieten sich dabei die externe transkutane Stimulation oder das Einschwemmen einer temporären, transvenösen Schrittmachersonde über einen großvolumigen venösen Zugang an. Mit entsprechender Erfahrung ist damit innerhalb von Minuten eine sichere ventrikuläre Stimulation zu erreichen. Seit einiger Zeit steht dafür auch ein Pulmonalarterienkatheter zur Verfügung, der neben der Ventrikelstimulation über eine sog. Chandler-Sonde zusätzlich die Möglichkeit zur Messung von Gefäßwiderständen und Herzzeitvolumen erlaubt. Der Anästhesist sollte im Notfall zumindest eine der Stimulationsmethoden sicher und schnell beherrschen und anwenden können.

Zusammenfassung

Anästhesisten werden in Zukunft immer häufiger Patienten mit Herzschrittmachern betreuen müssen. Das Wissen über die zunehmend vielfältigere und komplexere Funktionsweise unterschiedlicher Schrittmachersysteme ist Grundvorraussetzung, um ein sicheres anästhesiologisches Management dieser häufig älteren und multimorbiden Patientengruppe zu gewährleisten. Antibradykarde und antitachykarde Herzschrittmacher können auf vielfältige Weise mit den externen Einwirkungen durch Narkose und Operation interagieren. Der Anästhesist muß diese Möglichkeiten kennen, um schon in der präoperativen Phase Gefahren vorzubeugen. Hierzu zählt das Umprogrammieren frequenzadaptiver Schrittmachersysteme in einen gleichbleibenden Stimulationsmodus und das Inaktivieren von antitachykarden Schrittmachern. Der Einsatz chirurgischer Diathermiegeräte und die intraoperative Beatmung sind die häufigste Ursache von Fehlfunktionen moderner Schrittmachersysteme. Nur durch Kenntnis der Schrittmacherfunktionsweise kann der Anästhesist dann gezielt, effizient und sicher solchen Fehlfunktionen entgegenwirken. Sollte es zu einem Ausfall des Schrittmachers kommen, müssen Techniken der temporären Ersatzstimulation und der Defibrillation beherrscht und angewendet werden.

Literatur

1. Andersen C, Madsen GM (1990) Rate-responsive pacemakers and anaesthesia. A consideration of possible implications. Anaesthesia 45: 472–476
2. Atlee JL (1993) Cardiac pacing and electroversion. In: Kaplan JA (ed) Cardiac anesthesia, 3rd edn. Saunders, Philadelphia London, pp 877–904
3. Atlee JL (1996) Pacing and Cardiac Electroversion. In: Atlee JL (ed) Arrhythmias and pacemakers. Saunders, Philadelphia London
4. Baig M, Perrins E (1991) The hemodynamics of cardiac pacing. Clinical and physiological aspects. Prog Cardiovasc Dis 33: 283–298
5. Bourke ME (1996) The patient with a pacemaker or related device. Can J Anaesth 43: R 24–R 41
6. Brachmann J, Hilbel T, Beyer T et al. (1996) Neue Aspekte der Defibrillatortherapie. Z Kardiol 85 [Suppl 6]: 83–89
7. Domino KB, Smith TC (1983) Electrocautery-induced reprogramming of a pacemaker using a precordial magnet. Anesth Analg 62: 609–612
8. Finfer SR (1991) Pacemaker failure on induction of anaesthesia. Br J Anaesth 66: 509–512
9. Holmes D (1993) The implantable cardioverter defibrillator. In: Furman S, Hayes D, Holme D (eds) A practice of cardiac pacing. Futura Publishing, Mt. Kisco New York, pp 465–508
10. Irnich W, Batz L (1994) Jahresbericht 1993 des Deutschen Zentralregisters Herzschrittmacher. Herzschrittmacher 14: 239–248
11. Kellow NH (1993) Pacemaker failure during transurethral resection of the prostate. Anaesthesia 48: 136–138
12. Kemnitz J, Peters J (1993) Herzschrittmacher und implantierbare Kardioverter-Defibrillatoren in der perioperativen Phase. Anästhesiol Intensivmed Notfallmed Schmerzther 28: 199–212
13. Knobelsdorff G von, Goerig M, Nägele H, Scholz J (1996) Interaktion von frequenzadaptiven Herzschrittmachern und anästhesiologischem Management. Anästhesist 45: 856–860
14. Lagergren H (1988) 25 years of implanted intracardiac pacers. Lancet I: 636–638
15. Lamas GA, Rebecca GS, Braunwald NS, Antman EM (1985) Pacemaker malfunction after nitrous oxide anesthesia. Am J Cardiol 56: 995
16. Madsen GM, Andersen C (1989) Pacemaker-induced tachycardia during general anaesthesia: a case report. Br J Anaesth 63: 360–361
17. OFlaherty D, Wardill M, Adams AP (1993) Inadvertent suppression of a fixed rate ventricular pacemaker using a peripheral nerve stimulator. Anaesthesia 48: 687–689
18. Purday JP, Towey RM (1992) Apparent pacemaker failure caused by activation of ventricular threshold test by a magnetic instrument during general anaesthesia. Br J Anaesth 69: 645–646

19. Zaidan JR (1994) Perioperative considerations for rate-adaptive implantable pacemakers. In: Lynch C (ed) Clinical cardiac electrophysiology: perioperative considerations. Lippincott, Philadelphia, pp 259–283
20. Zaidan JR, Curling PE, Craver JM (1985) Effect of enflurane, isoflurane and halothane on pacing stimulation thresholds in man. PACE 8: 32–34

Lebensbedrohliche respiratorische Komplikationen im Zusammenhang mit anästhesiologischen Maßnahmen

U. Braun

Atemwegsrelevante Narkosekomplikationen sind häufig und in der Regel sehr ernst. Jeder praktisch tätige Anästhesist wird damit konfrontiert und kennt sie daher aus eigener Anschauung. Außer Kasuistiken und älteren Mortalitäts- und Morbiditätsstatistiken fehlen jedoch Daten, mit denen die Wertigkeit der einzelnen Komplikationen erfaßt werden kann, sodaß es gegenwärtig noch nicht möglich ist, ein brauchbares Konzept zur Vermeidung solcher Zwischenfälle zu formulieren. Dieser Beitrag wurde in Richtung auf ein solches Konzept erarbeitet. Der etwas unscharf erscheinende Titel mit den "anästhesiologischen Maßnahmen" statt "Anästhesie" oder "Narkose" wurde gewählt, da auch Regionalanästhesien, Bronchoskopien oder die Anlage eines zentralen Venenkatheters schwerwiegende respiratorische Komplikationen nach sich ziehen können. Im folgenden wird aus dem Zahlenmaterial größerer Statistiken eine Erhebung der lebensbedrohlichen respiratorischen Komplikationen vorgenommen. Daraus sollen Empfehlungen abgeleitet werden, die zur Verbesserung der Ergebnisse beitragen können.

Anästhesiologische Mortalitäts- und Morbiditätsstatistiken

Ältere Untersuchungen [7, 8] mit großem Datenmaterial setzen das anästhesiolgische Risiko im Verhältnis zum operativen Risiko als sehr niedrig an. Utting et al. untersuchten in England 602 anästhesiologische Zwischenfälle und fanden heraus, daß bei 277 Todesfällen in 46,8% eine fehlerhafte Technik und in 10,6% vorbestehende kardiopulmonale Erkrankungen zur Katastrophe geführt haben [10]. Die fehlerhafte Technik bezieht sich zu 83,9% auf die Intubation, falschen Einsatz von Geräten, Hypoxie durch verschiedene Ursachen, Aspiration und Atemwegsverlegung. Aus einer Zusammenstellung von Desmonts et al., in der nur Studien aufgeführt sind, bei denen mehr als 100.000 Fälle ausgewertet wurden, ergibt sich, daß die rein auf die Anästhesie bezogene Mortalität zwischen 1:5.000 und 1:25.000 liegt [5], d. h. zwischen 0,02 und 0,004%. Im folgenden sollen nur die französische INSERM-Studie und die amerikanische "Closed-claims-Untersuchung" näher dargestellt werden, da die hier enthaltenen Daten respirationsbezogen dargestellt sind und im Sinne der oben angegebenen Fragestellung eingesetzt werden können.

Die französische INSERM-Studie

Es gibt nur eine sehr große prospektive anästhesiologische Untersuchung zur Morbidität und Mortalität in Europa [6, 9]. Es handelt sich um die französische INSERM-Studie (INSERM ist die Abkürzung für das federführende französische Institut: Institut National de la Santé et de la Recherche Médicale). In diese Studie wurden durch Los insgesamt 460 Krankenhäuser verschiedener Größenordnung einbezogen. Es konnten 198.103 Narkosen ausgewertet werden.

268 (0,135%) schwere Zwischenfälle wurden registriert. Von den 268 schweren Komplikationen waren 163 vollständig auf die Anästhesie zu beziehen (0,082% vom Gesamtkollektiv und 61% von der Gruppe der schweren Komplikationen). Von diesen 163 sind 90 (55% von 163 oder 33,6% von 268) respiratorisch zuzuordnen (Geräteversagen: 5, Intubationskomplikation: 16, Aspiration von Mageninhalt: 27, Bronchospasmus: 9, Pneumothorax: 2, postanästhesiologische Atemdepression: 28, Laryngospasmus: 3).

Von den genannten Komplikationen führten 67 innerhalb von 24 h zum Tode. 16 weitere mündeten in ein zerebrales Koma. Diese 83 tödlichen oder zum Koma führenden Zwischenfälle ereigneten sich bei der Einleitung (11), während (22) oder nach der Narkose (50). Damit beträgt das Risiko, im Zusammengang mit einer Anästhesie und Operation den Tod oder ein irreversibles Koma zu erleiden 83 von 198.103, d. h. rund 0,04% oder 4 auf 10.000. Von den 83 Fällen waren allerdings nur 25 (Tod 15, Koma 10) ausschließlich mit der Anästhesie in Beziehung zu setzen. Damit beträgt das Risiko – in diesem Kollektiv –, allein durch anästhesiologische Maßnahmen ein solches Schicksal zu erleiden, rund 0,01% oder 1:10.000. Tabelle 1 gibt die Häufigkeit der respiratorischen Zwischenfälle im einzelnen wieder. Von den insgesamt 15 Todes- und den 10 Komafällen sind nur 3 (2 mal Tod, 1 mal Koma) nicht auf respiratorische Zwischenfälle zu beziehen.

Das „Closed-Claims-Projekt"

Ein anderer Ansatz, Daten über das anästhesiologische Risiko zu erhalten, besteht darin, vor Gericht verhandelte Schadensansprüche zu diesem Zweck auszuwerten, nachdem die gerichtliche Entscheidung gefallen ist. In den USA ist die Bereitschaft, in Schadensfällen zu klagen, sehr groß („malpratice claims"), und es geht um hohe Summen. „Closed claims" bezieht sich in diesem Zusammenhang auf abgeschlossene juristische Ansprüche. Caplan et al. haben sich der Aufgabe unterzogen, die Daten von 23 amerikanischen Versicherungsträgern auszuwerten [1–4]. Diese versichern rund 50% der US-amerikanischen Anästhesisten. Ihr erster Bericht zu diesem Thema erschien 1990 [1]. Die meisten Fälle ereigneten sich in der Zeit von den späten 70er Jahren bis zur Mitte der 80er Jahre,

Tabelle 1. Respirationsversagen ausschließlich durch die Anästhesie

Ereignis	Komplikationen	Tod	Koma
Geräteversagen	5	1	1
Intubationskomplikationen	16	1	1
Aspiration von Mageninhalt	27	4	2
Bronchospasmus	9	–	–
Pneumothorax	2	–	–
Postanästhetische Atemdepression	28	7	5
Laryngospasmus	3	–	–
Andere	73	2	1
Gesamt	163	15	10

da auch in den USA die Abwicklung solcher Verfahren viel Zeit in Anspruch nimmt. Die einzelnen Akten mit sämtlichen Unterlagen einschließlich der Berichte der Gutachter wurden durch einen praktisch tätigen Anästhesisten in eine standardisierte Form gebracht, wodurch eine systematische Auswertung durch Gutachter („reviewer") ermöglicht wird.

1541 rechtlich geklärte Fälle wurden ausgewertet. Unerwartete respiratorische Ereignisse stellen mit Abstand die größte Gruppe einheitlicher Schäden dar. Ihre Häufigkeit liegt bei 34% (Tabelle 2). Geräteprobleme (6%), Komplikationen des kardiovaskulären Systems (4%), Wahl des Medikaments bzw. Dosierung (4%) sowie Krämpfe (2%) folgen in der Inzidenz.

Die atmungsbezogenen Ansprüche waren gekennzeichnet durch eine sehr hohe Zahl an katastrophalen Folgen und Zahlungen in sehr großer Höhe (Tabelle 3). In 85% der Fälle führten sie zum Tod oder Hirnschaden, 72% wurden als vermeidbar eingestuft und 76% als Versorgung mit „Substandardniveau". Die Zahlungshäufigkeit lag bei 72% und die mittleren Zahlungen beliefen sich auf 200.000 US-$. Alle diese Kriterien fallen bei den anderen Schädigungsursachen wesentlich günstiger aus. Hier traten Tod oder Hirnschaden bei 30% auf, 11% der Komplikationen wurden als vermeidbar eingeschätzt, 30% als „Substandardversorgung", eine Zahlung konnte nur in 51% der Fälle eingeklagt werden und dies mit durchschnittlich 35.000 US-$.

Drei Schädigungsmechanismen machen insgesamt 75% aller Respirationsschäden aus: Ungenügende Ventilation (38%), Fehlintubation in den Ösophagus (18%) und die schwierige Intubation (17%, s. Tabelle 4). Die weniger zahlreichen Respirationskomplikationen sind Atemwegstrauma (4,7%), Pneumothorax (3,3%), Atemwegsverlegung (2,7%), Aspiration (2,7%), Bronchospasmus (1,9%, s. Tabelle 5).

Tabelle 2. Die häufigsten Schäden

Schaden (an/durch)	[%]
Atmung	34
Geräte	6
Herz und Kreislauf	4
Medikament bzw. Dosierung	4
Krämpfe	2

Tabelle 3. Vergleich von respiratorischen und nichtrespiratorischen Ereignissen

	Respiratorisch [%]	Übrige [%]
Häufigkeit	34	66
Tod oder Hirnschaden	85	30
Vermeidbar	72	11
Versorgung (substandard)	76	30
Zahlungsfrequenz	72	51
Mittlere Summe (Medianwert)	200.000 US-$	35.000 US-$

Tabelle 4. Die häufigsten Ansprüche für respiratorische Schäden

Ereignis	Fallzahl	Ansprüche [%]	Alle Fälle [%]
Ungenügende Ventilation	196	38	13
Ösophagusintubation	94	18	6
Schwierige Intubation	87	17	6
Gesamt	377	73	25

Tabelle 5. Seltene respiratorische Schäden.

Ereignis	n	[%]	Tod [%]	Hirnschaden [%]
Atemwegstrauma	97	(4,7)	12	0
Pneumothorax	67	(3,3)	24	10
Atemwegsverlegung	56	(2,7)	64	23
Aspiration	56	(2,7)	45	5
Bronchospasmus	40	(1,9)	70	18
Alle seltenen respiratorischen Ansprüche	300	(14,6)	37	10
Andere respiratorische Ansprüche	462	(22,6)	70	23
Alle anderen Ansprüche	1284	(63,7)	22	9

Ungenügende Ventilation

Die in diese Gruppe aufgenommenen Schäden sind dadurch gekennzeichnet, daß die Gutachter keine eindeutige Schädigungsursache zuordnen konnten. Dabei war der ungenügende Gasaustausch zweifelsfrei durch Hypoxie, Hyperkapnie, ungenügendes Atemzugvolumen bzw. zu niedrige Atemfrequenz gekennzeichnet. Häufig war ungenügend ausgebildetes Personal beteiligt, die Patienten waren nicht ausreichend überwacht oder es ist nicht gelungen, wirkungsvoll eine Maskenbeatmung durchzuführen. Für diese Schädigungsursache wurden die höchsten Summen bezahlt, im Mittel 240.000 US-$.

Fehlintubation

Auffällig war hier, daß es in 97% dieser Fälle mindestens 5 min dauerte, bis die Tubusfehllage erkannt wurde. Inkompetenz und Gleichgültigkeit erklären dieses Ergebnis zum Teil. Bei 84% dieser Komplikation sind Kreislaufveränderungen aufgetreten (in der Reihenfolge der Häufigkeit: Bradykardie, Asystolie, Hypotension, Arrhythmie, Tachykardie, Kammerflimmern), die in einer Fehleinschätzung auch vorrangig behandelt wurden und dadurch zum Zeitverlust geführt haben. In 48% der Fälle haben Atemgeräusche zur „Fehldiagnose" tracheale Tubusposition geführt. Dabei hat eine effektive Präoxygenation wahrscheinlich oft die Dringlichkeit des Handlungsbedarfs verdeckt.

Schwierige Intubation

Im Gegensatz zu den oben genannten Ursachen ungenügende Ventilation und Fehlintubation war hier die Qualität der Versorgung und des Monitorings überwiegend ausreichend.
In Tabelle 5 sind die selteneren respiratorischen Schäden aufgeführt, die medikolegale Ansprüche zur Folge haben [2].

Atemwegstrauma

In dieser Gruppe wurden immerhin noch 97 gerichtliche Klagen analysiert, von denen 42% der Gruppe der schwierigen Intubation und der Rest einer erfolgreichen Routineintubation zuzuordnen waren. 70% aller Schäden betrafen Kehlkopf, Rachen bzw. Ösophagus. Pharynx und Ösophagus waren häufiger bei der schwierigen Intubation beschädigt und erlitten Lazerationen und Perforationen, die dann zu Mediastinitis bzw. Mediastinalabzeß geführt haben. Die häufigsten Kehlkopfschäden waren Stimmlippenlähmung, Arytenoidluxation und Granulom. Temporomandibuläre Gelenkschäden wurden nur in der Gruppe beobachtet, in der die schwierige Intubation keine Rolle gespielt hat. Dieses und der Umstand, daß Kehlkopfschäden in dieser Gruppe auch zahlreich waren, ist aus den Ergebnissen der Studie nicht ohne weiteres verständlich.

Pneumothorax

Von den 67 juristisch abgehandelten Kasuistiken waren 14 im Zusammenhang mit der Atemwegsinstrumentation entstanden, 43 unabhängig davon. Für letztere waren 5 Typen von Nervenblockaden (supraklavikulär, interkostal, Ganglion stellatum, Interskalenusblockade und supraskapulär), die Anlage eines zentralen Venenkatheters und andere Gründe verantwortlich. Bei der Atemwegsinstrumentation wurden die Laryngoskopie, die Tubuspositionierung oder eine Bronchoskopie, in 11 Fällen ein Barotrauma verantwortlich gemacht. Auffällig war, daß im Zusammenhang mit der Atemwegsinstrumentation in 67% der Fälle der Tod oder ein bleibender Hirnschaden eintrat, bei der atemwegsunabhängigen Gruppe dagegen in keinem Fall. Die Ursache mag nach Ansicht der Autoren in der dramatischen Entwicklung der kardiorespiratorischen Notsituation unter mechanischer Beatmung oder der Verabreichung großer Gasmengen mit Überdruck (z.B. die in den USA in Notfallsituationen häufig durchgeführte O_2-Insufflation mit hohem Druck) liegen.

Atemwegsverlegung

Die 56 hier zugeordneten Fälle ereigneten sich ganz überwiegend im Zusammenhang mit Allgemeinnarkosen und waren meist in den oberen Luftwegen lokalisiert. Nur in etwa der Hälfte der Fälle ließ sich eine exakte Ursache zuordnen. In der Reihenfolge der Häufigkeit waren die Ursachen Laryngospasmus, Fremdkörper, Larynxpolypen, Larynxödem, Pharynxhämatom. In 10 Fällen wurde eine Nottracheotomie durchgeführt. Die untere Atemwegsverlegung war gekennzeichnet durch Blutkoagel oder Schleimpfropfen in der Trachea, externe Kompression durch Mediastinaltumoren oder Blut sowie endotracheale Tubusverlegung durch Blutkoagel oder Tubusabknickung. Andere Faktoren, die für die Bewertung eine Rolle gespielt haben, waren die gleichzeitig vorgenommene schwierige Intubation, ein operativer Eingriff an den Atemwegen und die pädiatrische Altersklasse. 87% aller Fälle endeten mit Tod oder Hirnschaden.

Aspiration

Aspiration wurde bei 56 Verfahren als Schädigungsursache erkannt, fast ausschließlich während der Allgemeinnarkose und ganz überwiegend in Form von Mageninhalt. Schwangerschaft und Notfallsituation machten insgesamt 74% aller durch Aspiration erhobenen Ansprüche aus.

Bronchospasmus

Die meisten der 40 erhobenen Ansprüche ereigneten sich während der Allgemeinnarkose. 48% der Patienten hatten eine medizinische Vorgeschichte im Sinne von Asthma, chronisch obstruktiver Lungenerkrankung oder Rauchen. Das Ereignis konnte am häufigsten der Narkoseeinleitung (69%) zugeordet werden, seltener der -aufrechterhaltung oder der -ausleitung. 20% der Ansprüche wurden im Zusammenhang mit Regionalanästhesie gestellt. Hier ging es in erster Linie um den Übergang auf eine Allgemeinnarkose bei nicht erfolgreicher Regionalanästhesie oder um einen zu hohen Block bei einer Vorgeschichte mit Asthma.

Die Aussagen des Closed-claims-Projekts sind insofern begrenzt, als eine Abschätzung des Risikos wegen der fehlenden Bezugsgröße „Umfang der Gesamtpopulation" nicht möglich ist und die Vorlaufzeit durch die lange Dauer der Prozesse etwa 5 Jahre dauert, so daß die oben zitierten Ergebnisse sicher heute schon wieder veraltet sind.

1994 wurde mit dem weitergeführten Datenmaterial eine Prüfung von Trends durchgeführt. Zu diesem Zeitpunkt sind 3000 Ansprüche bei 34 Versicherungsgesellschaften aufgelaufen [3, 4].

Es wurden 2 große Trends erkennbar. Die Häufigkeit respiratorischer Zwischenfälle ist rückläufig (Tabelle 6). Im ersten Zeitintervall zwischen 1975 und 1979 betrug ihr Anteil 35%, von 1980 bis 1984 28%, von 1985 bis 1989 25% und von 1990 an 17%. Der zweite Trend bezieht sich auf die Schwere des Schadens (Tabelle 7). Die Häufigkeit von Tod und Hirnschaden ist ebenfalls deutlich rückläufig, von 56% zwischen 1975 und 1979 bis auf 33% nach 1990.

Bei der Abschätzung der möglichen Ursachen für diese Trends wurde das Monitoring mit einbezogen. Ohne Verwendung von Pulsoxymetrie und Kapnometrie betrug der Anteil der respiratorischen Schäden 44% von der Gesamtzahl, mit Pulsoxymetrie allein 35%, mit Kapnometrie allein ebenfalls 35% und mit beiden Überwachungsverfahren 28%. Bei den großen Gruppen „ungenügende Ventilation", „Ösophagusintubation" und „schwierige Intubation" zeigte sich in der ersten Gruppe ein Rückgang der Ansprüche auf null bei Verwendung von Pulsoxymetrie allein und auch in der Kombination mit der Kapnometrie, ein leichter Trend zur Besserung bei der Gruppe der schwierigen Intubation, jedoch eine Verschlechterung bei der Ösophagusintubation. Diese Ergebnisse werden von den Autoren so interpretiert, daß die sog. ungenügende Ventilation genauer eine ungenügende Oxygenation darstellt und daß die Grenzen des Monitorings darin bestehen, daß menschliches Versagen bessere Ergebnisse verhindert. Diese Aussage bezieht sich auf die Gegebenheiten, daß vorhandenes Monitoring nicht eingesetzt wird, die

Tabelle 6. Anteil der Respirationsschäden an der Zahl aller Schäden

1975–1979	1980–1984	1985–1990	Nach 1990
n=640	n=1494	n=957	n=101
35%	28%	25%	17%

Tabelle 7. Häufigkeit von Tod T und Hirnschaden H als Anteil aller medikolegalen Ansprüche über 4 Zeitperioden

1975–1980		1980–1985		1985–1990		Nach 1990	
T	H	T	H	T	H	T	H
41%	15%	33%	13%	32%	10%	27%	6%

erkennbaren Daten falsch gedeutet werden und das hörbare Alarmsignal ausgeschaltet wird.

Diskussion

Die französische INSERM-Studie wurde außerordentlich sorgfältig durchgeführt. Sie vermittelt ein repräsentatives Bild über die anästhesiolgische Praxis der Jahre 1978–1982 in Frankreich. Bemerkenswert sind die große Fallzahl und die Verteilung der Stichproben auf verschiedene Regionen und Größenordnungen von Krankenhäusern. Die Kriterien sind Tod innerhalb von 24 h oder irreversibles Koma. Alle Ergebnisse lassen sich auf die vorhandene Grundgesamtheit beziehen. Dies gilt für die Häufigkeit von schweren Zwischenfällen (0,135%), die Häufigkeit von schweren rein anästhesiebezogenen Komplikationen (0,082%), Tod und irreversibles Koma im Zusammenhang mit Operation und Anästhesie (0,04%) und rein anästhesiebedingter Ausgang mit Tod oder tiefer Bewußtlosigkeit (0,01%). 55% der rein anästhesiologisch bedingten oder 33,6% aller Zwischenfälle beziehen sich auf die Atmung. Bemerkenswert sind die hohe Zahl von Aspirationen und von postanästhesiologischer Atemdepression. Die Aspiration tritt gleichmäßig bei der Einleitung, während der Anästhesie und mit einem Schwerpunkt danach auf. Dies spricht dafür, daß in den Jahren 1978–1982 der Aspirationsschutz in Frankreich wie wahrscheinlich auch in anderen Ländern noch nicht gut strukturiert war. Die Häufigkeit der postanästhesiologischen Atemdepression hängt damit zusammen, daß Aufwachräume in dieser Zeit meistens nicht verfügbar waren. Leider gibt es aus dieser Zeit keine entsprechenden Studien aus anderen europäischen Ländern zum Vergleich, auch nicht aus Deutschland. Wir wissen, daß die Diskussion um die Aufwachräume in dieser Zeit in Deutschland aktiv geführt wurde, daß das Bewußtsein für ihre Notwendigkeit aber noch nicht weit verbreitet war. Die beiden erwähnten Komplikationen machen 33% der 163 anästhesiebedingten Komplikationen aus und sind für 11 Todesfälle und 7 Komata verantwortlich. Das ist weit mehr als die Hälfte aller 15 Todesfälle und 10 Komata, die auf anästhesiologische Ursachen zurückgeführt werden können.

Das „Closed-claims-Projekt" macht sich die sorgfältige Aufarbeitung medikolegaler Ansprüche vor Gericht zunutze – mit all den verwendeten Unterlagen wie Krankenakten,

Originalbefunden, Zeugenaussagen sowie Gutachten – und bringt diese Daten in eine standardisierte Form. Nachteilig sind der lange Vorlauf von etwa 5 Jahren und der Umstand, daß eine Beziehung zu einer Grundgesamtheit (Nenner der Komplikationshäufigkeit) fehlt. Außerdem ist der Beobachtungszeitraum von Fall zu Fall unterschiedlich. Ein Vergleich mit der französischen Studie zeigt jedoch, daß zum Zeitpunkt der ersten Daten von 1975–1980 die besonders häufigen Komplikationen Aspiration und postanästhesiolgische Atemdepression in den USA keine vergleichbare Rolle gespielt haben, so daß wahrscheinlich sowohl der Aspirationsschutz als auch die Aufwachraumsituation besser strukturiert waren, obwohl es sich in beiden Fällen etwa um den gleichen Zeitraum handelt (1978–1982 bzw. 1975–1980). Das Geräteversagen wurde im einzelnen nicht näher erläutert und von der französischen Autorengruppe in die respiratorischen Komplikationen eingeordnet und von den amerikanischen Anästhesisten als "nichtrespiratorisch" beschrieben (vgl. Tabellen 1 und 2). Trotz dieser Unterschiede ist der Anteil der Respirationsschäden in beiden Studien sehr hoch und liegt in einer vergleichbaren Größenordnung (33,6 bzw. 34%). Der besondere Wert der amerikanischen Studie liegt darin, daß die zu den Zwischenfällen führenden Ursachen sehr sorgfältig eruiert worden sind.

Kurze Zusammenfassung der Literaturdaten

Unerwartete respiratorische Zwischenfälle machen die größte Gruppe einheitlicher, rein anästhesiebedingter Schäden aus, sowohl in der französischen INSERM-Studie als auch in der amerikanischen „Closed-claims-Analyse". Bei diesen Komplikationen sind katastrophale Folgezustände wie Tod und Hirnschaden besonders häufig. Medikolegale Ansprüche in diesen Fällen sind oft erfolgreich und führen zur Zahlung hoher Summen. Der größte Teil dieser schwerwiegenden respiratorischen Zwischenfälle sind auf die Ursachen ungenügende Ventilation, Fehlintubation in den Ösophagus und schwierige Intubation zurückzuführen. Ungenügende Ausbildung, Inkompetenz, fehlende Motivation, Gleichgültigkeit und Fehleinschätzung sind einige der Faktoren, die mit zu diesen Ergebnissen beitragen. Im langfristigen Trend ist sowohl der Anteil der Respirationsschäden an der Gesamtheit aller Schäden als auch die Häufigkeit von Tod und Hirnschaden rückläufig. Zu dieser Verminderung der respirationsbedingten Anästhesiekomplikationen haben die Monitoringverfahren Pulsoxymetrie und Kapnometrie nachweislich beigetragen.

Empfehlungen

1. Die Probleme des Atemweges müssen entsprechend ihrer Wertigkeit in der Aus- und Weiterbildung eine zentrale Stellung einnehmen.
2. Unter elektiven und Notfallbedingungen sollte es immer das Ziel sein, einen sicheren Atemweg herzustellen. Bei der Überprüfung gilt nur der absolut zweifelsfreie Beweis des einwandfreien Atemweges. Die Situation der fehlenden Intubierbarkeit und Beatembarkeit mittels Gesichtsmaske sollte unbedingt vermieden werden. Rückzugsstrategien und Alternativen müssen verfügbar sein.
3. Die konventionelle Intubation wird unter optimalen Bedingungen durch die Larynxmaske und eine fiberoptische Intubationsmethode ergänzt. Starre Intubations-

hilfen nach McCoy, Bonfils und Bullard sowie die Transilluminationstechnik (Trachlight) können alternativ sinnvoll sein. Bei fehlender Intubierbarkeit und unmöglicher Maskenbeatmung müssen die Larynxmaske oder der Combitube eingesetzt werden. Außerdem sollte eine Möglichkeit der notfallmäßigen transtrachealen Ventilation bzw. O_2-Insufflation zur Verfügung stehen. Alle vorhandenen Methoden müssen geübt und beherrscht werden.

4. Zur Vermeidung schwerwiegender respiratorischer Komplikationen sind neben dem konventionellen Monitoring die Pulsoxymetrie und die Kapnometrie unverzichtbar.
5. Es besteht ein Forschungsbedarf im Hinblick auf die protektiven Reflexe der oberen Atemwege, des Schluckreflexes, der Funktion der Ösophagussphinkteren und die Mechanismen der Auslösung und des Wesens von Broncho- und Laryngospasmus unter den Bedingungen von Wachheit und Narkose.

Literatur

1. Caplan RA, Posner KL, Ward RJ, Cheney FW (1990) Adverse respiratory events in anesthesia: A closed claims analysis. Anesthesiology 72: 828–833
2. Cheney FW, Posner KL, Caplan RA (1991) Adverse respiratory events infrequently leading to malpractice suits. Anesthesiology 75: 932–939
3. Caplan RA, Posner KL (1996) Medico-legal considerations: The ASA Closed Claim Project: In: Benumof JL (ed) Airway management, principles and practice. Mosby, St. Louis Baltimore
4. Caplan RA (1997) The ASA closed claims project: lessons learned. ASA 48th Annual Refresher Course lectures and clinical update program, vol 242: pp 1–7
5. Desmonts JM, Duncan PG (1993) A perspective of studies of anaesthesia morbidity and mortality. Eur J Anaesth 10 [Suppl 7]: 33–41
6. Kreienbühl G (1987) Anästhesiebedingte Mortalität und Morbidität. In: Deutsche Akademie für Anästhesiologische Fortbildung (Hrsg) Refresher Course, Aktuelles Wissen für Anästhesisten, Nr 13. Stemmler, Kerpen-Sindorf
7. Lutz H, Klose R, Peter K (1972) Untersuchungen zum Risiko der Allgemeinanästhesie unter operativen Bedingungen. Dtsch Med Wochenschr 97: 1816–1820
8. Marx GF, Mateo CV, Orkin LR (1973) Computer analysis of postanesthetic deaths. Anesthesiology 39: 54–58
9. Tiret L, Desmonts JM, Hatton F, Vourch G (1986) Complications associated with anaesthesia – a prospective survey in France. Can Anaesth Soc J 33/3: 336–344
10. Utting JE, Gray TC, Shelley FC (1979) Human misadventure in anaesthesia. Can Anaesth Soc J 26: 472–478

Rechtsfragen im anästhesiologischen Alltag

B. Landauer

Die *im anästhesiologischen Alltag auftretenden Rechtsfragen* sind vielfältig. Die einen stellen sich offenkundig und unverblümt, die anderen fristen zunächst eher ein "Schattendasein", um erst dann in Erscheinung zu treten, wenn etwas passiert ist und sich nun diesbezügliche Versäumnisse bitter rächen. Um so wichtiger ist es daher, die typischen Kernprobleme zu kennen und ihnen im Sinne eines *gezielten "Risikomanagements"* vorzubeugen.

Das ärztliche Aufklärungsgespräch

Eine *sachgerechte Aufklärung,* Grundlage jedweder rechtswirksamen Einwilligung, kann nur durch einen Arzt erfolgen, der bezüglich der aufzuklärenden Thematik die notwendige Fachkompetenz besitzt, was aber nicht immer bedeuten muß, derselben Fachdisziplin anzugehören. Sie gehört zu den wesentlichsten Vorkehrungen, sich "juristischen" Ärger vom Halse zu halten. Sie muß umfassend und richtig sein. "Fromme" Lügen und "Übermaßaufklärung" sind dabei gleichermaßen fehl am Platze. *Typische Risiken* sind, auch wenn sie extrem selten auftreten, dem Patienten stets mitzuteilen, wobei seiner *individuellen Situation* Rechnung zu tragen ist: So etwa hat die Heiserkeit nach einer Intubationsnarkose für einen Sänger oder Lehrer eine ganz andere Bedeutung als etwa für einen nicht so sehr auf seine Stimme angewiesenen Kranken.

Entsprechend der jüngsten Judikatur des Bundesgerichtshofes ist eine Grundaufklärung ohne den "expressis verbis" *geäußerten Hinweis auf das schwerste in Betracht kommende typische Risiko,* etwa eine Querschnittlähmung nach Myelographie oder Spinalanästhesie, unvollständig und damit auch bezüglich anderer sich verwirklichender Risiken unwirksam. Dagegen ist hinsichtlich seltener *atypischer und allgemeiner Risiken* ebensowenig aufzuklären, wie über die Gefahr eines Kunstfehlers.

Eine Aufklärung ohne *Darstellung möglicher Alternativen* ist, wie das vielbeachtete "Eigenbluturteil" des Bundesgerichtshofes vom 17.12.1991 mit Nachdruck deutlich machte, unvollständig. Dies gilt besonders, wenn bezüglich der zu wählenden Verfahren *Risikounterschiede* bestehen. Zu allem Überfluß fordert der Bundesgerichtshof außerdem, daß *Privatpatienten über die GOÄ* und deren Inhalt ins Bild zu setzen sind.

Je notwendiger und dringlicher (Zeitfaktor) ein Eingriff – z. B. bei einer Magenperforation – ist, um so geringer werden die *Anforderungen an Intensität und Umfang der Aufklärung.* Von einer eingehenderen Aufklärung kann nur dann abgesehen werden, wenn der Patient dies "expressis verbis" wünscht, er bereits informiert ist, die Aufklärung kontraindiziert bzw. aus tatsächlichen Gründen unmöglich ist, oder die Komplikationsmöglichkeiten bei einem verständigen Menschen für seinen Entschluß, in die Behandlung einzuwilligen, ernsthaft nicht ins Gewicht fallen. Werden Aufklärungsmängel beanstandet, so hat der Patient neuerdings vor Gericht meist glaubhaft darzulegen, warum er wegen des nicht aufgeklärten Risikos den Eingriff verweigert hätte.

In jedem Fall muß sie jedoch *zeitgerecht* erfolgen, um dem Kranken eine gewisse Überlegungsfrist zu lassen und nicht den Eindruck zu erwecken „sich nicht mehr aus einem bereits in Gang gekommenen Geschehensablauf lösen zu können". Der *Abend vor dem Eingriff* dürfte, zumindest was die Anästhesie anbelangt, diesen Ansprüchen noch genügen. In jedem Fall muß sich der Patient zum Zeitpunkt der Aufklärung im vollen Besitz seiner Erkenntnis- und Entschlußfähigkeit, die jedoch nicht mit seiner Geschäftsfähigkeit gleichzusetzen ist, befinden. Das heißt, stark wirksame Medikamente, so auch eine bereits verabfolgte Prämedikation, oder erhebliche Schmerzen können diesen Zustand bereits in Frage stellen.

Auch *vor ambulanten Operationen* müssen Patienten nach einem Urteil des BGH so rechtzeitig über die Risiken aufgeklärt werden, daß sie vor einer Einwilligung „in Ruhe" das Für und Wider eines Eingriffs abwägen können. Eine ärztliche Aufklärung erst vor der Tür des Operationssaals lehnte der VI. Zivilsenat als unzureichend ab. Nur bei „normalen ambulanten Eingriffen" - was immer man auch darunter zu verstehen hat – könne die Aufklärung unter bestimmten Umständen auch am selben Tag erfolgen. Unseres Erachtens sollte letzteres die Ausnahme sein. Vielmehr ist *gerade bei ambulanten Patienten eine möglichst frühzeitige Aufklärung* über die Risiken und Modalitäten des geplanten Procedere nötig, um dem Patienten die Möglichkeit zu geben, sein soziales Umfeld – Begleitperson für die Entlassung und den Nachhauseweg sowie die entsprechende Unterstützung dort, Hausarztbetreuung etc. – zu organisieren. Außerdem muß der Kranke im Rahmen einer Sicherungsaufklärung über die notwendigen, den Behandlungserfolg sichernden Karenzzeiten und Verhaltensweisen, am besten formblattunterstützt, ins Bild gesetzt werden.

Da der Arzt bezüglich des stattgehabten Aufklärungsgespräches beweispflichtig ist und Schadenersatzansprüche häufig erst längere Zeit nach Abschluß der Behandlung an ihn herangetragen werden, ist eine schriftliche Dokumentation außerordentlich ratsam. In diesem Zusammenhang hat sich *das von* Weißauer *konzipierte und vom Berufsverband Deutscher Anästhesisten empfohlene Konzept der Stufenaufklärung*, validiert durch die stichwortartige Aufzeichnung der jeweils besprochenen Risiken, z. B. Zahnschäden, V.-cava-Katheter, Bluttransfusion etc., bisher bestens bewährt.

Die Einwilligung

Wie bereits erwähnt, erfüllt jeder ärztliche Heileingriff, sei es eine Operation, eine Arzneimittelgabe oder eine diagnostische Maßnahme, den *Tatbestand einer Körperverletzung* (§ 230 StGB). Er ist daher rechtswidrig, wenn er nicht durch eine rechtswirksame Einwilligung des Patienten oder sonstige Rechtfertigungsgründe, z. B. den rechtfertigenden Notstand („Not kennt kein Gebot"), legalisiert wird. Dabei ist die *Grundlage jedes derartigen Einverständnisses eine sachgerechte Aufklärung* unter Berücksichtigung der erwähnten Kriterien.

Da die Einwilligungsfähigkeit nicht mit der Geschäftsfähigkeit des Kranken gleichzusetzen ist, können *verständige Jugendliche ab 14 Jahren,* falls sie über die erforderliche psychosoziale Reife verfügen, eigenverantwortlich in eine Behandlung einwilligen. Es ist allerdings zweckmäßig, im Zweifelsfall auch das *Einverständnis der Sorgeberechtigten – bei schwerwiegenden Eingriffen beider (!) Eltern – einzuholen.* Ist, was in der Praxis öfter vorkommt, nur ein Elternteil in der Lage „vor Ort" in die Behandlung einzuwilligen, so sollte dieser in jedem Fall erklären können, auch im Namen des Abwesenden zu handeln. Verweigern allerdings diese, etwa aus religiösen Gründen, ihre Zustimmung zu einem lebensnotwendigen Eingriff, etwa einer Bluttransfusion, so ist in weniger dringlichen Fällen eine Entscheidung des Vormundschaftsgerichts herbeizuführen oder bei besonderer Eile der rechtfertigende Notstand (§ 34 StGB) in Anspruch zu nehmen.

Bei Bewußtlosen handelt der Arzt in „Geschäftsführung ohne Auftrag" (§ 677 BGB), wobei das wohlverstandene Interesse und der mutmaßliche Wille des Patienten den Behandlungsumfang bestimmt. Muß für längere Zeit –typischerweise im Rahmen einer Intensivbehandlung – mit einem derartigen Zustand gerechnet werden, so ist u. U. die Bestellung eines Betreuers durch das Vormundschaftsgericht ratsam.

Die Bluttransfusion bei Zeugen Jehovas – ein anästhesiologisches Dilemma

Zu häufig mehr emotional als rational geführten Diskussionen gibt die *Transfusionsverweigerung* durch den Patienten, in erster Linie *Zeugen Jehovas*, Anlaß. Grundsätzlich gilt auch hier, da es sich bei der Bluttransfusion um eine einwilligungspflichtige ärztliche Maßnahme handelt, daß der Wille des Kranken oberstes Gebot ist. Bei Willensfähigkeit des Patienten ist somit die Ablehnung einer Bluttransfusion strikt zu respektieren. Es ist allerdings dafür zu sorgen, daß das *Aufklärungsgespräch mit dem Patient allein* und nicht in Anwesenheit der Angehörigen oder anderer, die erfahrungsgemäß meist ebenfalls Mitglieder dieser Glaubensgemeinschaft sind und einen entsprechenden „moralischen Druck" ausüben, stattfindet. Außerdem ist dafür Sorge zu tragen, daß ärztlicherseits ein entsprechend erfahrener und kompetenter Gesprächspartner, d. h. also kein Arzt im Praktikum/Weiterbildung, zur Verfügung steht. Konsequenterweise haben, bleibt der Patient bei seiner Meinung, dann bestimmte Operationen, die voraussichtlich eine Bluttransfusion zur Folge haben, zu unterbleiben. Hilfreich ist in diesem Zusammenhang die 1989 zwischen unserem Berufsverband und dem der Chirurgen getroffene „*Vereinbarung über die Zusammenarbeit bei der Bluttransfusion*", wonach auch der Operateur über die Notwendigkeit, Wahrscheinlichkeit, Folgen und ggf. Alternativen (Eigenblutspende) einer intraoperativen Bluttransfusion aufzuklären hat.

Bei *Willensunfähigkeit* dagegen (z. B. Bewußtlosigkeit, Unfälle) hat die Hilfeleistungssowie Lebenserhaltungspflicht und damit die *Transfusion Vorrang*. Frühere diesbezügliche Äußerungen des Patienten sind zwar ebenso wie die seiner Angehörigen, die allerdings verständlicherweise („sterben heißt erben") nicht über das Leben des Kranken verfügen können, für die Entscheidung zu einer indizierten Bluttransfusion nicht gänzlich irrelevant, sondern im Rahmen der Prüfung seines wohlverstandenen Interesses und mutmaßlichen Willens als Indizien zu berücksichtigen.

Inwieweit unter dem von uns Anästhesisten herbeigeführten und zu verantwortenden *Zustand der Narkose*, der dem Patienten keine Meinungsänderung mehr erlaubt, auf eine lebensrettende Gabe von Blut oder Blutbestandteilen verzichtet werden muß, ist immer noch Gegenstand kontrovers geführter Diskussionen: Formaljuristisch erfolgt nämlich entweder eine *vorsätzliche Körperverletzung* in Gestalt der nötigen Transfusion *zur Lebenserhaltung* oder eine *fahrlässige Tötung ggf. sogar vorsätzlicher Totschlag durch Unterlassen* derselben, bei Respektierung des Rechts auf Selbstbestimmung. Daher empfiehlt es sich, diese Patienten bereits im Vorfeld über die *eigene Vorgehensweise aufzuklären*, etwa dergestalt, daß eine durchgängige Respektierung ihres Willens, unter keinen Umständen eine Bluttransfusion zu erhalten, so auch für den Fall einer akuten lebensbedrohlichen Blutung, insbesondere bei unerwarteten anatomischen bzw. operativen Schwierigkeiten, schweren Gerinnungsstörungen oder Nachblutungen, nicht garantiert werden kann. Unseres Erachtens ist dies der *Königsweg aus dem aufgezeigten Dilemma,* zumal eine durchgehende Respektierung des Willens von Zeugen Jehovas bereits aufgrund der Arbeitsteiligkeit – unterschiedliche Verantwortlich- und Zuständigkeiten im OP und auf der Intensivstation, zwischen Operateur und Anästhesist, häufiger Personalwechsel durch Schichtdienst etc. – heute kaum noch zu garantieren ist. Welches Krankenhaus nämlich kann es sich heute leisten, für diese Patienten rund um die Uhr ein Behandlungsteam vorzuhalten, dessen Mitglieder es mit ihrem Gewissen vereinbaren können, eine derartige religiöse Überzeugung zu respektieren.

Von Bedeutung ist in der Praxis die *Situation bei Minderjährigen,* soweit sie die nötige Einsichtsfähigkeit in die gebotene ärztliche Maßnahme (Transfusion) nicht haben und die vertretungsberechtigten Eltern die Bluttransfusion ablehnen. Eine derartige Ablehnung durch die Erziehungsberechtigten muß bei entsprechender Transfusionsindikation als *objektiver Mißbrauch des Sorgerechts* gewertet werden, d. h. im Akutfall: Transfusion, in weniger dringlichen Fällen Antrag auf Entzug des Sorgerechts und Bestellung eines Betreuers durch das Vormundschaftsgericht, danach mit dessen Genehmigung: ebenfalls Transfusion.

Eine wichtige, in diesem Zusammenhang häufig vernachlässigte, allerdings weniger juristische als medizinische Frage ist die nach dem *„kritischen", die Gabe von Blut indizierenden Hämoglobinwert.* Definitionsgemäß wird dieser in dem Augenblick erreicht, wenn das O$_2$-Angebot den O$_2$-Verbrauch des Organismus limitiert. Nach Untersuchungen von Woerkens liegt, andere Faktoren außer acht lassend, diese von den Autoren als „magic number" apostrophierte Größe bei einem Blutfarbstoffgehalt von 4 g%.

In der Fortschrittsfalle der modernen Medizin

Berücksichtigt man, daß nach Buchborn „der Mensch ein biologisches und soziales Mängelwesen", die Gesellschaft nach Eibl-Eibesfeldt eine „bindungslose Mißtrauensgesellschaft" ist, die Arzt-Patienten-Beziehung rechtlich einem Dienstvertrag ohne Garantie eines Behandlungserfolges entspricht, nach der Definition der Weltgesundheitsorganisation Gesundheit ein „völliges körperliches, seelisches und soziales Wohlbefinden" darstellt, sowie, daß nach Küng die normale menschliche Reaktion in der Krankheitssituation ein „Urmißtrauen" ist, so wird klar, wie kurz der Weg *vom „Schicksal" zum Vorwurf eines Behandlungsfehlers* ist. Dieser Sachverhalt wird noch begünstigt durch den z. T. atemberaubenden Fortschritt der modernen Medizin sowie dem in der Gesellschaft herrschenden und geförderten Glauben von der Machbarkeit aller Dinge, der auch vor dem ärztlichen Tun nicht haltgemacht hat, sodaß schicksalhafte Krankheitsverläufe nur noch ungern von den Betroffenen und ihren Angehörigen als solche hingenommen werden, sondern häufig versucht wird, unterstützt durch das fehlende Kostenrisiko, diese als Kunstfehler straf- und/oder zivilrechtlich zu verfolgen, wobei ein monetärer Schadenersatz sicher das Hauptziel ist.

Strafrechtliches Ermittlungsverfahren

Eine *Strafanzeige zur Durchsetzung von Schadenersatzansprüchen*, und darum geht es geschädigten Patienten in erster Linie, ist nach Biermann *ein juristischer Kunstfehler*. Dennoch bildet nach Ulsenheimer in ca. 10% aller Haftpflichtfälle „die Strafanzeige den Eröffnungszug im Kampf um Schadenersatz und Schmerzensgeld". Erfreulicherweise führt diese in nur einem geringen Prozentsatz zu einer Verurteilung. Die Vorteile für den Patienten bei diesem Vorgehen liegen in der für ihn kostenlosen Sachverhaltsaufklärung von Amts wegen, d. h. durch die Staatsanwaltschaft. Verlust von Zeit, Beweismitteln und Zeugenerinnerung, Verhärtung der Fronten, bedingte Tauglichkeit der staatsanwaltlichen Ermittlungsergebnisse für den Zivilprozeß und dessen Aussetzung bis zum Abschluß des Strafverfahrens, werden dafür vom Anspruchsteller ungewollt häufig in Kauf genommen.

Die *Nachteile für den Arzt* sind erheblich, wobei beispielhaft die psychische und materielle Belastung, die öffentliche Rufschädigung und die „Kriminalisierung der ärztlichen Tätigkeit" zu nennen sind.

Die *Einleitung eines Ermittlungsverfahrens* erfolgt in der Regel durch Anzeige wegen fahrlässiger Körperverletzung (§ 230 StGB) oder fahrlässiger Tötung (§ 222 StGB). Bei ersterem handelt es sich dem Grundsatz nach um ein relatives Antrags-, bei letzterem um ein Offizialdelikt.

Die *Grundlage der strafrechtlichen Verantwortung des Arztes* besteht immer in einem *subjektiv pflichtwidrigen Handeln* bzw. *Unterlassen*, das, entsprechend der „Conditio-sine-qua-non-Formel", „mit an Sicherheit grenzender Wahrscheinlichkeit" die Körperverletzung oder den Tod des Patienten verursacht hat.

Das bedeutet für die Praxis, daß ein noch in Weiterbildung befindlicher Arzt weniger Gefahr läuft, wegen seines fachlichen Fehlverhaltens strafrechtlich belangt zu werden, als durch den Vorwurf eines *Übernahmeverschuldens* in die juristischen Mühlen zu geraten, wenn er hätte erkennen müssen, daß die ihm zugewiesene Aufgabe seinen derzeitigen Kenntnis- und Erfahrungsstand überfordert. Ist dies der Fall, wird meist auch sein Dienstvorgesetzter eines *Organisationsverschuldens* bezichtigt.

Da nach § 160, Abs. 2 der Strafprozeßordnung (StPO) auch alle den Arzt entlastenden Umstände von der Staatsanwaltsschaft zu ermitteln sind, erfolgt, entsprechend der Maxime „in dubio pro reo" eine Verfahrenseinstellung bei Fehlen des hinreichenden Verdachtes auf eine strafbare Handlung (§170 StPO) oder wegen geringfügiger Verletzung der ärztlichen Sorgfaltspflicht und daher fehlendem öffentlichem Interesse an einer Strafverfolgung gegen eine Auflage, im allgemeinen Zahlung einer „Geldbuße" (§ 153a StPO). Letzteres kann nur mit Zustimmung des Betroffenen geschehen und stellt keine Strafe im eigentlichen Sinne dar, da keine förmliche Schuldfeststellung erfolgt.

Vorwurf eines Behandlungsfehlers – was ist zu tun?

Kommt es zu einem Ermittlungsverfahren, so sollte nach Ulsenheimer der betroffene Arzt zunächst *als Beschuldigter im weitesten Sinne von seinem Aussageverweigerungsrecht Gebrauch machen*. Es ist zu beachten, daß die Staatsanwaltschaft potentiell Schuldige möglichst lange als aussagepflichtige Zeugen behandelt, indem sie formal gegen Unbekannt, kenntlich am *u*JS des Aktenzeichens, ermittelt. Äußerste Zurückhaltung ist dem Betroffenen bezüglich *Äußerungen im Kollegenkreis* und am Arbeitsplatz anzuraten.

Zum frühestmöglichen Zeitpunkt sollten vom dem, dem Ermittlungsverfahren zugrundeliegenden Sachverhalt eigene Aufzeichnungen, etwa in Gestalt eines *Gedächtnisprotokolls*, angefertigt und diese beschlagnahmesicher verwahrt werden. Hand in Hand hiermit sollte das Kopieren der zweckmäßigerweise paginierten Krankenakte erfolgen, da nach ihrer unweigerlichen Beschlagnahme für den Beschuldigten keine Einsichtsmöglichkeit mehr besteht. *Aussagen als Beschuldigter sollten nur mit Hilfe eines Rechtsbeistands*, der bereits im Vorfeld der Ereignisse zugezogen werden sollte, und in schriftlicher Form, ggf. gestützt durch ein Fachgutachten, *erfolgen*. Darüber hinausgehende Erklärungen zur Sache oder Schuldfrage sollten unterbleiben.

In jedem Fall ist eine umgehende *Meldung an die Krankenhausleitung, Haftpflichtversicherung und ggf. Strafrechtschutzversicherung* zu machen, wobei nur der Tatbestand zu schildern ist, da auch die entsprechenden Sachbearbeiter als Zeugen vernommen und die ihnen vorliegenden Unterlagen beschlagnahmt werden können. Dringend davon abzuraten ist, zu „mauern" oder gar zu „lügen", da dieses Verhalten amtlicherseits als Ausdruck einer „rechtsfeindlichen Gesinnung" gewertet wird.

Die richterlich angeordnete *Beschlagnahme der Krankenblattunterlagen* als Beweismittel stellt in solchen Situationen einen ganz „normalen" Vorgang dar. Die Akten sollten anstandslos, allerdings vorher kopiert, wogegen von Amts wegen in der Regel keine Einwände bestehen, gegen Empfangsbescheinigung herausgegeben werden.

In diesem Zusammenhang sichert die Strafrechtsschutzversicherung, die vom Berufsverband Deutscher Anästhesisten für alle berufstätigen Mitglieder abgeschlossen wurde, eine qualifizierte Rechtsvertretung und verringert das nicht unerhebliche Kostenrisiko eines Strafverfahrens beträchtlich.

„Last but not least" kann ein rechtzeitig geführtes, sachliches und offenes *Gespräch mit dem Geschädigten* bzw. seinen Angehörigen unter Hinweis auf eine haftungsrechtliche Prüfung des Sachverhaltes, z. B. durch eine Schiedstelle der Landesärztekammer oder die Haftpflichtversicherung, den weiteren Gang der Dinge, etwa, ob es überhaupt zu einer Strafanzeige kommt, entscheidend beeinflussen. Gerade die diesbezügliche „Sprachlosigkeit" anläßlich eines als Versagen und Mißerfolg empfundenen negativen Behandlungsergebnisses ist es häufig, die Patienten oder ihre Angehörigen dazu bringt, Strafanzeige zu erstatten. Zum selben Ergebnis führt häufig die „babylonische Sprachverwirrung", d.h. daß derselbe Sachverhalt dem medizinischen Laien vom Operateur, Anästhesisten, unterschiedlich beteiligten Ärzten oder Pflegepersonal in variierender und damit verwirrender Form mitgeteilt wird, sodaß der Kontakt nur über eine, diesbezüglich kompetente, Person zustandekommen und aufrechterhalten werden sollte.

Zivilrechtliches Verfahren

Das *zivilrechtliche Verfahren* wird eingeleitet durch Klage des Patienten vor den ordentlichen Gerichten; wegen der Höhe des Streitwerts ist meist das Landgericht zuständig. Anspruchsgrundlage ist die Verletzung des Behandlungsvertrages und/oder die Haftung aus „unerlaubter Handlung" (§ 823 BGB). Haftungsgrund ist entweder ein *Verstoß gegen die objektiv im Verkehr erforderliche Sorgfalt*, der einen Gesundheitsschaden verursacht hat (Kausalität der Fehlleistung), oder das *Fehlen einer rechtswirksamen Einwilligung*.

Trotz zahlreicher Bemühungen in anderer Richtung liegt die *Beweislast* im Sinne einer „Waffengleichheit" nach wie vor beim anspruchstellenden Patienten. Die Rechtsprechung billigt ihm aber Beweiserleichterungen in Form des Anscheinbeweises (Prima-facie-Beweis) zu, so z. B. wenn nach der Lebenserfahrung ein Schaden typischerweise auf

ärztlichen Behandlungsfehlern beruht. Bei *groben Behandlungsfehlern*, d. h. bei Verstößen gegen elementare Behandlungsregeln und Erkenntnisse sowie *unzureichender Dokumentation*, kommt es zur *Beweislastumkehr*, die, wie bereits erwähnt, hinsichtlich der
Aufklärung allerdings grundsätzlich besteht. Dies führt zu der Situation, daß ein lükkenhaftes Narkoseprotokoll im Zivilverfahren durch Beweislastumkehr in der Regel eine
Verurteilung des Anästhesisten nach sich zieht, wohingegen derselbe Sachverhalt im
Strafverfahren entsprechend der Maxime „in dubio pro reo" seine Verurteilung erschweren kann.

Vor diesem Hintergrund wundert es auch nicht, daß von 100 strafrechtlichen Ermittlungsverfahren lediglich 10 zur Anklageerhebung und letztlich nur eines zur Verurteilung
führt, wohingegen bei zivilrechtlichen Auseinandersetzungen über ein Drittel der Verfahren zugunsten des Klägers entschieden werden. Für die anwaltschaftliche Vertretung
des Arztes – sie ist am Landgericht obligat – sorgt der Haftpflichtversicherer, der ebenfalls
die Verfahrenskosten trägt. Zu warnen ist in jedem Fall vor einem Schuldeingeständnis,
da es – wie in anderen Bereichen auch – zum Verlust des Versicherungsschutzes führen
kann.

Zur Frage der *Schweigepflicht* in diesem Zusammenhang gilt, daß vor Herausgabe von
Akten bzw. Beantwortung von Fragen des gegnerischen Anwalts eine Schweigepflichtentbindung durch den Patienten nachgewiesen werden muß. Für die Weitergabe von Behandlungsdaten/-akten an die eigene Haftpflichtversicherung gibt es bei diesbezüglicher
Inanspruchnahme hingegen keine derartige Notwendigkeit.

Was die *Herausgabe von Krankenunterlagen* betrifft, so gilt, daß der Patient bzw. ein
von ihm Autorisierter das Recht hat, diese einzusehen bzw. auf seine Kosten erstellte
Kopien derselben zu erhalten, wobei die Originale – von einer gerichtlich verfügten
Beschlagnahmung im Rahmen eines Ermittlungsverfahrens allerdings abgesehen – stets
beim behandelnden Arzt bzw. Krankenhaus verbleiben.

Der Schriftwechsel mit dem anspruchstellenden Patienten bzw. seinem Anwalt sowie
der eigenen Haftpflichtversicherung sind nicht Bestandteil dieser Unterlagen.

Schließlich sei noch erwähnt, daß entsprechend § 21 der „Berufsordnung für die
Ärzte" der verschiedenen Bundesländer eine *ausreichende Haftpflichtversicherung* für
jede ärztliche Tätigkeit eine „conditio sine qua non" darstellt. Diese schließt im Regelfall
der Krankenhausträger zugunsten seiner Mitarbeiter für die dienstliche Tätigkeiten ab;
Ausnahmen gelten für staatliche Krankenhausträger, so z. B. für die Universitätskliniken
in Bayern. Für außerdienstliche Tätigkeiten muß der Arzt sich selbst versichern. Für die
ambulante Nebentätigkeit leitender Ärzte und für die Behandlung der Wahlleistungspatienten empfiehlt sich eine Anschlußversicherung durch den Krankenhausträger. Erwähnenswert ist, daß als derzeitiges Deckungsminimum für Personenschäden 2 Mio. DM
angesehen werden. Für Mitglieder des Berufsverbandes Deutscher Anästhesisten besteht
eine empfehlenswerte Erweiterungsmöglichkeit auf 5 Mio. DM.

Das Schlichtungsverfahren

Zur *außergerichtlichen Beilegung von Streitigkeiten* wegen der Vermutung oder des
Vorwurfs fehlerhafter ärztlicher Behandlung bestehen bei den jeweiligen Landesärztekammern *unabhängige Gutachter- und Schlichtungsstellen*. Ein Schlichtungsverfahren
setzt das Einverständnis aller Beteiligten einschließlich der Haftpflichtversicherung voraus und darf nicht Gegenstand eines zivil- oder strafrechtlichen bzw. staatsanwaltschaft-

lichen Ermittlungsverfahrens sein oder gewesen sein. Für die Beteiligten ist das Tätigwerden der Schlichtungsstelle kostenlos.

Zum Facharztstandard

Unklarheiten bestehen häufig, was unter dem vielzitierten *„Facharztstandard"*, auf den grundsätzlich jeder Patient ein Anrecht hat, zu verstehen ist. In zwei bemerkenswerten Urteilen, einmal die „Chirurgie", einmal die „Anästhesie" betreffend, hat der Bundesgerichtshof in den Jahren 1992 und 1993 hierzu grundsätzlich Stellung genommen. Demnach setzt Facharztstandard bzw. -qualität kein „Facharztpatent", d. h. formale Facharztanerkennung, voraus, sondern bedeutet nur, daß der Betreffende die jeweiligen Diagnose- bzw. Behandlungsmaßnahmen in entsprechender Qualität beherrscht („Anästhesieurteil"). Um diesbezüglich nicht in Beweisnot zu geraten, empfiehlt sich daher eine abteilungsinterne *Dokumentation des jeweiligen Weiterbildungsstandes der einzelnen Mitarbeiter*, wie sie von unserer wissenschaftlichen Fachgesellschaft (DGAI) empfohlen wird. Lediglich zur Anleitung, Begleitung und *Beaufsichtigung von Nichtfachärzten* ist die *formelle Facharztanerkennung* „conditio sine qua non" („Chirurgenurteil").

Entschließungen – Empfehlungen – Vereinbarungen

Spätestens im Falle einer rechtlichen Auseinandersetzung wird sich unausweichlich die Frage nach den *jeweiligen Zuständig- und damit Verantwortlichkeiten* stellen und diesbezüglich fehlende Regelungen und Absprachen als *Organisationsverschulden* gewertet. Entsprechend der Devise „Verträge schließt man, solange man sich verträgt", wurden die formalen Rahmenbedingungen eines gemeinsamen und gleichberechtigten Miteinanders, wobei dem „Vertrauensgrundsatz" sowie dem *Grundsatz der Arbeitsteilung* höchste Bedeutung zukommt, durch ein Bündel offizieller Entschließungen, Empfehlungen und Vereinbarungen unserer Fachgesellschaften (DGAI, BDA) mit ihren operativen Partnern festgelegt und gelten Gutachtern und Gerichten gleichermaßen als Leitlinien.

Hierfür beispielhaft seien nur die wichtigsten kurz erwähnt, so die
- Richtlinien für die Stellung des leitenden Anästhesisten (1964),
- Aufgabenbegrenzung und die Zusammenarbeit in der Intensivmedizin (1970),
- Vereinbarung über die Zusammenarbeit bei der operativen Patientenversorgung (1982),
- Verantwortung für die prä-, intra- und postoperative Lagerung des Patienten (1982/87),
- Vereinbarung über die Zusammenarbeit bei der Bluttransfusion (1989),
- Vereinbarung zur Organisation der postoperativen Schmerztherapie (1993) sowie
- die Vereinbarung über die Zusammenarbeit in der operativen Gynäkologie und in der Geburtshilfe (1996).
- Empfehlungen zur Organisation und Einrichtung von Aufwacheinheiten in Krankenhäusern (1997).

Dementsprechend gilt, daß die *Lagerung des Patienten* von Narkosebeginn bis zur OP-bedingten Positionierung und nach Entlagerung bis zum Verlassen des Aufwachraumes in den Verantwortungsbereich des Anaesthesisten fällt. Demgegenüber trägt für die eigentliche Operationslagerung – mit Ausnahme des „Narkosearms" – der Operateur die Verantwortung, wobei auf erkennbare Fehler der Anaesthesist hinzuweisen hat.

Bei der *Bluttransfusion* ist, wie bereits angeklungen, die präoperative Aufklärung bezüglich Notwendigkeit und Wahrscheinlichkeit sowie seit dem „Eigenbluturteil" des BGH vom 17. 12. 1991 über mögliche Alternativen, Aufgabe des Operateurs. Unabhängig hiervon hat der die Transfusion durchführende Anaesthesist den Patienten über die einschlägigen Risiken ins Bild zu setzen.

Bei der *Verlegung eines Patienten auf eine vom Anaesthesisten geleitete Intensivstation* – knapp 90 % aller derartigen Einrichtungen in Deutschland werden von unserem Fachgebiet betreut – bleibt der Operateur weiterhin behandelnder Arzt des Grundleidens und behält somit im Sinne der ihm zustehenden Kompetenzkompetenz das Recht – allerdings in Absprache mit dem Anaesthesisten – über Verlegung und Rücknahme seines Patienten zu entscheiden.

„Last but not least" ist die *Türe des Aufwachraums eine der wichtigsten Schnittstellen für die Zusammenarbeit in der operativen Medizin.* Hier nämlich endet bie Verlegungsfähigkeit des Patienten auf die Allgemeinstation die Verantwortung des Anaesthesisten, um nahtlos auf den Operateur bzw. dessen Personal überzugehen. Dies gilt, soweit nicht anders vereinbart, auch für die im Zuge der Narkose vom Anaesthesisten angelegten arteriellen, zentralvenösen, pulmonalarteriellen, rückenmarksnahen oder sonstigen Katheter, soweit diese postoperativ auf Station weiter benutzt werden sollen.

Nach wie vor erhitzt in diesem Zusammenhang die patriarchalisch anmutende *Kompetenz des Operateurs* mit dem Recht des „Stichentscheids" die anästhesiologischen Gemüter. Die Entscheidung zu einem operativen Eingriff nämlich kann nur vom behandelnden Arzt, dem Operateur also, und vom dementsprechend ins Bild gesetzten Patienten getroffen und ge- bzw. ertragen werden. Die Rolle des Anästhesisten – auch wenn er im Rahmen von Narkose und Intensivbehandlung die aus der Entscheidung resultierenden Konsequenzen zu einem nicht unerheblichen Teil mitzutragen, u. U. sogar „auszubaden" hat – beschränkt sich dabei mehr auf eine beratende Funktion.

Sind allerdings trotz anästhesiologischer kontraindizierender Faktoren die Würfel zugunsten eines Eingriffs gefallen, so bleibt dem Anästhesisten nichts anderes, als fachlich tadellos das beste aus dieser, subjektiv meist als äußerst unbefriedigend empfundenen Situation zu machen, wobei die sich nun realisierenden *Risiken zu Lasten des Operateurs* gehen. In der Praxis hilft häufig ein *klärendes Gespräch vor Zeugen*, gefolgt von einem entsprechenden Vermerk auf dem Narkoseprotokoll oder in der Krankenakte, etwa dergestalt „Eingriff laut Operateur zu diesem Zeitpunkt unbedingt erforderlich", um die nötige Reflektionsbereitschaft beim Operateur auf der einen und Rechtssicherheit für den Anästhesisten auf der anderen Seite zu schaffen.

„Jedes Ding läßt sich von drei Seiten betrachten, von einer wissenschaftlichen, einer juristischen und einer vernünftigen" (A. Bier).

Bei der Beschäftigung mit der dargelegten Problematik fällt auf, daß die Rechtsprechung erfreulicherweise keineswegs ein realitätsfernes und ärztefeindliches Eigenleben führt und wie ein Blitz aus heiterem Himmel „zuschlägt", sondern im wesentlichen nur die *selbstgesetzten Normen unseres Standes*, wie sie etwa in der Berufsordnung für Ärzte niedergelegt sind, reflektiert.

Hinzu kommt, daß die Entscheidung von Staatsanwalt und Gerichten mangels eigener Sachkenntnis in erster Linie durch jeweils zugezogene ärztliche *Fachgutachter* bestimmt werden. Die Probleme, die sich u. U. aus deren, bisweilen leider sehr subjektiven Beurteilung ergeben, sind natürlich nicht den Behörden zur Last zu legen.

Insgesamt sollte das Arzt-Patienten-Verhältnis vorrangig durch gegenseitiges *Vertrauen* geprägt sein, dessen Schaffung und Erhaltung eines der ersten ärztlichen Aufgaben ist. Unter dieser Prämisse ist der Einfluß der Paragraphen sicher nachrangig. Sollte dieses Vertrauen jedoch fehlen, dann steht der Verrechtlichung unseres Berufsstandes durch Paragraphen kaum mehr etwas entgegen.

Literatur

Bayerische Landesärztekammer (1997) Berufsordnung für die Ärzte Bayerns. Bayerisches Ärzteblatt 52/1: Heft 11

Biermann E (1993Forensische Gesichtspunkte der Bluttransfusion. Anästhesist 42: 187

Biermann E (1996) Anästhesie und Rechtsprechung: Ein zunehmendes Spannungsfeld? Anästhesiol Intensivmed 37: 205

Biermann E (1997) Medico-legale Aspekte in Anästhesie und Intensivmedizin. Teil 1: Der Behandlungsfehler. Anästhesiol Intensivmed Notfallmed Schmerzther 32: 175

Biermann E (1997) Einwilligung und Aufklärung in der Anästhesie –Rechtsgrundlagen und forensische Konsequenzen. Anästhesiol Intensivmed Notfallmed Schmerzther 32: 395

Heberer G, Opderbecke HW, Spann W (1986) Ärztliches Handeln – Verrechtlichung eines Berufsstandes. Springer, Berlin Heidelberg New York Tokio (MedR – Schriftenreihe Medizinrecht)

Hempfing W (1995) Aufklärungspflicht und Arzthaftung. Ecomed, Landsberg

Krämer K (1989) Die Krankheit des Gesundheitswesens – die Fortschrittsfalle der modernen Medizin. S. Fischer, Frankfurt am Main

Landauer B (1991) Die Zusammenarbeit in der operativen Medizin aus der Sicht des Anästhesisten. Anästh Intensivmed 32: 265–267

Levinson W (1994) Physician patient communication. A key to malpractice prevention. JAMA 272: 1619

Opderbecke HW, WeißauerW (1991) Entschließungen, Empfehlungen, Vereinbarungen. Bibliomed, Melsungen

Schulte am Esch J (1997) Weiterbildungsnachweis als notwendiges Qualitätsregulativ. Anästh Intensivmed 38: 550

Steffen E (1995) Der sogenannte Facharztstatus aus der Sicht der Rechtsprechung des BGH. Springer, Berlin Heidelberg New York Tokio (MedR 360)

Ullrich W, Biermann E, Kienzle F, Krier C (1997) Lagerungsschäden in Anästhesie und operativer Medizin. Anästhesiol Intensivmed Notfallmed Schmerzther 32: 4

Ulsenheimer K (1988) Arztstrafrecht in der Praxis. R.v.Decker/C.F. Müller, Heidelberg

Ulsenheimer K (1994) Verweigerung der Bluttransfusion aus religiösen Gründen. Geburtsh Frauenheilkd 54: M 83

Ulsenheimer K (1995) Stellung und Funktion des anästhesiologischen Sachverständigen im Kunstfehlerprozeß. Anästhesiol Intensivmed Notfallmed Schmerzther 30: 55

Ulsenheimer K (1997) Ethisch-juristische Aspekte der perioperativen Patientenversorgung. Anästhesist 46: 114

Ulsenheimer K, Bock RW (1992) Verhalten nach einem Zwischenfall. Was kann, was sollte, was muß man aus rechtlicher Sicht tun? Anästh Intensivmed 33: 301

Van Woerkens ECSM, Trouwborst A, Van Lanschot JJB (1992) Profund hemodilution: What ist the critical level of hemodilution at which oxygen delivery-dependent oxygen consumption starts in an anesthestized human? Anesth Analg 75: 818

Weißauer W (1992) Aktuelle rechtliche Fragen in der Transfusionsmedizin. Anästh Intensivmed 33: 15

WeißauerW, Opderbecke HW (1994) Eine erneute Entscheidung des BGH zur „Facharztqualität" 35: 119

Werb M (1996) Aufklärungsversäumnis trotz Verwirklichung nicht aufklärungsbedürftigen Risikos. Arztrecht 31: 248

Deutsche Akademie für Anästhesiologische Fortbildung

BEWERTUNGSBOGEN

zum 24. Kurs zur Weiter- und Fortbildung für Anästhesisten
vom 30. Juni–4. Juli 1998 in Frankfurt

Referent: W. WEYLAND

Thema: Perioperative Hypothermie – Pathophysiologie, Prophylaxe und Therapie

Wir bitten um Ihr Urteil!

Mit der Bewertung helfen Sie uns, den Wert künftiger Kurse für Ihre klinische Tätigkeit
weiter zu verbessern.

Benoten Sie bitte alle nachstehend aufgeführten Kriterien
(beste Note 1; schlechteste Note 6).

1. Einhaltung des Themas .... 1❑ 2❑ 3❑ 4❑ 5❑ 6❑

2. Rhetorik des Referenten .... 1❑ 2❑ 3❑ 4❑ 5❑ 6❑

3. Didaktischer Aufbau des Vortrages .... 1❑ 2❑ 3❑ 4❑ 5❑ 6❑

4. Qualität der Diapositive .... 1❑ 2❑ 3❑ 4❑ 5❑ 6❑

5. Herausarbeiten der wichtigsten Punkte .... 1❑ 2❑ 3❑ 4❑ 5❑ 6❑

6. Bezug des Vortrages zur Klinik .... 1❑ 2❑ 3❑ 4❑ 5❑ 6❑

7. Das Thema sollte bei einem späteren Kurs
   wiederholt werden .... ja ❑   nein ❑

8. Der Referent sollte erneut eingeladen werden .... ja ❑   nein ❑

Ich bin im ——— Jahr der Weiterbildung zum Arzt für Anästhesie.

Ich bin Arzt für Anästhesie seit ————————————————————

Ich bin Chefarzt für Anästhesie seit ————————————————

Ich bin kein Anästhesist, sondern ————————————————————

Bitte benutzen Sie die Rückseite des Bogens für weitere Kommentare, Vorschläge und
Kritik.
Den ausgefüllten Bewertungsbogen geben Sie bitte gleich hier ab oder schicken ihn an:

Prof. Dr. J. Radke
Klinik für Anästhesiologie und operative Intensivmedizin
Martin-Luther-Universität Halle-Wittenberg
Magdeburger Str. 16, 06097 Halle

Deutsche Akademie für Anästhesiologische Fortbildung

BEWERTUNGSBOGEN

zum 24. Kurs zur Weiter- und Fortbildung für Anästhesisten
vom 30. Juni–4. Juli 1998 in Frankfurt

Referent: V. HEMPEL

Thema: Indikationen zum Einsatz der Kehlkopfmaske

Wir bitten um Ihr Urteil!

Mit der Bewertung helfen Sie uns, den Wert künftiger Kurse für Ihre klinische Tätigkeit weiter zu verbessern.

Benoten Sie bitte alle nachstehend aufgeführten Kriterien
(beste Note 1; schlechteste Note 6).

1. Einhaltung des Themas .... 1❑ 2❑ 3❑ 4❑ 5❑ 6❑

2. Rhetorik des Referenten .... 1❑ 2❑ 3❑ 4❑ 5❑ 6❑

3. Didaktischer Aufbau des Vortrages .... 1❑ 2❑ 3❑ 4❑ 5❑ 6❑

4. Qualität der Diapositive .... 1❑ 2❑ 3❑ 4❑ 5❑ 6❑

5. Herausarbeiten der wichtigsten Punkte .... 1❑ 2❑ 3❑ 4❑ 5❑ 6❑

6. Bezug des Vortrages zur Klinik .... 1❑ 2❑ 3❑ 4❑ 5❑ 6❑

7. Das Thema sollte bei einem späteren Kurs
   wiederholt werden .... ja ❑   nein ❑

8. Der Referent sollte erneut eingeladen werden .... ja ❑   nein ❑

Ich bin im ______ Jahr der Weiterbildung zum Arzt für Anästhesie.

Ich bin Arzt für Anästhesie seit ____

Ich bin Chefarzt für Anästhesie seit ____________________________________

Ich bin kein Anästhesist, sondern _______________________________________

Bitte benutzen Sie die Rückseite des Bogens für weitere Kommentare, Vorschläge und Kritik.

Den ausgefüllten Bewertungsbogen geben Sie bitte gleich hier ab oder schicken ihn an:

Prof. Dr. J. Radke
Klinik für Anästhesiologie und operative Intensivmedizin
Martin-Luther-Universität Halle-Wittenberg
Magdeburger Str. 16, 06097 Halle

Deutsche Akademie für Anästhesiologische Fortbildung

BEWERTUNGSBOGEN

zum 24. Kurs zur Weiter- und Fortbildung für Anästhesisten
vom 30. Juni–4. Juli 1998 in Frankfurt

Referent: J. BAUM

Thema: Low-flow- und Minimal-flow-Anästhesie – Sparen mit Sicherheit

Wir bitten um Ihr Urteil!

Mit der Bewertung helfen Sie uns, den Wert künftiger Kurse für Ihre klinische Tätigkeit weiter zu verbessern.

Benoten Sie bitte alle nachstehend aufgeführten Kriterien
(beste Note 1; schlechteste Note 6).

1. Einhaltung des Themas .... 1❑ 2❑ 3❑ 4❑ 5❑ 6❑

2. Rhetorik des Referenten .... 1❑ 2❑ 3❑ 4❑ 5❑ 6❑

3. Didaktischer Aufbau des Vortrages .... 1❑ 2❑ 3❑ 4❑ 5❑ 6❑

4. Qualität der Diapositive .... 1❑ 2❑ 3❑ 4❑ 5❑ 6❑

5. Herausarbeiten der wichtigsten Punkte .... 1❑ 2❑ 3❑ 4❑ 5❑ 6❑

6. Bezug des Vortrages zur Klinik .... 1❑ 2❑ 3❑ 4❑ 5❑ 6❑

7. Das Thema sollte bei einem späteren Kurs
   wiederholt werden .... ja ❑   nein ❑

8. Der Referent sollte erneut eingeladen werden .... ja ❑   nein ❑

Ich bin im ⎯⎯ Jahr der Weiterbildung zum Arzt für Anästhesie.

Ich bin Arzt für Anästhesie seit ⎯⎯⎯⎯⎯⎯⎯⎯⎯⎯⎯⎯⎯⎯

Ich bin Chefarzt für Anästhesie seit ⎯⎯⎯⎯⎯⎯⎯⎯⎯⎯⎯⎯

Ich bin kein Anästhesist, sondern ⎯⎯⎯⎯⎯⎯⎯⎯⎯⎯⎯⎯

Bitte benutzen Sie die Rückseite des Bogens für weitere Kommentare, Vorschläge und Kritik.

Den ausgefüllten Bewertungsbogen geben Sie bitte gleich hier ab oder schicken ihn an:

Prof. Dr. J. Radke
Klinik für Anästhesiologie und operative Intensivmedizin
Martin-Luther-Universität Halle-Wittenberg
Magdeburger Str. 16, 06097 Halle

Deutsche Akademie für Anästhesiologische Fortbildung

BEWERTUNGSBOGEN

zum 24. Kurs zur Weiter- und Fortbildung für Anästhesisten
vom 30. Juni–4. Juli 1998 in Frankfurt

Referent: H. A. ADAMS

Thema: Anästhesie und postoperative Schmerztherapie bei ambulanten Patienten

Wir bitten um Ihr Urteil!

Mit der Bewertung helfen Sie uns, den Wert künftiger Kurse für Ihre klinische Tätigkeit weiter zu verbessern.

Benoten Sie bitte alle nachstehend aufgeführten Kriterien
(beste Note 1; schlechteste Note 6).

1. Einhaltung des Themas .... 1❑ 2❑ 3❑ 4❑ 5❑ 6❑

2. Rhetorik des Referenten .... 1❑ 2❑ 3❑ 4❑ 5❑ 6❑

3. Didaktischer Aufbau des Vortrages .... 1❑ 2❑ 3❑ 4❑ 5❑ 6❑

4. Qualität der Diapositive .... 1❑ 2❑ 3❑ 4❑ 5❑ 6❑

5. Herausarbeiten der wichtigsten Punkte .... 1❑ 2❑ 3❑ 4❑ 5❑ 6❑

6. Bezug des Vortrages zur Klinik .... 1❑ 2❑ 3❑ 4❑ 5❑ 6❑

7. Das Thema sollte bei einem späteren Kurs
   wiederholt werden .... ja❑   nein❑

8. Der Referent sollte erneut eingeladen werden .... ja❑   nein❑

Ich bin im ______ Jahr der Weiterbildung zum Arzt für Anästhesie.

Ich bin Arzt für Anästhesie seit _______________________________

Ich bin Chefarzt für Anästhesie seit _____________________________

Ich bin kein Anästhesist, sondern _______________________________

Bitte benutzen Sie die Rückseite des Bogens für weitere Kommentare, Vorschläge und Kritik.
Den ausgefüllten Bewertungsbogen geben Sie bitte gleich hier ab oder schicken ihn an:

Prof. Dr. J. Radke
Klinik für Anästhesiologie und operative Intensivmedizin
Martin-Luther-Universität Halle-Wittenberg
Magdeburger Str. 16, 06097 Halle

Deutsche Akademie für Anästhesiologische Fortbildung

BEWERTUNGSBOGEN

zum 24. Kurs zur Weiter- und Fortbildung für Anästhesisten
vom 30. Juni–4. Juli 1998 in Frankfurt

Referent: S. PIEPENBROCK

Thema: Tumorschmerztherapie

Wir bitten um Ihr Urteil!

Mit der Bewertung helfen Sie uns, den Wert künftiger Kurse für Ihre klinische Tätigkeit weiter zu verbessern.

Benoten Sie bitte alle nachstehend aufgeführten Kriterien
(beste Note 1; schlechteste Note 6).

1. Einhaltung des Themas .... 1❑ 2❑ 3❑ 4❑ 5❑ 6❑

2. Rhetorik des Referenten .... 1❑ 2❑ 3❑ 4❑ 5❑ 6❑

3. Didaktischer Aufbau des Vortrages .... 1❑ 2❑ 3❑ 4❑ 5❑ 6❑

4. Qualität der Diapositive .... 1❑ 2❑ 3❑ 4❑ 5❑ 6❑

5. Herausarbeiten der wichtigsten Punkte .... 1❑ 2❑ 3❑ 4❑ 5❑ 6❑

6. Bezug des Vortrages zur Klinik .... 1❑ 2❑ 3❑ 4❑ 5❑ 6❑

7. Das Thema sollte bei einem späteren Kurs
   wiederholt werden .... ja ❑   nein ❑

8. Der Referent sollte erneut eingeladen werden .... ja ❑   nein ❑

Ich bin im ——— Jahr der Weiterbildung zum Arzt für Anästhesie.

Ich bin Arzt für Anästhesie seit ———————————————————

Ich bin Chefarzt für Anästhesie seit ———————————————

Ich bin kein Anästhesist, sondern ————————————————

Bitte benutzen Sie die Rückseite des Bogens für weitere Kommentare, Vorschläge und Kritik.

Den ausgefüllten Bewertungsbogen geben Sie bitte gleich hier ab oder schicken ihn an:

Prof. Dr. J. Radke
Klinik für Anästhesiologie und operative Intensivmedizin
Martin-Luther-Universität Halle-Wittenberg
Magdeburger Str. 16, 06097 Halle

Deutsche Akademie für Anästhesiologische Fortbildung

BEWERTUNGSBOGEN

zum 24. Kurs zur Weiter- und Fortbildung für Anästhesisten
vom 30. Juni–4. Juli 1998 in Frankfurt

Referent: H. Beck

Thema: Sympathische Reflexdystrophie – prophylaktische
und therapeutische Möglichkeiten

Wir bitten um Ihr Urteil!

Mit der Bewertung helfen Sie uns, den Wert künftiger Kurse für Ihre klinische Tätigkeit
weiter zu verbessern.

Benoten Sie bitte alle nachstehend aufgeführten Kriterien
(beste Note 1; schlechteste Note 6).

1. Einhaltung des Themas .... 1❑ 2❑ 3❑ 4❑ 5❑ 6❑

2. Rhetorik des Referenten .... 1❑ 2❑ 3❑ 4❑ 5❑ 6❑

3. Didaktischer Aufbau des Vortrages .... 1❑ 2❑ 3❑ 4❑ 5❑ 6❑

4. Qualität der Diapositive .... 1❑ 2❑ 3❑ 4❑ 5❑ 6❑

5. Herausarbeiten der wichtigsten Punkte .... 1❑ 2❑ 3❑ 4❑ 5❑ 6❑

6. Bezug des Vortrages zur Klinik .... 1❑ 2❑ 3❑ 4❑ 5❑ 6❑

7. Das Thema sollte bei einem späteren Kurs
   wiederholt werden .... ja ❑   nein ❑

8. Der Referent sollte erneut eingeladen werden .... ja ❑   nein ❑

Ich bin im _____ Jahr der Weiterbildung zum Arzt für Anästhesie.

Ich bin Arzt für Anästhesie seit ___________________

Ich bin Chefarzt für Anästhesie seit ___________________

Ich bin kein Anästhesist, sondern ___________________

Bitte benutzen Sie die Rückseite des Bogens für weitere Kommentare, Vorschläge und
Kritik.

Den ausgefüllten Bewertungsbogen geben Sie bitte gleich hier ab oder schicken ihn an:

Prof. Dr. J. Radke
Klinik für Anästhesiologie und operative Intensivmedizin
Martin-Luther-Universität Halle-Wittenberg
Magdeburger Str. 16, 06097 Halle

Deutsche Akademie für Anästhesiologische Fortbildung

BEWERTUNGSBOGEN

zum 24. Kurs zur Weiter- und Fortbildung für Anästhesisten
vom 30. Juni–4. Juli 1998 in Frankfurt

Referent: J. F. ZANDER

Thema: Darmmotilitätsstörungen bei Intensivpatienten –
Ursachen und therapeutische Möglichkeiten

Wir bitten um Ihr Urteil!

Mit der Bewertung helfen Sie uns, den Wert künftiger Kurse für Ihre klinische Tätigkeit
weiter zu verbessern.

Benoten Sie bitte alle nachstehend aufgeführten Kriterien
(beste Note 1; schlechteste Note 6).

1. Einhaltung des Themas .... 1❑ 2❑ 3❑ 4❑ 5❑ 6❑

2. Rhetorik des Referenten .... 1❑ 2❑ 3❑ 4❑ 5❑ 6❑

3. Didaktischer Aufbau des Vortrages .... 1❑ 2❑ 3❑ 4❑ 5❑ 6❑

4. Qualität der Diapositive .... 1❑ 2❑ 3❑ 4❑ 5❑ 6❑

5. Herausarbeiten der wichtigsten Punkte .... 1❑ 2❑ 3❑ 4❑ 5❑ 6❑

6. Bezug des Vortrages zur Klinik .... 1❑ 2❑ 3❑ 4❑ 5❑ 6❑

7. Das Thema sollte bei einem späteren Kurs
   wiederholt werden .... ja❑   nein❑

8. Der Referent sollte erneut eingeladen werden .... ja❑   nein❑

Ich bin im ______ Jahr der Weiterbildung zum Arzt für Anästhesie.

Ich bin Arzt für Anästhesie seit ________________________________

Ich bin Chefarzt für Anästhesie seit ____________________________

Ich bin kein Anästhesist, sondern _______________________________

Bitte benutzen Sie die Rückseite des Bogens für weitere Kommentare, Vorschläge und
Kritik.
Den ausgefüllten Bewertungsbogen geben Sie bitte gleich hier ab oder schicken ihn an:

Prof. Dr. J. Radke
Klinik für Anästhesiologie und operative Intensivmedizin
Martin-Luther-Universität Halle-Wittenberg
Magdeburger Str. 16, 06097 Halle

Deutsche Akademie für Anästhesiologische Fortbildung

BEWERTUNGSBOGEN

zum 24. Kurs zur Weiter- und Fortbildung für Anästhesisten
vom 30. Juni–4. Juli 1998 in Frankfurt

Referent: M. Sydow

Thema: Anästhesie und Intensivtherapie bei Asthmatikern

Wir bitten um Ihr Urteil!

Mit der Bewertung helfen Sie uns, den Wert künftiger Kurse für Ihre klinische Tätigkeit weiter zu verbessern.

Benoten Sie bitte alle nachstehend aufgeführten Kriterien
(beste Note 1; schlechteste Note 6).

1. Einhaltung des Themas .... 1❑ 2❑ 3❑ 4❑ 5❑ 6❑

2. Rhetorik des Referenten .... 1❑ 2❑ 3❑ 4❑ 5❑ 6❑

3. Didaktischer Aufbau des Vortrages .... 1❑ 2❑ 3❑ 4❑ 5❑ 6❑

4. Qualität der Diapositive .... 1❑ 2❑ 3❑ 4❑ 5❑ 6❑

5. Herausarbeiten der wichtigsten Punkte .... 1❑ 2❑ 3❑ 4❑ 5❑ 6❑

6. Bezug des Vortrages zur Klinik .... 1❑ 2❑ 3❑ 4❑ 5❑ 6❑

7. Das Thema sollte bei einem späteren Kurs
   wiederholt werden .... ja ❑   nein ❑

8. Der Referent sollte erneut eingeladen werden .... ja ❑   nein ❑

Ich bin im ——— Jahr der Weiterbildung zum Arzt für Anästhesie.

Ich bin Arzt für Anästhesie seit ————————————————

Ich bin Chefarzt für Anästhesie seit ————————————————

Ich bin kein Anästhesist, sondern ————————————————

Bitte benutzen Sie die Rückseite des Bogens für weitere Kommentare, Vorschläge und Kritik.

Den ausgefüllten Bewertungsbogen geben Sie bitte gleich hier ab oder schicken ihn an:

> Prof. Dr. J. Radke
> Klinik für Anästhesiologie und operative Intensivmedizin
> Martin-Luther-Universität Halle-Wittenberg
> Magdeburger Str. 16, 06097 Halle

Deutsche Akademie für Anästhesiologische Fortbildung

BEWERTUNGSBOGEN

zum 24. Kurs zur Weiter- und Fortbildung für Anästhesisten
vom 30. Juni–4. Juli 1998 in Frankfurt

Referent: H. GERLACH
Thema: Beatmung stört den Wasser- und Elektrolythaushalt. Was ist zu tun?

Wir bitten um Ihr Urteil!

Mit der Bewertung helfen Sie uns, den Wert künftiger Kurse für Ihre klinische Tätigkeit weiter zu verbessern.

Benoten Sie bitte alle nachstehend aufgeführten Kriterien
(beste Note 1; schlechteste Note 6).

1. Einhaltung des Themas .... 1❑ 2❑ 3❑ 4❑ 5❑ 6❑

2. Rhetorik des Referenten .... 1❑ 2❑ 3❑ 4❑ 5❑ 6❑

3. Didaktischer Aufbau des Vortrages .... 1❑ 2❑ 3❑ 4❑ 5❑ 6❑

4. Qualität der Diapositive .... 1❑ 2❑ 3❑ 4❑ 5❑ 6❑

5. Herausarbeiten der wichtigsten Punkte .... 1❑ 2❑ 3❑ 4❑ 5❑ 6❑

6. Bezug des Vortrages zur Klinik .... 1❑ 2❑ 3❑ 4❑ 5❑ 6❑

7. Das Thema sollte bei einem späteren Kurs
   wiederholt werden .... ja ❑   nein ❑

8. Der Referent sollte erneut eingeladen werden .... ja ❑   nein ❑

Ich bin im ______ Jahr der Weiterbildung zum Arzt für Anästhesie.

Ich bin Arzt für Anästhesie seit ______________________________

Ich bin Chefarzt für Anästhesie seit ____________________________

Ich bin kein Anästhesist, sondern ______________________________

Bitte benutzen Sie die Rückseite des Bogens für weitere Kommentare, Vorschläge und Kritik.

Den ausgefüllten Bewertungsbogen geben Sie bitte gleich hier ab oder schicken ihn an:

Prof. Dr. J. Radke
Klinik für Anästhesiologie und operative Intensivmedizin
Martin-Luther-Universität Halle-Wittenberg
Magdeburger Str. 16, 06097 Halle

Deutsche Akademie für Anästhesiologische Fortbildung

BEWERTUNGSBOGEN

zum 24. Kurs zur Weiter- und Fortbildung für Anästhesisten
vom 30. Juni–4. Juli 1998 in Frankfurt

Referent: H. WULF

Thema: Anästhesie für die Sectio caesarea – Aktueller Wissensstand

Wir bitten um Ihr Urteil!

Mit der Bewertung helfen Sie uns, den Wert künftiger Kurse für Ihre klinische Tätigkeit
weiter zu verbessern.

Benoten Sie bitte alle nachstehend aufgeführten Kriterien
(beste Note 1; schlechteste Note 6).

1. Einhaltung des Themas .... 1❑ 2❑ 3❑ 4❑ 5❑ 6❑

2. Rhetorik des Referenten .... 1❑ 2❑ 3❑ 4❑ 5❑ 6❑

3. Didaktischer Aufbau des Vortrages .... 1❑ 2❑ 3❑ 4❑ 5❑ 6❑

4. Qualität der Diapositive .... 1❑ 2❑ 3❑ 4❑ 5❑ 6❑

5. Herausarbeiten der wichtigsten Punkte .... 1❑ 2❑ 3❑ 4❑ 5❑ 6❑

6. Bezug des Vortrages zur Klinik .... 1❑ 2❑ 3❑ 4❑ 5❑ 6❑

7. Das Thema sollte bei einem späteren Kurs
    wiederholt werden .... ja ❑   nein ❑

8. Der Referent sollte erneut eingeladen werden .... ja ❑   nein ❑

Ich bin im ——— Jahr der Weiterbildung zum Arzt für Anästhesie.

Ich bin Arzt für Anästhesie seit ————————————————

Ich bin Chefarzt für Anästhesie seit ————————————

Ich bin kein Anästhesist, sondern ————————————

Bitte benutzen Sie die Rückseite des Bogens für weitere Kommentare, Vorschläge und
Kritik.
Den ausgefüllten Bewertungsbogen geben Sie bitte gleich hier ab oder schicken ihn an:

Prof. Dr. J. Radke
Klinik für Anästhesiologie und operative Intensivmedizin
Martin-Luther-Universität Halle-Wittenberg
Magdeburger Str. 16, 06097 Halle

Deutsche Akademie für Anästhesiologische Fortbildung

BEWERTUNGSBOGEN

zum 24. Kurs zur Weiter- und Fortbildung für Anästhesisten
vom 30. Juni–4. Juli 1998 in Frankfurt

Referent: B. BACHMANN-MENNENGA

Thema: Geburtshilfliche Schmerztherapie – Gegenwertige Konzepte,
Nebenwirkungen und Komplikationen

Wir bitten um Ihr Urteil!

Mit der Bewertung helfen Sie uns, den Wert künftiger Kurse für Ihre klinische Tätigkeit
weiter zu verbessern.

Benoten Sie bitte alle nachstehend aufgeführten Kriterien
(beste Note 1; schlechteste Note 6).

1. Einhaltung des Themas .... 1❑ 2❑ 3❑ 4❑ 5❑ 6❑

2. Rhetorik des Referenten .... 1❑ 2❑ 3❑ 4❑ 5❑ 6❑

3. Didaktischer Aufbau des Vortrages .... 1❑ 2❑ 3❑ 4❑ 5❑ 6❑

4. Qualität der Diapositive .... 1❑ 2❑ 3❑ 4❑ 5❑ 6❑

5. Herausarbeiten der wichtigsten Punkte .... 1❑ 2❑ 3❑ 4❑ 5❑ 6❑

6. Bezug des Vortrages zur Klinik .... 1❑ 2❑ 3❑ 4❑ 5❑ 6❑

7. Das Thema sollte bei einem späteren Kurs
   wiederholt werden .... ja❑   nein❑

8. Der Referent sollte erneut eingeladen werden .... ja❑   nein❑

Ich bin im ——— Jahr der Weiterbildung zum Arzt für Anästhesie.

Ich bin Arzt für Anästhesie seit ____________________________________

Ich bin Chefarzt für Anästhesie seit _________________________________

Ich bin kein Anästhesist, sondern ___________________________________

Bitte benutzen Sie die Rückseite des Bogens für weitere Kommentare, Vorschläge und
Kritik.

Den ausgefüllten Bewertungsbogen geben Sie bitte gleich hier ab oder schicken ihn an:

Prof. Dr. J. Radke
Klinik für Anästhesiologie und operative Intensivmedizin
Martin-Luther-Universität Halle-Wittenberg
Magdeburger Str. 16, 06097 Halle

Deutsche Akademie für Anästhesiologische Fortbildung

BEWERTUNGSBOGEN

zum 24. Kurs zur Weiter- und Fortbildung für Anästhesisten
vom 30. Juni–4. Juli 1998 in Frankfurt

Referent: P. LIPFERT

Thema: Komplikationen durch Lokalanästhetika
unter besonderer Berücksichtigung der Geburtshilfe

Wir bitten um Ihr Urteil!

Mit der Bewertung helfen Sie uns, den Wert künftiger Kurse für Ihre klinische Tätigkeit
weiter zu verbessern.

Benoten Sie bitte alle nachstehend aufgeführten Kriterien
(beste Note 1; schlechteste Note 6).

1. Einhaltung des Themas .... 1❑ 2❑ 3❑ 4❑ 5❑ 6❑

2. Rhetorik des Referenten .... 1❑ 2❑ 3❑ 4❑ 5❑ 6❑

3. Didaktischer Aufbau des Vortrages .... 1❑ 2❑ 3❑ 4❑ 5❑ 6❑

4. Qualität der Diapositive .... 1❑ 2❑ 3❑ 4❑ 5❑ 6❑

5. Herausarbeiten der wichtigsten Punkte .... 1❑ 2❑ 3❑ 4❑ 5❑ 6❑

6. Bezug des Vortrages zur Klinik .... 1❑ 2❑ 3❑ 4❑ 5❑ 6❑

7. Das Thema sollte bei einem späteren Kurs
   wiederholt werden .... ja❑   nein❑

8. Der Referent sollte erneut eingeladen werden .... ja❑   nein❑

Ich bin im _____ Jahr der Weiterbildung zum Arzt für Anästhesie.

Ich bin Arzt für Anästhesie seit _______________________________________

Ich bin Chefarzt für Anästhesie seit ____________________________________

Ich bin kein Anästhesist, sondern ______________________________________

Bitte benutzen Sie die Rückseite des Bogens für weitere Kommentare, Vorschläge und
Kritik.

Den ausgefüllten Bewertungsbogen geben Sie bitte gleich hier ab oder schicken ihn an:

Prof. Dr. J. Radke
Klinik für Anästhesiologie und operative Intensivmedizin
Martin-Luther-Universität Halle-Wittenberg
Magdeburger Str. 16, 06097 Halle

Deutsche Akademie für Anästhesiologische Fortbildung

BEWERTUNGSBOGEN

zum 24. Kurs zur Weiter- und Fortbildung für Anästhesisten
vom 30. Juni–4. Juli 1998 in Frankfurt

Referent: P. SEFRIN

Thema: Polytrauma – Präklinische Grundversorgung

Wir bitten um Ihr Urteil!

Mit der Bewertung helfen Sie uns, den Wert künftiger Kurse für Ihre klinische Tätigkeit weiter zu verbessern.

Benoten Sie bitte alle nachstehend aufgeführten Kriterien
(beste Note 1; schlechteste Note 6).

1. Einhaltung des Themas .... 1❑ 2❑ 3❑ 4❑ 5❑ 6❑

2. Rhetorik des Referenten .... 1❑ 2❑ 3❑ 4❑ 5❑ 6❑

3. Didaktischer Aufbau des Vortrages .... 1❑ 2❑ 3❑ 4❑ 5❑ 6❑

4. Qualität der Diapositive .... 1❑ 2❑ 3❑ 4❑ 5❑ 6❑

5. Herausarbeiten der wichtigsten Punkte .... 1❑ 2❑ 3❑ 4❑ 5❑ 6❑

6. Bezug des Vortrages zur Klinik .... 1❑ 2❑ 3❑ 4❑ 5❑ 6❑

7. Das Thema sollte bei einem späteren Kurs
   wiederholt werden .... ja❑   nein❑

8. Der Referent sollte erneut eingeladen werden .... ja❑   nein❑

Ich bin im ____ Jahr der Weiterbildung zum Arzt für Anästhesie.

Ich bin Arzt für Anästhesie seit ___________________________

Ich bin Chefarzt für Anästhesie seit _______________________

Ich bin kein Anästhesist, sondern __________________________

Bitte benutzen Sie die Rückseite des Bogens für weitere Kommentare, Vorschläge und Kritik.

Den ausgefüllten Bewertungsbogen geben Sie bitte gleich hier ab oder schicken ihn an:

Prof. Dr. J. Radke
Klinik für Anästhesiologie und operative Intensivmedizin
Martin-Luther-Universität Halle-Wittenberg
Magdeburger Str. 16, 06097 Halle

Deutsche Akademie für Anästhesiologische Fortbildung

BEWERTUNGSBOGEN

zum 24. Kurs zur Weiter- und Fortbildung für Anästhesisten
vom 30. Juni–4. Juli 1998 in Frankfurt

Referent: R. SCHERER

Thema: Hirntoddiagnostik und Spenderkonditionierung
in der Transplantationsmedizin

Wir bitten um Ihr Urteil!

Mit der Bewertung helfen Sie uns, den Wert künftiger Kurse für Ihre klinische Tätigkeit
weiter zu verbessern.

Benoten Sie bitte alle nachstehend aufgeführten Kriterien
(beste Note 1; schlechteste Note 6).

1. Einhaltung des Themas .... 1❑ 2❑ 3❑ 4❑ 5❑ 6❑

2. Rhetorik des Referenten .... 1❑ 2❑ 3❑ 4❑ 5❑ 6❑

3. Didaktischer Aufbau des Vortrages .... 1❑ 2❑ 3❑ 4❑ 5❑ 6❑

4. Qualität der Diapositive .... 1❑ 2❑ 3❑ 4❑ 5❑ 6❑

5. Herausarbeiten der wichtigsten Punkte .... 1❑ 2❑ 3❑ 4❑ 5❑ 6❑

6. Bezug des Vortrages zur Klinik .... 1❑ 2❑ 3❑ 4❑ 5❑ 6❑

7. Das Thema sollte bei einem späteren Kurs
   wiederholt werden .... ja ❑   nein ❑

8. Der Referent sollte erneut eingeladen werden .... ja ❑   nein ❑

Ich bin im ——— Jahr der Weiterbildung zum Arzt für Anästhesie.

Ich bin Arzt für Anästhesie seit ————————————————————————

Ich bin Chefarzt für Anästhesie seit ————————————————————

Ich bin kein Anästhesist, sondern ————————————————————————

Bitte benutzen Sie die Rückseite des Bogens für weitere Kommentare, Vorschläge und
Kritik.

Den ausgefüllten Bewertungsbogen geben Sie bitte gleich hier ab oder schicken ihn an:

Prof. Dr. J. Radke
Klinik für Anästhesiologie und operative Intensivmedizin
Martin-Luther-Universität Halle-Wittenberg
Magdeburger Str. 16, 06097 Halle

Deutsche Akademie für Anästhesiologische Fortbildung

BEWERTUNGSBOGEN

zum 24. Kurs zur Weiter- und Fortbildung für Anästhesisten
vom 30. Juni–4. Juli 1998 in Frankfurt

Referent: D. BARCKOW
Thema: Neue Konzepte in der Behandlung des Lungenödems

Wir bitten um Ihr Urteil!

Mit der Bewertung helfen Sie uns, den Wert künftiger Kurse für Ihre klinische Tätigkeit
weiter zu verbessern.

Benoten Sie bitte alle nachstehend aufgeführten Kriterien
(beste Note 1; schlechteste Note 6).

1. Einhaltung des Themas .... 1❑ 2❑ 3❑ 4❑ 5❑ 6❑

2. Rhetorik des Referenten .... 1❑ 2❑ 3❑ 4❑ 5❑ 6❑

3. Didaktischer Aufbau des Vortrages .... 1❑ 2❑ 3❑ 4❑ 5❑ 6❑

4. Qualität der Diapositive .... 1❑ 2❑ 3❑ 4❑ 5❑ 6❑

5. Herausarbeiten der wichtigsten Punkte .... 1❑ 2❑ 3❑ 4❑ 5❑ 6❑

6. Bezug des Vortrages zur Klinik .... 1❑ 2❑ 3❑ 4❑ 5❑ 6❑

7. Das Thema sollte bei einem späteren Kurs
   wiederholt werden .... ja ❑   nein ❑

8. Der Referent sollte erneut eingeladen werden .... ja ❑   nein ❑

Ich bin im ——— Jahr der Weiterbildung zum Arzt für Anästhesie.

Ich bin Arzt für Anästhesie seit ————————————————

Ich bin Chefarzt für Anästhesie seit ————————————————

Ich bin kein Anästhesist, sondern ————————————————

Bitte benutzen Sie die Rückseite des Bogens für weitere Kommentare, Vorschläge und
Kritik.

Den ausgefüllten Bewertungsbogen geben Sie bitte gleich hier ab oder schicken ihn an:

Prof. Dr. J. Radke
Klinik für Anästhesiologie und operative Intensivmedizin
Martin-Luther-Universität Halle-Wittenberg
Magdeburger Str. 16, 06097 Halle

Deutsche Akademie für Anästhesiologische Fortbildung

BEWERTUNGSBOGEN

zum 24. Kurs zur Weiter- und Fortbildung für Anästhesisten
vom 30. Juni–4. Juli 1998 in Frankfurt

Referent: H. STEPHAN
Thema: Blutgasanalyse

Wir bitten um Ihr Urteil!

Mit der Bewertung helfen Sie uns, den Wert künftiger Kurse für Ihre klinische Tätigkeit weiter zu verbessern.

Benoten Sie bitte alle nachstehend aufgeführten Kriterien
(beste Note 1; schlechteste Note 6).

1. Einhaltung des Themas .... 1❑ 2❑ 3❑ 4❑ 5❑ 6❑

2. Rhetorik des Referenten .... 1❑ 2❑ 3❑ 4❑ 5❑ 6❑

3. Didaktischer Aufbau des Vortrages .... 1❑ 2❑ 3❑ 4❑ 5❑ 6❑

4. Qualität der Diapositive .... 1❑ 2❑ 3❑ 4❑ 5❑ 6❑

5. Herausarbeiten der wichtigsten Punkte .... 1❑ 2❑ 3❑ 4❑ 5❑ 6❑

6. Bezug des Vortrages zur Klinik .... 1❑ 2❑ 3❑ 4❑ 5❑ 6❑

7. Das Thema sollte bei einem späteren Kurs
   wiederholt werden .... ja ❑ nein ❑

8. Der Referent sollte erneut eingeladen werden .... ja ❑ nein ❑

Ich bin im ——— Jahr der Weiterbildung zum Arzt für Anästhesie.

Ich bin Arzt für Anästhesie seit ————————————————

Ich bin Chefarzt für Anästhesie seit ————————————

Ich bin kein Anästhesist, sondern ——————————————

Bitte benutzen Sie die Rückseite des Bogens für weitere Kommentare, Vorschläge und Kritik.

Den ausgefüllten Bewertungsbogen geben Sie bitte gleich hier ab oder schicken ihn an:

Prof. Dr. J. Radke
Klinik für Anästhesiologie und operative Intensivmedizin
Martin-Luther-Universität Halle-Wittenberg
Magdeburger Str. 16, 06097 Halle

Deutsche Akademie für Anästhesiologische Fortbildung

BEWERTUNGSBOGEN

zum 24. Kurs zur Weiter- und Fortbildung für Anästhesisten
vom 30. Juni–4. Juli 1998 in Frankfurt

Referent: R. KUHLEN

Thema: Neue Entwicklungen in der Beatmungstherapie

Wir bitten um Ihr Urteil!

Mit der Bewertung helfen Sie uns, den Wert künftiger Kurse für Ihre klinische Tätigkeit weiter zu verbessern.

Benoten Sie bitte alle nachstehend aufgeführten Kriterien
(beste Note 1; schlechteste Note 6).

1. Einhaltung des Themas .... 1❑ 2❑ 3❑ 4❑ 5❑ 6❑

2. Rhetorik des Referenten .... 1❑ 2❑ 3❑ 4❑ 5❑ 6❑

3. Didaktischer Aufbau des Vortrages .... 1❑ 2❑ 3❑ 4❑ 5❑ 6❑

4. Qualität der Diapositive .... 1❑ 2❑ 3❑ 4❑ 5❑ 6❑

5. Herausarbeiten der wichtigsten Punkte .... 1❑ 2❑ 3❑ 4❑ 5❑ 6❑

6. Bezug des Vortrages zur Klinik .... 1❑ 2❑ 3❑ 4❑ 5❑ 6❑

7. Das Thema sollte bei einem späteren Kurs
   wiederholt werden .... ja ❑   nein ❑

8. Der Referent sollte erneut eingeladen werden .... ja ❑   nein ❑

Ich bin im ——— Jahr der Weiterbildung zum Arzt für Anästhesie.

Ich bin Arzt für Anästhesie seit ————————————————

Ich bin Chefarzt für Anästhesie seit ————————————————

Ich bin kein Anästhesist, sondern ————————————————

Bitte benutzen Sie die Rückseite des Bogens für weitere Kommentare, Vorschläge und Kritik.

Den ausgefüllten Bewertungsbogen geben Sie bitte gleich hier ab oder schicken ihn an:

Prof. Dr. J. Radke
Klinik für Anästhesiologie und operative Intensivmedizin
Martin-Luther-Universität Halle-Wittenberg
Magdeburger Str. 16, 06097 Halle

Deutsche Akademie für Anästhesiologische Fortbildung

BEWERTUNGSBOGEN

zum 24. Kurs zur Weiter- und Fortbildung für Anästhesisten
vom 30. Juni–4. Juli 1998 in Frankfurt

Referent: E. FREYE

Thema: Differentialindikationen für Opioide in Anästhesie und Intensivmedizin

Wir bitten um Ihr Urteil!

Mit der Bewertung helfen Sie uns, den Wert künftiger Kurse für Ihre klinische Tätigkeit weiter zu verbessern.

Benoten Sie bitte alle nachstehend aufgeführten Kriterien
(beste Note 1; schlechteste Note 6).

1. Einhaltung des Themas .... 1❑ 2❑ 3❑ 4❑ 5❑ 6❑

2. Rhetorik des Referenten .... 1❑ 2❑ 3❑ 4❑ 5❑ 6❑

3. Didaktischer Aufbau des Vortrages .... 1❑ 2❑ 3❑ 4❑ 5❑ 6❑

4. Qualität der Diapositive .... 1❑ 2❑ 3❑ 4❑ 5❑ 6❑

5. Herausarbeiten der wichtigsten Punkte .... 1❑ 2❑ 3❑ 4❑ 5❑ 6❑

6. Bezug des Vortrages zur Klinik .... 1❑ 2❑ 3❑ 4❑ 5❑ 6❑

7. Das Thema sollte bei einem späteren Kurs
   wiederholt werden .... ja❑   nein ❑

8. Der Referent sollte erneut eingeladen werden .... ja❑   nein ❑

Ich bin im ――― Jahr der Weiterbildung zum Arzt für Anästhesie.

Ich bin Arzt für Anästhesie seit ――――――――――――

Ich bin Chefarzt für Anästhesie seit ――――――――――――

Ich bin kein Anästhesist, sondern ――――――――――――

Bitte benutzen Sie die Rückseite des Bogens für weitere Kommentare, Vorschläge und Kritik.

Den ausgefüllten Bewertungsbogen geben Sie bitte gleich hier ab oder schicken ihn an:

> Prof. Dr. J. Radke
> Klinik für Anästhesiologie und operative Intensivmedizin
> Martin-Luther-Universität Halle-Wittenberg
> Magdeburger Str. 16, 06097 Halle

Deutsche Akademie für Anästhesiologische Fortbildung

BEWERTUNGSBOGEN

zum 24. Kurs zur Weiter- und Fortbildung für Anästhesisten
vom 30. Juni–4. Juli 1998 in Frankfurt

Referent: W. BÜTTNER

Thema: Prämedikation bei Säuglingen und Kleinkindern

Wir bitten um Ihr Urteil!

Mit der Bewertung helfen Sie uns, den Wert künftiger Kurse für Ihre klinische Tätigkeit weiter zu verbessern.

Benoten Sie bitte alle nachstehend aufgeführten Kriterien
(beste Note 1; schlechteste Note 6).

1. Einhaltung des Themas .... 1❑ 2❑ 3❑ 4❑ 5❑ 6❑

2. Rhetorik des Referenten .... 1❑ 2❑ 3❑ 4❑ 5❑ 6❑

3. Didaktischer Aufbau des Vortrages .... 1❑ 2❑ 3❑ 4❑ 5❑ 6❑

4. Qualität der Diapositive .... 1❑ 2❑ 3❑ 4❑ 5❑ 6❑

5. Herausarbeiten der wichtigsten Punkte .... 1❑ 2❑ 3❑ 4❑ 5❑ 6❑

6. Bezug des Vortrages zur Klinik .... 1❑ 2❑ 3❑ 4❑ 5❑ 6❑

7. Das Thema sollte bei einem späteren Kurs
   wiederholt werden .... ja ❑   nein ❑

8. Der Referent sollte erneut eingeladen werden .... ja ❑   nein ❑

Ich bin im _____ Jahr der Weiterbildung zum Arzt für Anästhesie.

Ich bin Arzt für Anästhesie seit _______________________________

Ich bin Chefarzt für Anästhesie seit _____________________________

Ich bin kein Anästhesist, sondern ______________________________

Bitte benutzen Sie die Rückseite des Bogens für weitere Kommentare, Vorschläge und Kritik.

Den ausgefüllten Bewertungsbogen geben Sie bitte gleich hier ab oder schicken ihn an:

> Prof. Dr. J. Radke
> Klinik für Anästhesiologie und operative Intensivmedizin
> Martin-Luther-Universität Halle-Wittenberg
> Magdeburger Str. 16, 06097 Halle

Deutsche Akademie für Anästhesiologische Fortbildung

BEWERTUNGSBOGEN

zum 24. Kurs zur Weiter- und Fortbildung für Anästhesisten
vom 30. Juni–4. Juli 1998 in Frankfurt

Referent: J. SCHOLZ

Thema: Pharmakokinetik der Inhalationsanästhetika

Wir bitten um Ihr Urteil!

Mit der Bewertung helfen Sie uns, den Wert künftiger Kurse für Ihre klinische Tätigkeit
weiter zu verbessern.

Benoten Sie bitte alle nachstehend aufgeführten Kriterien
(beste Note 1; schlechteste Note 6).

1. Einhaltung des Themas .... 1❑ 2❑ 3❑ 4❑ 5❑ 6❑

2. Rhetorik des Referenten .... 1❑ 2❑ 3❑ 4❑ 5❑ 6❑

3. Didaktischer Aufbau des Vortrages .... 1❑ 2❑ 3❑ 4❑ 5❑ 6❑

4. Qualität der Diapositive .... 1❑ 2❑ 3❑ 4❑ 5❑ 6❑

5. Herausarbeiten der wichtigsten Punkte .... 1❑ 2❑ 3❑ 4❑ 5❑ 6❑

6. Bezug des Vortrages zur Klinik .... 1❑ 2❑ 3❑ 4❑ 5❑ 6❑

7. Das Thema sollte bei einem späteren Kurs
   wiederholt werden .... ja ❑   nein ❑

8. Der Referent sollte erneut eingeladen werden .... ja ❑   nein ❑

Ich bin im ____ Jahr der Weiterbildung zum Arzt für Anästhesie.

Ich bin Arzt für Anästhesie seit ______________________________

Ich bin Chefarzt für Anästhesie seit ______________________________

Ich bin kein Anästhesist, sondern ______________________________

Bitte benutzen Sie die Rückseite des Bogens für weitere Kommentare, Vorschläge und
Kritik.

Den ausgefüllten Bewertungsbogen geben Sie bitte gleich hier ab oder schicken ihn an:

Prof. Dr. J. Radke
Klinik für Anästhesiologie und operative Intensivmedizin
Martin-Luther-Universität Halle-Wittenberg
Magdeburger Str. 16, 06097 Halle

Deutsche Akademie für Anästhesiologische Fortbildung

BEWERTUNGSBOGEN

zum 24. Kurs zur Weiter- und Fortbildung für Anästhesisten
vom 30. Juni–4. Juli 1998 in Frankfurt

Referent: B. ZICKMANN

Thema: Der Notfallpatient mit kardialer Dekompensation –
Perioperatives Management

Wir bitten um Ihr Urteil!

Mit der Bewertung helfen Sie uns, den Wert künftiger Kurse für Ihre klinische Tätigkeit
weiter zu verbessern.

Benoten Sie bitte alle nachstehend aufgeführten Kriterien
(beste Note 1; schlechteste Note 6).

1. Einhaltung des Themas .... 1❑ 2❑ 3❑ 4❑ 5❑ 6❑

2. Rhetorik des Referenten .... 1❑ 2❑ 3❑ 4❑ 5❑ 6❑

3. Didaktischer Aufbau des Vortrages .... 1❑ 2❑ 3❑ 4❑ 5❑ 6❑

4. Qualität der Diapositive .... 1❑ 2❑ 3❑ 4❑ 5❑ 6❑

5. Herausarbeiten der wichtigsten Punkte .... 1❑ 2❑ 3❑ 4❑ 5❑ 6❑

6. Bezug des Vortrages zur Klinik .... 1❑ 2❑ 3❑ 4❑ 5❑ 6❑

7. Das Thema sollte bei einem späteren Kurs
   wiederholt werden .... ja❑   nein❑

8. Der Referent sollte erneut eingeladen werden .... ja❑   nein❑

Ich bin im ——— Jahr der Weiterbildung zum Arzt für Anästhesie.

Ich bin Arzt für Anästhesie seit ——————————————————

Ich bin Chefarzt für Anästhesie seit ——————————————————

Ich bin kein Anästhesist, sondern ——————————————————

Bitte benutzen Sie die Rückseite des Bogens für weitere Kommentare, Vorschläge und
Kritik.

Den ausgefüllten Bewertungsbogen geben Sie bitte gleich hier ab oder schicken ihn an:

Prof. Dr. J. Radke
Klinik für Anästhesiologie und operative Intensivmedizin
Martin-Luther-Universität Halle-Wittenberg
Magdeburger Str. 16, 06097 Halle

Deutsche Akademie für Anästhesiologische Fortbildung

BEWERTUNGSBOGEN

zum 24. Kurs zur Weiter- und Fortbildung für Anästhesisten
vom 30. Juni–4. Juli 1998 in Frankfurt

Referent: J. BOLDT

Thema: Anästhesiologische Implikationen bei Schrittmacherpatienten

Wir bitten um Ihr Urteil!

Mit der Bewertung helfen Sie uns, den Wert künftiger Kurse für Ihre klinische Tätigkeit weiter zu verbessern.

Benoten Sie bitte alle nachstehend aufgeführten Kriterien
(beste Note 1; schlechteste Note 6).

1. Einhaltung des Themas .... 1❏ 2❏ 3❏ 4❏ 5❏ 6❏

2. Rhetorik des Referenten .... 1❏ 2❏ 3❏ 4❏ 5❏ 6❏

3. Didaktischer Aufbau des Vortrages .... 1❏ 2❏ 3❏ 4❏ 5❏ 6❏

4. Qualität der Diapositive .... 1❏ 2❏ 3❏ 4❏ 5❏ 6❏

5. Herausarbeiten der wichtigsten Punkte .... 1❏ 2❏ 3❏ 4❏ 5❏ 6❏

6. Bezug des Vortrages zur Klinik .... 1❏ 2❏ 3❏ 4❏ 5❏ 6❏

7. Das Thema sollte bei einem späteren Kurs
   wiederholt werden .... ja ❏   nein ❏

8. Der Referent sollte erneut eingeladen werden .... ja ❏   nein ❏

Ich bin im ――― Jahr der Weiterbildung zum Arzt für Anästhesie.

Ich bin Arzt für Anästhesie seit ―――――――――――――――――――――――

Ich bin Chefarzt für Anästhesie seit ――――――――――――――――――――

Ich bin kein Anästhesist, sondern ――――――――――――――――――――――

Bitte benutzen Sie die Rückseite des Bogens für weitere Kommentare, Vorschläge und Kritik.

Den ausgefüllten Bewertungsbogen geben Sie bitte gleich hier ab oder schicken ihn an:

Prof. Dr. J. Radke
Klinik für Anästhesiologie und operative Intensivmedizin
Martin-Luther-Universität Halle-Wittenberg
Magdeburger Str. 16, 06097 Halle

Deutsche Akademie für Anästhesiologische Fortbildung

BEWERTUNGSBOGEN

zum 24. Kurs zur Weiter- und Fortbildung für Anästhesisten
vom 30. Juni–4. Juli 1998 in Frankfurt

Referent: U. BRAUN

Thema: Lebensbedrohliche respiratorische Komplikationen im Zusammenhang
mit anästhesiologischen Maßnahmen

Wir bitten um Ihr Urteil!

Mit der Bewertung helfen Sie uns, den Wert künftiger Kurse für Ihre klinische Tätigkeit
weiter zu verbessern.

Benoten Sie bitte alle nachstehend aufgeführten Kriterien
(beste Note 1; schlechteste Note 6).

1. Einhaltung des Themas .... 1❏ 2❏ 3❏ 4❏ 5❏ 6❏

2. Rhetorik des Referenten .... 1❏ 2❏ 3❏ 4❏ 5❏ 6❏

3. Didaktischer Aufbau des Vortrages .... 1❏ 2❏ 3❏ 4❏ 5❏ 6❏

4. Qualität der Diapositive .... 1❏ 2❏ 3❏ 4❏ 5❏ 6❏

5. Herausarbeiten der wichtigsten Punkte .... 1❏ 2❏ 3❏ 4❏ 5❏ 6❏

6. Bezug des Vortrages zur Klinik .... 1❏ 2❏ 3❏ 4❏ 5❏ 6❏

7. Das Thema sollte bei einem späteren Kurs
   wiederholt werden .... ja ❏ nein ❏

8. Der Referent sollte erneut eingeladen werden .... ja ❏ nein ❏

Ich bin im ——— Jahr der Weiterbildung zum Arzt für Anästhesie.

Ich bin Arzt für Anästhesie seit ________________________________

Ich bin Chefarzt für Anästhesie seit ________________________________

Ich bin kein Anästhesist, sondern ________________________________

Bitte benutzen Sie die Rückseite des Bogens für weitere Kommentare, Vorschläge und
Kritik.
Den ausgefüllten Bewertungsbogen geben Sie bitte gleich hier ab oder schicken ihn an:

Prof. Dr. J. Radke
Klinik für Anästhesiologie und operative Intensivmedizin
Martin-Luther-Universität Halle-Wittenberg
Magdeburger Str. 16, 06097 Halle

Deutsche Akademie für Anästhesiologische Fortbildung

BEWERTUNGSBOGEN

zum 24. Kurs zur Weiter- und Fortbildung für Anästhesisten
vom 30. Juni–4. Juli 1998 in Frankfurt

Referent: U. LANDAUER
Thema: Rechtsfragen im anästhesiologischen Alltag

Wir bitten um Ihr Urteil!

Mit der Bewertung helfen Sie uns, den Wert künftiger Kurse für Ihre klinische Tätigkeit weiter zu verbessern.

Benoten Sie bitte alle nachstehend aufgeführten Kriterien
(beste Note 1; schlechteste Note 6).

1. Einhaltung des Themas .... 1❑ 2❑ 3❑ 4❑ 5❑ 6❑

2. Rhetorik des Referenten .... 1❑ 2❑ 3❑ 4❑ 5❑ 6❑

3. Didaktischer Aufbau des Vortrages .... 1❑ 2❑ 3❑ 4❑ 5❑ 6❑

4. Qualität der Diapositive .... 1❑ 2❑ 3❑ 4❑ 5❑ 6❑

5. Herausarbeiten der wichtigsten Punkte .... 1❑ 2❑ 3❑ 4❑ 5❑ 6❑

6. Bezug des Vortrages zur Klinik .... 1❑ 2❑ 3❑ 4❑ 5❑ 6❑

7. Das Thema sollte bei einem späteren Kurs
   wiederholt werden .... ja❑   nein❑

8. Der Referent sollte erneut eingeladen werden .... ja❑   nein❑

Ich bin im ______ Jahr der Weiterbildung zum Arzt für Anästhesie.

Ich bin Arzt für Anästhesie seit ___________________________________

Ich bin Chefarzt für Anästhesie seit ________________________________

Ich bin kein Anästhesist, sondern ___________________________________

Bitte benutzen Sie die Rückseite des Bogens für weitere Kommentare, Vorschläge und Kritik.

Den ausgefüllten Bewertungsbogen geben Sie bitte gleich hier ab oder schicken ihn an:

> Prof. Dr. J. Radke
> Klinik für Anästhesiologie und operative Intensivmedizin
> Martin-Luther-Universität Halle-Wittenberg
> Magdeburger Str. 16, 06097 Halle